DR. MED. PETER VOITL
Kinderkrankheiten von A-Z

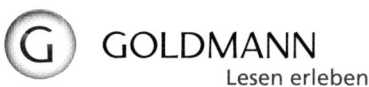
GOLDMANN
Lesen erleben

Dr. med. Peter Voitl

KINDER- KRANKHEITEN VON A-Z

Das Nachschlagewerk für Eltern

GOLDMANN

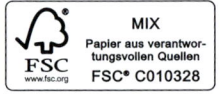

Verlagsgruppe Random House FSC® N001967

1. Auflage
Vollständige Taschenbuchausgabe September 2019
Copyright © 2011 der Originalausgabe: Verlagshaus der Ärzte GmbH
Copyright © 2019 dieser Ausgabe: Wilhelm Goldmann Verlag, München,
in der Verlagsgruppe Random House GmbH,
Neumarkter Str. 28, 81673 München
Umschlag: Uno Werbeagentur, München
Umschlagmotiv: GettyImages/Importland
Satz: Satzwerk Huber, Germering
Druck und Bindung: Alföldi, Debrecen
Printed in Hungary
GS · CB
ISBN 978-3-442-17832-2
www.goldmann-verlag.de

Besuchen Sie den Goldmann Verlag im Netz:

Inhalt

Vorwort

Die Geburt eines Kindes gehört zu den schönsten Augenblicken im Leben. Damit beginnt auch eine große Herausforderung für die Eltern.

Babys lernen gleich nach der Geburt, sich an die Welt anzupassen und in diesem Sinne auch Sie als Eltern kennenzulernen. Trinken, verdauen, schlafen und Anpassung an die Umgebung – dazu ist die unmittelbare Unterstützung der Eltern nötig. Eltern sind die direkten Bezugspersonen für das Zurechtkommen in der für die Babys fremden Welt und die daraus resultierenden körperlichen und seelischen Zustände. Je jünger das Kind, umso mehr sind Psyche und Körper noch eins, und alle seelischen Zustände, egal ob angenehm oder schmerzhaft, drücken sich oft über den Körper aus. Auch Eltern brauchen Zeit, um ihre Babys kennenzulernen und ihre Signale verstehen zu können.

Auch wenn Babys die ersten Wochen scheinbar verschlafen, lernen sie doch vom ersten Tag an, indem sie Dinge in ihrer Umgebung beobachten und wahrnehmen. Babys können beispielsweise bereits nach der Geburt ihre Mutter am Geruch von anderen Frauen unterscheiden. Sie registrieren Berührungen und benutzen bereits all ihre Sinne und sind auch schmerzempfindlich.

Reden Sie mit Ihrem Kind, summen Sie ihm Lieder vor, schaukeln Sie es, halten und tragen Sie Ihr Baby. Reagieren Sie prompt auf seine Signale, denn Babys können sich noch nicht selbst beruhigen.

Damit Sie Ihr Kind auf diesem Weg ins Leben optimal unterstützen und begleiten können, ist es wichtig, gut informiert zu sein. Dieser Ratgeber soll Sie über alle Gesundheitsthemen bei Babys, Kindern und Jugendlichen sowie häufig damit verbundene Fragen informieren und Ihnen dabei helfen, von Anfang an optimale Bedingungen im Umgang mit Gesundheit und Erkrankungen für Ihr Kind finden zu können.

Die Texte umfassen die Schwerpunkte Kindergesundheit, Vorsorgemedizin, Impfungen und Kinderkrankheiten.

Ein neuer Schwerpunkt des Buches liegt in der Entwicklungspsychologie, Psychosomatik und psychischen Krankheitsbildern.

Es soll mit dem Buch sowohl dem Bedürfnis nach umfassender Information als auch nach Verlässlichkeit Rechnung getragen werden. Die Texte wurden stets so verfasst, dass eine gute Verständlichkeit gegeben ist.

Dr. med. Peter Voitl
Wien, Juni 2011

Danksagung

Ganz besonderer Dank gilt meiner Frau, Mag. Regine Voitl-Mikschi, klinische Psychologin und tiefenpsychologisch ausgebildete Psychotherapeutin mit langjähriger Erfahrung in der diagnostischen und psychotherapeutischen Arbeit mit Kindern und deren Eltern, ohne deren fachlichen Input dieses Buch nicht möglich gewesen wäre.

Eine Reihe von Kapiteln dieses Buches sind in gemeinsamer Arbeit entstanden.

Aus Gründen der Lesbarkeit haben wir uns dazu entschlossen, alle geschlechtsbezogenen Wörter nur in der männlichen Form zu verwenden. Selbstverständlich gelten alle Bezeichnungen gleichwertig für Frauen.

Kinderkrankheiten von A – Z

Abszess ➡ Hauterkrankungen bei Kindern
ADHS ➡ Hyperaktivität

Aggressives Verhalten

Aggressives Verhalten ist bei Kindern nicht selten und stellt einen häufigen Grund für die Konsultation eines Kinderpsychologen, Kinderpsychotherapeuten oder auch eines Kinderpsychiaters dar.

Aggressive Reaktionen können eine vorübergehende Erscheinung sein oder aber sich dauerhaft etablieren. Die sogenannte Trotzphase (zwischen zweitem und drittem Lebensjahr) ist eine vorübergehende Entwicklung und stellt einen der Meilensteine in der natürlichen Entwicklung von Kindern dar. Aggression selbst ist nicht pathologisch, im Gegenteil, ein gewisses Maß an aggressivem Verhalten ist notwendiger Bestandteil einer gesunden Entwicklung. Jeder Mensch und jedes Kind muss lernen, für sich und seine Bedürfnisse zu kämpfen.

Ein entsprechender Umgang im Familienmilieu mit der kindlichen Aggression ist eine wichtige Voraussetzung für eine gesunde Entwicklung. Das Kind muss letztlich lernen, mit seinen aggressiven Impulsen in einer Weise umzugehen, dass weder es selbst noch sein Gegenüber zu Schaden kommt. Hier stellt Gewaltfreiheit seitens der Eltern eine absolut unumgängliche Voraussetzung dar.

Die Ursachen für übermäßig aggressives Verhalten gegen andere oder auch für autoaggressives Verhalten gegenüber sich selbst sind vielfältig.

Aggressive Verhaltensweisen von Kindern stellen oft einen Hilferuf im Rahmen belastender Situationen dar; z. B. können Scheidungen oder Konflikte im Freundeskreis zu Aggressivität führen. Misshandelte und auch sexuell missbrauchte Kinder zeigen oft aggressive Verhaltensweisen. Nicht selten ist starkes aggressives Verhalten Ausdruck dahinter liegender Angst. In gravierenden Fällen kann es aber auch Ausdruck einer mangelnden Gewissensbildung durch starke emotionale Verwahrlosung darstellen. Autoaggressives Verhalten stellt stets eine behandlungsbedürftige Symptomatik dar.

Die Behandlung aggressiven Verhaltens richtet sich nach der Ursache, die Einbeziehung der Eltern und des weiteren sozialen Umfeldes ist sinnvoll.

Tipps
♦ Liebevolle Zuwendung zum Kind kann viele Aggressionen verhindern.
♦ Achten Sie auf Ihre Vorbildwirkung! Wer sein Kind schlägt, lehrt es schlagen.

- ◆ Nehmen Sie Ihr Kind und seine Bedürfnisse ernst.
- ◆ Versuchen Sie, Situationen in denen Aggressivität oft entsteht, zu verstehen und mit dem Kind darüber zu sprechen.
- ◆ Lassen Sie nicht zu, dass Ihr Kind Sie oder andere schlägt oder sich selbst schlagen will.
- ◆ Oft will ein Kind einfach erfahren, wie weit es gehen kann; man sollte daher klare Grenzen ziehen.
- ◆ Schreiten Sie ein, wenn Ihr Kind verzweifelt ist.
- ◆ Bieten Sie Ihrem Kind Gelegenheit, auf andere Weise »Dampf abzulassen« (z.B. Spielplatz, Sport).
- ◆ Suchen Sie professionelle Hilfe auf, wenn Sie merken, dass Sie selbst nicht mehr zurechtkommen, vielleicht selbst aggressiv auf das Verhalten Ihres Kindes reagieren oder insgesamt der Eindruck entsteht, dass Ihr Kind ein zugrunde liegendes Problem haben könnte, welches sich über vermehrt aggressives Verhalten äußert. Zögern Sie nicht, psychologische Hilfe in Anspruch zu nehmen, bevor die Situation eskaliert!

AIDS und HIV bei Kindern und Jugendlichen

AIDS (Acquired Immune Deficiency Syndrome, dtsch: erworbenes Immundefektsyndrom) ist eine Infektionskrankheit, die durch ein Virus (HIV) verursacht wird, der die Immunabwehr beeinträchtigt. Dadurch können Infektionen durch Bakterien, Viren oder Pilze, aber auch bestimmte seltene Krebsarten gefährlich werden. Die Bezeichnung AIDS bezieht sich auf das späte Stadium der HIV-Infektion und bezeichnet eine spezifische Kombination von Symptomen, die durch die vom Humanen Immundefizienz-Virus (HIV) verursachte Beeinträchtigung des Immunsystems entstanden sind.

Die HIV-Infektion des Kindesalters unterscheidet sich durch die Art und den Verlauf der Infektion von der des Erwachsenen. HIV-Infektionen von Neugeborenen sind in Europa tendenziell selten geworden, da der Übertragung von der Mutter auf das Baby durch eine Kombinationstherapie aus mehreren verschiedenen Medikamenten vorgebeugt werden kann. In verschiedenen Regionen Afrikas oder Asiens, wo diese Medikamente nicht zur Verfügung stehen, ist das Problem aber nach wie vor sehr relevant.

Wenn HIV-infizierte Mütter ihre Neugeborenen stillen, ist es möglich, dass sich auch die Kinder infizieren. Nach einer Empfehlung der WHO sollte daher nicht gestillt werden, wenngleich eine aktuelle Studie in der renommierten medizinischen Fachzeitschrift Lancet diese Empfehlung für Afrika relativiert; dort wurde über eine herabgesetzte Sterblichkeit bei gestillten Kindern HIV-positiver Mütter berichtet. Der Lancet-Artikel bezieht sich aber ausschließlich auf afrikanische Verhältnisse. Die Übertragung des HI-Virus erfolgt bei Erwachsenen in erster Linie durch ungeschützten Geschlechtsverkehr und kann von der Mutter auf das heranreifende Kind übertragen werden. Da aber auch verunreinigte medizinische Gegenstände bzw. Blut und Blutprodukte als Überträger in Frage kommen, sind Kinder auch auf diesem Wege gefährdet.

Das Ausmaß

Man schätzt, dass etwa 2,2 Millionen Kinder weltweit mit HIV/AIDS leben und sich täglich rund 1.750 Kinder unter 15 Jahren und mehr als 6.000 Jugendliche zwischen 15 und 24 Jahren mit HIV infizieren. Etwa 15 Millionen Kinder sollen aufgrund von AIDS zu Waisen geworden sein.

Im Jahr 2008 lebten etwa 12.000 bis 15.000 HIV-Infizierte in Österreich und etwa 63.500 HIV-infizierte Menschen in Deutschland, davon rund 200 Kinder. Neun von zehn HIV-Infizierten leben in Entwicklungsländern; nur ein Prozent aller Infizierten in Industriestaaten ist unter 15 Jahre alt (Quelle: UNICEF).

Diagnose

Bei Erwachsenen wird der Nachweis mittels eines Antikörpertests aus dem Blut festgestellt, der aber nicht die Viren selbst nachweist, sondern lediglich die dagegen gebildeten Antikörper. Bei Kindern kann das erschwert sein, da auch nicht infizierte Säuglinge von ihren Müttern Antikörper nachweisbar haben, sodass dieser Test erst in einem Alter von über 15 Monaten aussagekräftig ist. Der direkte Nachweis des Virus mittels PCR (Polymerase-Ketten-Reaktion) gilt als ein sehr zuverlässiges Verfahren, das schon nach wenigen Tagen ein Resultat liefern kann.

Symptome

Man kann verschiedene Erkrankungsstadien unterscheiden:

♦ Stadium I: Etwa 70 Prozent der Betroffenen zeigen sechs Tage bis sechs Wochen nach der Infektion Beschwerden wie Fieber, Kopf- und Halsschmerzen, geschwollene Lymphknoten sowie einen Ausschlag; der HIV-Antikörpertest ist aber bis zu drei Monate nach der Infektion noch negativ.

- ◆ Stadium II: In den folgenden acht bis neun Jahren kann eine symptomlose Phase folgen, in der sich das Virus jedoch vermehrt.
- ◆ Stadium III: Lymphknotenschwellungen können auftreten.
- ◆ Stadium IV: Nach etwa zehn Jahren kann es zu Lungenentzündungen, neurologischen Erkrankungen oder zum Ausbruch bestimmter Krebsarten wie dem Kaposi-Sarkom kommen.

Therapie

In den letzten zehn Jahren wurden in Bezug auf die Behandlung große Fortschritte erzielt. Ob eine Behandlung mit gegen das Virus wirksamen Substanzen (antiretrovirale Therapie) notwendig ist, ist altersabhängig und richtet sich bei Kindern – wie bei den Erwachsenen – nach der Viruslast und bestimmten Blutwerten (den T-Helferzellen) sowie dem klinischen Krankheitsstadium des Patienten. Große Studien zeigen den Zusammenhang zwischen Höhe der T-Helferzellen bzw. Höhe der Viruslast und der Prognose.

Etwa zwölf der bisher entwickelten Medikamente gegen AIDS sind für Kinder geeignet. Die Krankheit selbst ist medikamentös zwar nicht heilbar, aber die Vermehrung der Viren kann vermindert und ein weitgehend normales Leben ermöglicht werden. In den meisten Fällen kombiniert man mehrere Medikamente miteinander.

Im ersten Lebensjahr wird die Behandlung aller Säuglinge (bis 12 Monate) empfohlen, weil im Säuglingsalter das Risiko, an schwerwiegenden Symptomen wie der Pneumoncystis-Lungenentzündung oder der Gehirnentzündung zu erkranken, sehr hoch ist.

Das Behandlungsziel ist die Senkung der Viruslast unter die Nachweisgrenze, um Schäden am Immunsystem gering halten zu können.

HIV und Impfungen

Besteht eine ausreichende Funktion des Immunsystems, sind außer Tuberkulose (BCG) alle Impfungen grundsätzlich durchführbar, Lebendimpfungen wie Varizellen und Masern-Mumps-Röteln jedoch mit Einschränkungen. Bei schlechtem Immunstatus sind nur Impfungen mit abgetöteten Erregern oder Toxoiden möglich.

Da bei HIV-Patienten (auch bei gutem Immunstatus) wegen der Imbalance des Immunsystems ein Impfschutz schwieriger zu erzielen ist und oft auch kürzer anhält, wird eine Erfolgskontrolle durch Bestimmung der Impfantikörpertiter empfohlen.

Vorbeugung

Es gibt keinen Impfstoff gegen HIV, aber die Infektion des Kindes durch die Mutter ist vermeidbar. Aufklärungsprogramme und die Verwendung von Kondomen können erwiesenermaßen vorbeugend wirken, und der Mutter-Kind-Übertragung kann medikamentös vorgebeugt werden. Die Nutzung von sterilen Einmalinstrumenten im medizinischen Bereich kann die Übertragung in diesem Bereich verhindern.

Akne ➡ Hauterkrankungen bei Kindern

Alkohol bei Kindern und Jugendlichen

Eine neuere wissenschaftliche Studie ergab, dass lediglich sechs Prozent der 15-jährigen österreichischen Schüler noch nie Alkohol probiert haben. Werbung, Freunde und die eigene Familie führen viele Kinder bereits früh an Alkohol heran, er begleitet viele soziale Anlässe, und der Konsum zählt zu den kulturell akzeptierten Entwicklungsphasen eines Jugendlichen.

Warum trinken Kinder und Jugendliche?

Neue Studien ergaben, dass der Alkoholkonsum nichts mit der sozialen Schicht zu tun hat, der die Kinder angehören. Viel eher sind es die Trinkgewohnheiten der Eltern, die das Kind zum Alkohol führen. Konsumieren die Eltern häufig Alkohol, so kommen auch die Kinder ganz zwangsläufig öfter mit Alkohol in Kontakt. Kinder von alkoholkranken Eltern haben ein sehr hohes Risiko, selbst alkoholkrank zu werden.

Eine Rolle spielt auch das Erziehungsverhalten der Eltern. Werden Konflikte innerhalb der Familie konstruktiv gelöst, können auch Kinder ihre Probleme und Konflikte mit den erlernten Mitteln lösen. Damit scheidet Alkohol als Konfliktlöser aus, zudem sind diese Kinder auch nachweislich stärker vom Gruppendruck befreit, der Alkohol oft als etwas Erstrebenswertes, Cooles definiert. Kinder, die einen einseitig autoritären oder auch antiautoritären Erziehungsstil genossen haben, sind hier gefährdeter.

Wer Alkohol trinkt, ist Teil der Erwachsenenwelt; und das Ausprobieren unterschiedlicher legaler und auch illegaler Substanzen gehört zum normalen Verhalten von Kindern und Jugendlichen. Dies führt jedoch nur bei einem Bruchteil der Konsumenten zu einem problematischen Konsumverhalten.

Eine wichtige Rolle spielen die Erwartungshaltungen der Kinder an den Alkohol. Sie erhoffen sich zumeist positive Auswirkungen auf ihr Sozialleben. Alkohol fördert für viele Jugendliche auch die Entspannung, reduziert Stress und löst Probleme. Hinzu kommt, dass viele Kinder und Jugendliche ein ausgeprägtes Bedürfnis nach emotionalen Reizen, nach Angst- und Lusterfahrungen aufweisen, offenbar eine Weiterentwicklung der kindlichen Neugier. Dazu zählt dann auch, Alkohol und Drogen auszuprobieren – und das am besten exzessiv, etwa bei den sogenannten Komatrinkorgien. Und auch die Schulangst spielt beim Alkoholkonsum eine Rolle – unabhängig von der Intelligenz des Kindes.

Die Freundesgruppe kann auch maßgeblich am Alkoholkonsum beteiligt sein, wo viel getrunken wird, kann sich ein Gruppenmitglied dem Alkohol kaum entziehen.

Als besonders problematisch ist der gegenwärtige Trend zu den sogenannten Alkopops zu sehen. Es geht dabei gar nicht so sehr um den Alkoholgehalt dieser Getränke, sondern um den darin enthaltenen Zucker, der dafür sorgt, dass die berauschende Wirkung des Alkohols beschleunigt wird, indem er rasch ins Gehirn dringt.

Die Folgen des Alkohols bei Jugendlichen können allerdings beträchtlich sein, da das sich entwickelnde Nervensystem empfindlicher reagiert als bei Erwachsenen. Leistungsabfall in der Schule, Depressionen, Nachlassen des sexuellen Verlangens und Sprachstörungen können die Folge sein.

Was tun?

Wie bei Zigaretten und Drogen gilt auch bei Alkohol: Sind die ersten Anzeichen für einen problematischen Umgang da, muss gehandelt werden. Reden Sie mit Ihrem Kind, äußern Sie Ihre Vermutung, bieten Sie Ihre Hilfe an. Vermeiden Sie aber Schuldzuweisungen und Drohungen. Kommt es zu keiner Besserung, wiederholen Sie Ihr Hilfsangebot und stecken Sie einen klaren Rahmen ab, bis wann Sie sich eine Besserung erwarten. Kommt es wieder zu keinem Ergebnis, muss professionelle Hilfe bei niedergelassenen Psychotherapeuten, Psychologen, Kinder- und Jugendpsychiatern oder in entsprechenden Institutionen oder Kliniken erfolgen, da Sie in diesen Fällen selbst kaum mehr etwas erreichen können. Wichtig ist es dabei, dass Sie Ihrem Kind vermitteln können, dass Sie es nicht abschieben, dass eine professionell betreute Therapie aber der beste Weg aus der Sucht ist. Falls es nicht gelingt, Ihr Kind dazu zu bewegen – gerade im Jugendalter ist die Inanspruchnahme solcher Hilfsangebote oft nicht leicht –, scheuen Sie sich nicht, dass Sie sich als Eltern selbst Unterstützung holen. Dies ist meist ein zentraler erster Schritt!

Absinth

Eine neuerlich wieder populäre – legale – Droge ist der Absinth. Bis 1991 war die Verwendung von Wermutöl verboten, seit der Wiederzulassung erleben Getränke mit diesem Zusatz eine Renaissance. Obwohl das Verbot der Abgabe von Alkohol an Jugendliche unter 18 Jahren gültig ist, nimmt der Konsum bei Jugendlichen zu. Absinth ist ein hochprozentiger Kräuterlikör, der mit Wermutauszügen versetzt ist. Das Wort »Absinth« stammt vom Hauptbestandteil des Getränks, dem Wermutkraut (Artemisia absinthium und A. pontica) ab. Neben Wermut kann Absinth unter anderem noch Anis, Sternanis, Fenchel, Ysop, Zitronenmelisse, Angelika, Kalmus, Origanum dictamnus, Koriander, Veronica, Wacholder und Muskat enthalten.

Da es keine offizielle Definition für Absinth gibt, kommen viele minderwertige Produkte auf den Markt, die manchmal sogar nur den Namen gemein haben. Die Grünfärbung wird bei »echten Rezepturen« durch Chlorophyll, bei Plagiaten künstlich hervorgerufen. Neben der »Grünen Fee« gibt es auch (künstlich) rot, schwarz oder blau eingefärbte Varianten. Absinth sollte sich durch eine nachweisbare Verwendung von Wermut von anderen Spirituosen unterscheiden.

Der Alkoholgehalt kann beträchtlich sein: Absinthe des essences, Absinthe ordinaire mit mindestens 45 Prozent Alkohol, Absinthe demi-fine, Absinthe fine und Absinthe Suisse mit bis zu 90 Prozent Alkohol. Das Rezept für Absinth entstand im heutigen schweizerischen Kanton Neuenburg. Für diese Gegend ist der Konsum von mit Wermut versetztem Wein seit 1737 belegt. Traditionell werden die Kräuter erst mazeriert, daraufhin destilliert, um nur die leichtflüchtigen Komponenten zu erhalten, und dann nochmals mit Kräutern versetzt, um die Grünfärbung und ein stärkeres Aroma zu erhalten. Abschließend wird der Absinth beim Servieren mit Wasser auf Trinkstärke verdünnt – dabei tritt der sogenannte Louche-Effekt auf, eine schlierenhafte Trübung der sonst klaren Flüssigkeit – und manchmal mit Zucker versetzt.

Nach Bekanntwerden eines Mordfalls im Absinthrausch 1905 entstanden weltweit Verbote und Einschränkungen, die sich bis circa 1990 hielten. Doch bereits am Höhepunkt der Absinth-Popularität im 19. Jahrhundert wurden seine schädlichen Auswirkungen, die zusammengefasst als »Absinthismus« beschrieben wurden, angeprangert.

Wirkung

Möglicherweise ist eine Placebowirkung durch den Glauben an Berichte aus der Künstlerszene, deren Darstellungen und Werke auf psychedelische Wirkungen schließen lassen, für die tatsächlichen Wirkungen mitverantwortlich. In geringer Dosierung soll Absinth ein berauschendes, euphorisierendes und stimulierendes

A B C D E F G H I J K L M N O P Q R S T U V W Z

Gefühl bereiten, in hohen Dosen seien halluzinogene Wirkungen möglich. Das Zeitgefühl verändert sich, Farben werden kräftiger, die Sehschärfe nimmt zu, und Musik wird lauter empfunden.

Nebenwirkungen

Die hauptsächlichen gesundheitsschädlichen Nebenwirkungen des Absinths hängen mit dem hohen Alkoholgehalt von bis zu 80 Volumprozenten zusammen, woraus auch eine entsprechende Abhängigkeit resultieren kann.

Der Absinthismus wird beschrieben als Übelkeit, Erbrechen, Schwindel, Halluzinationen und Wahnvorstellungen, Sehstörung bis Blindheit, Kopfschmerz, Entzugserscheinungen, Abhängigkeit, Persönlichkeitszerfall, Gedächtnisstörung, Krämpfe und Paralyse bis Tod oder Selbstmord und wird insbesondere auf die Substanz »Thujon« zurückgeführt. Thujon ist mit bis zu 90 Prozent der Hauptbestandteil des Wermutöls, es gibt aber auch thujonfreie Varianten.

Neuere toxikologische Bewertungen, zum Beispiel der WHO, führten schließlich zur Rehabilitation von Absinth, allerdings mit der Auflage von Grenzwertbestimmungen für Thujon (in der EU 35 mg/kg; in den USA 10 mg/l). Seit der Legalisierung trat kein weiterer Fall von Absinthismus auf, wodurch die Hypothese entstand, dass im historischen Absinth höhere Thujongehalte vorhanden waren. Dies wurde in neueren Arbeiten nicht bestätigt.

Wechselwirkungen

Die Wechselwirkungen von Absinth mit anderen Inhaltsstoffen (vor allem mit Alkohol) sowie Langzeitwirkungen sind kaum erforscht. Grundsätzlich können viele Bestandteile des Wermuts, zum Beispiel Thujon, Fenchon und Pinocamphon, in hohen Dosen Krämpfe auslösen. Bei Mäusen wurden Schädigungen an den Genen sowie an Nieren und am Nervensystem nachgewiesen.

Es gibt einen einzigen dokumentierten Fall einer Thujonintoxikation beim Menschen mit akutem Nierenversagen und Krämpfen als Folge. Ein Rauschzustand blieb allerdings aus. Eine grundsätzlich toxische Wirkung von Thujon wurde bisher in keiner Studie signifikant bestätigt. Es gab eine Wermuttherapie bei Morbus Crohn, auch hier wurden keine Nebenwirkungen dokumentiert. Absinthismus kann vermutlich durch den chronischen oder akuten Alkoholmissbrauch bzw. dessen Entzugserscheinungen erklärt werden.

Gemeinsam mit cand. med. Julian Veitl verfasst.

Allergien bei Kindern

Unter Allergie versteht man eine Überempfindlichkeitsreaktion des Körpers auf verschiedene Stoffe aus der Umwelt. Diese Allergene sind nur für entsprechend sensibilisierte Personen gefährlich. Die häufigsten allergischen Krankheiten sind Heuschnupfen, Asthma bronchiale und Neurodermitis; seltener sind Nahrungsmittelallergien, Nesselausschläge und Insektenstichallergien.

Der römische Dichter Lukrez (Titus Carus 109 – 55 v. Chr.) beschrieb bereits, »dass des einen Nahrung des anderen Gift sein könne«. 1873 konnte Charles Blackley aus Manchester nachweisen, dass Heuschnupfen durch Pollen verursacht wird. Der Begriff Allergie wird das erste Mal von dem Österreicher Clemens von Pirquet und dem Ungarn Béla Schick vorgeschlagen. Bereits 1911 erschien der erste Bericht über eine Behandlung der Allergie durch Immuntherapie von Noon und Freeman in England. Das Ehepaar Ishusaka lieferte 1967 den Nachweis einer bis dahin nicht bekannten Immunglobulinklasse: das IgE, das heute große diagnostische Bedeutung besitzt.

Häufigkeit bei Kindern

Allergien betreffen heute etwa 20 bis 25 Prozent der Kinder und Jugendlichen, nicht alle Verläufe sind schwerwiegend. Die häufigsten Allergene sind Pollen (Blütenstaub), Hausstaubmilben, Tierhaare, Nahrungsmittel und Insektengifte, es können aber sehr viele Substanzen als Allergene wirken. Von einer allergischen Reaktion können verschiedene Organe betroffen sein, der Verlauf ist variabel und reicht von spontaner Besserung bis zum Durchmachen unterschiedlicher Krankheitsbilder.

In den ersten beiden Lebensjahren überwiegen Nahrungsmittelallergien und Hauterkrankungen, etwa 30 bis 40 Prozent dieser Kinder können später an Asthma bronchiale erkranken.

Dem ersten Österreichischen Allergiebericht 2006 zufolge ist die Zahl der von Heuschnupfen Betroffenen in Österreich zwischen 1986 und 2003 um mehr als das Doppelte angestiegen, die Zahl der Asthmatiker sogar um das 3,5-Fache. Demnach reiht die Statistik Austria Allergien an dritter Stelle der dringlichsten Gesundheitsprobleme in Österreich ein. Die häufigsten Auslöser einer allergischen Rhinitis sind mit einem Anteil von 63 Prozent die Gräserpollen.

Entstehung einer Allergie

Die Vererbung spielt bei der Entstehung von Allergien eine große Rolle. Je mehr Verwandte ersten Grades (Vater, Mutter, Geschwister) an allergischen Symptomen leiden, desto größer ist das Allergierisiko für den Nachwuchs. Haben beide Eltern Heuschnupfen, so besteht ein etwa 80-prozentiges Risiko, dass auch ihr gemeinsames Kind eine Allergie entwickelt; ist nur ein Elternteil betroffen, liegt das Risiko immer noch bei 30 Prozent. Es ist aber nicht vorhersehbar, welche Form der Allergie das Kind entwickeln wird. Wenn keine Allergien in der Familie bekannt sind, liegt das Risiko bei etwa 15 Prozent.

Dabei wird aber nicht etwa eine bestimmte Allergie, wie z.B. der Heuschnupfen oder das Asthma bronchiale vererbt, sondern nur die Bereitschaft zur allergischen Reaktion. Das Neugeborene besitzt noch kein voll entwickeltes Abwehrsystem, erst nach und nach lernt der Körper, sich gegen eine immer größere Anzahl körperfremder Stoffe zu schützen. Erste vorbeugende Maßnahmen sollten also bereits in dieser Lebensphase ansetzen.

Auch Exposition gegenüber Tabakrauch, Frühgeburtlichkeit, frühes Abstillen, frühzeitige Sensibilisierung auf Nahrungsmittelallergene wie Kuhmilch oder Hühnereiweiß, Geburtsmonat, männliches Geschlecht, Passivrauchen, unzureichende soziale Verhältnisse, Luftschadstoffe, ungenügende Therapie, keine Allergenvermeidung und das Nichtdurchführen einer möglichen Immuntherapie gelten als Risikofaktoren. Übertriebenes Reinlichkeitsverhalten und das Vermeiden von Schmutz sind keine sinnvollen Strategien, um der Entstehung von Allergien vorzubeugen.

Eine aktuelle These bezieht sich auf eine Unterbeschäftigung des Immunsystems, die sogenannte Hygiene-These: Weil Kinder heute in einer sehr keimarmen Umgebung leben, ohne Wurminfektionen, mit relativ wenig Viren- und Bakterienkontakt, richtet sich das Immunsystem möglicherweise gegen körpereigene Strukturen. Kinder, die im ersten Lebensjahr häufig virale Atemwegsinfekte aufwiesen, entwickeln seltener Asthma. Kinder, die auf Bauernhöfen aufwuchsen, bekommen nur halb so häufig Asthma wie Kinder aus dem gleichen Dorf, die aber nicht auf Höfen groß wurden; der wichtigste Schutzfaktor vor Allergien war in dieser Studie der Aufenthalt im Stall.

Frühe Hinweise auf eine allergische Erkrankung

Folgende Beschwerden können bei Kindern auf eine allergische Erkrankung hindeuten:

- ◆ episodisches und anfallsartiges Auftreten von Husten,
- ◆ Atemnot oder Pfeifen beim Atmen,
- ◆ Hautprobleme wie Neurodermitis im Kleinkindalter,
- ◆ das Vorliegen anderer Symptome wie z.B. Heuschnupfen, wenn bei Infekten bereits eine spastische Bronchitis diagnostiziert wurde,

♦ pfeifende oder ziehende Atmung, wenn bei körperlicher Anstrengung Atemnot besteht, wenn die Beschwerden gehäuft in bestimmten Jahreszeiten auftreten.

Diagnose

Die Diagnosestellung kann bei Kindern schwieriger sein als bei Erwachsenen. Wichtig sind die Vorgeschichte (Anamnese) und die Familienanamnese, manchmal ist der Zusammenhang zwischen der Ursache und den Krankheitszeichen offensichtlich (z.B. Asthma nach Katzenkontakt). Auch die Art der Beschwerden spielt eine Rolle: anfallsartig, periodisch, saisonal oder ganzjährig oder ortsgebunden. Das Führen eines Beschwerdekalenders kann sich als sehr hilfreich erweisen. Anschließend wird das Kind genau auf mögliche Zeichen einer allergischen Krankheit untersucht.

Es stehen zur Diagnose verschiedene Allergietests zur Verfügung; allerdings muss kein strenger Zusammenhang zwischen Allergietest und Beschwerden bestehen. Ein positiver Allergietest bedeutet nicht unbedingt den Nachweis einer Allergie. Generell wird ein Allergietest ab dem dritten Lebensjahr empfohlen, nur bei begründetem Verdacht auf eine bestimmte Allergie schon früher.

Mit Hauttests (Pricktest, Intrakutantest) und immunologischen Testungen aus einer Blutabnahme (RIST und RAST) können einzelne Allergien genauer gesucht werden. Zudem stehen auch Provokationstests (intranasal, inhalativ) zur Verfügung.

Beim Hauttest untersucht man die Reaktion auf Allergene an der Haut. Beim Prick-Test wird ein Tropfen des möglicherweise die Allergie auslösenden Stoffes auf die Haut aufgebracht, die anschließend mit einer Nadel eingeritzt wird. Nach zehn Minuten wird die Reaktion der Haut beurteilt. Beim Intrakutantest wird eine kleine Menge des Stoffes in die Haut gespritzt; dabei können verschiedene Allergenkonzentrationen ausgetestet werden. Beim Pflastertest (Epikutantest) wird das vermutliche Allergen in einer Aluminiumkammer auf den Rücken aufgebracht und 48 Stunden lang fixiert. Die Testreaktion wird nach 48 und 72 Stunden abgelesen. Besteht eine Überempfindlichkeit gegen einen der Teststoffe, reagiert die Haut nach einem Zeitraum von 5 bis 20 Minuten mit Rötung und Quaddelbildung.

Beim Bluttest wird das Blut des Patienten auf Antikörper, sogenannte Immunglobuline (IgE), untersucht. Es kann anhand des IgE-Wertes (RIST) die Allergieneigung bestimmt werden; weiters kann aufgrund spezieller Antikörper gegen die Allergene ein Wert (RAST – Radio-Allergo-Sorbens-Test) bestimmt werden, der Antikörper gegen einzelne Allergene wie Pollen nachweisen kann. Die Höhe dieser Konzentration der Antikörper muss aber nicht mit den Krankheitssymptomen übereinstimmen. Wichtig ist die genaue Beobachtung, worauf Kinder reagieren. Die klinische Relevanz des Ergebnisses eines Allergietests ergibt sich demnach aus dem Gesamtbild.

Beim Provokationstest werden gezielt die Reaktionen eines einzelnen Organs auf ein Allergen untersucht. Das Allergen wird hierfür auf die Nasenschleimhaut oder die Bindehaut des Auges aufgetragen, aber auch inhaliert werden. Ein Provokationstest kann zu heftigen allergischen Reaktionen, möglicherweise zum allergischen Schock führen. Er sollte daher nur in einer entsprechend ausgestatteten Einrichtung durchgeführt werden.

Symptome

Im Falle einer Allergie kommt es zu einer starken Reaktion, bei der hoch wirksame biochemische Stoffe wie z.B. Histamin freigesetzt werden. Dadurch kommt es im Körper zu einer Reihe von Reaktionen: Das kann sich als Hautausschlag, Heuschnupfen oder als Asthma äußern, in schweren Fällen kann es – vor allem bei der Insektengiftallergie – zu einem sogenannten anaphylaktischen Schock mit akuter Atemnot und Herz-Kreislauf-Versagen kommen. Deshalb sollten Patienten mit z.B. Wespenallergie immer ein Notfallbesteck dabei haben.

Allergische Reaktionen können viele Organe betreffen, am häufigsten jedoch Augen, Haut, Atmungsorgane und Verdauungstrakt. Die Reaktionen können plötzlich auftreten oder chronisch verlaufen. An der Haut kann man scharf begrenzte, juckende Quaddeln (»Nesselausschlag«) sehen, aber auch eine flächenhafte, juckende Hautrötung (Ekzem, Neurodermitis). An den Augen sieht man geschwollene Augenlider bzw. eine Bindehautentzündung; die Atemwege können mit Heuschnupfen und asthmatischen Symptomen reagieren. Im Magen-Darm-Trakt kann es zu Durchfall und Bauchschmerzen kommen, letztere können kolikartig sein. Bei vielen Allergikern besteht zunächst ein Heuschnupfen, und später tritt dann ein allergisches Asthma auf. Man spricht vom Etagenwechsel: Die Symptome rutschen sozusagen eine Etage tiefer, von der Nase in die Bronchien.

Eine Einteilung der Allergie kann auch durch die Zeit erfolgen, die vergeht, bis die allergische Reaktion auftritt. Es gibt den sogenannten »Soforttyp«, bei dem die Reaktion wenige Sekunden nach dem Kontakt eintritt, und den »Spättyp«, bei dem bis zur Reaktion mehrere Tage vergehen können. Dies ist der Fall bei der Kontaktallergie und bei verschiedenen Medikamentenallergien.

Kinder empfinden die Symptome einer Allergie besonders intensiv und leiden auch unter sozialen Einschränkungen. Vor allem können sie die zeitliche Limitation der Beeinträchtigung nicht einschätzen und erleben diese daher noch stärker.

Wissenschaftliche Untersuchungen in England zeigen anhand von Leistungsüberprüfungen bei Schülern, die vor bzw. während der Pollensaison durchgeführt wurden, dass eine allergische Rhinitis die Schulleistungen massiv beeinträchtigt. Ursache dafür dürfte nicht nur die Allergie per se sein, sondern auch die Nebenwirkung von Medikamenten zur Symptomunterdrückung wie etwa Antihistaminika.

Heuschnupfen

Heuschnupfen ist eine allergische Reaktion auf Pollen, die in den Schleimhäuten von Nase, Rachen und Augen lokalisiert ist und sich mit Jucken, Schwellung, Tränen und Nasenlaufen äußert. Heuschnupfen ist immer zeitlich begrenzt, da er mit der Blüte der jeweiligen Pflanzen in Zusammenhang steht. Wird Heuschnupfen nicht behandelt, kann er sich zu allergischem Asthma ausweiten.

Pollen, die Allergien erzeugen, sind meist Windbestäuber, der stärkste Pollenflug ist im Frühling zwischen April und Juni zur Hauptblütezeit. Sonne, Windstärke, Luftfeuchtigkeit oder Regen beeinflussen die Pollenkonzentration in der Luft. Blumen können als Ursache der Pollenallergie vernachlässigt werden.

Im Falle einer Sensibilisierung gegen Blütenpollen kommt es bei einem Kontakt dieser Pollen mit den menschlichen Schleimhäuten zu einer Immunreaktion. Die Schleimhäute röten sich. Die Nase kann zuschwellen, die Schwellung der Bindehäute des Auges führt zu einer Entzündung.

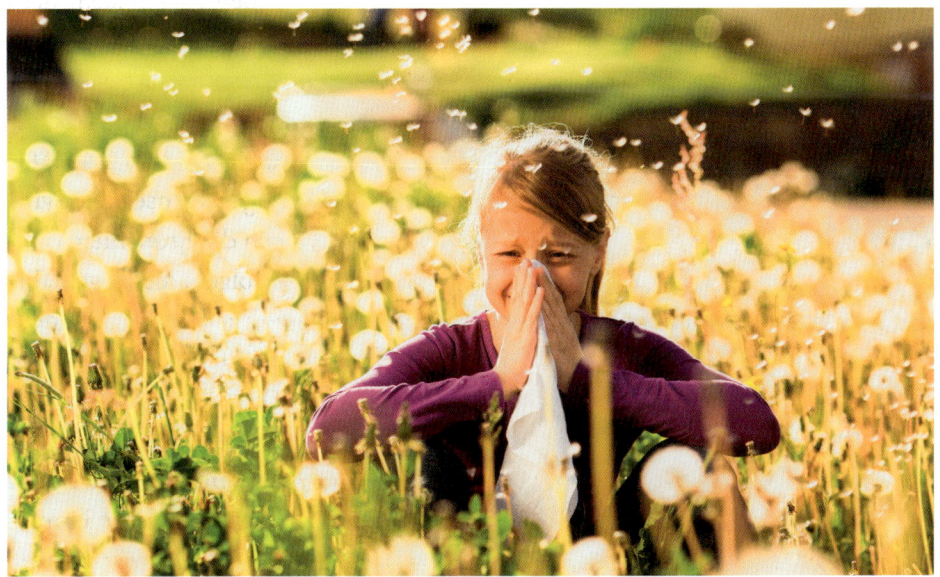

A
B
C
D
E
F
G
H
I
J
K
L
M
N
O
P
Q
R
S
T
U
V
W
Z

Sonnenallergie

Etwa 10 bis 20 Prozent der Bevölkerung leiden an einer Sonnenallergie, darunter viele Kinder. Typisch hierfür ist, dass nach der Sonneneinstrahlung an den nicht bedeckten Köperstellen stark juckende kleine Pusteln oder Bläschen auftreten. Betroffen sind eher Menschen mit lichtempfindlicher, heller Haut. Die wichtigste Grundregel zur Vorbeugung ist: Die Haut äußerst vorsichtig an die Sonne gewöhnen und ein spezielles Sonnenschutzmittel verwenden, das sowohl UV-B- als auch UV-A-Strahlen abschirmt. Zusätzlich können Sie mit Medikamenten der Entstehung einer Sonnenallergie vorbeugen.

Es gibt beispielsweise Kombinationspräparate aus Folsäure und Nicotinamid, die vorbeugend wirken können. Begonnen wird mit der Einnahme etwa drei Tage vor einer intensiven Sonneneinwirkung. Auch ein Antihistaminikum wie Xyzall oder Aerius kann gut helfen, manchmal ist auch die Gabe von Kortison notwendig.

Um die Beschwerden zu lindern, empfiehlt sich ein kühlendes Gel, das als Wirkstoff ein juckreizstillendes Antihistaminikum enthält.

Insektengiftallergie

Der Stich einer Biene oder Wespe kann eine lebensbedrohliche Allgemeinreaktion auslösen, da es in seltenen Fällen zu einer schweren allergischen Reaktion kommen kann. Die Symptome sind Nesselsucht, Gesichtsschwellung, Erbrechen, Durchfall, ein Asthma-Anfall oder ein lebensbedrohlicher Schockzustand.

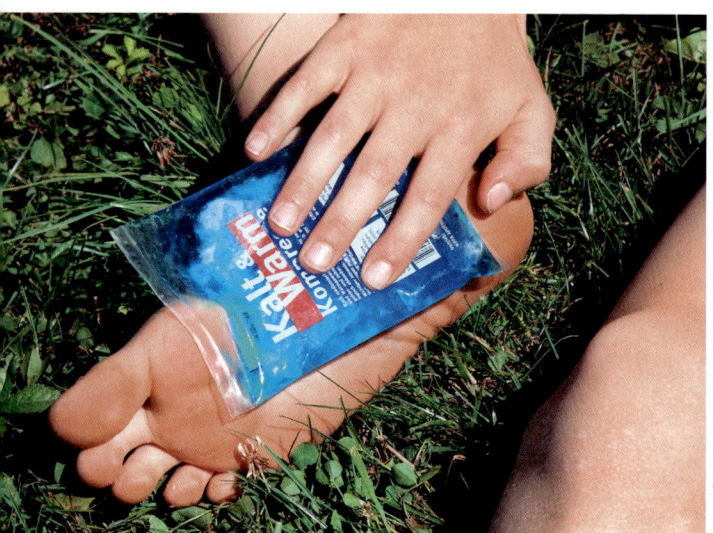

Die empfehlenswerte vorbeugende Therapie bei Insektengiftallergie ist die Hyposensibilisierung und das Vorbeugen mit beispielsweise Fliegengittern und die Empfehlung, auf Wiesen nicht barfuß zu laufen. Im Notfall steht mit Epipen ein sofort wirksames Medikament zur Verfügung, das stets mitgeführt werden sollte.

Medikamentenallergie

Die Medikamente, die am häufigsten allergische Nebenwirkungen auslösen, sind Antibiotika, Schmerzmittel, Beruhigungsmittel sowie Mittel gegen Krampfanfälle. Auch die folgenden Medikamentenbestandteile können Reaktionen auslösen: Farbstoffe, Bindemittel, Quecksilber, Gold, Bromide, Nickel, Jod, Fremdinsulin, Lokalanästhetika.

Es kann zu schweren Nebenwirkungen wie Herz-Kreislauf-Reaktionen, akutem Blutdruckabfall, Asthma bronchiale, Gefäßentzündungen, Hautausschlägen oder Schock kommen.

Treten nach Einnahme eines Medikaments solche Symptome oder auch weniger gravierende Nebenwirkungen auf, ist Ihr Kind schnellstmöglich wieder Ihrem Kinderarzt vorzustellen. Er kann gegebenenfalls auf ein anderes Medikament ausweichen.

Schimmelpilzallergie

Schimmelpilze kommen vor allem im Hausstaub, in alten Möbeln, an feuchten Wänden, an Zierpflanzen, in feuchten Kellern, Duschräumen oder Badezimmern vor, die Vermehrung erfolgt durch Sporen. Schimmelpilzallergene sind aber auch in Nahrungsmitteln wie Käse, Gemüse und Fruchtsaft enthalten.

Nahrungsmittelallergie

Wichtige Nahrungsmittelallergene sind Milchprodukte, Eier, Getreide, Fisch, Fleisch, Obst, Gemüse und Gewürze. Als weitere Inhaltsstoffe von Nahrungsmitteln, die allergische und pseudoallergische Reaktionen hervorrufen können, sind Schimmelpilze, Zusatzstoffe und Metalle bekannt. Die Kuhmilchallergie stellt im Kindesalter die wichtigste Nahrungsmittelallergie dar. Das Milcheiweiß ist aus verschiedenen Eiweißbestandteilen zusammengesetzt: Lactalbumin, Lactoglobulin und Casein. Das Ausmaß der Kuhmilchallergie kann sehr unterschiedlich sein. Es kann zu Erbrechen, Koliken, Durchfall sowie zu einer Verschlechterung einer bestehenden Neurodermitis kommen.

A B C D E F G H I J K L M N O P Q R S T U V W Z

Milben

Hausstaubmilben kommen auf der ganzen Welt im Staub vor, nicht jedoch im Hochgebirge über 1.500 Höhenmeter. Durch Einatmen der Milbenabsonderungen kann es zu Beschwerden wie Schnupfen, Atemnot, Asthma und Juckreiz kommen.

Kreuzallergien

Manche Allergene ähneln einander, der Körper antwortet auf die gleiche Weise, dies nennt man Kreuzallergie. So können Kinder bei einer Allergie auf Hasel auch auf die ähnlichen Birkenpollen reagieren, wer auf Latex allergisch ist, kann z. B. auch auf Bananen reagieren. Kuhmilchallergiker können auf Ziegenmilch reagieren, Kräuterpollen mit Sellerie, Gräser mit Erbsen.

Pseudoallergien

Eine große Anzahl der allergisierenden Substanzen kommt in vielen Fertignahrungsmitteln vor. Da gerade bei Farbstoffen, Aromastoffen oder Konservierungsmitteln ein anderer Wirkmechanismus der Symptomauslösung vorliegt, spricht man von Pseudoallergie.

Allergischer Schock

Ein allergischer Schock kann lebensbedrohend sein und kündigt sich oft sofort nach Aufnahme eines bestimmten Allergens mit Symptomen wie Zungenbrennen, Pelzigkeitsgefühl im Mundbereich mit Juckreiz, Atemnot, Heiserkeit bis zum schweren Asthma-bronchiale-Anfall an. Es kann zu Hautrötung, Blässe, blauen Lippen, Erbrechen, Stuhlabgang, Urinabgang, Kopfschmerz, Schwindel, Herzrasen, Herzstolpern, Blutdruckabfall kommen.

Bei weniger starken Reaktionen sind nicht alle Organe betroffen, sondern zum Beispiel nur das Herz-Kreislauf-System oder die Atemwege.

Beim Verdacht auf einen allergischen Schock muss sofort ein Arzt gerufen werden!

Vorbeugung

Der Ansatz der Prävention allergischer Erkrankungen steht seit 10 Jahren im Fokus der klinischen Forschung mit dem Ziel, bereits Kinder weg von der Allergie hin zur Toleranz zu bringen.

♦ Durch einen Ortswechsel (z.B. Urlaub in der Pollensaison) ist oft eine Besserung zu erreichen.

♦ Eine regelmäßige ärztliche Betreuung ist wichtig.

♦ Als schützend hat sich Stillen bzw. hypoallergene Nahrung bis zum sechsten Lebensmonat des Kindes herausgestellt.

♦ Bis zum ersten Geburtstag des Kindes sollten hochallergene Nahrungsmittel wie Milch, Ei, Fisch, Nuss oder Meeresfrüchte vermieden werden.

♦ Ob die Haltung von Haustieren eher schadet oder nutzt, wird widersprüchlich diskutiert. Die derzeitige Empfehlung lautet, in Hochrisikofamilien – also solchen, in denen beide Elternteile oder ein Elternteil und ein Geschwister Atopiker sind – keine Haustiere anzuschaffen, bis die Kinder zwei Jahre alt sind.

♦ Für die Wohnung sind Böden empfehlenswert, die man feucht wischen kann.

♦ Kuscheltiere sollten regelmäßig gereinigt oder eingefroren werden.

♦ Zigarettenrauch sollte vermieden werden.

♦ Während der Stillzeit ist keine besondere Diät empfohlen.

♦ Bei Lebensmittelallergien soll trotzdem auf eine ausgewogene Ernährung geachtet werden.

♦ Eine erhöhte frühkindliche mikrobielle Stimulation des Immunsystems, wie sie bei Kindern mit mehr als zwei Geschwistern, Krippenkindern, Kindern mit vielen Infekten oder Bauernkindern mit Stalltierkontakt vermutet wird, sowie ausschließliches Stillen in den ersten Lebensmonaten geht mit einem erniedrigten Asthmarisiko einher.

♦ Die Pollenbelastung der Mutter im letzten Schwangerschaftsdrittel kann eine Rolle spielen.

♦ Es gibt keinen Hinweis darauf, dass Impfungen Allergien fördern könnten.

Therapie

Behandelt werden soll nicht der Allergiebefund, sondern nur die Beschwerden des Kindes. Therapieziele sind die Erreichung einer möglichst weitgehenden Beschwerdefreiheit. Die Therapie basiert auf drei Grundprinzipien: Vermeiden des Allergens, medikamentöse Therapie und Immuntherapie.

Natürlich empfiehlt sich eine Allergenkarenz, also das Meiden der auslösenden Stoffe, eventuell lässt sich beispielsweise der Urlaub nach dem Pollenkalender planen. Die Informationen über bevorstehende Pollenschübe sollten beachtet werden, bei Tierhaaren, Nahrungsmitteln und den meisten Medikamenten ist es machbar, den Kontakt weitgehend zu vermeiden. Bei Kindern mit einer Hausstaubmilbenallergie ist eine Bettsanierung besonders wichtig, Stofftiere sollen regelmäßig in die Tiefkühltruhe, bei Nahrungsmittelallergien müssen die erforderlichen Diätformen eingehalten werden.

Eine medikamentöse Behandlung kann sowohl lokal also beispielsweise als Augen- oder Nasentropfen oder auch systemisch also durch Einnahme eines Präparates erfolgen. Wichtig sind der frühzeitige Beginn, bereits etwa sieben Tage vor dem Start der Saison, und die konsequente Fortsetzung der Behandlung.

Die medikamentöse Behandlung umfasst verschiedene Antihistaminika und Antiallergika, die es als Tabletten, Tropfen oder Spray gibt. Wenn man vor allem unter Heuschnupfen leidet, helfen spezielle Nasentropfen, die auch länger angewendet werden können. Es stehen unterschiedliche Arzneimittel wie etwa Nedocromil zur Verfügung, allerdings muss dieses Medikament regelmäßig verabreicht werden, um einen ausreichenden Schutz zu gewährleisten. Auch kortisonhaltige Tropfen sind erhältlich. Eine weitere Option stellt auch Montelukast (Singulair) als unterstützende Maßnahme dar. Bei Auftreten von Beschwerden werden schleimhautabschwellende und entzündungshemmende Nasentropfen und Sprays verwendet, beim Asthma sind es bronchialerweiternde Medikamente. Gegen die Botenstoffe der allergischen Reaktion wirken Antihistaminika (z.B. Aerius, Zyxall oder Zyrtec), die auch in Form von Tropfen oder Sirup vorhanden sind. Zur Unterdrückung einer starken allergischen Reaktion werden Kortisonpräparate verwendet; hier ist eine besonders sorgfältige Abwägung erforderlich.

Mit der sogenannten Hyposensibilisierung kann die Empfindlichkeit des Körpers gegenüber Allergenen herabgesetzt und somit die Ursache der Erkrankung behandelt werden. Dabei wird in geringsten Mengen das auslösende Allergen unter die Haut gespritzt oder als Tablette bzw. Tropfen unter die Zunge gelegt, um zu erzielen, dass der Organismus sich daran gewöhnt und nicht mehr überreagiert. Möglich ist diese klassische subkutane Immuntherapie (SIT) als regelmäßige Injektionsgabe – etwa zwei bis drei Jahre lang monatlich eine Spritze unter die Haut oder auch als sublinguale Immuntherapie (SLIT) in Tropfenform oder als Tablette. Gerade in der Behandlung der Gräserallergie konnten in den letzten Jahren durch die Entwicklung der Gräsertablette große Fortschritte erzielt werden. Diese Behandlung bereitet den Körper durch die Gabe der Tablette quasi auf die Gräsersaison vor. Der genaue Wirkmechanismus dafür ist noch ungeklärt. Eine Hyposensibilisierung sollte auf jeden Fall bei allergischen Reaktionen auf

Insektenstiche überlegt werden. Die spezifische Hyposensibilisierung weist gute Erfolge mit Besserung der Beschwerden von bis zu 60 bis 80 Prozent auf, vor allem, wenn es nicht zu viele verschiedene Allergene sind, die behandelt werden sollen. Eine aktuelle Studie bei Kindern mit Heuschnupfen (PAT-Studie) zeigte zudem, dass eine Immuntherapie die Entwicklung eines Asthma bronchiale bei Heuschnupfen verhindern kann.

Der französische Asthmaexperte Professor Jean Bousquet stellte schon im Herbst 2000 auf einem Symposium in Dresden fest: »Selbst wenn man die Ergebnisse der aktuellen Studien sehr konservativ betrachtet, muss die Frage, ob die Immuntherapie die fortschreitende Verschlechterung von allergischem Asthma verhindert, eindeutig mit Ja beantwortet werden.« Begleitende Maßnahmen wären Atemübungen und psychologische Unterstützung.

Allergiker sollten auch einen Allergiepass bekommen, in dem die Stoffe, auf die reagiert wird, angeführt sind.

Allergischer Schock ➡ **Allergien**

Analfissuren

Frisches Blut auf dem Stuhl oder dem Toilettenpapier sowie Schmerzen beim Stuhlgang sind Symptome für Fissuren (kleine Einrisse) im Analbereich. Diese sollten umgehend behandelt werden, damit das Kind nicht den Stuhlgang aus Angst vor Schmerzen unterdrückt und es dann zur Verstopfung kommen kann. Somit ist jedenfalls ein Besuch beim Arzt angezeigt. In sehr seltenen Fällen kann auch ein chirurgischer Eingriff notwendig sein. Allerdings stellt die häufigste Ursache für diese kleinen Einrisse eine Verstopfung (Obstipation) mit hartem Stuhl dar. Die Behandlung besteht in diesem Fall jedenfalls in einer Stuhlregulierung; bei Säuglingen mit Quellmitteln (z.B. Lactulose), die dafür sorgen, dass der Stuhl möglichst weich bleibt/wird, und bei größeren Kindern durch die Gabe von Macrogol (z.B. Movicol). Zudem im Auftragen entsprechender Salben, die den Analbereich schützen und den Wundheilungsprozess fördern (z.B. Vaseline). Vorsicht: Bitte verwenden Sie dafür keine Hämorrhoiden- oder Fissurensalben, die für Erwachsene angeboten werden. Liegt die Ursache für die Analfissuren im regelmäßigen Zurückhalten des Stuhls, woraus sich zwangsläufig auch Verstopfungen ergeben, ist ein Besuch bei einem Kinderpsychologen/Kinderpsychotherapeuten dringend zu empfehlen. Dem Zurückhalten von Stuhl liegt immer eine psychische Ursache zugrunde, wodurch der Stuhl nicht entsprechend abgesetzt werden kann. Sollte ein regelmäßiges Eincremen des Analbereichs nötig sein, kann das Kind darin geschult werden, diese Tätigkeit selbst zu übernehmen.

Angst im Kindesalter

Ängste sind ebenso wie Aggressionen ein grundsätzlich normaler und notwendiger Bestandteil des Menschseins und daher auch ein normaler Bestandteil jeder kindlichen Entwicklung. Angst als Affekt ist ein psychophysisches Reaktionsmuster, neben dem Angstgefühl kommt es auch zu verschiedenen körperlichen Symptomen wie beispielsweise Herzklopfen, Zittern, ein flaues Gefühl im Magen oder im Bauch, Mundtrockenheit oder anderen körperlichen Zuständen.

Je nach der Entwicklungsstufe des Kindes kann es zu unterschiedlichen Angstinhalten kommen:

Im ersten halben Lebensjahr kann Angst etwa durch Reizüberflutung jeder Art ausgelöst werden, beispielsweise durch plötzliche laute Geräusche, oder das Fehlen einer angemessenen Reaktion auf die Nöte und Bedürfnisse des Säuglings. Ein Säugling in diesem Alter hat nur eine geringe Zeitspanne zur Verfügung, innerhalb der er warten kann. Aber auch Angst in den Gesichtern der Bezugspersonen können in den Säuglingen selbst ebenfalls Angst auslösen.

In der zweiten Hälfte des ersten Lebensjahres tritt das sogenannte »Fremdeln« auf. Das Baby kann nun bereits deutlich zwischen nahen Bezugspersonen und weniger vertrauten bzw. fremden Personen unterscheiden und reagiert auf Letztere ängstlich.

Im zweiten Lebensjahr (z. T. bereits in der zweiten Hälfte des ersten Jahres), wenn das Kind bereits mobil ist und sich aktiv von den Bezugspersonen wegbewegen kann, findet auch im Inneren des Kindes eine gewisse Ablösung und Trennung von den Bezugspersonen statt. In diese Zeit fallen nun auch die Trennungsängste des Kindesalters. Manchmal äußern sich diese auch in Schlafstörungen, da sich das Kind mit dem Einschlafen ja auch von den Eltern und der Welt des Tages trennen muss.

An die Trennungsangst schließt sich die nächste zentrale Kinderangst, nämlich die Angst vor Liebesverlust, an.

Im zweiten bis fünften Lebensjahr, einem Entwicklungsabschnitt, der von einer magisch anmutenden Phase des Kindes beherrscht wird, zeigen sich vor allem Ängste vor Gespenstern, Hexen und anderen imaginären Wesen sowie vor der Dunkelheit, vor Einbrechern, Tieren oder Gewittern.

Eine diesem Alter zugrunde liegende Angst hat mit Befürchtungen des Kindes zu tun, für unerlaubte Wünsche mit Körperverletzung oder Körperteilverlust bestraft zu werden.

Im sechsten bis neunten Lebensjahr, also im Grundschulalter, zeigen sich Schulängste (dahinter können auch verschleppte Trennungsängste stecken), aber auch Sozial- oder Leistungsängste. Die Angst, vor sich selbst die Wertschätzung zu verlieren, sich nicht selbst genügend mögen zu können, taucht auf. Um das siebente bis achte Lebensjahr entsteht auch das Verständnis eines Todesbegriffes, woraus vermehrt Ängste auftreten können.

Vorpubertät und Pubertät sind durch reifungsbezogene Ängste und Befürchtungen rund um den Körper gekennzeichnet. Aber auch Sozialängste, Zukunftsängste sowie Versagensängste auf allen Ebenen kommen vor.

Manche Ängste ziehen sich auch über die nächste Entwicklungsstufe hinaus. So sind beispielsweise in unterschiedlichem Ausmaß Trennungsängste über die gesamte Kindheit und teilweise bis in die Pubertät hinein zu beobachten; solange Abhängigkeit besteht, besteht auch eine gewisse Angst vor Trennung.

Letztlich sind alle angegebenen Ängste nicht ausschließlich auf die beschriebene Zeit begrenzt, tauchen in diesen Zeiten nur vermehrt auf.

Jede der beschriebenen entwicklungsbedingten Ängste kann sich in pathologische Formen steigern.

Ob Ängste pathologischer Natur sind oder noch im Rahmen der üblichen Entwicklung liegen, kann ganz allgemein an folgenden Kriterien festgemacht werden:

- ♦ Angstzustände, die über ihre Auslöser hinaus zu lange Zeit bestehen bleiben.
- ♦ Zu hohe Intensität der Angst, wodurch die adäquate Wahl der Anpassungsleistung verunmöglicht wird und das Kind z.B. »angstblöd« wird.
- ♦ Ängste, die sich auszubreiten beginnen, von einem ursprünglich ängstigenden Geschehen abkoppeln und weitere Ereignisse und Fantasien zu begleiten beginnen.

Formen von pathologischen Ängsten sind:

- ♦ **Generalisierte Angst:** Kinder leiden unter vielfältigen Ängsten, welche sich gleichsam auf jede Situation ihres Lebens beziehen können.
- ♦ **Angstphobien:** Kinder zeigen zwanghafte Befürchtungen angesichts bestimmter Situationen, Tiere oder Dinge, die sie auch zu meiden versu-

chen, die aber meist nicht unbedingt Angst erzeugenden Charakter haben (z.B. Angst (Phobie) vor Hunden, Insekten, vor der Schule, Sozialphobie, Arztphobie, Bakterienphobie).

♦ **Trennungsangst:** Diese Kinder sind auf die reale Anwesenheit ihrer Bezugspersonen angewiesen. Sind diese nicht zugegen, entsteht heftige Trennungsangst noch in einem Alter, wo dies nicht aufgrund des geringen Alters entwicklungsbedingt wäre.

♦ **Panikattacken:** Kinder oder Jugendliche leiden periodenartig unter intensiven Gefühlen von Angst und Panik, welche meist abrupt und ohne äußerlich erkennbare Ursache auftreten, häufig mit körperlichen Reaktionen wie Atemnot oder Herzklopfen einhergehen und einige Minuten anhalten.

♦ **Ängste nach schweren oder leichten traumatischen Belastungen:** Diese Ängste treten als Reaktion nach schweren traumatischen Ereignissen auf wie beispielsweise Kriegserlebnisse, Erdbeben etc. oder auch leichteren Ereignissen wie Trennungen, Verlust, Migration etc. auf. Sie führen bei den Kindern ebenfalls zu panikartigen Zuständen, Reizbarkeit, Schlafstörungen, Albträumen und wiederkehrenden Erinnerungen des Angstereignisses beziehungsweise zu ängstlich trauriger Gestimmtheit.

♦ **Ängste, die nicht als Angstsymptom erkennbar sind:** Hinter vielen anderen Symptomen verbirgt sich Angst, obwohl sie als solche nicht in den Vordergrund tritt. Vielen Verhaltensauffälligkeiten oder psychosomatischen Erkrankungen liegt eine Angstproblematik zugrunde.

Die Ursachen für die Angststörungen sind vielfältig und müssen im Einzelfall mit Fachkräften geklärt werden.

Tipps

♦ Nehmen Sie die Ängste Ihres Kindes immer ernst und sprechen Sie mit ihm darüber.

♦ Sofern Sie Ihr Kind beruhigen können, tun Sie dies auch.

♦ Bedenken Sie, dass Ihr Kind auch Ihre Angst wahrnimmt und diese sowohl leicht übernehmen kann als auch Beruhigung schlecht annehmen kann, wenn es merkt, dass Sie selbst Angst haben. Manchmal kann der andere Elternteil oder eine andere Bezugsperson besser damit zurechtkommen.

♦ Bieten Sie Ihrem Kind größtmögliche Unterstützung, Sicherheit und Ermutigung, damit es mit den ängstigenden Situationen besser zurechtkommen kann, aber steigen Sie nicht zwangsläufig in ein Angst vermeidendes Verhalten mit ein.

♦ Scheuen Sie sich nicht, professionelle Hilfe in Anspruch zu nehmen, wenn Sie hinsichtlich der Ängste Ihres Kindes unsicher sind und einen starken Leidensdruck beim Kind merken. Niedergelassene Psychologen/Psychotherapeuten oder entsprechende Institutionen und Bratungsstellen sind darauf geschult zu erkennen, ob es sich um eine rein entwicklungsbedingte Angst handelt oder ob Kind und Eltern darüber hinaus Unterstützung benötigen.

Asthma bei Kindern und Jugendlichen

Das aus dem Griechischen stammende Wort »Asthma« bedeutet »Keuchen«.

Asthma ist die häufigste chronische Krankheit bei Kindern. Asthma im Kindesalter ist durch Atemnot und einen pfeifenden Ton bei der Ausatmung, die auch verlängert sein kann, gekennzeichnet. Asthma kann sich aber auch als lange andauernder Husten äußern, der auf Hustensäfte keine Besserung zeigt und vor allem nachts auftritt. Das kindliche Asthma ist eine Erkrankung der kleinen Atemwege, die sich durch eine entzündliche Reaktion verengen und somit die Atmung behindern.

Etwa jedes vierte Kind leidet während der Kindheit zeitweise an asthma-ähnlichen Beschwerden, und etwa zehn Prozent aller Kinder entwickeln auch tatsächlich Asthma. Am häufigsten entwickelt sich Asthma zwischen dem vierten und fünften Lebensjahr. Eine neue Studie hat ergeben, dass Asthma bei Kindern oft zu spät erkannt und behandelt wird. Das kann sowohl Langzeitschäden an der Lunge als auch Störungen in der allgemeinen Entwicklung zur Folge haben.

Die Atmung

Atmen ist ein selbstverständlicher, unbewusster und lebensnotwendiger Vorgang. Von Nase und Mund führen die Atmungsorgane über den Kehlkopf in die Luftröhre. Diese gabelt sich in die beiden Hauptbronchien, die jeweils in den linken und den rechten Lungenflügel führen und sich anschließend wie die Krone eines Baumes immer weiter verzweigen. Die kleinsten Zweige (Bronchiolen) enden schließlich in den ca. 100 Millionen Lungenbläschen.

Die Außenseite der Bronchien ist von ringförmig angeordneten Muskelfasern umgeben, der Bronchialmuskulatur, die Innenseite wird von Schleimhaut bedeckt. Diese Schleimhaut ist mit Flimmerhärchen versehen, die für die Reinigung der Atemwege sehr wichtig sind.

Was ist Asthma?

Asthma ist eine chronische Entzündung der kleinen Bronchien. Dadurch kommt es zu einer Verkrampfung der Bronchialmuskulatur, zu einer Schwellung der Schleimhaut und zur Bildung von zähem Schleim. Alle drei Mechanismen bewirken eine Verengung der Atemwege mit Atemnot, Hustenanfällen und einem pfeifenden Geräusch bei der Ausatmung.

Meist treten anfallsartige Verschlechterungen auf.

Der häufigste Auslöser für einen Asthmaanfall ist eine Virusinfektion der Atemwege, darüber hinaus können allergische Reaktionen gegen z.B. Nahrungsmittel, Tierhaare oder Pollen Verschlechterungen bewirken.

Risikofaktoren

Asthma ist eine komplexe Erkrankung mit vielen verschiedenen Ursachen und Verlaufsformen. Es ist bekannt, dass allergische Erkrankungen in der Familie einen starken Risikofaktor für die Entwicklung von Asthma, Heuschnupfen und Neurodermitis beim Kind darstellen. Je mehr Familienmitglieder betroffen sind, desto höher ist das Risiko des Kindes, ebenfalls eine allergische Erkrankung zu bekommen.

Aufgrund der Childrens Health Study (CHS), in die nahezu 6.000 Kinder eingeschlossen wurden, kann vermutet werden, dass ein Verzicht auf das Rauchen während der Schwangerschaft zu 5 bis 15 Prozent weniger Asthmaerkrankungen bei Kindern führen könnte.

Eine erhöhte frühkindliche mikrobielle Stimulation des Immunsystems, wie sie bei Kindern mit mehr als zwei Geschwistern, Krippenkindern, Kindern mit vielen Infekten oder Bauernkindern mit Stalltierkontakt vermutet wird, sowie ausschließliches Stillen in den ersten Lebensmonaten gehen mit einem erniedrigten Asthmarisiko einher.

Eine schwedische Studie mit 112.625 Kindern zeigte, dass für das Erkrankungsrisiko von Asthma vor allem die Pollenbelastung der Mutter im letzten Schwangerschaftsdrittel entscheidend ist. Das Risiko für eine spätere Asthmaerkrankung des Babys war hier bis zum 3,5-Fachen erhöht.

Interessante Informationen über den Einfluss des westlichen Lebensstils hat man aus einem Vergleich der Asthmahäufigkeit in Westdeutschland und der genetisch sehr ähnlichen Bevölkerung aus der ehemaligen DDR gewonnen: Asthma war im Westen – trotz der hohen Schadstoffbelastung im Osten – viel häufiger; nach der Wende verblasste diese Differenz allmählich. Auch Allergien waren im Westen häufiger, wobei aber auch festgestellt wurde, dass in der DDR die Durchimpfungsrate höher war als in Westdeutschland. Man führt diesen Unterschied auch auf den früheren Beginn eines Kindergartenbesuches in der DDR zurück, der offenbar das Abwehrsystem »trainiert«.

Eine Untersuchung aus Schweden hat gezeigt, dass bei Kindern, die eine anthroposophische Schule besuchten, die Häufigkeit von Asthma bronchiale und Allergien geringer war als bei Vergleichskindern in staatlichen Schulen. Die beiden Gruppen wiesen zahlreiche Unterschiede im Lebensstil, wie beispielsweise in den Impfraten, dem Antibiotikagebrauch, den Ernährungsgewohnheiten und der sozialen Schicht auf. Das Allergierisiko war umso geringer, je mehr die anthroposophischen Lebensstilfaktoren in einer Familie gepflegt wurden. Es sind zu dieser Frage weitere Studien geplant, um die genauen Mechanismen zu finden.

Frühe Hinweise auf eine Asthmaerkrankung

Folgende Beschwerden können bei Kindern auf Asthma hindeuten:
- episodisches und anfallsartiges Auftreten von Husten, Atemnot oder Pfeifen beim Atmen,
- ein oder zwei Elternteile mit Asthma,
- Hautprobleme wie Neurodermitis im Kleinkindalter,
- das Vorliegen anderer allergischer Erkrankungen wie z.B. Heuschnupfen,
- wenn bei Infekten bereits eine spastische Bronchitis diagnostiziert wurde,
- pfeifende oder ziehende Atmung,
- wenn bei körperlicher Anstrengung Atemnot besteht,
- wenn die Beschwerden gehäuft in bestimmten Jahreszeiten auftreten.

Da die obstruktive Bronchitis in den ersten Lebensjahren relativ häufig ist, stellt sich immer die Frage nach dem Übergang in ein Asthma. In Abhängigkeit vom Alter ist das bei 15 bis 40 Prozent der Kinder der Fall.

Treten die Beschwerden eher frühzeitig, v.a. im Rahmen von akuten Virusinfektionen auf und gibt es in der Familie keine Hinweise auf Allergien, dann ist der Übergang in ein chronisches Asthma eher nicht zu erwarten.

Kinder, die später Asthma entwickelten, hatten nach neueren Untersuchungen schon nach der Geburt kleinere Atemwege und häufig allergische Erkrankungen in der Familie. Natürlich kann es im Einzelfall sehr schwierig sein, eine Vorhersage zu machen.

Symptome und Beschwerden

Ungefähr vier bis zehn Prozent aller Kinder entwickeln im Laufe ihrer Kindheit Asthma. Jedes vierte Kind leidet während der Kindheit an asthmaähnlichen Beschwerden. Typische Beschwerden, die auf Asthma hindeuten können, sind

- nicht enden wollendes Hüsteln, besonders nachts,
- ein pfeifendes Geräusch beim Atmen,
- herabgesetzte körperliche Belastbarkeit,
- Müdigkeit und Abgeschlagenheit.

Auslöser einer Verschlechterung

Eine Verschlechterung bis hin zum Asthmaanfall kann in etwa 50 bis 70 Prozent der Fälle durch eine Allergie ausgelöst werden. Die häufigsten Allergene sind

- Pollen (Birke, Gräser),
- Tierhaare (Hund oder Katze),
- Hausstaubmilben und Schimmelpilzsporen.

Andere Auslöser sind Nahrungsmittel, psychische Auslöser, körperliche Aktivität oder Verkühlung. Auch Tabakrauch in der Umgebung spielt eine wesentliche Rolle.

Das soll die Kinder aber keinesfalls von einer sportlichen Betätigung abhalten, die Beschwerden sind mit entsprechenden Medikamenten meist sehr gut behandelbar.

Wenn ein Kind über Atemnot klagt, muss es dem Kinderarzt mitgeteilt werden!

Der Asthmaanfall

Bei einem Asthmaanfall kommt es zu einer plötzlichen gesundheitlichen Verschlechterung, es gelangt nicht mehr genügend Sauerstoff in die Blutbahn, da sich die Bronchien verengen. Diese Verengung kommt zustande, wenn sich die Bronchialmuskulatur verkrampft, die Schleimhaut in den Bronchien entzündlich verändert und angeschwollen ist und vermehrt zäher Schleim produziert wird. Diese drei Mechanismen bewirken, dass der Querschnitt der Bronchien sehr eng wird und die Atmung behindert. Ganz besonders die Ausatmung fällt schwer, dieser Effekt führt zu einer Überblähung der Lunge.

Wie stellt man die Diagnose?

Die Diagnose eines Asthmas gründet sich auf folgende vier Eckpfeiler:

- Vorgeschichte (Anamnese),
- körperliche Untersuchung,
- Lungenfunktionstest und
- Abklärung der Allergiesituation.

Es kann sowohl eine Lungenfunktionsmessung sowie ein Lungenfunktionsprofil (Peakflow-Meter) gemacht werden. Ein Allergietest ist meist notwendig.

Die Lungenfunktion

Neben der körperlichen Untersuchung mit dem sorgfältigen Abhören der Lunge ist eine Lungenfunktionsprüfung wichtig. Hierbei muss kräftig in einen Apparat gepustet werden, der dann das Fassungsvermögen der Lunge und auch weitere Messwerte bestimmt. Diese Untersuchung ist ab dem Vorschulalter sinnvoll durchführbar.

Das Peakflow-Meter

Die tägliche Angst vieler Familien vor immer drohenden Asthmaanfällen stellt eine erhebliche Beeinträchtigung ihrer Lebensqualität dar. Um diese rechtzeitig zu erkennen und die Behandlung optimal anpassen zu können, gibt es eine einfache Methode, die Lungenfunktion zu Hause zu messen: das Peakflow-Meter. Dieses Gerät ermöglicht eine Beurteilung der Lungenfunktion über einen längeren Zeitraum unter den Bedingungen des Alltags.

Peakflow kommt aus dem Englischen und bedeutet wörtlich übersetzt »Atemspitzenstoß«. Es wird also die Kraft des Ausatmens gemessen. Mit diesem Gerät können Sie sehr früh eine Verschlechterung der Atmung feststellen, auch wenn noch keine körperlichen Symptome wahrgenommen werden. Bei der Peakflow-Messung ist es gar nicht so wichtig, einen möglichst hohen Wert zu erreichen, vielmehr sollen die Werte keine großen Unterschiede aufweisen. Es ist vollkommen normal, wenn Ihr Kind morgens etwas weniger Luft hat als am Abend.

Die Peakflow-Messungen müssen zusammen mit den Symptomen des Patienten und der aktuellen Medikation interpretiert werden.

Der Allergietest

Es wird sowohl ein Hauttest mit kleinen Ritzen in der Haut durchgeführt als auch eine Blutabnahme (RIST/RAST). In Kombination dieser Untersuchungen mit der Vorgeschichte kann eine sehr genaue Aussage über die Allergiesituation gemacht werden. Alternative Methoden wie beispielsweise die Bioresonanz haben in der Allergietestung nur in anekdotischen Einzelfällen Erfolge. In der Therapie des Asthmas spielt Bioresonanz keine ernst zu nehmende Rolle.

Asthma und Allergie

Die Auslöser für die anfallsweise Atemnot können durch Allergene, kalte Luft, aber auch Infekte oder körperliche Belastungen hervorgerufen werden. Zu den häufigsten Allergien gehört die Hausstaubmilbe, genauer deren Kot. Milben bevorzugen Orte, die ausreichend Wärme und Feuchtigkeit bieten. Viele befinden sich im Bettzeug und in der Matratze, da sie hier optimale Lebensbedingungen vorfinden. Auch von Kuscheltieren, Teppichböden und Vorhängen kann eine erhöhte Milbenzahl ausgehen. Ziel sollte es sein, diese zu verringern.

Tierhaare können allergen sein und sind damit ein weit verbreiteter Auslöser für Asthma bronchiale.

Stark verbreitet sind auch saisonale Pollenallergien. Die Symptome sind unterschiedlich und machen sich zu Beginn oft durch »tränende Augen« und »laufende Nase« bemerkbar. Es ist möglich, dass irgendwann ein »Etagenwechsel« stattfindet. Das heißt, es sind dann nicht nur die oberen, sondern auch die unteren Atemwege betroffen.

Nahrungsmittelallergien, zum Beispiel auf Milcheiweiß, spielen hauptsächlich im Säuglingsalter eine Rolle. Bei Schulkindern kommen diese selten vor.

Therapie

Je früher Asthma behandelt wird, desto besser kann das Kind gegen Langzeitschäden geschützt werden. Denn nur in etwa 40 Prozent verschwindet das Asthma beim Heranwachsen von selbst. Ein unbehandeltes Asthma verschlechtert sich zunehmend – es handelt sich um eine fortschreitende Entzündung der Atemwege.

Im Mittelpunkt der Asthmabehandlung steht die Beschwerdefreiheit des Kindes. Diese wird – je nach Schweregrad – nur mit bronchialerweiternden Sprays bei Bedarf oder zusätzlich mit einer vorbeugenden Dauermedikation erreicht.

Dabei gilt das Prinzip: »So wenig wie möglich, so viel wie nötig.« Sowohl Kinder als auch Eltern sollen lernen, den Zustand der Bronchien selbst einzuschätzen und die Therapie entsprechend anzupassen. Es gibt Asthmaschulungen, in denen man die nötigen Kenntnisse erlernen kann.

In der Asthmatherapie unterscheidet man zwei Substanzgruppen. Eine Gruppe bildet die vorbeugenden Medikamente, die regelmäßig über einen längeren Zeitraum eingenommen werden müssen. Zur anderen Gruppe gehören die bronchienerweiternden Medikamente, die bei einem Asthmaanfall oder bei Beschwerden nach Bedarf verabreicht werden. Es gibt auch Medikamente, die eine feste Kombination aus beiden Gruppen bilden.

Die Asthmatherapie besteht meist aus einer festen Dauertherapie mit Sprays oder Tabletten und einer zusätzlichen Akuttherapie. Sollte das Kind plötzliche Atemnot entwickeln oder eine schlechtere Peakflow-Messung haben, ist die Inhalation von bronchienerweiternden Medikamenten erforderlich. Bei unzureichender Besserung muss der Arzt aufgesucht werden.

Zudem kann eine zugrunde liegende Allergie spezifisch mit einer Immuntherapie behandelt werden.

Die Inhalationsgeräte

Asthma wird häufig mit Inhalationen behandelt, da das Medikament in diesem Fall direkt in der Lunge wirken kann.

Die meisten modernen Inhalationsgeräte bringen etwa die gleiche Menge des Medikaments in die Lunge: etwa 10 bis 20 Prozent.

Es gibt Dampfvernebler (z.B. Pariboy), gut geeignet für kleine Kinder oder schwere Fälle. Die Inhalation dauert etwa acht bis zehn Minuten. Pulverinhalatoren (z.B. Diskus, Turbohaler) stellen gegenwärtig das modernste Prinzip dar. Leider hat jede Firma ein eigenes System entwickelt. Sie sind technisch einfach zu handhaben – schon für Kinder ab dem fünften Lebensjahr.

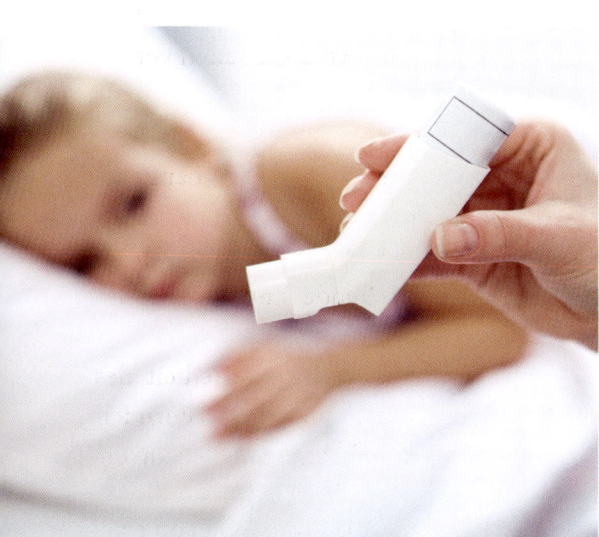

Ein klassisches System stellen Dosieraerosole dar, die sich aber nur mit Vorschaltkammer für Kinder eignen. Vorschaltkammern erleichtern die Verwendung der Geräte bedeutend und sind auch für Babys geeignet (Babyhaler).

Medikamente bei Asthma

Bronchienerweiternde Inhalationen mit umgehend einsetzender Wirkung (Sultanol, Bricanyl) führen zu einer sofortigen Erleichterung durch eine Erweiterung der Atemwege durch Entspannung der Muskulatur.

Diese kurz wirksamen β2-Mimetika wirken innerhalb von Minuten gegen Atemnot, indem sie die verkrampfte Bronchialmuskulatur lösen. Die Wirkdauer endet nach etwa zwei bis sechs Stunden. Die Substanz hat Ähnlichkeit mit dem körpereigenen Stoff Adrenalin.

Kurz wirksame β2-Mimetika sind die wichtigsten Substanzen bei akuter Atemnot – sie können lebensrettend sein und sind auch als »Notfallspray« bekannt. Das Spray sollte immer mitgeführt werden! Kurz wirksame β2-Mimetika werden überwiegend inhalativ eingesetzt, hauptsächlich als Spray oder Tropfen für die Feuchtinhalation. Sie liegen auch als Tabletten oder Saft vor.

Generell treten sehr selten unerwünschte Wirkungen auf. Ein leichtes, vorübergehendes Muskelzittern kann sich manchmal einstellen. Alle β2-Mimetika helfen bei Atemnot, wirken aber nicht auf die vorhandene chronische Entzündung der Bronchialschleimhaut.

Bei Belastungsasthma setzt man die β2-Mimetika auch zur Vorbeugung gegen Atemnot, beispielsweise im Sportunterricht, ein. Es wird circa zehn Minuten vor der Belastung inhaliert und so eine uneingeschränkte Sportstunde ermöglicht. Diese Medikamente müssen bei Wettkampfsport gemeldet werden, da sie teilweise auf der Dopingliste stehen.

Bronchienerweiternde Inhalationen mit lang dauernder Wirkung (Oxis, Serevent)

Es gibt auch lang wirksame Substanzen, die bronchienerweiternd wirken und die man meist als zusätzliches Medikament einsetzt.

Die Wirkung der lang wirksamen β2-Mimetika setzt etwas später ein als die der kurz wirksamen. Die bronchialerweiternde Wirkung hält bis zu zwölf Stunden an. Sie werden meist in Verbindung mit antientzündlich wirksamen Medikamenten eingesetzt.

Lang wirksame β2-Mimetika dienen nicht als Notfallmedikation.

Besonders bei mittelschwerem bis schwerem Asthma und bei nächtlichen Beschwerden wird diese Medikamentengruppe zweimal täglich in Form von Spray oder Pulver inhaliert.

Vorbeugende Inhalationen ohne Kortison (Tliade, Intal)

Cromoglycinsäure und Nedocromil bewirken, dass die Bronchien weniger empfindlich sind. Es handelt sich dabei um milde Medikamente, ein sofortiger Effekt ist nicht zu erwarten.

Beide Wirkstoffe werden bevorzugt bei leichtem Asthma des Kindes allein oder in Kombination mit anderen Medikamenten eingesetzt. Die Wirkung ist entzündungshemmend und wird in der Regel als Dauertherapie in Form von Pulverinhalationen beziehungsweise als Spray drei- bis viermal täglich verwendet.

Nur eine regelmäßige mehrwöchige Therapie lässt die Entzündung abklingen. Dementsprechend muss auch mindestens sechs Wochen inhaliert werden, bevor der Erfolg der Therapie beurteilt werden kann. Die Nebenwirkungen sind äußerst minimal, es gilt als sehr gut verträglicher Wirkstoff, ist aber nicht für die Notfallbehandlung geeignet.

Vorbeugende Inhalationen mit Kortison (Pulmicort, Flixotide)

Kortisonhaltige Sprays bremsen die Entzündung und somit die allergische Reaktion; sie hemmen die Schwellung und Entzündung der Bronchialschleimhaut und verbessern die Wirkungen der bronchienerweiternden Medikamente. Je nach Dosis ist die antientzündliche Wirkung unterschiedlich stark und wird als Dauertherapie zweimal täglich bei eher schweren Asthmaformen verabreicht.

Erst nach einigen Wochen regelmäßiger Inhalation ist der volle Schutz gegen die Entzündung gewährleistet. Auch inhalative Kortikosteroide sind nicht für die Notfallbehandlung geeignet.

Die unerwünschten Nebenwirkungen bei inhalativen Kortikosteroiden sind eher gering, da nur minimale Mengen in die Blutbahn gelangen. Nebenwirkungen werden daher oft überschätzt (Kortisonangst).

Tabletten zur Entzündungshemmung der Bronchien

Leukotrienantagonisten (Singulair) hemmen die Entzündung und die allergische Reaktion; diese Wirkung ist nicht sofort spürbar. Sie werden als Dauertherapie einmal täglich in Tablettenform bei leichtem bis mittelschwerem Asthma verabreicht. Für die Notfallbehandlung ist diese Substanz nicht geeignet.

Weitere Medikamente

♦ **Theophyllin:** Theophyllin wirkt bronchienerweiternd mit Langzeitwirkung, jedoch nicht so stark wie die β2-Mimetika. Außerdem regt diese Substanz die Atmung an und wirkt in geringem Maß entzündungshemmend. Als Dauermedikation wird Theophyllin in Form von Tabletten oder Kapseln verabreicht. Eine Überdosierung muss auf jeden Fall vermieden werden, aus diesem Grund muss der Wirkspiegel im Blut regelmäßig kontrolliert werden. Theophyllin hat heute in der Behandlung des kindlichen Asthmas seinen Stellenwert verloren.

♦ **Kortisonhaltige Tabletten:** Kortison kann auch als Tablette oder Zäpfchen verabreicht werden. Diese Darreichungsform wird bei besonders schweren Krankheitsverläufen genutzt. In Abhängigkeit von der Dosis kann die systemische Gabe von Kortikosteroiden zu Nebenwirkungen führen. In Notfallsituationen ist eine höhere Dosierung erforderlich.

Maßnahmen zur Behandlung einer Allergie

♦ **Hyposensibilisierung** (subkutane Injektionstherapie): Zur Behandlung der Allergie ist es unter bestimmten Voraussetzungen möglich, eine Hyposensibilisierung durchzuführen. Die allergischen Auslöser müssen eindeutig nachgewiesen werden, und es dürfen nicht zu viele unterschiedliche Allergene für das Asthma verantwortlich sein. Das Ziel der Hyposensibilisierung besteht darin, die allergische Reaktionsbereitschaft herabzusetzen. Die Therapie verläuft über etwa drei Jahre.

♦ **Wohnungssanierung** bei Hausstaubmilbenallergie: Im Kinderzimmer sollte es kühl, gelüftet und trocken (Luftfeuchtigkeit möglichst unter 50 Prozent) sein. Auf Teppiche sollte verzichtet werden, über die Matratzen sollten Matratzenüberzüge gezogen werden. Man kann Matratze und Bettzeug zweimal im Abstand von einem Monat mit dem biologischen Öl des Niembaumes einsprühen. Die Wirkung hält ein Jahr lang. Stofftiere sollten jeden Monat einen ganzen Tag in die Tiefkühltruhe.

♦ **Ernährung:** Stillen Sie Ihr Baby mindestens sechs Monate. Damit vermindern Sie das Risiko, allergische Erkrankungen zu bekommen. Beim Zufüttern sollte man auf Hühnerei, Nüsse, Banane, Fisch, Tomate und Zitrusfrüchte im ersten Lebensjahr verzichten. Ein versuchsweises Weglassen von Milch kann die Situation manchmal bessern.

♦ **Haustiere:** Ebenso kann das Entfernen von asthmaauslösenden Haustieren den Krankheitsverlauf günstig beeinflussen. Dabei ist aber zu berücksichtigen, dass Haustierallergene auch nach Entfernen des Haustieres noch monatelang in der Wohnung nachgewiesen werden können und entsprechend keine schlagartige Besserung der Symptome erwartet werden kann.

♦ **Rauchverbot** in der Wohnung ist wesentlich!

Die Rolle der komplementären und alternativen Medizin in der Asthmatherapie

Weltweit nimmt die Zahl derjenigen Patienten zu, die ihr Asthma mit einer zur komplementären und alternativen Medizin zählenden Therapie behandeln lassen. Es werden zahlreiche alternativmedizinische Maßnahmen angeboten, die man ergänzend einsetzen kann. Allerdings sollte man auch der Alternativmedizin genauso kritisch gegenüberstehen wie der Schulmedizin und bei ausbleibendem Erfolg die Behandlung überdenken. Häufig angewandte Therapien sind Akupunktur, Homöopathie, Symbioselenkung und Bioresonanztherapie.

Die Wirkungsweise der Akupunktur beruht darauf, dass die oberflächlichen Körperschichten wie Haut und Muskulatur mit den inneren Organen in Beziehung stehen. Bisher gibt es keine wissenschaftliche Untersuchung, die einen Hinweis auf die Wirksamkeit beim kindlichen Asthma hätte zeigen können, allerdings gibt es dokumentierte Berichte über deutlich gebesserte Einzelfälle.

Die Homöopathie beruht auf der Annahme, das sich Krankheiten heilen lassen, wenn dem kranken Organismus in ganz geringen Mengen die Stoffe zugeführt werden, die in einer höheren Dosierung beim Gesunden ähnliche Symptome hervorrufen (Ähnliches mit Ähnlichem heilen). In der klassischen Homöopathie sind bereits zahlreiche Studien durchgeführt worden, die bei einer zusammenfassenden Bewertung (Meta-Analyse) eher positive als negative Ergebnisse zeigten. Homöopathie kann Bestandteil einer umfassenden Asthmatherapie sein, die konsequente Behandlung aber keinesfalls ersetzen.

Bei der Therapie durch Symbioselenkung wird davon ausgegangen, dass im Darm eines Patienten eine Überwucherung mit Pilzen oder Bakterien vorliegt. Eine Veränderung der Darmbesiedlung mit für den Patienten günstigen Keimen soll Asthma kurieren; diese Theorie konnte aber in der Praxis nicht bestätigt werden.

Die Bioresonanztherapie unterscheidet im Menschen zwischen gesunden und kranken Schwingungen, wobei ein eigenes Gerät die krankhaften Schwingungen löschen soll. Oft zeigen verschiedene Untersucher aber auch verschiedene Resultate an. Erfolge gab es nur in Einzelfällen, die hohen Kosten einer derartigen Behandlung zahlen sich in der Regel nicht aus.

Zukünftige Therapieoptionen

Für Patienten mit mittelschwerem bis schwerem allergischen Asthma steht mit der Anti-IgE-Behandlung ein grundlegend neues Therapieprinzip zur Verfügung. Hier wird die allergische Reaktion durch Blockierung von bestimmten Molekülen (IgE) verhindert. Derzeit ist dieses Medikament (Omalizumab) nur speziellen Verlaufsformen vorbehalten.

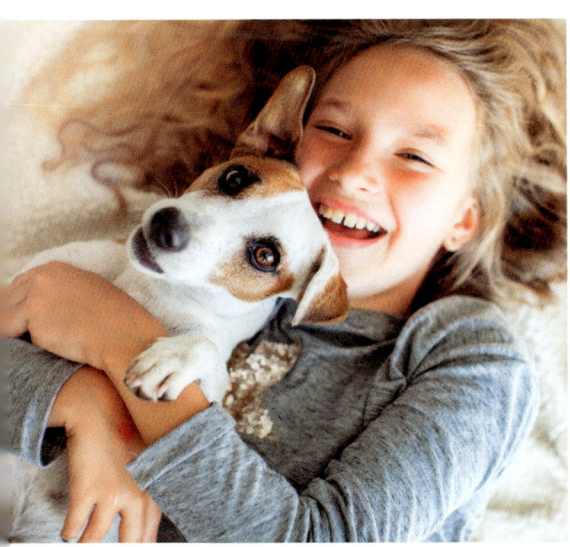

Häufige Fragen

Asthma und Tierhaltung

Es ist davon abhängig, ob ein allergisches oder ein nicht allergisches Asthma vorliegt. Beim selteneren nicht allergischen Asthma ist die Haltung eines Tieres vertretbar; bei bekannten Allergien sollte auf felltragende Tiere verzichtet werden. Das Risiko eines bereits an Heuschnupfen oder Milbenallergie erkrankten Kindes, bei Haltung einer Maus auch auf diese

Tiere allergisch zu werden, liegt nahezu bei 100 Prozent, die Anschaffung einer Katze führt bei etwa 80 Prozent der vorbelasteten Kinder zu Problemen.

Darf ein Asthmakind Sport betreiben?

Ja. Wenn es durch körperliche Belastung zu Beschwerden kommt, muss die Therapie angepasst werden. Grundsätzlich ist jeder Sport geeignet, besonders Schwimmen, Radfahren, Joggen oder Fußballspielen. Weniger ideal sind Sportarten, die mit einer kurzfristigen Höchstbelastung verbunden sind, wie Kurzstreckenlauf oder Squash. Zu prüfen ist, ob die Allergenbelastung in staubigen Turnhallen oder auf dem Reithof problematisch sein kann.

Vorsicht auch bei Sportarten, die nicht sofort unterbrochen werden können, wie etwa Tiefseetauchen! In Absprache mit dem Arzt ist zu klären, ob zusätzlich zu der täglichen Medikamentendosis vor dem Sport atemwegserweiternde Wirkstoffe eingenommen werden sollten. Bei Wettkämpfen muss auf die Dopingliste geachtet werden.

Muss man bei Asthma auch ohne Beschwerden Medikamente einnehmen?

Auch in beschwerdefreien Zeiten besteht unter Umständen die Notwendigkeit, vorbeugende Medikamente zu nehmen. Bei jüngeren Kindern kann dieser Therapieschritt mit angenehmen Begleithandlungen gekoppelt werden, zum Beispiel Vorlesen, Musik hören oder Fernsehen.

Ist Asthma psychisch bedingt?

Psychische Faktoren wie Aufregung, Ärger, Streit oder Freude können asthmatische Beschwerden auslösen. Sie sind aber nicht die Ursache für Asthma, doch besteht ein enger Zusammenhang zwischen der Art und Weise, wie auf die Krankheit reagiert wird und wie sich ihr Verlauf gestaltet. Negative, aber auch positive psychische Ereignisse können Atemnot auslösen. Der Eindruck von Atemnot und Angst, den Asthmaanfälle hervorrufen, bleibt oft in der Erinnerung bei Eltern und Kind haften.

Entsteht der Eindruck, dass psychische Probleme bei Ihrem Kind nicht mehr bewältigt werden, sollte eine professionelle Beratung in Anspruch genommen werden, entweder in einer familientherapeutisch orientierten Einrichtung oder bei einem Psychotherapeuten!

Gibt es noch andere Ursachen für lange andauernden Husten bei Kindern?

Bei Säuglingen und Kleinkindern mit lang anhaltendem hartnäckigen Husten ist auch an Luftröhren- oder Bronchien-Fehlbildungen, an Rückfluss von Magensaft in die Speiseröhre, an die angeborene Cystische Fibrose oder an eine chronische Nasennebenhöhleninfektion zu denken. Daneben kann ein inhalierter Fremdkörper (Legostein, Erdnüsse ...) Husten über lange Zeit verursachen. Weiters kommen bestimmte Infektionen wie Keuchhusten in Betracht. Letztlich kann auch an ein psychosomatisches Geschehen gedacht werden.

Asthma und Beruf

Die Wahl eines geeigneten Berufs ist besonders für allergie- und asthmakranke Jugendliche von großer Bedeutung. Berufe, die mit offensichtlicher allergischer oder toxischer Belastung (je nach Schweregrad auch solche mit extremer körperlicher Beanspruchung) einhergehen, sollten daher möglichst vermieden werden. Ungeeignet sind z.B. Mehl, Tiermaterialien und Holz verarbeitende Berufe, Kürschner, Polsterer oder Friseur.

Zur Entscheidungsfindung kann die Berufserprobung im Sinne eines Praktikums sinnvoll sein.

Augenerkrankungen

Bindehautentzündung

Die Bindehautentzündung oder Conjunktivitis gehört zu den Infektionskrankheiten des Auges. Ursache sind meist Viren oder Bakterien, aber auch nicht infektiöse Entzündungen nach verschiedenen Reizen wie z.B. starkes Sonnenlicht, Rauch oder Chlorwasser sind möglich. Auch ein Fremdkörper oder Allergien können zur Entzündung führen. Besonders Säuglinge können häufig eine Bindehautentzündung haben, da der Tränenweg oft noch nicht durchgängig ist.

Symptome

Die Bindehautentzündung beginnt meist mit Juckreiz und tränenden Augen; die Augen sind glasig gerötet und können eitriges Sekret aufweisen.

Therapie

Wenn die Augen verklebt sind, kann man mit Augentrosttee oder mit Kochsalzlösung spülen. Oft sind antibiotische Augentropfen hilfreich. Eine infektiöse Bindehautentzündung ist ansteckend, die Kinder sollten einige Tage nicht in den Kindergarten bzw. in die Schule gehen.

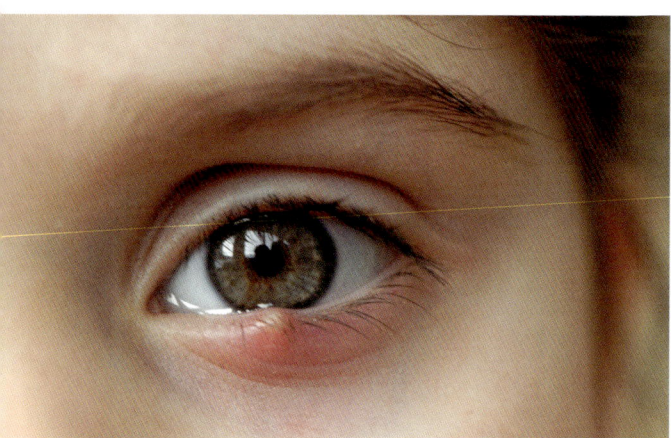

Gerstenkorn

Das Gerstenkorn ist eine Entzündung der Talgdrüsen am Augenlid. In den meisten Fällen sind Bakterien (Staphylokokken) die Ursache. Zunächst findet sich eine rötliche Schwellung am Augenlid, Lichtempfindlichkeit oder ein Fremdkörpergefühl können dazukommen. Nach einigen Tagen entsteht ein gelblicher Eiterherd.

Eine antibiotische Salbe ist oft ausreichend; sollte die Entzündung trotzdem nicht abheilen, kann der Augenarzt das Gerstenkorn durch eine kleine Operation eröffnen, damit der Eiter abfließen kann.

Augenlidentzündung

Eine Lidrandentzündung ist eine Infektion der Augenlider und wird meist durch Bakterien ausgelöst. Das Augenlid ist gerötet, schmerzt und kann anschwellen, die Augenlider können durch gelbliches Sekret verkleben.

Man kann die Augen mit einem in Augentrosttee getränkten Wattebausch reinigen und eine entzündungshemmende oder antibiotische Salbe verwenden.

Fehlsichtigkeit

Entscheidend für die Prognose Fehlsichtigkeit ist die rechtzeitige Diagnose und die gezielte Behandlung. Beobachten Sie Ihr Kind, ob es beim Gehen oder Laufen Unsicherheiten gibt. Wenn Sie den Verdacht auf Fehlsichtigkeit haben, sollte eine augenärztliche Untersuchung und Behandlung vorgenommen werden.

Frühzeichen einer Sehschwäche
Frühe Anzeichen können sein:
♦   kein Parallelstand der Augen,
♦   Lichtempfindlichkeit,
♦   Augentränen,

- ◆ Zukneifen eines Auges,
- ◆ Verstimmung, Kopfschmerzen,
- ◆ chronische Augenentzündung,
- ◆ schiefe Kopfhaltung,
- ◆ ungeschickte Bewegungen.

Eine einseitige Sehschwäche ohne Schielen kann man bei kleinen Kindern sehr schwer erkennen. Im Rahmen der Mutter-Kind-Pass-Untersuchungen können Sehfehler festgestellt werden. Es ist also anzuraten, die empfohlenen Mutter-Kind-Pass-Termine wahrzunehmen!

Schielen (Strabismus)

Schielen kommt bei etwa fünf Prozent aller Kinder vor, eine familiäre Neigung ist häufig. Schielen im Kindesalter kann aber unter Umständen eine ernsthafte Sehbehinderung darstellen. Schielen ist in den ersten sechs Lebensmonaten nicht ungewöhnlich, danach sollte allerdings eine Untersuchung erfolgen, um echtes Schielen so früh wie möglich erkennen zu können, da die Entwicklung des räumlichen Sehens sonst beeinträchtigt werden kann.

Schielen im Kindesalter

Eine angeborene oder in der Kindheit auftretende manifeste Schielstellung kann auch das erste Symptom einer einseitigen Sehminderung durch eine organische Augenveränderung wie zum Beispiel grauer Star, Narben an der Netzhaut oder in sehr seltenen Fällen auch Tumore des Augenhintergrundes sein. Jede konstante und früh auftretende Schielstellung muss daher gründlich abgeklärt werden. Durch die Frühbehandlung der begleitenden Amblyopie (Sehschwäche) lassen sich gute funktionelle Ergebnisse erzielen. Jede manifeste Schielstellung beim Kind muss bezüglich organischer Ursachen abgeklärt werden. Bei manchen Schielformen im Kindesalter kommen noch andere funktionelle Probleme dazu, wie zum Beispiel Kopfzwangshaltungen, die häufig nicht auf die zugrunde liegende Schielform zurückgeführt und damit inadäquat behandelt werden (z.B. orthopädische Maßnahmen). Die funktionellen Folgen des frühkindlichen Schielens können nur bei frühem Therapiebeginn erfolgreich behandelt werden. Dies gilt insbesondere für die Amblyopie, bei der eine Frühbehandlung in der Regel zur Vollheilung führt. Voraussetzung dafür ist die Früherkennung, bei der der Kinderarzt eine wichtige Rolle spielt.

Durch die Erfassung von Risikokindern und gezielte Untersuchungen im Rahmen des Mutter-Kind-Passes kann ein wichtiger Beitrag zur Früherkennung des Schielens und seiner funktionellen Folgen geleistet werden.

Neben dem manifesten Schielen haben auch manche latente Schielstellungen Krankheitswert. Etwa 80 Prozent der Bevölkerung haben eine latente Schielstellung (Heterophobie), von denen aber nur ca. 10 bis 15 Prozent Beschwerden zum Beispiel im Sinne von belastungsabhängigen Kopfschmerzen haben. Nur bei diesen Beschwerden ist eine Behandlung mit einer speziellen Brille (Prismenbrille) nützlich und sinnvoll. Gerade bei Kindern ist daher vor der Therapie eine gründliche Diagnostik wichtig zum Nachweis, dass ein vorliegendes Schielen auch tatsächlich für die Beschwerden verantwortlich ist.

Das Sehvermögen von Babys

Babys können schon kurz nach der Geburt sehen, allerdings undeutlich. In den ersten Lebenswochen kann ein Kind die Bewegung der Augen noch nicht richtig koordinieren, Schielen ist bis zum sechsten Monat häufig, Babys sind üblicherweise kurzsichtig. Wenn aber ein Auge ständig von der Richtung des anderen abweicht, muss eine Untersuchung veranlasst werden.

Schielen und Sehvermögen

Zur Raumwahrnehmung müssen beide Augen in dieselbe Richtung sehen können. In jedem Auge entsteht dabei jeweils ein Bild, das sich geringfügig von dem anderen unterscheidet und so einen dreidimensionalen Seheindruck ermöglicht. Beim Schielen wird der Unterschied zwischen den beiden Bildern durch die Fehlstellung zu groß, sodass Doppelbilder entstehen. Es kommen in beiden Augen unterschiedliche Bilder an, sodass das Gehirn sie nicht zu einem räumlichen Bild verschmelzen kann. Das kann dazu führen, dass die Signale eines Auges unterdrückt werden. Daraus kann sich unbehandelt bis zum sechsten Lebensjahr eine hochgradige einseitige Schwachsichtigkeit (Amblyopie) entwickeln, die ab dem achten Lebensjahr nicht mehr behebbar ist. Entsteht der Strabismus erst nach dieser sensiblen Phase, beispielsweise durch eine Augenmuskellähmung, entwickelt sich keine Amblyopie mehr. Amblyopie nennt man die Sehschwäche eines organisch sonst gesunden Auges. Ohne Behandlung entwickeln nahezu 90 Prozent aller Schielkinder eine einseitige Amblyopie, die Kinder können nicht mehr lernen, dreidimensional zu sehen.

Einteilung

♦ Einseitiges Schielen (monolateral): Es schielt immer dasselbe Auge, weil es eine schlechtere Sehschärfe besitzt.

- Wechselseitiges (»alternierendes«) Schielen: Beide Augen sind gleichermaßen betroffen.
- Es gibt Einwärtsschielen (Strabismus convergens), Auswärtsschielen (Strabismus divergens), aber auch nach oben oder unten (Höhenschielen) oder durch Verdrehung um die Sehachse (Verrollungsschielen). Auch Kombinationen sind möglich.
- Ist eine Fehlstellung ständig zu beobachten, spricht man vom manifesten Schielen.
- Mikroschielen ist einseitig nach innen gerichtet und so geringfügig, dass die Eltern es üblicherweise nicht erkennen können.
- Das latente Schielen (Heterophorie) besteht nur zeitweise. Latentes Schielen kann etwa im Schulalter Kopfschmerzen auslösen; hierbei handelt es sich um eine Koordinationsstörung der Augenmuskeln.
- Das Lähmungsschielen kann in jedem Lebensalter auftreten, wenn sich linkes und rechtes Auge unterschiedlich bewegen. Die Betroffenen sehen Doppelbilder, weshalb sie meist eine Kopfzwangshaltung einnehmen, in der sie noch räumlich sehen können. Die Lähmungsursache kann in den Augenmuskeln, den Sehnerven oder in Gehirnabschnitten liegen.

Ursachen

Schielen kann viele Ursachen haben, eine familiäre Häufung spielt sicherlich eine Rolle.

Weitsichtige Kinder neigen eher zum Einwärtsschielen, das man ab dem zweiten Lebensjahr bemerken kann. Weichen die Sehstärken links und rechts stark ab (Anisometropie), so kann sich ebenfalls ein Schielwinkel entwickeln. Bei der Fusionsschwäche kann das Gehirn die Bilder des linken und rechten Auges nicht koordinieren, ein Auge gerät in Schielposition.

Wenn ein Auge schlechter sieht als das andere, kann ebenfalls ein Schielen entstehen, hier wären mögliche Ursachen beispielsweise Hornhautnarben oder Linsentrübungen. Auch im Rahmen einer anderen Grunderkrankung kann es zum Schielen kommen.

Therapie

Zunächst wird die Ursache des Schielens festgestellt. Einwärtsschielen wird häufig durch nicht korrigierte Fehlsichtigkeit verursacht, die entsprechend durch Brillen korrigiert werden muss. Bei einseitiger Sehschwäche (z.B. bei Linsentrübung) muss entsprechend die Grunderkrankung behandelt werden. Zur Verhinderung oder auch Beseitigung der Amblyopie dient die Abdeckungsbehandlung, bei der

A B C D E F G H I J K L M N O P Q R S T U V W Z

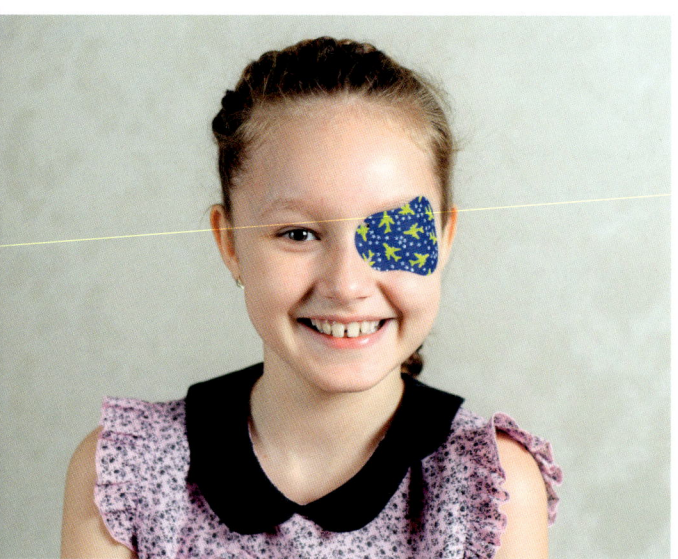

das nicht schielende bzw. schielende Auge nach Anweisung des Augenarztes in einem bestimmten Wechselrhythmus abgedeckt wird. Der Seitenwechsel verhindert eine Sehschwäche des nicht schielenden Auges. Das Gehirn wird gezwungen, das schwache Auge zu nutzen und zu trainieren. Diese Okklusionsbehandlung kann Jahre dauern, bis sich die Sehschärfe des schwächeren Auges ausreichend verbessert hat. Tritt das Begleitschielen erst nach dem sechsten Lebensjahr auf, entfällt die Okklusionsbehandlung.

Auch Augentropfen können verordnet werden, die nach festgelegtem Zeitplan gegeben werden. Dadurch wird die Pupille des besseren Auges erweitert, damit das Kind überwiegend das schielende Auge benutzt und dieses so »trainiert«. Wenn die Therapie mit Brille, Abdecken oder Augentropfen nicht zur Besserung der Sehschärfe führt, kann eine vom Augenarzt verordnete Schulungsbehandlung weiterhelfen. Unter Umständen lässt sich der Schielwinkel auch mit einer Prismenbrille ausgleichen.

Die Operation

Auch eine Operation des Schielens kann notwendig werden und ist manchmal auch Voraussetzung für alle weiteren Maßnahmen. In der Regel wird die Operation erst dann durchgeführt, wenn das Kind die Brille verlässlich trägt, mit beiden Augen annähernd gleich gut sieht und sich ausreichend untersuchen lässt. Die Operation beseitigt keine Sehschwäche und macht daher eine Brille nicht überflüssig. Schieloperationen sind sehr risikoarm und haben gute Erfolgsaussichten.

Schielen im Kindesalter kann gefährlich sein – lassen Sie Ihr Kind bei Verdacht augenärztlich untersuchen, spätestens zur Mutter-Kind-Pass-Untersuchung im zweiten Lebensjahr.

Augenlidentzündung ➭ Augenerkrankungen

Außenohrentzündung (Otitis externa)

Eine Außenohrentzündung entsteht meist durch Aufweichen der Gehörgangs-
haut durch Flüssigkeiten, kleine Verletzungen (z.B. Wattestäbchen) oder in selteneren Fällen durch eingedrungene Fremdkörper. Es kommt zu einer lokal begrenzten bakteriellen Infektion, die vor allem durch Pseudomonas aeruginosa
oder Staphylokokken ausgelöst wird. Da die Pseudomonaden vorwiegend im
warmen Badewasser vorkommen und auch gegen Chlor resistent sind, sind Au-
ßenohrentzündungen ein häufiger Begleiter von Badeurlauben, weswegen sie
auch als Bade-Otitis bezeichnet werden.

Symptome

Betroffene Kinder leiden unter starken Ohrenschmerzen und Juckreiz. Die Haut
kann auch gerötet und geschwollen sein, mitunter sind Pusteln, Papeln, Ulzera
oder Krusten erkennbar. Es kann auch zu Lymphknotenschwellungen kommen,
der Gehörgang kann nässen und ein eitriges Sekret aussondern. Manche Kinder
hören auch schlechter, da der Gehörgang zugeschwollen ist.

Therapie

Ein Arztbesuch ist unerlässlich. Nach einer gründlichen Reinigung des Gehör-
gangs und der Entfernung möglicher Fremdkörper wird ein mit Alkohol oder
Tropfen getränkter Mullstreifen ins Ohr gelegt. In leichteren Fällen reichen nur
Ohrentropfen. Eine systemische Antibiotikagabe ist meistens nicht erforderlich.
Das Kind sollte sich einige Tage schonen und vor allem nicht im Pool baden.

Autismus

Unter Autismus versteht man einen grundlegend veränderten Entwicklungsver-
lauf mit einer ausgeprägten Beeinträchtigung in der Beziehungs- und Kommuni-
kationsfähigkeit.

Definition

Es handelt sich um eine tiefgreifende Entwicklungsstörung mit gravierender Beeinträchtigung der sozialen Interaktion, der Kommunikation und dem Vorhandensein von Stereotypien mit sich wiederholenden Aktivitäten und Interessen. Die

Diagnose Autismus wird ausschließlich nach der bestehenden Verhaltensweise gestellt und sagt folglich nur wenig über das Erleben und Empfinden des Kindes aus.

Autismus zählt zwar zu den schweren psychischen Störungen des Kindesalters, kann aber ohne Behandlung und auch mit Behandlung abhängig von der Ausprägung des Schweregrades bis ins Erwachsenenalter bestehen bleiben. In ca. 75 Prozent der Fälle besteht zusätzlich eine geistige Beeinträchtigung, die möglicherweise in einer Wechselwirkung zum Autismus selbst steht. Manche Menschen mit Autismus weisen aber auch eine Hochbegabung auf, vor allem mit erstaunlichen Teilleistungen auf Einzelgebieten wie zum Beispiel Mathematik oder Musik. Autismus findet man in allen Nationalitäten. Meist treten die Symptome vor dem dritten Lebensjahr auf.

Betroffen sind etwa drei bis fünf Kinder pro 10.000 Neugeborene; Buben drei- bis viermal häufiger als Mädchen.

Die Häufigkeitszahlen sind in den letzten Jahren angestiegen, was nicht auf ein höheres Vorkommen und auch nicht nur auf eine bessere Diagnostik zurückzuführen ist. Wie bei der Trenddiagnose ADHS wird derzeit auch die Diagnose Autismus vermutlich überhäufig gestellt.

Nach dem internationalen Klassifikationssystem ICD-10 wird neben dem Autismus auch das Asperger-Syndrom mit den gleichen Verhaltensmustern wie beim Autismus beschrieben, nur mit Fehlen der sprachlichen und intellektuellen Beeinträchtigung. Hierunter würden auch jene autistischen Menschen mit Hochbegabung fallen. Weiters sind im Klassifikationssystem verschiedene Untergruppierungen bis hin zu einer Restkategorie angegeben, die nur Teilaspekte des Autismus umfasst. Gerade bei diesen Diagnosekategorien liegt manchmal ein Trend zur Autismusdiagnose vor, wodurch auch andere psychisch bedingte Auffälligkeiten überhäufig als Autismus klassifiziert werden.

Symptome

Es bestehen drei Hauptsymptome, die nach Verhaltensweisen diagnostiziert werden:

Störung der sozialen Interaktion: Die Kinder neigen dazu, Personen wie Gegenstände zu benutzen und die Bedürfnisse anderer nicht wahrzunehmen. Sie reagieren nicht adäquat auf Gefühle anderer Menschen, da sie diese nicht erfassen können, sie spielen häufig lieber alleine, ziehen Gegenstände oft menschlichen Spielpartnern vor, haben kein Verständnis für soziale Regeln.

Störung der Kommunikation: kein Blickkontakt, kein Körperkontakt, eingeschränkte Sprache, keine oder wenig Mimik und Gestik, mechanische Wort- und Satzwiederholungen, Verwechslungen von »ich« und »du«.

Stereotype Interessen und Aktivitäten: ausdauerndes, gleichförmiges Drehen, Schaukeln, Hüpfen, Manipulieren an beweglichen Teilen. Interessensgebiete sind kontrollierbare Gegenstände, wie Lichtschalter, Wasserhahn, technische Geräte usw. Sie befühlen, beriechen, beklatschen Gegenstände. Sie können Abweichungen von gewohnten Handlungsabläufen und das Einführen von Neuerungen schwer ertragen und reagieren darauf mit Angst und verzweifelter Wut.

Neben den drei spezifischen Merkmalen gibt es eine Reihe von unspezifischen, den Autismus begleitenden Symptomen, die aber ohne die oben genannten Kriterien keineswegs zum Autismus zählen: Ängste aller Art, Aggression und auch Aggression gegen sich selbst gerichtet sowie Schlaf- und Essstörungen sind häufige Begleiterscheinungen des Autismus.

Diese Verhaltensauffälligkeiten sind besonders für die Eltern im alltäglichen Umgang mit ihren Kindern sehr belastend. Bei Jugendlichen kann sich die Symptomatik auch verschlechtern.

Ursache

Beim Autismus handelt es sich um eine organisch bedingte Wahrnehmungsstörung. Es gibt derzeit kein einheitliches Bild über die möglichen unterschiedlichen Ursachen, vor allem Vererbung, Hirnschädigung und Hirnfunktionsstörung werden als Ursachen diskutiert. Es kann aber davon ausgegangen werden, und darin decken sich die unterschiedlichsten Ansätze, dass es eine organische Grundlage gibt. Autismus wird folglich nicht durch die Erziehung verursacht, die Symptomatik kann durch diese aber sowohl positiv als auch negativ beeinflusst werden.

Im Rahmen aktueller Studien werden auch verschiedene Gene als Ursache vermutet. Einige Studien weisen darauf hin, dass eines der Gene, das zu Autismus führen kann, auf Chromosom 7 liegen könnte, es gibt auch Hinweise darauf, dass die Chromosomen 2, 16 und 15 in Frage kommen könnten. J. Buxbaum von der Mount Sinai School of New York betont aber: »Eine der genetischen Varianten zu besitzen scheint das Erkrankungsrisiko zu verdoppeln, aber erst die Kombination mehrerer Faktoren führt zur Krankheit.« Eine verstärkte Produktion des Eiweißstoffes ACG1 (Aspartat/Glutamat-Carrier) könnte eine besondere Rolle spielen. Die Wahrscheinlichkeit, dass der eineiige Zwilling eines autistischen Kindes ebenfalls unter Autismus leidet, liegt bei etwa 95 Prozent. Aber auch verschiedene andere biologische Faktoren scheinen eine Rolle spielen zu können, beispielsweise die Erkrankung der Mutter während der Schwangerschaft an Röteln.

Diagnose

Die frühe Erkennung ist von großer Bedeutung, um möglichst schnell mit einer entsprechenden Therapie und Elternberatung beginnen zu können. Wichtig ist, das Verhalten des Kindes sorgfältig zu beobachten und eine psychologische bzw. neurologisch-psychiatrische Untersuchung mit ausführlicher Anamnese durchzuführen. Sozialkontaktprobleme, Beziehungsstörungen, Ängste, Schlafstörungen, Essstörungen oder aggressives Verhalten sind in der Großzahl der Fälle auf psychische Konflikte des Kindes zurückzuführen und keineswegs immer ein Hinweis auf Autismus! Es bedarf einer gründlichen Diagnostik und im Zweifelsfalle auch der Einholung einer zweiten Meinung. Die Differentialdiagnose ist oft nicht ganz einfach. So können Kinder von schwer kommunikationsbeinträchtigten Eltern, sei es aufgrund psychischer/psychiatrischer Probleme, sei es aufgrund von Sinnesbeeinträchtigungen, ähnliche Symptome der Kommunikationsbeinträchtigung und Sozialbeeinträchtigungen aufweisen wie Kinder aus dem autistischen Formenkreis. Für manche Eltern stellt die Autismusdiagnose eine Entlastung von Schuldgefühlen dar, weshalb sie diese Diagnose gelegentlich auch begrüßen, obwohl die Fehldiagnose dem Kind schadet.

Therapie

Auch wenn eine organische Grundlage vorliegt, sind Sozial- und Kommunikationsstörungen und übersteigerte Ängste immer auch durch Erfahrungen in Beziehungen zu beeinflussen. Gerade das nach außen kontaktvermeidende Verhalten macht es der Umgebung schwer, mit dem Kind in eine Beziehung zu treten. Aber gerade dies sollte ständig auch in der Therapie versucht werden: einen Weg zu finden, das Kind zu erreichen und mit ihm in Berührung und Beziehung zu kommen und zu bleiben.

Autistische Kinder nehmen beispielsweise intensiv am Gruppenerleben teil, auch wenn sie dies in der Regel nicht zeigen können. Ziel der Therapie ist es, die Beziehungsfähigkeit zu verbessern, kommunikative Fähigkeiten zu erlernen und die unspezifischen Begleitsymptome wie z.B. Ängste und Aggressionen zu bearbeiten.

Zudem sollen andere Fertigkeiten wie z.B. Lesen und Schreiben gefördert werden und gegebenenfalls neben Psychotherapie auch funktionelle Therapien, wie Logopädie zur Verbesserung der Sprache und Ergotherapie zur Verbesserung von z.B. der Wahrnehmung oder motorischer Fertigkeiten, Selbständigkeit etc., eingesetzt werden Die Eltern müssen einbezogen werden. Psychotherapeutische Unterstützung, wenn möglich bereits im Säuglingsalter beginnend, für Eltern und Kind gemeinsam stellt die beste Voraussetzung dar. Hiermit kann das Beziehungsgeschehen möglichst früh zwischen Eltern und Kind unterstützt und verbessert werden, womit sowohl die Beziehungsfähigkeit als auch die Gesamt-entwicklung des Kindes einen deutlich besseren Lauf nimmt. Dass hiermit auch eine Entlastung seitens der Eltern stattfindet, ist für die gesamte Familiensituation von Bedeutung. Eine Untersuchung hat gezeigt, dass Eltern-Säuglings-Paare mit der Diagnose Autismus und solche mit einer psychodynamisch bedingten Interaktionsstörung mittels einer therapeutischen Behandlung von Eltern und Säugling gemeinsam zu ähnlich guten Verbesserungen kamen.

Bei älteren Kindern ist die Einbeziehung und intensive Arbeit mit den Eltern nicht minder wichtig. Zu diesem Zeitpunkt hat sich meist bereits zusätzlich zur »mitgebrachten« Problematik ein Beziehungsteufelskreis entwickelt. Die Eltern fühlen sich durch ein autistisches Kind zurückgewiesen und können ihrerseits nicht in üblicher Form kommunizieren. Denken Sie daran, wie einladend ein Blickkontakt oder Lächeln eines Kindes sein kann, worauf das Gegenüber prompt zurücklächelt und es zu einem angenehmen sprachlichen oder spielerischen Austausch kommt. Vermeidet das Kind den Blick und lächelt gar nicht, reagiert zudem nicht positiv auf Körperkontakt, und dies meist durchgängig, sind dies auch enorme seelische Verletzungen seitens der Eltern. Nicht selten lehnen nun ihrerseits die Eltern das Kind ab beziehungsweise reagieren ihrerseits mit Wut. Aus dieser Spirale wieder herauszufinden bedarf intensiver Elternarbeit. Ebenso ist die Vernetzung aller mit dem Kind wesentlich betrauten Personen ein wichtiger Bestandteil.

So wie bei allen Störungsbildern gibt es auch bei Autismus unterschiedliche psychotherapeutische Ansätze. Leider ist bei Autismus immer noch die Meinung verbreitet, dass fast ausschließlich Trainingsprogramme, die bessere Verhaltensweisen antrainieren sollen, der beste therapeutische Zugang wären. Obwohl strukturiertes Lernen und psychoedukative Angebote ein wichtiger und sinnvoller Bestandteil sein können, ist es doch wesentlich zu beachten, dass der ganze Mensch nicht aus dem Blick geraten darf und die Erfahrungen in Beziehungen auch und gerade bei diesen Kindern einen zentralen Stellenwert einnehmen sollten. Tiergestützte Therapie, etwa mit Pferden, kann auch ein guter Weg sein, um mehr Emotionen zeigen zu können.

Bisher gibt es keine Medikamente, die Autismus behandeln können, häufig werden aber die Begleitsymptome medikamentös behandelt. Dies sollte aber sehr gut abgewogen werden und erübrigt sich oft bei entsprechender therapeutischer Behandlung und Unterstützung der Eltern.

Babyschwimmen

Eigentlich ist der Begriff Babyschwimmen irreführend, da es sich dabei eher um eine gemeinsame Eltern-Kind-Gymnastik im Wasser handelt. Die reflexartigen Bewegungen der Säuglinge wirken zwar wie Schwimmen, sind damit aber nicht vergleichbar. Das Baby soll auch nicht schwimmen lernen, sondern das Element Wasser entdecken. Es soll sich entspannen, aber auch gemeinsam mit den Eltern aktiv sein.

Je früher die Kinder schwimmen lernen, desto besser sind die Voraussetzungen für eine spätere Vertrautheit mit dem Wasser. Das Babyschwimmen hat auf das spätere Verhalten im Wasser allerdings nur geringen Einfluss, es kann sich trotzdem Respekt oder auch Angst vor dem Wasser einstellen. Babyschwimmen kann man bis zum Erlernen des richtigen Schwimmens durchführen.

Schwimmen oder Tauchen muss auf jeden Fall in einem richtigen Schwimmunterricht (frühestens ab drei Jahren) gelernt werden. Daher leisten Babyschwimmkurse auch keinen Beitrag zur Verhinderung von Ertrinkungsunfällen.

Vorteile

Das Baby kann sich früh an das Medium Wasser gewöhnen und den richtigen Umgang damit lernen. Die motorische Entwicklung wird unterstützt, und das Baby sammelt neue Eindrücke. Babyschwimmen fördert die Entwicklung des Säuglings und die Eltern-Kind-Beziehung. Das Wassererlebnis ist angenehm und bietet durch Hautreize (Temperatur, Druck, Wassergefühl, Hautkontakt mit den Eltern) neue Erfahrungen. Sehr vorteilhaft ist der Aufenthalt im Wasser auch für behinderte Kinder.

Die Eltern lernen sichere Griffe und Haltetechniken und erleben, wie ihr Baby die neue Bewegungsmöglichkeit im Wasser ausnutzt. Durch die Eigenschaften des Wassers wie Nässe, Kälte, Auftrieb und Widerstand werden neue Reize der Umwelt wahrgenommen.

Technik

Viele Hallenbäder bieten eigene Babyschwimmkurse an. Rückenschwimmen ist empfehlenswert für Babys, da sie hier bequem atmen können. Sie haben in der Bauchlage oft noch nicht die Kraft, den Kopf lange über Wasser zu halten. Wenn ein Baby in Rückenlage ruhig im Wasser liegen bleibt, kann es von den Eltern gehalten im Wasser treiben. Auch eine Bauchlage beim Babyschwimmen ist mög-

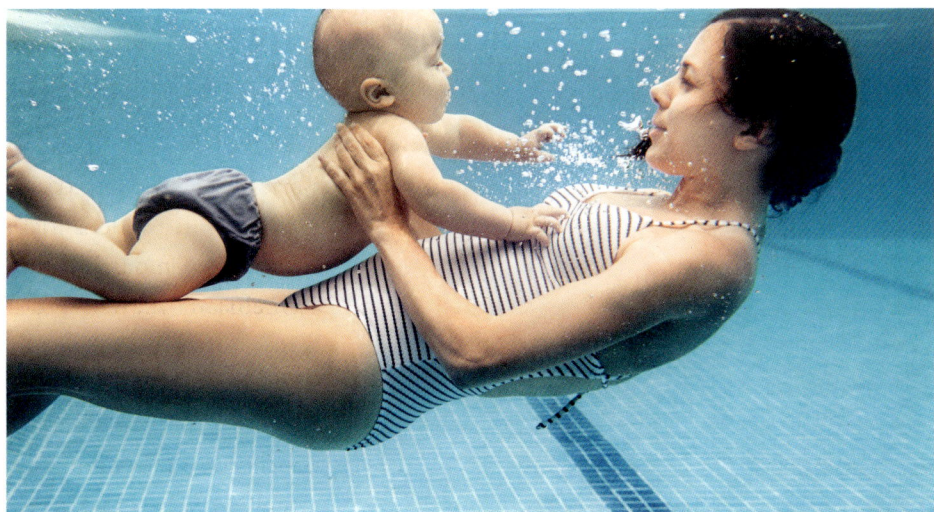

lich. Durch diese Haltung wird das Krabbeln der Babys stimuliert, wie es auch bei diversen Physiotherapien, wie z.B. Vojta, eingesetzt werden kann.

Das Thema Tauchen wird unterschiedlich gehandhabt. Jedes Baby verfügt über einen Atemschutzreflex, es hält unter Wasser automatisch die Luft an. Die Eltern tauchen mit und können mit dem Baby Augenkontakt unter Anleitung eines Kursleiters halten. Das Tauchen soll eine positive Erfahrung für das Baby sein und es nicht erschrecken. Allerdings kann das Untertauchen auch negative Auswirkungen auf das Vertrauen des Babys zu den Eltern mit sich bringen, vor allem dann, wenn es unerwartet und plötzlich kommt.

Empfehlungen

♦ Das Mindestalter beträgt etwa zwei Monate, für Frühgeborene entsprechend später.
♦ Die Wassertemperatur sollte bis ins Alter von drei Jahren bei 31 bis 33 °C liegen.
♦ Das Wasser sollte leicht gechlort sein.
♦ Das Baby muss gesund sein, um Babyschwimmen zu können.
♦ Der günstigste Zeitpunkt für ein Bad liegt zwischen den Mahlzeiten, dann ist das Baby weder hungrig noch der Magen zu voll.
♦ Aufenthaltszeit etwa 20 bis 30 Minuten.
♦ Die Wasserqualität sollte vom Bakteriengehalt her Trinkwasserqualität aufweisen.
♦ So wenig Personen wie möglich im Becken.
♦ Fürs Schwimmen geeignete Windeln sind empfehlenswert.

- ◆ Schwimmflügel passen Kindern unter einem Jahr nicht, aber es gibt andere Schwimmhilfen für Babys. Man kann z.B. Schwimmscheiben als Hilfe verwenden.
- ◆ Lassen Sie Ihr Baby auch plantschen und mit seinen Badespielsachen spielen.
- ◆ Sie können etwa ein Spielzeug in das Becken werfen und mit dem Baby hinschwimmen.
- ◆ Die ungewohnte Bewegung kann das Baby sehr müde machen.
- ◆ Nach dem Baden gleich abtrocknen, aufwärmen oder eine warme Flasche anbieten.

Vorbereitung

Gehen Sie bereits ca. ab der zehnten Lebenswoche bei ca. 37 °C Wassertemperatur in die große Badewanne zu Hause. Dabei gewöhnen Sie das Gesicht und den Kopf an das Wasser; halten Sie dabei immer Körperkontakt und geben Sie dem Baby Sicherheit, indem Sie singen oder sprechen.

Senken Sie ein paar Wochen vor Kursbeginn die Wassertemperatur langsam etwas ab, damit sich das Baby auf die Hallenbadtemperatur vorbereiten kann.

Bitte cremen Sie Ihr Baby vor dem Schwimmen keinesfalls mit einer Creme ein, da es ansonsten nicht gut gehalten werden kann. Es empfiehlt sich, ca. bis spätestens eine halbe Stunde vor dem Badbesuch zu füttern.

In manchen öffentlichen Bädern herrscht Duschpflicht, die auch für Babys gilt. Als Vorübung können Sie das Kind zu Hause mit unter die Dusche nehmen. Bitte den Wasserstrahl nicht voll auf den Kopf halten und vorsichtig anfangen.

Schwimmbäder haben eine hallende Akustik. Sie können vor dem Kursstart mit dem Baby das Bad besichtigen, damit es die fremde Umgebung etwas kennenlernen kann.

Im großen Schwimmbecken erlebt das Baby einen Auftrieb, den es so nicht gewöhnt ist. Sie können das in der eigenen Badewanne etwas vorzeigen. Halten Sie das Baby in Bauchlage mit Ihren beiden Händen unter dem Oberkörper oder in Rückenlage unter dem Kopf bzw. Po. Sie werden merken, wie viel Auftrieb die Beine des Babys haben. Gut festhalten und keine ruckartigen Bewegungen, damit es sich nicht erschreckt.

Ausrüstung

Babys tragen während des Schwimmens entweder eigene Schwimmwindeln oder eine einfache Badehose. Fragen Sie vorab, was in dem Hallenbad Ihrer Wahl gefordert wird. Nehmen Sie ein bis zwei frische Handtücher, Windeln für danach, rutschfeste Badeschuhe, ausreichend Babynahrung und eine Mütze zum Aufwärmen des Kopfes nach dem Baden mit.

Gefahren

Neugeborene und Säuglinge besitzen etwa bis zum sechsten Monat den sogenannten Tauchreflex, der das Einatmen von Wasser in die Lunge durch Verschließen des Kehlkopfs automatisch verhindert. Trotzdem können Babys reichlich Wasser schlucken, was im Extremfall zu Störungen des Elektrolythaushaltes führen könnte.

Eine gewisse Infektions- und Unterkühlungsgefahr im Badewasser ist sicherlich gegeben. Infektionen des Gehörgangs, selten des Mittelohrs und Erkältungen können vorkommen. Zu niedrige Wasser- oder Lufttemperatur, ungenügendes Abtrocknen und Aufwärmen nach dem Bad können zu erniedrigter Körpertemperatur führen.

Rotaviren sind der häufigste Verursacher von Brechdurchfällen bei Säuglingen und Kleinkindern bis zu drei Jahren. Fast jedes Kind macht bis zu seinem fünften Lebensjahr mindestens eine Rotavirusinfektion durch. Rotaviren sind sehr widerstandsfähig und überleben selbst im gechlorten Schwimmbadwasser. Sie können bei Säuglingen und Kleinkindern schwere Brechdurchfälle mit nicht vorhersehbarem Krankheitsverlauf auslösen. Eine Schluckimpfung kann hier schützen.

Zu lange im Wasser

Bei folgenden Symptomen sollte man die Schwimmstunde beenden:

- ◆ Bei blassen Fingernägeln.
- ◆ Wenn die Lippen blau werden.
- ◆ Wenn das Baby sehr unruhig wird und sich nicht wohl fühlt.
- ◆ Wenn es sich an den Körper der Begleitperson anschmiegt und Wärme sucht.

Bandwürmer ➡ Wurmerkrankungen

Bauchschmerzen

Bauchschmerzen zählen zu den häufigsten Beschwerden im Kindesalter. Es ist aber nicht immer leicht, die möglicherweise dahinterliegende Erkrankung oder Befindlichkeitsstörung herauszufinden. Bei Säuglingen liegen die Ursachen zumeist in Blähungen oder der Dreimonatskolik (siehe auch Kap. Blähungen bei Säuglingen). Denkbar sind bei Kindern aber auch Blinddarmschmerzen, eine Gastritis, oder aber die Bauchschmerzen haben auch gar nichts mit der Bauchregion zu tun, weil die eigentliche Erkrankung in einem ganz anderen Körperteil steckt. Die nachfolgende Tabelle soll Ihnen eine Orientierung bieten, um vom Bauchschmerz auf die Ursache schließen zu können.

Bauchschmerzen sind sehr häufig nur Anzeichen von Blähungen (hier kann ein warmer Wickel, eine Wärmflasche oder ein gewärmtes Kirschkernsäckchen – eine Minute in der Mikrowelle – helfen). Bei akut auftretenden Bauchschmerzen sollten Sie aber nie länger als sechs Stunden mit einem Arztbesuch warten. Beachten Sie zudem, dass Bauchschmerzen auch Begleiterscheinungen bei Erkältungen, Grippe, Lungenentzündung, Diabetes oder den klassischen Kinderkrankheiten wie beispielsweise Mumps sein können.

Chronische Bauchschmerzen sollten immer ärztlich abgeklärt werden.

Dabei kann es sich auch um psychisch bedingte Schmerzen handeln, aber es können auch andere Ursachen dahinterstecken.

Ängste, Konflikte, Trauer und Verlust sind häufige psychische Hintergründe, die von den Kindern als chronische Bauchschmerzen präsentiert werden können. Nach einer medizinischen Abklärung wäre folglich zu einer Psychodiagnostik in entsprechenden Institutionen oder bei niedergelassenen Psychologen oder Psychotherapeuten zu raten.

Symptom	Vermutliche Ursachen	Mögliche weitere Symptome
Plötzlich auftretender Bauchschmerz	◆ Blähungen ☛ S. 74	Schmerzen lassen nach, wenn Luft entweichen kann
	◆ Dreimonatskolik beim Baby ☛ S. 74	Beine werden angezogen und beim Schreien gestreckt
	◆ Darminfektionen ☛ S. 95	Durchfall, Erbrechen, Fieber
	◆ Darmverschluss ☛ S. 88	Verstopfung, Erbrechen, Schmerzen
	◆ Blinddarmentzündung ☛ S. 79	Erbrechen, Durchfall (auch Verstopfung ist möglich), Fieber, Schmerz auf Druck im Unterbauch
	◆ Lungenentzündung ☛ S. 263	Husten, Fieber
	◆ Harnwegsinfektion ☛ S. 181	Fieber, Erbrechen, Brennen beim Wasserlassen
Ständig wiederkehrende Bauchschmerzen	◆ Psychische Probleme	Treten nach auslösenden Situationen auf
	◆ Nahrungsmittelallergie ☛ S. 29, 100	Tritt nach Verzehr bestimmter Lebensmittel auf, verbunden mit Erbrechen und/oder Durchfall, Schmerz ist um den Nabelbereich lokalisiert
	◆ Funktioneller Bauchschmerz ☛ S. 104	Kein Appetit, Jucken am Po
	◆ Wurmerkrankung ☛ S. 417	Möglicherweise Erbrechen, Wurmteile im Stuhl
	◆ Chronische Verstopfung ☛ S. 401	Erbrechen, Verstopfung, harter Stuhl
	◆ Magen- oder Zwölffingerdarmgeschwür ☛ S. 167	Chronische Schmerzen im Oberbauch, unmittelbar oder zwei bis drei Stunden nach dem Essen

Quelle: nach Keudel, Kinderkrankheiten

Bernsteinketten

Die Verwendung von Bernsteinketten bei Säuglingen und Kleinkindern hat in letzter Zeit zugenommen. Diese Bernstein-Halsketten werden in Apotheken und Drogerien verkauft und sollen einen positiven Effekt auf das Zahnen haben.

Aufgrund einiger aktueller Unfälle in der Schweiz hat die renommierte Fachzeitschrift Swiss Pediatrics vor der damit verbundenen Strangulationsgefahr gewarnt. Zerreißt die Kette nicht, kann das Kind damit hängen bleiben, jedoch wegen der Atemnot nicht um Hilfe rufen. Wird es nicht rasch befreit, können die Folgen schwerwiegend sein. Es gibt einige Mitteilungen von Strangulationsfällen durch Halsketten, betroffen sind vor allem Kinder zwischen null und zwei Jahren.

Eine Publikation von 233 Strangulationsfällen in 119 Notfallstationen in den USA hat die Sicherheitskommission der Vereinigten Staaten veranlasst, den Verkauf von an Halsketten befestigten Schnullern zu verbieten. Diese Empfehlung wurde ebenfalls in Europa übernommen, jedoch nicht für die Bernsteinketten.

Auch aus Frankreich wird aus dem Hôpital Necker-Enfants Malades in Paris berichtet, dass in Frankreich jährlich 30 Fälle von Strangulationsunfällen durch in der Nähe des Bettchens befindliche Vorhangkordeln, Bernstein-Halsketten und andere Halsketten erfasst werden.

Es gibt derzeit keinen objektiven Hinweis, der einen positiven Effekt von Bernstein auf das Zahnen belegen kann. Hingegen muss natürlich bezweifelt werden, dass die deutlich billigeren Halsketten aus Bernsteinimitation-Plastikperlen von irgendwelchem Nutzen sein können. Alle können hingegen eine Gefahr für das Kind darstellen, auch diejenigen aus echtem Bernstein.

Es wird daher dringend empfohlen, diese Ketten entweder zu vermeiden oder sich unbedingt zu vergewissern, dass die Halskette beim geringsten Zug reißen kann. Man sollte auch darauf achten, dass die Perlen beim Zerreißen der Halskette sich von dieser nicht lösen und das Kind sie nicht verschlucken oder inhalieren kann. Als Alternative kann eine einzelne echte Bernsteinperle verwendet werden, die durch eine kurze Kette an der Kleidung des Kindes befestigt wird, wie dies auch für Schnuller üblich ist.

Bettnässen und Einnässen (Enuresis)

Einnässen an sich ist keine Krankheit, sondern ein Symptom mit verschiedenen Ursachen, das im Kindesalter häufig auftritt. Dementsprechend unterschiedlich kann die Behandlung ausfallen.

Jedes Kind braucht unterschiedlich lange, bis seine Reifung abgeschlossen ist und die Tage und Nächte »trocken« sind.

Definition

Von Bettnässen spricht man, wenn ein Kind im Alter von fünf Jahren oder älter und einem Intelligenzalter von zumindest vier Jahren noch regelmäßig einnässt. Die Symptome müssen in einer Intensität von mindestens zweimal pro Monat auftreten und länger als drei Monate bestehen, bei Kindern über sieben Jahren spricht man schon bei einmal Einnässen pro Monat von Bettnässen. Einnässen zählt zu den häufigsten psychosomatischen Erkrankungen im Kindesalter. Organische Ursachen müssen abgeklärt und ausgeschlossen werden.

Einnässen wird in das tagsüber auftretende Einnässen (Enuresis diurna) und das nächtliche Einnässen (Enuresis nocturna) eingeteilt, kann aber auch kombiniert auftreten. Weiters unterscheidet man eine primäre (das Kind war noch nie dauerhaft trocken) und eine sekundäre Enuresis (das Kind nässt wieder ein, nachdem es schon dauerhaft trocken war).

Bis zum Ende des fünften Lebensjahres spricht man noch nicht von Bettnässen, sondern nur von einer verzögerten Entwicklung. Wenn das Kind auch danach noch regelmäßig einnässt, handelt es sich um eine behandlungswürdige Problematik.

Häufigkeit

Vom nächtlichen Einnässen sind ca. zehn Prozent der Siebenjährigen betroffen. Im Alter von fünf Jahren ist die Geschlechterverteilung noch ausgewogen, im Alter von elf Jahren sind Buben etwa doppelt so häufig betroffen. Mädchen sind häufiger vom Einnässen tagsüber betroffen. Bei Jugendlichen sind noch ca. ein bis zwei Prozent betroffen. Am häufigsten ist die primäre Enuresis mit etwa 75 Prozent, während auf die sekundäre Enuresis 25 Prozent entfallen. 80 Prozent der Kinder haben nächtliches Einnässen, 5 Prozent am Tag, und 15 Prozent nässen sowohl am Tag als auch nachts ein.

Es gibt oft eine familiäre Häufung, die Wahrscheinlichkeit, Bettnässer zu werden, liegt bei 75 Prozent, wenn es in der Familie ebenfalls Bettnässer gab oder gibt.

Trockenwerden als normaler Reifungsprozess

Das Trockenwerden ist ein Reifungsprozess. Kinder brauchen, so wie bei allen anderen Entwicklungsschritten, unterschiedlich lange, bis diese Reifung abgeschlossen ist und die Tage und Nächte »trocken« sind. Kinder lernen frühestens ab dem zweiten Lebensjahr, ein Gefühl für die Blasenfüllung zu entwickeln, die vollständigen Mechanismen zur Blasenkontrolle sind frühestens Ende des vierten Lebensjahres ausgereift. Viele dreijährige Kinder sind bereits trocken, aber es können noch leicht »Unfälle« passieren. Die Geburt eines Geschwisterchens, Verlust einer Bezugsperson, familiäre Irritationen unterschiedlicher Art sind nur einige Beispiele, die zu Rückfällen führen können. In der psychischen Entwicklung müssen eine Reihe von Schritten bewältigt werden, damit ein Kind mit drei bis vier Jahren trocken sein kann. Dazu gehören Entwicklungsschritte wie Autonomie, Zurechtkommen mit Trennungen, ein entsprechender Umgang mit Ängsten, Aggression und Geschlechtsdifferenzierung sowie die Identifizierung mit dem gleichgeschlechtlichen Elternteil und auch die Auseinandersetzung mit Beziehungen innerhalb der Familie. Auch von der intellektuellen Entwicklung her bedarf es laut Definition eines Intelligenzalters von zumindest vier Jahren, um diesen Entwicklungsschritt zu bewältigen.

Der spielerische Umgang mit »Ersatzausscheidungsprodukten« (Pritscheln mit Wasser etc.) und das Interesse an der Erforschung der Genitalien stellen normale Begleiterscheinungen dieser Entwicklungsphase dar und gehen dem Trockenwerden häufig voraus und begleiten es. Auf körperlicher Ebene kommt es zwischen dem zweiten und fünften Lebensjahr üblicherweise durch die Bildung entsprechender Hormone zu einer ausreichenden Konzentration des Harnes in der Nacht. Eine langsamere Entwicklung ist möglich, ohne dass eine Störung vorliegen muss, allerdings sollte die Zeit genutzt werden, um die Ursachen der Verzögerung zu klären und gegebenenfalls entsprechende Maßnahmen zu überlegen.

Ursachen

Bei der primären Enuresis geht man meist von einer gesamten Entwicklungsverzögerung aus, die auch mit einer emotionalen Unterversorgung des Kindes oder einer emotionalen Überforderung der Eltern einhergehen kann. Bei ansonsten altersgemäßer Entwicklung kann auch ein Hormon (Vasopressin oder ADH) eine wichtige Rolle spielen, das den Wasserhaushalt und die Blasenfüllung steuert und bewirkt, dass sich die Blase nachts weniger füllt. Das hat zur Folge, dass man nachts weniger oder gar nicht zur Toilette muss. Diese hormonelle Steuerung kann bei der primären Enuresis noch nicht ausreichend entwickelt sein. Die Nieren von Säuglingen und Kleinkindern produzieren über 24 Stunden eine gleichmäßige Harnmenge, mit dem Älterwerden wird in der Nacht weniger, aber konzentrierter Harn ausgeschieden. Dieser Rhythmus entwickelt sich beim Kind erst und braucht Zeit.

Psychische Probleme können bei der primären Enuresis sowohl eine Ursache als auch eine Folge der Störung sein. Die Wechselwirkungen der organischen Blasenfunktionen mit nervösem Geschehen sind bekannt. Wenn ein Kind, das bereits trocken war, wieder einnässt, also bei der sekundären Enuresis, finden sich oft Situationen im Umfeld, die für das Kind belastend sind, wie etwa Verluste im weitesten Sinn wie zum Beispiel Trennung, Scheidung, Todesfälle, Geburt eines Geschwisters, aber auch extreme Armut, Delinquenz der Eltern, Deprivation, Vernachlässigung, mangelhafte Unterstützung bei Entwicklungsschritten. Das Einnässen kann in diesen Fällen Zuwendung in Form von Versorgungshandlungen durch Eltern mit sich bringen. Letztlich kann jede Form der inneren Beunruhigung die Blasenfunktion negativ beeinflussen. Es muss aber weder bei der primären noch der sekundären Form stets ein äußerer Belastungsfaktor gegeben sein. Häufig sind es auch innere Konflikte des Kindes, die zum Symptom des Einnässens führen können. Nicht selten bestehen neben dem Symptom des Einnässens noch weitere Verhaltensauffälligkeiten, die hinweisend sein können.

Selbstverständlich müssen organische Ursachen ausgeschlossen werden. Die häufigste körperliche Ursache für Einnässen während des Tages ist der Harnweginfekt. Weitere organische Ursachen, welche auch hinsichtlich nächtlichen Einnässens ausgeschlossen werden müssen, sind beispielsweise bestimmte epileptische Erkrankungen, Diabetes, neurologische Störungen oder Fehlbildungen der Harnwege (beispielsweise eine Harnröhrenverengung oder eine Fehlmündung der Harnröhre).

Symptome

Die primäre Enuresis nocturna ist gekennzeichnet durch tiefen Schlaf mit schwerer Erweckbarkeit und eher häufigem Einnässen mit großen Harnmengen. Das Kind vollzieht letztlich eine Handlung (urinieren), bei der es normalerweise wach ist, ohne aufzuwachen. Neben dem Einnässen bestehen gelegentlich andere Symptome einer Entwicklungsverzögerung oder Verhaltensauffälligkeit.

Bei der sekundären Enuresis nocturna finden sich ebenfalls häufig psychische Begleitsymptome anderer Art, das Einnässen kann mit plötzlichen und unerwarteten Veränderungen im Leben des Kindes verknüpft sein, muss es aber nicht.

Diagnose

Die Diagnostik beim Kinderarzt beginnt mit einer ausführlichen Befragung über die Symptome und die bisherigen Behandlungsmaßnahmen. Eine körperliche Untersuchung und eine Untersuchung des Harns muss ebenso wie eine Ultraschalluntersuchung (Sonographie) der Nieren durchgeführt werden, um körperliche Fehlbildungen auszuschließen.

In seltenen Einzelfällen kann es hilfreich sein, die Häufigkeit des Wasserlassens und die entsprechende Harnmenge in einem 24-Stunden-Protokoll zu notieren.

Finden sich in dieser Basisuntersuchung Hinweise auf eine organische Ursache, so können weitere diagnostische Schritte nötig sein. Sind von medizinischer Seite keine Auffälligkeiten feststellbar, ist eine Überweisung zur psychologischen Diagnostik zu empfehlen. Hier kann auch eine entsprechende Behandlung veranlasst werden, wie etwa eine Erziehungsberatung, Kindertherapie oder auch Familientherapie.

Sauberkeitserziehung

Den richtigen Zeitpunkt sollte das Kind selbst durch sein Interesse für die Ausscheidung bestimmen. Übermäßiges Sauberkeitstraining fördert den Reifungsprozess nicht, eine Hausregel lautet: »Wenn das Kind freihändig die Treppe hinuntergehen kann, kann mit dem Sauberkeitstraining begonnen werden.« Das bedeutet, dass Sie als Eltern aber auch wachsam für das Interesse und die Signale Ihres Kindes sein sollten, um ihm auch ein Töpfchen oder die Toilette anbieten zu können, wenn es seinerseits dazu bereit ist. Weder verfrühtes, mit Druck durchgeführtes Toilettentraining noch eine zu späte Sauberkeitserziehung, die diesen Schritt dem Kind selbst überlässt, ist hilfreich. Ihr Kind braucht nun Ihre Unterstützung, um mit dem Sauberwerden zurechtzukommen.

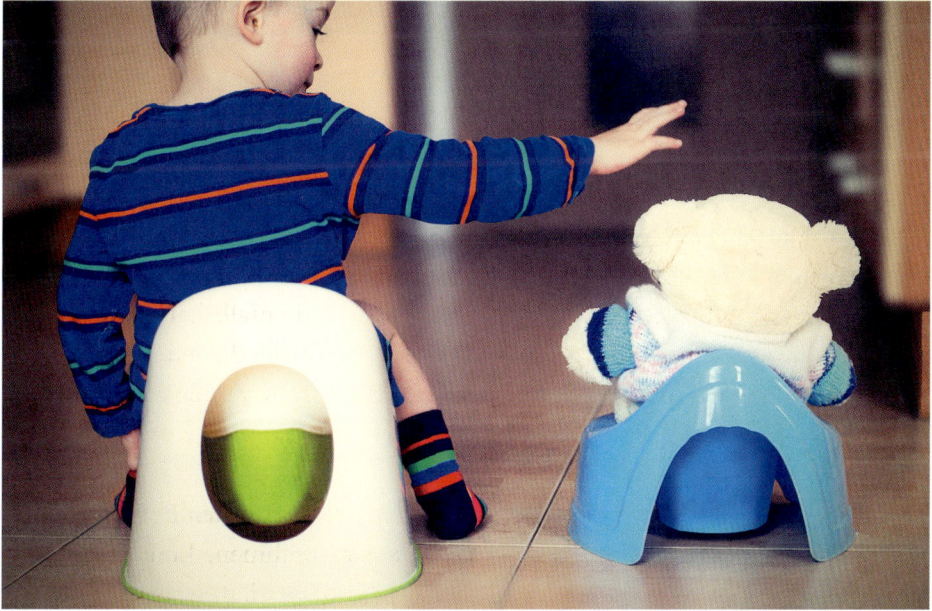

Loben Sie Ihr Kind, wenn es ins Töpfchen oder WC gemacht hat, und sehen Sie es auch so, dass alle Ausscheidungsprodukte aus der Sicht des Kindes ein Geschenk an Sie darstellen. Erwachsene wissen, was Ausscheidungsprodukte sind; ein Klein- kind betrachtet es aber eine gewisse Zeitlang eher so, dass es sich um etwas von ihm Geschaffenes handelt, das den Eltern eine Freude macht, sofern es ihnen zum richtigen Zeitpunkt überreicht wird. Das gezielte Trennen von den Ausscheidungs- produkten fällt den Kindern oft nicht leicht, da sie für sie nicht tote Materie dar- stellen, sondern irgendwie zu ihrem Körper gehören, gar nicht viel anders als ihre Körperteile. Das kann die Kinder auch ängstigen. Sobald es das Kind aber geschafft hat, das Töpfchen oder WC zu benutzen, erzeugt dies aber im Kind ein Gefühl von Selbständigkeit und wachsendem Selbstwertgefühl. Das Misslingen umgekehrt stellt einen Einbruch in der Selbstständigkeit dar. Trösten Sie Ihr Kind bei Miss- geschicken und ermutigen Sie es, dass es früher oder später klappen wird. Am meisten leidet das Kind selbst unter seinen Misserfolgen, auch wenn es dies nach außen hin manchmal gar nicht so zeigt. Dem Kind hilft es, wenn die Eltern es un- terstützen und ihm das Gefühl geben, ihm auch in dieser Situation beizustehen, so können Sie mögliche folgende Schwierigkeiten vorbeugen.

Vermeiden Sie unbedingt jede Art von Strafen! Manche Eltern denken, dass ihr Kind das Bettnässen mit Absicht macht, um sie zu ärgern. Dies ist aber kein absichtlicher willentlich steuerbarer Akt, was oft nicht gleich erkennbar ist. Da es bei der Harnkontrolle um eine Mischung aus unwillkürlich ablaufenden bewuss- ten Handlungen geht, glauben viele Eltern, dass einfacher Trotz, Unaufmerksam- keit oder Bequemlichkeit im Spiel sind, und folgern, dass mit Strafen, Vorwürfen oder Ermahnungen dem Problem beizukommen sei. Die Blasenmuskulatur ist letztlich von nervösen Einflüssen abhängig. Das macht sich auch beispielsweise dann bemerkbar, wenn man in besonders stressbehafteten Momenten (vor gro- ßen Prüfungen o. Ä.) häufiger die Toilette aufsuchen muss. Unter seelischer An- spannung können nur geringere Mengen behalten werden, während unter seeli- scher Entspannung weit größere Mengen an Harn in der Blase behalten werden können. Unter erregenden nervösen Einflüssen kommt die Blase nachts nicht zur nötigen Entspannung und es kommt bereits bei kleineren Flüssigkeitsmengen zum Zusammenziehen der Blase, ohne dass ein Weckreiz erlebt wird. Die emo- tionale Entspannung, kann wesentlich sein. Da aber oft für die Eltern nicht er- kennbar ist, wodurch eine innere Anspannung besteht, kann die psychologische Diagnostik und Unterstützung ein wichtiger Schritt sein.

Wichtig ist es auch, die Anatomie und Funktion der Ausscheidungsorgane mit dem Kind zu besprechen und allgemein Aufklärungsarbeit über den Körper und kindgerechte allgemeine Aufklärung über Babys und über die Geschlechtsorgane zu geben. Es gibt mittlerweile viele gute Aufklärungsbücher für Kindergarten-kinder, die zur Unterstützung gut geeignet sind. Klare Informationen nehmen die Angst. Auch ein Erklären, dass es noch viele andere Kinder gibt, die das gleiche Problem haben, ist ein wichtiger Hinweis, um das Kind zu entlasten.

Die erfolgreiche Blasenkontrolle am Tag bedeutet nicht zwangsläufig auch eine Blasenkontrolle nachts.

In den letzten Jahrzehnten (andere Erziehungsstrategien, auch mit der Einfüh-rung von Wegwerfwindeln) hat sich der durchschnittliche Zeitpunkt des Beginnes der Sauberkeitserziehung um ein bis zwei Jahre nach hinten verlagert. In den 60er Jahren des letzten Jahrhunderts wurde bei 95 Prozent der Kinder noch vor dem ersten Geburtstag mit Toilettentraining begonnen, in den 80er Jahren nur noch bei zehn Prozent. War in den 60er Jahren ein übertriebenes und problematisches überstrenges Sauberkeitstraining zu beobachten, das die Kinder häufig sehr unter Druck brachte, schlägt derzeit das Pendel in die andere Richtung aus. Oft wird viel zu lange gewartet, und die Problematik wird bagatellisiert, wodurch die Kinder nicht die nötige Unterstützung erhalten. Verzögertes Trockenwerden blockiert das Kind letztlich auch in anderen Entwicklungsschritten und erzeugt nicht selten bei Kind und/oder Eltern einen nicht zu unterschätzenden Leidensdruck.

Die Windeln

Windeln soll man nachts verwenden, solange das Kind nicht die meiste Zeit tro-cken ist. Es sollte allerdings auch kein Kind gezwungen werden, Windeln tragen zu müssen. Verwenden Sie Windeln nicht als Strafe! Natürlich soll auch kein Kind gezwungen sein, in einem nassen Bett zu schlafen. Hier können saugbare Betteinlagen oder sogenannte »Bettnässer-Unterhosen« aus Stoff für Kinder hilf-reich sein. Geben Sie Ihrem Kind auch wieder Selbstsicherheit, indem Sie es er-mutigen, andere Tätigkeiten auszuführen, die seinem normalen Alters- und Ent-wicklungsstand gerecht sind.

Behandlung

Die Behandlung richtet sich nach der Art des Einnässens. Nur eine genaue diag-nostische Abklärung sowohl der medizinischen als auch der psychischen Kompo-nenten durch Kinderpsychologen kann Aufschluss darüber geben, welche Form der Behandlung für das jeweilige Kind geeignet ist. Das kann sowohl eine medizi-nische Behandlung als auch eine Psychotherapie und Erziehungsberatung oder auch beides umfassen. Durch den Kinderarzt erfolgt nach dem medizinischen Ausschluss von organischen Ursachen eine Beratung und Information der Familie und gegebenenfalls eine Empfehlung zur weiteren psychologischen Diagnostik.

Die psychologische Diagnostik

Kinderpsychologen sind darauf geschult, mittels Spielen, Tests und Gesprächen die hinter der Symptomatik des Bettnässens liegenden Probleme des Kindes zu erfassen und darauf aufbauend weitere Schritte einzuleiten.

Je nach Hintergrund der Problematik wird mit den Eltern gemeinsam versucht, dem Kind mit seinen Problemen behilflich zu sein und ein Verständnis für die zugrunde liegende Problematik zu bekommen. Da das Kind im elterlichen Umfeld lebt und die Eltern seine wichtigsten Bezugspersonen sind, ist der Umgang der Eltern mit dem Kind ein zentrales Element. Manchmal ist Erziehungsberatung schon ausreichend, manchmal bedarf es zusätzlicher psychotherapeutischer Unterstützung beim Kind. In einer psychologischen Diagnostik zeigt sich, ob eine Familientherapie sinnvoll sein kann oder eine Entwicklungsverzögerung im Vordergrund steht. Wenn auch andere Bereiche der Entwicklung wie etwa die Sprache oder die Motorik verzögert sind, bietet sich eine gezielte Entwicklungsförderung in entsprechenden Zentren an, die multiprofessionelle Angebote haben (Ärzte, Psychologen, Logopäden etc.).

Manchmal wird das Führen eines Kalenders mit Eintragung der trockenen Nächte empfohlen. Diese Protokolle (z.B. mit Sonne und Regen) sind bei kleineren Kindern sehr beliebt und erhöhen die Aufmerksamkeit für den zu machenden Lernschritt. Dieses System hat aber nur dann einen Sinn, wenn Ihr Kind in etwa genauso oft trocken wie nass ist und wenn es sich tatsächlich um einen anstehenden Entwicklungsschritt handelt und nicht um den Ausdruck einer zugrunde liegenden psychischen kindlichen Problematik. Hilfreich ist der Kalender vor allem dann, wenn bisher wenig Aufmerksamkeit zu dem Thema vorhanden war und das Trockenwerden bis dato noch nicht thematisiert wurde. In vielen Fällen liegt bereits zu viel Aufmerksamkeit auf dem Symptom, womit dieser Kalender zu einer zusätzlichen Belastung werden kann. Von einer bestrafenden oder bloßstellenden Anwendung muss abgeraten werden.

Therapie

Der erste Schritt der medizinischen Behandlung besteht in einer Beratung und Information über das Bettnässen. Ist Erziehungsberatung nicht ausreichend oder hat sich bei der psychologischen Diagnostik herausgestellt, dass eine psychologische Behandlung notwendig ist, sollte diese in Anspruch genommen werden. Hierbei hat das Kind die Möglichkeit, auf spielerische Weise seine Probleme zum Ausdruck zu bringen und mit therapeutischer Hilfe zu bearbeiten. Die regelmäßige Inanspruchnahme der Therapiestunden ist ein zentraler Faktor. Aber auch in diesem Fall ist die Einbeziehung der Eltern ein wichtiger Bestandteil.

Wenn die Untersuchung des Morgenharns eine mangelnde Konzentration des Harnes ergibt, kann eine medikamentöse Behandlung helfen. Diese kann auch zur kurz dauernden Therapie, beispielsweise bei Schulausflügen, verwendet werden.

Der Wirkstoff Desmopressin (z.B. Nocutil, Minirin) ähnelt dem körpereigenen Hormon und hilft, den Harn zu konzentrieren und somit die Blasenfüllung zu reduzieren. Das Medikament wird am Abend als Schmelztablette verabreicht. Es ist gut verträglich und zeigt bei richtiger Indikation hohe Erfolgsquoten. Nach entsprechender Behandlungsdauer sind 70 bis 80 Prozent der betroffenen Kinder trocken. Nach etwa zwölf Wochen kann versucht werden, das Medikament abzusetzen.

Eine andere Therapie verwendet ein Medikament, das die Blasenmuskulatur entspannt und somit das Füllvermögen der Blase vergrößert. Auch eine stationäre Behandlung kann bei sonst schwer behandelbaren Kindern notwendig sein.

Für Kinder ab dem siebenten Lebensjahr stehen Klingelmatten oder Klingelhosen, die beim Einnässen ein Signal abgeben, zur Verfügung. Dadurch wird das Kind geweckt und soll lernen, wach zu werden, wenn die Blase gefüllt ist. Den Erfolg einer derartigen Behandlung sehen Sie an den immer kleineren Nässestellen auf dem Bett. Das Ziel der Behandlung ist erreicht, wenn Sie oder Ihr Kind aufwachen, bevor Urin ins Bett geht.

Ein Klingelgerät stellt einen beträchtlichen Aufwand und eine nicht unerhebliche Belastung für die Familie dar. Die genaue Erfolgsrate einer solchen Methode ist nicht bekannt, es werden Zahlen zwischen 10 und 60 Prozent berichtet. Die Rückfallquote liegt etwa bei 15 bis 35 Prozent. Bei diesem Verfahren werden die hinter der Symptomatik liegenden Probleme außer Acht gelassen, weshalb sie letztlich auch zu kurz greift.

Unnötige Therapieversuche

Zahlreiche Methoden wurden ausprobiert, ohne besonders erfolgversprechend zu sein. Strafen hilft nicht (dahinter steckt Glaube an eine bewusste Absicht), starke Flüssigkeitseinschränkung am Abend auch nicht, diese kann jedoch eine sekundäre Problematik erzeugen, da sich das Kind bestraft fühlt. Es ist besser, am Morgen mehr zu trinken, als es am Abend zu verbieten. Das Vermeiden von übermäßiger Flüssigkeitszufuhr am Abend ist aber durchaus sinnvoll.

Wenig aussichtsreich ist ein Blasentraining: Hierbei wird versucht, durch langes Zurückhalten des Harns die Kapazität der Blase zu steigern. Meist besteht aber eine normale Blasenkapazität bei übergroßer Harnmenge.

Es ist auch wenig sinnvoll, das Kind im Schlaf aufs Klo zu setzen, da eine Rhythmusumstellung nur dann erfolgt, wenn das Kind bewusst daran mitarbeitet.

Bindehautentzündung ➜ Augenerkrankungen

Blähungen bei Säuglingen

Blähungen können bei Babys vor allem in den ersten drei Lebensmonaten Bauchschmerzen verursachen. Das Baby zieht dabei die Beine stark an, der Bauch ist gespannt, fühlt sich hart an, und Luft geht ab. Dafür können ganz unterschiedliche Ursachen verantwortlich sein.

Definition

Blähungen kommen bei 25 bis 50 Prozent aller Säuglinge vor, die ansonsten üblicherweise gesund sind. Die Situation kann für die Eltern sehr belastend sein, und dieser Stress überträgt sich wieder auf das Baby. Man spricht in diesem Zusammenhang auch von Dreimonatskoliken.

Auslöser

Ganz genau ist noch immer nicht geklärt, was die Beschwerden auslöst. Der Stoffwechsel von Säuglingen unterscheidet sich von dem der Erwachsenen vor allem durch das rasche Wachstum – in den ersten sechs Monaten wird das Geburtsgewicht etwa verdoppelt, im ersten Lebensjahr etwa verdreifacht – und die teilweise unausgereiften Organfunktionen. Bei der Geburt sind einige Enzyme noch nicht vollständig funktionsfähig, beispielsweise die Speichel- und Pankreasamylase oder die Aktivität des Milchzucker spaltenden Enzyms.

Gelegentliche Blähungen sind normal und auf die sich entwickelnde Darmflora zurückzuführen; echte Koliken können vielschichtige Ursachen haben. In den allermeisten Fällen haben die Kinder die Kolik-Phase etwa im vierten Lebensmonat hinter sich.

Im Magen-Darm-Trakt werden durch Ab- und Umbauprozesse verschiedene Gase gebildet. Die Unverträglichkeit von Milchzucker (Laktasemangel) sowie von Gluten (Zöliakie) oder Funktionsstörungen der Bauchspeicheldrüse (Pankreas-Insuffizienz) tragen ebenfalls zur Gasbildung im Körper bei. Psychosomatische Faktoren (Unruhe der Eltern, Spannungen usw.) können ebenso eine Rolle spielen wie Schwierigkeiten in der Eltern-Kind-Beziehung.

Dieser negative Kreislauf kann sich in beide Richtungen drehen und verstärken. Oft ist nicht gleich zu erkennen, ob es durch das von den Bauchschmerzen verursachte Schreien zu erhöhter Unruhe und Konflikten in der Eltern-

Kind-Beziehung kommt oder ob Probleme und Spannungen in der Eltern-Kind-Beziehung zu vermehrter Unruhe beim Säugling führen. Schreibabys verschlucken auch vermehrt Luft, wodurch sie unter vermehrten Koliken leiden können (siehe auch unter Schreibabys).

Symptome

Oft bewirken Blähungen ein Aufstoßen oder den Abgang von Winden. Säuglinge mit Bauchkrämpfen haben viel Gas im Darm; allerdings ist unklar, ob diese Kinder tatsächlich mehr Gase produzieren als andere oder nur empfindlicher reagieren. Sehr häufig treten die Beschwerden immer um die gleiche Tageszeit auf, bevorzugt am Nachmittag oder Abend. Die Kinder werden unruhig, weinen und machen meistens typische Bewegungen mit den Beinchen: Sie ziehen sie erst krampfhaft an und strecken sie dann heftig wieder weg. Dieser Bewegungsablauf tritt allerdings auch bei allgemeiner Unruhe und starker Verkrampfung beim Schreien eines Säuglings auf und ist somit nicht zwangsläufig ein Hinweis auf Koliken. Babys mit Blähungen sind jedoch ansonsten meistens völlig gesund, trinken und gedeihen gut. Wenn die Symptome erstmals auftreten, sollten sich Eltern jedenfalls an ihren Kinderarzt wenden und gegebenenfalls auch eine entsprechende Unterstützung in entsprechenden Einrichtungen, Schreiambulanzen oder auch bei darauf spezialisierten niedergelassenen Psychotherapeuten oder Psychologen suchen.

Vorbeugung und Behandlung

- Stillende Mütter von Babys mit Blähungen sollten auf Kuhmilch oder blähende Nahrungsmittel verzichten.
- Lassen Sie Ihr Baby schon während der Mahlzeit häufig aufstoßen, damit sich nicht zu viel Luft in seinem Bäuchlein ansammelt.
- Auch Fenchel-Kümmel-Anis-Tees, wie z.B. der Stilltee aus der Apotheke, können gut helfen. Stillende Mütter können ihn auch selbst trinken, und Babynahrung kann damit zubereitet werden.
- Wenn Sie die Flasche geben, lassen Sie das Fläschchen nach der Zubereitung so lange stehen, bis sich der Schaum vom Schütteln gesetzt hat.
- Leichte Bauchmassagen oder ein warmes Bad können die Situation entspannen.
- Es gibt Spezialnahrungen für Babys wie beispielsweise Novalac oder Comformil. Besprechen Sie mit Ihrem Kinderarzt, ob für Ihr Baby eine dieser Nahrungen in Frage kommt.
- Auch Kümmelzäpfchen helfen ausgezeichnet.

A B C D E F G H I J K L M N O P Q R S T U V W Z

♦ Achten Sie auf guten Kontakt des Mundes mit der Brustwarze bzw. dem Sauger (richtige Saugerlochgröße beachten!).

♦ Zur Behandlung von Blähungen werden außerdem Entschäumer eingesetzt. Sie verwandeln die kleinen Luftbläschen im Darm in mehrere große Blasen, die sich leichter auflösen können. Als Wirkstoffe kommen Substanzen wie Dimeticon oder Simethicon zum Einsatz.

♦ Ein gutes Hilfsmittel kann ein Kirschkernkissen sein.

♦ Es gibt auch einige wirksame homöopathische Mittel, etwa Chamomilla.

♦ Ein Darmrohr oder Fieberthermometer löst oft die Verkrampfung, allerdings sollten diese Maßnahmen nur in Ausnahmefällen eingesetzt werden.

Tipps

♦ Ihre Nähe tröstet Ihr Baby und wirkt beruhigend.

♦ Der »Fliegergriff« lässt die gestaute Luft leichter abgehen. Legen Sie Ihr Baby in Bauchlage auf einen Ihrer Unterarme. Seinen Kopf stützen Sie mit Ihrer Hand.

♦ Eine sanfte Bauchmassage tut Ihrem Baby ebenfalls gut.

♦ Lassen Sie das Baby nicht jede halbe Stunde an der Brust oder Milchflasche trinken. Kommt ständig neue Milch hinzu, bevor die vorherige Mahlzeit verdaut ist, kann das Verdauungsprobleme nach sich ziehen.

♦ Ruhe bewahren! Stillen oder füttern Sie in ruhiger Atmosphäre.

♦ Nehmen Sie bei starken Beschwerden professionelle psychologische Unterstützung in Anspruch! Die Situation kann sehr belastend sein. Das Schreien eines Säuglings stellt einen der höchsten Stressfaktoren dar! Eltern-Kind-therapeutische Unterstützungen können oft schon nach einigen wenigen Sitzungen deutliche Entlastungen bringen (siehe auch unter »Schreibabys«). Bleibt die Schreiproblematik bestehen, setzt sie sich sehr häufig in den nächsten Entwicklungsschritten mit anderen Auffälligkeiten fort.

Spezialnahrungen

Lactosereduzierte Säuglingsnahrungen

Der Einsatz von Nahrungen, bei denen die enthaltene Lactosemenge im Vergleich zu herkömmlichen Säuglingsnahrungen verringert, aber nicht völlig entfernt wurde, wie beispielsweise Novalac, kann das Beschwerdebild von Blähungen und Koliken verhindern oder zumindest bessern. Ein verringerter Lactosegehalt in der Säuglingsnahrung kann dazu führen, dass geringere Lactosemengen in die unteren Darmabschnitte gelangen und die Bildung von Darmgasen reduziert wird. Gleichzeitig muss aber auf die wünschenswerten

Eigenschaften der Lactose (Förderung der Mineralstoffabsorption und der Darmflora) nicht ganz verzichtet werden.

Lactosefreie Spezialnahrungen
Auch wenn die Ursache der Koliken eine eingeschränkte Aktivität des Milchzucker spaltenden Enzyms Lactase ist, ist eine vollständig lactosefreie Spezialnahrung in der Regel nicht notwendig und bringt eher Nachteile mit sich.

Sojanahrungen
Üblicherweise werden Säuglingsnahrungen auf der Basis von Kuhmilcheiweiß hergestellt. Sojaeiweiß unterscheidet sich in der Aminosäurezusammensetzung, sodass der Eiweißgehalt von Sojanahrungen etwas höher ist. Laut Empfehlung der Ernährungskommission der Österreichischen Gesellschaft für Kinder- und Jugendheilkunde sollen Sojanahrungen nicht als Routinenahrungen eingesetzt werden. Sojanahrung nimmt man bei bestimmten Erkrankungen wie Galactosämie oder Kuhmilcheiweißallergie oder dann, wenn die Eltern tierisches Eiweiß strikt ablehnen.

Probiotische Säuglingsnahrungen
Diese Nahrungen enthalten probiotische Bakterienkulturen, die auch in der menschlichen Darmflora vorkommen. Ziel ist eine »Optimierung« der Darmflora. Der Einsatz ist allerdings nicht unumstritten, da nur spezielle Bakterienstämme zugesetzt werden und nicht die Vielfalt der Darmflora von gestillten Säuglingen erreicht wird. Bisher hat sich noch kein ärztliches Fachgremium für den generellen Einsatz von probiotischer Säuglingsnahrung ausgesprochen.

Prebiotische Säuglingsnahrungen
Das Prinzip dieser Nahrungen beruht auf dem Zusatz von prebiotischen Ballaststoffen, die vor allem den Bifidobakterien im Dickdarm als Nahrung und damit als Wachstumsfaktor dienen. Auch hier hat sich bisher noch kein Fachgremium für den generellen Einsatz von prebiotischen Ballaststoffen in Säuglingsnahrungen ausgesprochen. Zwar sind damit keine Nachteile verbunden, der praktische Nutzen ist aber, wie bei den Probiotika, noch wenig erforscht.

HA-Nahrungen
HA steht für hypoallergene Nahrungen, also »wenig allergieauslösend«. Das enthaltene Eiweiß stammt aus unterschiedlichen Quellen (Molke, Kasein, Sojaprotein, Rinderkollagen) und ist besonders stark zerkleinert, sodass es der kindliche

Darm nicht als artfremd erkennt. HA-Nahrungen sind zwar zur Vorbeugung geeignet, nicht aber zur Therapie bei bereits diagnostizierter Kuhmilchallergie!

HA-Nahrungen sollten bei Kindern mit erhöhtem Allergierisiko eingesetzt werden. Erhöhtes Allergierisiko ist dann gegeben, wenn mindestens ein Eltern- oder Geschwisterteil an einer Allergie leidet. In allen anderen Fällen ist der Routineeinsatz von HA-Nahrungen nicht gerechtfertigt.

Wann sollte man zum Arzt?

- Bläh- und Schreiattacken nach JEDER Mahlzeit.
- Schaumige oder spritzende Stühle.
- Sehr feste Stühle (wie Hasenkot).
- Trinkverweigerung bzw. minimale Gewichtszunahme.
- Wenn Sie selbst aufgrund der Problematiken unter Spannung und Angst geraten.

Blauer Fleck/Bluterguss

Aktive Kinder werden immer wieder den einen oder anderen blauen Fleck bzw. Bluterguss erleiden. Verursacht werden sie durch einen Stoß, Schlag oder eine Prellung bzw. Quetschung; also Dinge, die beim Spielen jederzeit passieren können.

Ein blauer Fleck entsteht durch Austreten von Blut ins Binde-, Muskelgewebe

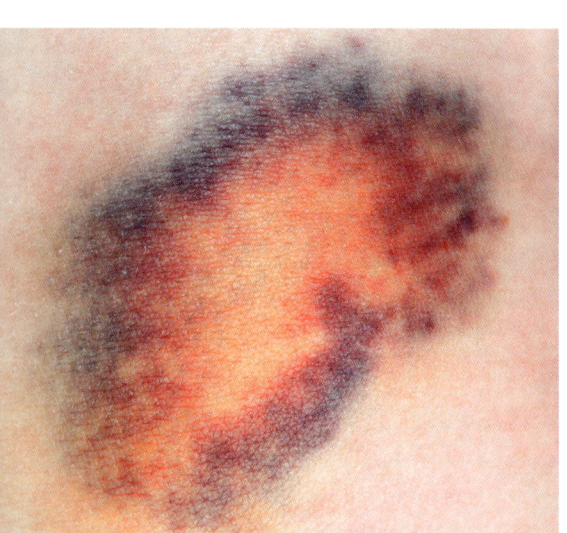

oder in ein Gelenk, meist ist die betroffene Region zudem geschwollen. Das Kind nimmt Schmerzen unterschiedlichen Grades wahr, vor allem bei Berührungen oder Bewegungen.

Was Sie tun können

Einen Arzt müssen Sie im Regelfall bei nur leichten Schmerzen nicht zu Rate ziehen. Kälteanwendungen (Cool-Pack, Vereisungsspray u. Ä.) wirken meist schmerzlindernd und sorgen für ein Abschwellen des betroffenen Bereichs. Hilfreich ist auch ein Essigumschlag ($^2/_3$ Wasser und $^1/_3$ Essig mischen, ein Tuch darin anfeuchten und auf den blauen Fleck legen). Und natürlich ist die liebevolle Zuwendung gerade bei Kleinkindern ein sehr wichtiges »Heilmittel«.

Halten die Schmerzen weiterhin an bzw. sind sie sehr stark, sollten Sie mit dem Kind aber einen Arzt aufsuchen. Denn Blutergüsse oder blaue Flecken können oberflächliche Anzeichen für einen Bänderriss, eine Gelenkkapselverletzung o. Ä. sein.

Ein sofortiger Arztbesuch ist notwendig, wenn das Kind zusätzlich bricht oder bewusstlos wird. Hier könnte eine Gehirnerschütterung vorliegen, auch innere Verletzungen sind denkbar. Bei häufigen Blutergüssen ohne vorangehende Unfälle oder bei Gelenksblutungen sollte eine Blutuntersuchung durchgeführt werden.

Blinddarmentzündung (Appendizitis) bei Kindern

Die Blinddarmentzündung kommt in allen Altersgruppen vor, am häufigsten bei Kindern und jungen Erwachsenen zwischen 4 und 25 Jahren. Die Symptomatik entspricht einem schweren Bauchschmerz. Oft gestaltet sich die Diagnose nicht einfach.

Symptome

Wichtige Anzeichen für eine Blinddarmentzündung sind anhaltende Bauchschmerzen, oft kombiniert mit Übelkeit oder Erbrechen. Wenn ein Kind über Schmerzen, Berührungsempfindlichkeit oder krampfartige Schmerzen im rechten Unterleib länger als drei Stunden klagt, sollte man einen Kinderarzt oder ein Krankenhaus aufsuchen.

Möglicherweise treten die Schmerzen aber auch im Bereich des Bauchnabels oder der oberen Bauchhälfte auf und wandern erst nach einigen Stunden in den unteren Teil der rechten Bauchhälfte. Die Schmerzen können sich vor allem beim Gehen verstärken. Auch Hüpfen auf dem rechten Bein ist meist schmerzhaft. Appetitlosigkeit, Übelkeit und Erbrechen sind oft begleitende Erscheinungen. Die Körpertemperatur beträgt häufig etwa 38 °C, manche Kinder haben jedoch kein Fieber. In manchen Fällen setzen die Symptome nach und nach ein, und die Schmerzen verstärken sich erst allmählich.

Diagnose

Die kinderärztliche Untersuchung und die Blut- und Harnuntersuchung werden heute wesentlich durch den Ultraschall des Bauches ergänzt. Eine darstellbare, mehr als 6 mm dicke Appendix im Ultraschall spricht für das Vorliegen einer akuten Blinddarmentzündung.

Die Abgrenzung von einer schmerzhaften Durchfallerkrankung kann schwierig sein. Gerade bei Kleinkindern steht auch bei Harnweginfekten oft der Bauchschmerz im Vordergrund. Mit zunehmendem Alter steigt bei Mädchen die Häufigkeit einer Veränderung im Bereich der Eierstöcke und damit auch die Möglichkeit der sehr schmerzhaften Stieldrehung derselben. Bei Kleinkindern kann sich auch eine Lungenentzündung mit ähnlichen Beschwerden äußern.

Nach wie vor gilt es, im Zweifelsfall eher die Entfernung des Blinddarmes zu empfehlen, nachdem die operative Behandlung einer fortgeschrittenen Blinddarmentzündung mit einer höheren Komplikationsrate vergesellschaftet ist.

Therapie

Sollte sich der Verdacht auf eine Blinddarmentzündung bestätigen, so wird der »Blinddarm« (eigentlich der »Wurmfortsatz«) im Krankenhaus unter Vollnarkose entfernt. Die Kinder erholen sich im Allgemeinen sehr schnell von der Operation und können nach wenigen Tagen wieder nach Hause gehen.

Bluterguss ➝ Blauer Fleck
Blutschwamm ➝ Storchenbiss und Blutschwamm

Borreliose

Borreliose oder Lyme-Erkankung ist eine Infektionskrankheit, die durch das Bakterium Borrelia burgdorferi verursacht wird. Diese schraubenförmigen Bakterien werden in der Regel von Zecken übertragen, die den Erreger beim Saugen nach einigen Stunden auf den Menschen abgeben; als weitere Überträger der Borreliose werden auch Stechmücken diskutiert.

5 bis 35 Prozent der Zecken in Mittel- und Nordeuropa sind Träger von Borrelien. Eine direkte Übertragung der Borrelien von Mensch zu Mensch ist nicht bekannt; es besteht bei einer infizierten Frau in der Schwangerschaft aber die Möglichkeit der Schädigung des ungeborenen Kindes. Pro Jahr werden allein in Österreich etwa 10.000 bis 20.000 Erkrankungen festgestellt.

Das Krankheitsbild der Borreliose ist vielfältig, was die Diagnose erschwert, zumal sich viele Betroffene nicht mehr an einen Zeckenstich erinnern können.

Diagnose

Vor allem in der Frühphase werden viele Borreliose-Fälle übersehen, da innerhalb der ersten Wochen noch keine messbaren Antikörperspiegel gegen Borrelienantigene gebildet werden. Durch Labordiagnostik können entweder die Erreger selbst oder die Reaktion des Immunsystems in Form von Antikörpern nachgewiesen werden.

In Kulturen kann man die Borrelien aus Untersuchungsmaterial züchten; allerdings dauert das Anlegen einer solchen Kultur mehrere Wochen. Eine Methode zum Erregernachweis ist die PCR (Polymerase-Ketten-Reaktion): Hier wird direkt die DNS der Erreger in unterschiedlichen Gewebeproben nachgewiesen.

Antikörper lassen sich als Reaktion des Körpers nachweisen, für das akute Frühstadium der Infektion gelten die sogenannten IgM-Antikörper als typisch.

Bei Verdacht auf Borreliose wird häufig auch eine Punktion des Rückenmarks durchgeführt, um Liquor auf Antikörper hin zu untersuchen.

Symptome

Bis sich erste Symptome der Borreliose zeigen, können nur wenige Tage, aber auch viele Wochen vergehen. Die Borreliose verläuft in drei Stadien, in deren Verlauf Organe und Organsysteme wie Haut, Nerven, Gehirn, Gelenke, Herz, Bindegewebe oder Lymphsystem geschädigt werden können.

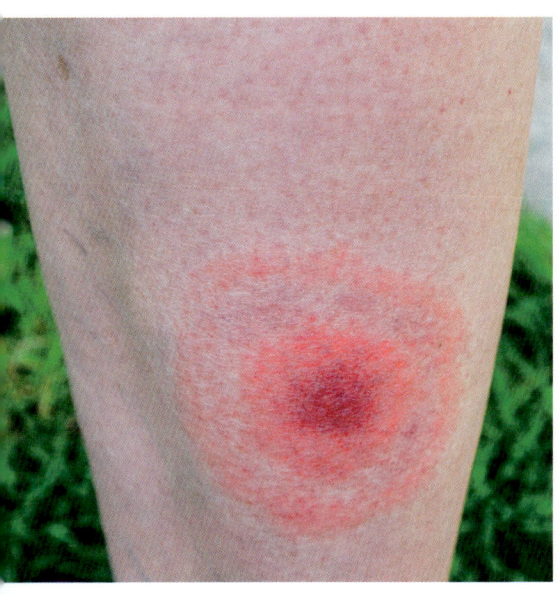

Ab Übertragung des Erregers kann es nach 5 bis 29 Tagen zu einer Lokalinfektion der Haut kommen, die mit einem charakteristischen Hautausschlag, dem Erythema migrans (Wanderröte) einhergeht. Typisch für dieses Anfangsstadium ist eine ringförmige Hautrötung an der Stelle des Zeckenstichs, die mit leichtem Krankheitsgefühl einhergehen kann. Dieses Erythem verschwindet manchmal ohne Therapie, kann aber auch über Monate bestehen.

Nach einer Zeit von bis zu zwölf Wochen können sich die Erreger im ganzen Körper ausbreiten. Es kommt zu grippeähnlichen Symptomen wie Fieber und Kopfschmerzen. Mitunter können Organe, Gelenke und Muskeln sowie das zentrale und periphere Nervensystem betroffen sein.

Problematisch ist die sogenannte Neuroborreliose, die zu vielfältigen Erkrankungen des Nervensystems führen kann. In aller Regel tritt diese in der frühen Phase der Erkrankung auf (bis etwa zehn Wochen), in der noch keine Antikörper gebildet wurden.

Wenn die Borreliose nicht rechtzeitig erkannt und behandelt wird, kann es zu einer chronischen Infektion kommen; die Krankheit kommt immer wieder.

Therapie

Ist eine Borreliose diagnostiziert, muss eine Behandlung mit Antibiotika über etwa drei Wochen oder länger erfolgen. Je länger die Krankheit angedauert hat, umso länger muss therapiert werden. Ausreichend hohe Dosierung und Einnahmedauer sind entscheidend für den Therapieerfolg.

Während der Therapie, insbesondere wenn sie länger vorgenommen wird, ist eine enge Kontrolle durch den Arzt erforderlich.

Vorbeugung

◆ Nach einem Aufenthalt im Wald oder auf Wiesen den Körper sorgfältig absuchen und eventuelle Zecken entfernen.

◆ Lange helle Hosen und hohes Schuhwerk halten Zecken ab.

◆ Hohes Gras meiden. Eine Übertragung kann auch im eigenen Garten erfolgen.

◆ Die Verwendung von entsprechenden Zeckenschutzmitteln (Repellentien) ist geeignet, das Risiko von Zeckenbissen zu verringern.

Gegen die Krankheit gibt es keine Impfung.

Viele Haustiere tragen Floh- und Zeckenbänder um den Hals, um diese Tiere abzuhalten. Hier wird inzwischen diskutiert, ob diese Bänder bei Kontakt mit der menschlichen Haut Allergien auslösen können.

Brandverletzungen

Verletzungen durch Hitzeeinwirkung sind nicht selten, viele Kinder verbrennen sich einmal an einem heißen Gerät oder Gegenstand. Schwerwiegender sind zumeist Verbrühungen durch heißes Wasser oder andere Flüssigkeiten, da diese eher großflächig geschehen. Sie sollten schnellstmöglich einem Arzt gezeigt werden.

Jedenfalls ist es wichtig, dass Sie im Falle einer Verbrennung oder Verbrühung sofort die richtigen Maßnahmen setzen:

Sind heikle Körperareale wie Gesicht, Hände, Genitale oder die Areale über den großen Gelenken betroffen, sollten Sie Ihr Kind jedenfalls in ärztliche Behandlung bringen, da vor allem die tatsächliche Tiefe der Verbrennung äußerlich nicht abgeschätzt werden kann. Größere Verbrennungen, bei denen sich Blasen oder hellweiße nässende Wundflächen bilden, gehören ebenfalls umgehend ärztlich untersucht.

Bei Säuglingen ist besondere Vorsicht geboten, hier kann bereits ein ausgedehnter Sonnenbrand ein Grund sein, um einen Arzt aufzusuchen.

Für die Erstversorgung von Brandverletzungen gilt die sogenannte 20/20-Regel: Die betroffene Körperstelle sollte 20 Minuten lang in etwa 20 Grad kaltem Wasser gekühlt werden. Das lindert den Schmerz, und die Wärme wird gut abgeleitet. Dies kann bei schwerwiegenderen Verbrennungen auch auf dem Weg zum Arzt gemacht werden.

Lediglich in Fällen, da der überwiegende Teil des Körpers Verbrennungen erlitten hat, sollte keine Wasserkühlung zur Anwendung kommen, da hier eine Unterkühlung droht. In diesem Fall reicht es, den Körper mit sterilen Verbänden oder Leinentüchern abzudecken. Verwenden Sie vor dem Arztbesuch keine Creme oder Brandsalben, da dies zu Verklebungen mit den Tüchern führen kann, deren Entfernung dann schmerzhaft ist.

In Fällen mit kleineren Verbrennungen können Sie nach dem Wasserbad einen sterilen Schutzverband mit Brandschutz- oder Kühlsalbe auftragen. Eher kleine Verbrennungen können nach dem Wasserbad auch unbehandelt bleiben.

Gegen die Schmerzen sind Paracetamol-Zäpfchen oder -saft (z.B. Mexalen) hilfreich.

Brennt auch die Bekleidung, ist diese sofort mit Wasser abzulöschen. Niemals Decken aus Kunststofffasern zum Ersticken der Flammen verwenden, da der Kunststoff schmilzt und auf der Haut des Kindes verkleben kann.

Hat Ihr Kind selbst Kleidung aus Kunststofffasern getragen und klebt diese an der Haut, geben Sie die betroffene Stelle samt Stoff ins Wasser und versuchen

Sie nicht, den Stoff abzulösen. Das sollte von einem Arzt durchgeführt werden. Bei möglicher Rauchgas-Inhalation sollte jedenfalls ein Arzt aufgesucht werden.

Bronchitis und Husten bei Kindern

In der kalten Jahreszeit nehmen die Atemwegsinfekte zu, und die »Zeit des Hustens« ist gekommen. Husten ist ein unangenehmes Erkältungssymptom, das aber auch seinen Sinn hat: Durch das Abhusten kann sich die Lunge von Bronchialschleim befreien – Husten hat also eine Reinigungsfunktion.

Symptome

Husten entsteht bei verschiedenen Erkrankungen; besonders häufig kommt es im Rahmen einer Erkältung zum Husten. Bis zu sechs Erkrankungen pro Jahr gelten als normal.

Diese »banale« Erkältung verläuft in zwei Phasen: Zunächst besteht ein trockener, aber unproduktiver Husten, dann folgt der sogenannte feuchte Husten. Für beide Stadien gibt es verschiedene Medikamente: Hustenreizdämpfer bzw. schleimlösende Säfte.

Trockener Husten

Dieser Husten ist unproduktiv, es erfolgt kein Auswurf von Schleim. Meist tritt er zu Beginn einer Erkältung auf, aber auch beispielsweise bei Asthma oder wenn Fremdkörper in die Atemwege gelangt sind.

Feuchter Husten

Infolge einer Entzündung der Atemwege wird Schleim produziert, der wiederum einen produktiven Husten hervorruft – der Schleim wird abtransportiert.

Therapie

Auf dem Markt sind zahlreiche Hustensäfte mit und ohne Verschreibung erhältlich – ein Wundermittel gibt es darunter jedenfalls nicht. Einige Mittel können die Beschwerden allerdings auf annehmbare Weise lindern.

Die Wirkung vieler Hustensäfte wird heute kritisch gesehen. Im Rahmen einer Studie der Universität Bristol wurden von den Wissenschaftlern Schröder und Fayhe alle frei verkäuflichen Hustensäfte, die in Europa zugelassen sind, überprüft.

Zusätzlich wurden über 300 Veröffentlichungen über Hustensäfte, die deren Wirksamkeit belegen sollten, kritisch durchgesehen. Es zeigte sich, dass nur 15 Arbeiten tatsächlich die Wirkung an Menschen in sogenannten klinischen Studien untersuchten. Die anderen waren reine Labortests. Keine Studie konnte beweisen, dass ein getesteter Saft auch wirklich wirkt.

Auch Wissenschaftler der Universität Pennsylvania haben die Wirksamkeit von Hustensäften bei Kindern überprüft. Hundert Kinder, die an einer Erkältung litten, wurden mit rezeptfreien und apothekenpflichtigen Hustensäften oder mit Placebos behandelt. Die Kinder konnten mit Hustensaft nicht ruhiger schlafen als ohne, auch hier konnte keine signifikante Wirkung der Medikamente nachgewiesen werden.

Die deutsche Stiftung Öko-Test ließ 50 Hustensäfte auf Wirkung und Inhaltsstoffe untersuchen und fand in zehn Hustenmitteln veraltete Wirkstoffe, die inzwischen als gegen Husten ungeeignet bewertet werden.

Der Berufsverband der deutschen Kinderärzte hat daraus aber nicht den Schluss gezogen, Kindern von Hustensäften abzuraten. »Bei Hustensäften und Schleimlösern gibt es keine wissenschaftlich harten Daten, die belegen, dass Hustensäfte wirken. Wirksamer als jeder Hustensaft« sei, die Kinder viel trinken oder auch inhalieren zu lassen und ihnen Brustwickel zu machen. Frische Luft, gesunde Ernährung, viel Bewegung und rauchfreie Räume seien die beste Vorbeugung gegen Infekte der Luftwege.

Aus der allgemeinen kinderärztlichen Erfahrung ergeben sich folgende Empfehlungen:

Therapie bei trockenem Husten
Gegen trockenen Husten helfen häufig einfache Hausmittel wie heiße Milch mit Honig oder hustenreizdämpfende Säfte wie etwa Tuscalman. Stärker wirksame codeinhaltige Hustenblocker sind rezeptpflichtig und sollten deshalb vor allem dann angewendet werden, wenn der Husten nachts den Schlaf sehr beeinträchtigt. Auch verschiedene Heilpflanzen, etwa Eibischwurzel oder Isländisch Moos, können bei Reizhusten lindernd wirken.

Thymian
Thymian enthält ätherische Öle mit den Hauptbestandteilen Thymol und Carvacrol. Thymian wirkt entkrampfend auf die Bronchien, fördert den Auswurf und hat eine Bakterien tötende Wirkung. Er lindert die Beschwerden bei Krampf- und Reizhusten sowie Heiserkeit, bei Erkältungskrankheiten der oberen Luftwege, bei Bronchitis und auch bei Keuchhusten.

Andere pflanzliche Hustenbremser
Althaeae radix (Eibischwurzel), Malvae flos (Malvenblüten), Farfarae folium (Huflattichblätter – maximal sechs Wochen im Jahr; nicht in Schwangerschaft und Stillzeit), Pulmonariae herba (Lungenkraut), Lichen islandicus (Isländisches Moos).

Therapie bei feuchtem Husten

Bei feuchtem oder produktivem Husten können schleimlösende Expektorantien das Abhusten des zähen Schleims unterstützen. Substanzen wie Acetylcystein verändern die Struktur des Schleims und erleichtern das Aushusten. Andere Substanzen wie Ambroxol regen die Produktion eines dünnflüssigen Sekretes an. Hier steht ein Wirknachweis allerdings aus. Diese Produkte gibt es als Saft, Kapseln oder Brausetabletten.

Clenbuterol (z.B. in Mucospas) ist ein Hustenmittel aus der Gruppe der Betaagonisten und wirkt schleimmobilisierend. Zudem gibt es sehr gut wirksame pflanzliche Hustentees, etwa aus Anis, Lakritz (Süßholzwurzel), Huflattich oder Thymian. Auch Erkältungsbäder mit ätherischen Ölen (bei kleinen Kindern ohne Menthol) können helfen.

Weitere pflanzliche Schleimlöser
Verbasci flos (Wollblumen), Foenugraeci semen (Bockshornsamen), Plantaginis lanceolatae herba (Spitzwegerichkraut), Primulae radix (Primelwurzel), Polygalae radix (Senegawurzel), Hederae helicis folium (Efeublätter), Foeniculi vulgare (Fenchel), Serpylli herba (Quendelkraut) und Eucalypti folium (Eukalyptusblätter; zur Inhalation) haben sich als hilfreich erwiesen.

Unsinnige Wirkstoffkombinationen

♦ Die Kombination eines Schleimlösers mit einem Hustenreizdämpfer wird nicht empfohlen. Der gelöste Schleim kann dadurch nicht abgehustet werden. Sinnvoller ist es, tagsüber zu einem Schleimlöser zu greifen und nachts zu einem Hustenreizdämpfer.

♦ Zu viel Alkohol, nämlich über fünf Prozent in Säften und über zehn Prozent in Tropfen, ist für Kinder nicht geeignet.

♦ Auch Zusätze von Dibutylphtalat, einer Substanz, die die Kapseln magensaftresistent und damit magenschonend macht, sind nicht empfehlenswert. Phtalate stehen im Verdacht, Leber, Nieren und die Fortpflanzungsorgane zu schädigen.

♦ Häufig sind Erkrankungen der Atemwege durch Viren bedingt, weshalb viele Verordnungen von Antibiotika nicht wirksam sind.

Tipps

♦ Das Kind sollte viel Flüssigkeit trinken, am besten Tee.

♦ Eine selbst zubereitete Teemischung könnte aus Thymian, Huflattich, Spitzwegerich, Eibischwurzel oder Anis bestehen – am besten ungezuckert.

♦ Allgemein sollte die Kost vitaminreich sein.

♦ Liebevolle Pflege macht schneller gesund.

♦ Legen Sie feuchte Handtücher auf die Heizkörper, denn trockene Luft reizt die Atemwege.

♦ Befreien Sie die verstopfte Nase mit Nasentropfen, damit das Kind nicht durch den Mund einatmen muss, was den Hustenreiz durch das Auftreffen der kalten, trockenen Luft auf die Schleimhäute verstärkt.
Halten Sie dem Kind nach Einträufeln der Nasentropfen kurz den Mund zu: Dann muss es durch die Nase einatmen, und die Tropfen können nicht wieder aus der Nase herauslaufen.

♦ Auch Hustenbonbons können ein gutes Mittel sein. Sie enthalten meistens ätherische Öle, die beim Lutschen die Speichelbildung anregen.

♦ Hilfreich sind warme Brustwickel, die den fest sitzenden Schleim lösen können. Wenn Ihr Kind zusätzlich fiebert, sind aber eher kühle Wickel zu empfehlen.

♦ Verwenden Sie spezielle Hustenmittel für Kinder, da Hustensaft bei ihnen anders dosiert werden muss.

♦ In den Säften und Tropfen sollte kein Alkohol enthalten sein.

♦ Verwenden Sie Hustendämpfer nur bei trockenem Husten.

Wann müssen Sie zum Arzt?

♦ Kleinkinder mit Fieber über 38,5 Grad.

♦ Kleinkinder, die gar nicht mehr trinken oder deren Windel auffallend trocken bleibt.

♦ Säuglinge und Kleinkinder, bei denen Husten jäh beginnt und nicht gelindert werden kann: In diesem Fall könnte ein verschluckter Fremdkörper Ursache für den Hustenreiz sein.

♦ Kinder, die gelben oder grünen Schleim abhusten.

♦ Bei jedem Husten, der länger als eine Woche dauert.

♦ Bei schlechtem Allgemeinzustand, schlechtem Trinkverhalten oder beschleunigter Atmung.

♦ Bei Geräuschen (Pfeifen) während des Ein- oder Ausatmens.

Krupphusten (siehe auch unter »Kehlkopfentzündung«)

Ein bellender Husten (vor allem in der Nacht), Atemnot und auch Angstzustände sind typische Symptome für einen Krupphusten, der bei etwa fünf Prozent aller Kinder zwischen etwa neun Monaten und vier Jahren vorkommt. Auslöser ist zumeist eine Virusinfektion, aber auch nasskaltes Wetter, Tabakrauch oder verschmutzte Luft können den Husten verursachen. Die Schleimhaut des Kindes schwillt an und entzündet sich, bei kleinen Kindern wird dadurch der Kehlkopfspalt noch enger und droht sich zu verschließen, was den typischen bellenden Husten und Atemnot verursacht.

Als Sofortmaßnahmen sollten Sie Ihr Kind heißen Wasserdampf inhalieren lassen und etwas zu trinken anbieten. Tritt keine Besserung ein, sollten Sie mit Ihrem Kind einen Arzt aufsuchen. Der Arzt wird hustendämpfende Zäpfchen und eventuell Kortisonzäpfchen verschreiben; Letztere sollten Sie nach dem ersten Krupphusten im Kühlschrank für den möglichen nächsten Notfall griffbereit halten.

Colitis ulcerosa ➡ Durchfallerkrankungen im Kindesalter

Coxitis ➡ Knochen und Gelenke

Darmeinstülpung (Invagination)/ Darmverschluss

Die Darmeinstülpung (Invagination) kann einen Darmverschluss verursachen. Meist sind Kinder im zweiten Lebenshalbjahr betroffen, Risikofaktoren sind bestehende Veränderungen des Darms wie etwa ein sogenanntes Meckel'sches Divertikel oder Hämangiome. Bei älteren Kindern kann eine Grundkrankheit wie die Purpura Schönlein-Henoch oder die zystische Fibrose vorliegen. Der Darm stülpt sich selbst in der Längsachse ein, dabei kommt es zu einer Störung der Blutversorgung der Darmwand und letztlich zum Darmverschluss.

Symptome

Typisch ist der plötzliche Erkrankungsbeginn mit heftigen, kolikartigen Schmerzen und Erbrechen. Der Stuhl ist meist blutig-schleimig (»Himbeergelee-Stühle«). Manchmal lässt sich ein walzenartiger Klumpen im Bereich des rechten

Ober- bzw. Mittelbauchs ertasten. Mit einer Unterschall-Untersuchung lässt sich die Diagnose stellen. Der weitere diagnostische, aber auch therapeutische Schritt ist die Irrigoskopie, also ein Kontrastmittelröntgen-Einlauf des Darms. Hier kommt es häufig bereits zur Therapie, also zum Herauspressen des eingestülpten Darmanteils. Diese Therapie ist umso erfolgreicher, je früher sie durchgeführt wird.

Therapie

Falls diese Maßnahmen über einen Zeitraum von etwa zehn Minuten nicht erfolgreich sind, kann nach einem Intervall von etwa zwei Stunden ein weiterer Versuch mit dem Kontrastmitteleinlauf Erfolg haben. Bleibt dieser ebenfalls erfolglos oder bestehen Zeichen einer stärkeren Blutung, muss die Invagination mit einer Operation behandelt werden. In seltenen Fällen kann die Entfernung des geschädigten Darms notwendig werden.

Prognose

Es kann zu einem Rückfall kommen. Die wiederholte Invagination findet sich in bis zu 20 Prozent der Patienten, bei einem Drittel innerhalb der nächsten Tage, bei den meisten innerhalb des ersten Halbjahres nach der Erstmanifestation.

Darminfektionen ➻ Durchfallerkrankungen im Kindesalter

Dellwarzen ➻ Hauterkrankungen bei Kindern

Diabetes bei Kindern

Zuckerkrankheit (Diabetes) ist eine Stoffwechselerkrankung, die in allen Altersstufen vorkommen kann und lebenslang bestehen bleibt. Bei Kindern handelt es sich in der Regel um einen Diabetes Typ 1, der durch einen Mangel des Hormons Insulin verursacht wird. Dieser Typ 1 kann jedoch in jedem Lebensalter erstmalig auftreten, man nimmt an, dass etwa 0,02 % der kindlichen Bevölkerung betroffen sind (International Diabetes Federation 2003).

Im Gegensatz dazu bildet der Körper bei Diabetes Typ 2, der eher ältere Menschen betrifft, das Hormon Insulin, aber der Körper reagiert nicht adäquat darauf. Allerdings können auch übergewichtige Kinder und Jugendliche an Typ-2-Diabetes erkranken.

Die Krankheit

Alle Körperzellen benötigen das Hormon Insulin, um Zucker aus der Blutbahn aufnehmen zu können. Typ-1-Diabetiker produzieren zunehmend weniger und schließlich gar kein körpereigenes Insulin mehr. Typ-1-Diabetes gehört zu den sogenannten Autoimmunerkrankungen: Körpereigene Antikörper zerstören die Insulin produzierenden Zellen der Bauchspeicheldrüse. Stillen scheint das Risiko zu senken. Auch genetische Faktoren spielen eine Rolle: Wenn beide Eltern Typ-1-Diabetes haben, liegt das Erkrankungsrisiko des Kindes etwa bei 20 Prozent.

Die Entzündung und Zerstörung der Zellen schreitet über viele Jahre voran. Die Krankheit ist derzeit nicht heilbar, ist aber mit Insulin gut behandelbar. Für jeden Diabetiker ist es wichtig, den Blutzucker optimal einzustellen.

Erst wenn ca. 80 bis 90 Prozent der Beta-Zellen zerstört sind, entsteht der Typ-1-Diabetes. Die Insulinrestproduktion ist über das C-Peptid messbar.

An der Entstehung von Diabetes mellitus 1 sind sowohl genetische als auch Umweltfaktoren beteiligt. Es müssen in der Regel mehrere genetische Voraussetzungen vorliegen, damit ein Typ-1-Diabetes entstehen kann.

Wenn das Immunsystem auf einen fremden Eiweißkörper reagiert, das einem körpereigenem Eiweißstoff ähnlich ist, kann sich die Abwehrreaktion sowohl gegen dieses Fremdantigen als auch gegen die Inselzellen der Bauchspeicheldrüse richten.

Risikofaktoren

♦ Die Gabe von Kuhmilch in den ersten drei Lebensmonaten oder die frühe Gabe von Gluten.

♦ Eine kurze Stilldauer.

♦ Kontakt mit bestimmten Virusinfektionen wie etwa Coxsackie-B-Viren.

♦ Bestimmte Giftstoffe (Bafilomycine, Nitrosamine) wirken direkt auf die Bauchspeicheldrüse ein.

♦ Vitamin-D-Ergänzung bei Kleinkindern senkt das spätere Diabetesrisiko.

Symptome

Die Symptome sind bei Kindern viel stärker ausgeprägt als bei älteren Typ-2-Diabetikern. Typisch sind häufiger Harndrang mit reichlicher Harnproduktion (Polyurie), starker Durst durch den Wasserverlust, Schwächegefühl und Gewichtsverlust.

Oft führt erst eine bedrohliche Komplikation – eine Über- oder Unterzuckerung – zur Diagnose Diabetes.

Ein optimal eingestellter Blutzucker kann das Auftreten bzw. Fortschreiten von diabetischen Folgeerkrankungen deutlich vermindern.

Untersuchungen

Die Diagnose wird durch die Bestimmung des Blutzuckers und Harnzuckers gestellt. In der Folge werden weiterführende Untersuchungen wie z.B. die Bestimmung von Antikörpern gegen Insulin produzierende Zellen empfohlen. Auch der Augenhintergrund, die Nieren und der Blutdruck werden kontrolliert.

Therapie

Die Zufuhr von pharmakologisch hergestelltem Insulin ist notwendig. Dieses Insulin wird je nach Blutzuckerspiegel verabreicht, daher ist das regelmäßige und genaue Messen entscheidend. Insulin kann man auf zwei Arten geben: entweder mit einer Insulinpumpe oder durch Injektionen nach dem Basis-Bolus-Konzept. Man teilt die Insulingaben in den Grundbedarf und Mahlzeitenbedarf (Bolus) ein. Insulin muss unter die Haut gespritzt werden. Voraussetzung für diese Therapie ist eine gute Schulung.

Mit der Insulinpumpe wird kurz wirksames Insulin kontinuierlich über einen dünnen Kunststoffschlauch in das Fettgewebe unter die Haut verabreicht. Die benötigte Menge an Insulin kann eingegeben werden.

Andere Therapien versuchen, die körpereigene Insulinproduktion so lange wie möglich aufrechtzuerhalten. In Deutschland versucht man eine Behandlung mit den Wirkstoffen Mycophenolat-Mofetil (MMF) und Daclizumab (DZB); bei frisch diagnostiziertem Typ-1-Diabetes soll so der Erhalt der körpereigenen Insulinproduktion gefördert werden.

Grundsätzlich ist auch eine Transplantation der Insulin produzierenden Zellen möglich, allerdings sind hier weitere Medikamente notwendig, um diesen Eingriff zu ermöglichen; er wird daher nur bei wenigen Patienten durchgeführt.

Es gilt als gesichert, dass eine gute Kontrolle des Blutzuckerspiegels das Risiko für Spätschäden verringern oder diese auch ganz verhindern kann und somit eine normale Lebenserwartung möglich ist.

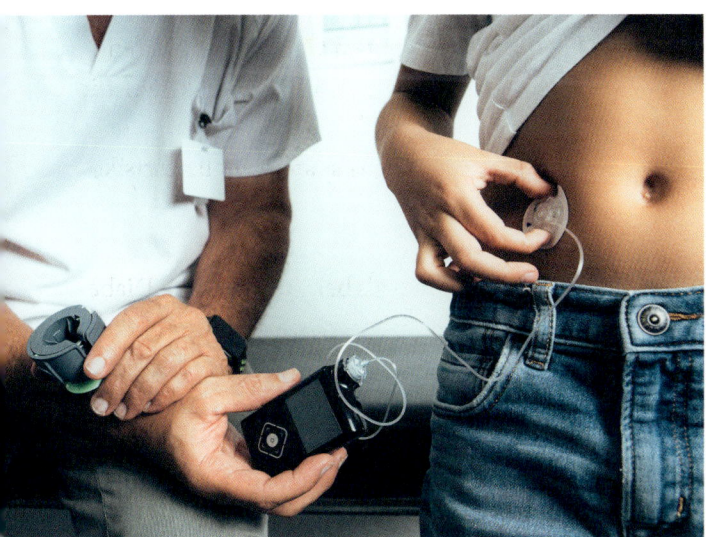

Diphtherie

Diphtherie ist eine schwere und meldepflichtige Krankheit, die gehäuft in den Wintermonaten auftritt. Diphtherie wird durch Bakterien verursacht, die an den Schleimhäuten des Rachens einen Giftstoff, das sogenannte »Endotoxin«, produzieren können. Dieses »Endotoxin« gehört zu den stärksten biologischen Giften, es schädigt das Gewebe und führt zu lebensbedrohlichen Erkrankungen auch anderer Organe über den Blutweg.

Die Krankheit wird durch eine Tröpfcheninfektion über die Atemluft beim Niesen, Husten und Sprechen übertragen.

Symptome

Die ersten Anzeichen für Diphtherie äußern sich in Halsschmerzen und Schluckbeschwerden, die Patienten haben stark geschwollene Lymphknoten am Hals und Fieber. An den Mandeln ist ein gräulicher Belag zu sehen. Es kommt zu Blutungen, wenn sich der Belag ablöst. Typisch ist ein süßlicher Mundgeruch und ein eitrig-blutiger Schnupfen. Bellender Husten und Atemnot zählen zu weiteren Beschwerden. Seltenere Formen sind die Hautdiphtherie und die Bindehautdiphtherie. Der Nachweis des Erregers ist bakteriologisch möglich.

Therapie

Diphtherie muss sofort mit einem Gegengift (»Antitoxin«) und zusätzlich mit einem Antibiotikum behandelt werden. Vorbeugend gibt es eine Impfung gegen Diphtherie. Durch die gute Impfabdeckung kommt die Diphtherie derzeit in Österreich nicht vor, wird aber etwa aus der Ukraine berichtet.

Dreitagefieber ➡ Klassische Kinderkrankheiten

Drogenkonsum

Diverse Studien und Umfragen ergaben in den letzten Jahren ein eindeutiges Bild: Es besteht ein deutlicher Zusammenhang zwischen dem höheren Konsum legaler Suchtmittel wie Alkohol und Nikotin und der Bereitschaft, auch illegale Substanzen zu nehmen. Bei Jugendlichen sind neben Cannabisprodukten vor allem die sogenannten Designerdrogen (in erster Linie Ecstasy) derzeit sehr beliebt. Und: Die untere Altersgrenze einer ersten Drogenerfahrung liegt heute schon bei zwölf Jahren.

Warum Drogen?

Die Gründe sind in etwa die gleichen wie bei Alkohol und Nikotin. Zu nennen ist die Gruppe, in der sich der Jugendliche bewegt, das familiäre Milieu, in dem er aufgewachsen ist, hinzu kommen individuelle Ursachen (Persönlichkeit, psychische Probleme, Traumatisierungen usw.) sowie die derzeitige Marktsituation, die es jedem Jugendlichen leicht macht, an Drogen zu kommen.

Merkmale

Äußere Merkmale wie Bekleidung, Haartracht, mangelnde Hygiene sind zwar manchmal mit Drogenkonsum gekoppelt, können jedoch auch andere Hintergründe haben. Sie sind entgegen verbreiteter Meinung kein verlässliches Kriterium für Drogenkonsum. Viele Drogenkonsumenten sind in ihrem äußeren Erscheinungsbild völlig unauffällig.

Hinweise auf regelmäßigen Drogenkonsum sind

- Narben und Abszesse an Injektionsstellen,
- Pupillenveränderungen und verminderte Lichtreaktionen,
- andere akute Anzeichen für Drogeneinwirkung (Lethargie usw.),
- Wesensveränderungen,
- Anzeichen einer Vergiftung (Krämpfe, Erbrechen usw.).

Vielen Jugendlichen gelingt es aber, Anzeichen für Drogenkonsum geschickt zu verbergen. Ein direkter Nachweis kann über einen Harntest erfolgen.

Was tun?

Jugendliche, die bereits drogenabhängig sind, gehören umgehend in medizinische/psychotherapeutische Betreuung. Es hilft nicht, ihnen mit Schuldzuweisungen, Ratschlägen o. Ä. zu begegnen. Ratsam ist der sofortige Kontakt mit einer einschlägigen Suchtberatungsstelle. Gelingt es nicht, den Jugendlichen dort hinzubringen, was leider häufig der Fall ist (mangelndes Problembewusstsein, allgemein geringe Bereitschaft bei Jugendlichen, eine solche Unterstützung in Anspruch zu nehmen, …), scheuen Sie sich nicht, sich als Eltern Unterstützung zu holen. Dies ist oft ein erster wichtiger Schritt!

Prinzipiell können Eltern aber präventiv tätig werden. Die Verhinderung von Drogen beginnt im Grunde bereits mit der frühesten Beziehung zum und Erziehung vom Kind. Das wichtigste Instrument gegen einen späteren Drogenkonsum ist eine gesunde Entwicklung der Gesamtpersönlichkeit. Bauen Sie von klein auf eine vertrauensvolle, stabile Beziehung zu Ihrem Kind auf. Suchen Sie rechtzeitig Unterstützung, wenn Sie merken, dass etwas in der Entwicklung Ihres Kindes auffällig ist, bzw. wenn Sie bei sich merken, mit gewissen Anforderungen hinsichtlich Ihres Kindes nicht gut zurechtzukommen. Also »schmieden Sie das Eisen, solange es noch heiß ist«; es ist ein Irrglaube, dass sich Probleme von Kindern von selbst auswachsen, sie verlagern sich eher auf die nächste Entwicklungsstufe und eben letztlich dazu, ein Grundproblem in der Pubertät mittels Drogen zu lösen zu versuchen.

Fördern Sie die Kreativität und Fantasie Ihres Kindes, stärken Sie sein Selbstvertrauen und lassen Sie Emotionen zu. Vermitteln Sie Ihrem Kind aber auch, dass Misserfolge zum Leben gehören. Nur wer weiß, dass dies so ist, braucht keine Suchtmittel, um Misserfolge oder Fehler zu verdrängen. Kinder brauchen in ihrer Erziehung aber auch Grenzen, sie müssen lernen, begründbare Regeln zu befolgen. Es ist aber genauso wichtig, dass Sie ein begründetes »Nein« des Kindes akzeptieren. Auch das hilft, bei Drogen »nein« sagen zu können.

Beachten Sie in Ihrer Erziehung vor allem, dass Kinder sehr schnell missbräuchliches Verhalten lernen. Wer ständig Süßigkeiten erhält, wenn er beispielsweise hingefallen ist, oder Spielzeug und Fernsehen gegen Langeweile angeboten bekommt, erfährt, dass es immer bestimmter Mittel bedarf, um ein angenehmes Gefühl zu erreichen. Ein solches Verhalten führt leicht dazu, dass ein Jugendlicher auch später bestimmte Mittel einsetzt, um sich gut zu fühlen.

Verlieren Sie nicht das Verständnis für Ihr Kind, wenn es Drogen nimmt, und stehen Sie ihm auch in dieser Situation bei, ohne die Problematik aus dem Blick zu verlieren. Der Konsum von Drogen ist so alt wie die Menschheitsgeschichte und in jeder Kultur in irgendeiner Form verankert. Das Bedürfnis des Menschen, sich lustvolle Rauschzustände zu verschaffen, ist uralt. Das Jugendalter, das sich am Übergang vom Kind zum Erwachsenen mit der Erforschung eigener Fähigkeiten und Grenzen, Lebens- und Erfahrungshunger und dem Experimentieren mit dem eigenen Körper beschäftigt, ist hierfür besonders anfällig.

Gleichzeitig ist dieses Alter ein Entwicklungsabschnitt, in dem die Jugendlichen auch mit vielen Frustrationen konfrontiert sind und mittels Drogenkonsum das Gefühl von schmerzlichem Erleben und Frustrationen bei Misserfolgen zu verdrängen versuchen. Mit der Verwendung von Drogen stellt sich der Jugendliche wieder weniger den nötigen Entwicklungsaufgaben und hat ein geringeres psychosoziales Experimentierfeld, somit wieder weniger Übung und wieder weniger Erfolg. Damit befindet er sich in einem Teufelskreis. Aus diesem finden viele nicht ohne professionelle Unterstützung heraus.

Die Belastung wird dadurch für die gesamte Familie enorm groß. Suchen Sie unbedingt professionelle Hilfe! Meist müssen zuerst andere Familienmitglieder Hilfe in Anspruch nehmen, bevor der Betroffene selbst dazu in der Lage ist.

Durchfallerkrankungen im Kindesalter

Die Verdauung beginnt bereits in der Mundhöhle, wo die Speisen zerkleinert und mit den Enzymen des Speichels vermischt werden. Vom Mund gelangt die Nahrung in den Magen, wo sie mit dem Magensaft gemischt und in den Zwölffingerdarm weitergeleitet wird. Im Zwölffingerdarm werden die Nahrungsbestandteile durch die Galle und die Enzyme der Bauchspeicheldrüse löslich gemacht. Alle Nahrungsbestandteile wie Eiweiß, Fett und Kohlenhydrate werden durch die Schleimhaut des Dünndarms in den Organismus aufgenommen.

Durch die Bewegungen des Darmes (Peristaltik) wird der Darminhalt schließlich zum Dickdarm transportiert. Hier wird Flüssigkeit entzogen und letztendlich der Stuhl geformt.

In manchen Fällen kann diese Reihenfolge der Verdauung gestört sein. So kann die Verdauung an sich oder die Aufnahme oder Spaltung der Nahrungsbestandteile nicht funktionieren. Durchfall ist keine Erkrankung für sich, sondern üblicherweise ein Symptom einer anderen auslösenden Ursache.

Die Ursachen für Durchfallerkrankungen sind vielfältig:

♦ Infektionen des Darms durch Viren, Bakterien oder Einzeller,
♦ eine Schädigung der Darmzellen durch Gifte (Toxine), die von den Erregern gebildet werden,
♦ chronisch entzündliche Darmerkrankungen, aber auch systemische Erkrankungen wie Schilddrüsenerkrankung oder Allergien,
♦ Behandlungen mit bestimmten Medikamenten wie Antibiotika und
♦ psychische Ursachen wie Stress

können sich durch Durchfall äußern.

Die häufigste Ursache für Durchfall im Kindesalter sind Darminfektionen. Gefährlich ist in diesen Fällen der manchmal erhebliche Verlust an Wasser und Elektrolyten, der unbedingt ersetzt werden muss.

Darminfektionen

Bei allen Darminfektionen ist das Hauptsymptom der Durchfall. Er kann von Erbrechen oder Fieber begleitet sein. Beim Durchfall ist der Anteil des Wassers im

Stuhl deutlich erhöht, das dem Körper entzogen wird und zu einem Wasserverlust führen kann. Die akute Magen-Darm-Infektion beginnt mit Bauchschmerzen, Appetitlosigkeit, Erbrechen, teilweise Fieber und breiigen bis wässrigen Durchfällen, manchmal mit Blut oder Schleim. Je nach Ursache können auch andere Beschwerden auftreten, z.B. Übelkeit, Schwindel, Kopfschmerzen. In der Dritten Welt stellen Magen-Darm-Infektionen eine wesentliche Ursache der Kindersterblichkeit dar. Diese Durchfallerkrankungen werden durch Bakterien, Viren oder Amöben verursacht.

Häufige Erreger:

◆ **Amöbenruhr:** Die Amöbenruhr ist eine Infektion mit dem Darmparasiten Entamöba histolytica. Der Patient mit Amöbenruhr ist müde und leidet unter Bauchschmerzen und Übelkeit. 90 Prozent der Infektionen laufen ohne Symptome ab. Bei der symptomatischen Form kommt es nach zwei Wochen Inkubationszeit zu Durchfällen, die Blutbeimengungen enthalten können. Bauchschmerzen und Krämpfe treten fast immer auf. Es werden immer Amöbenzysten mit dem Stuhlgang ausgeschieden, die für die Diagnosestellung wesentlich sind. Mangelhafte hygienische Zustände begünstigen die Verbreitung. Es werden zwei Formen der Amöbenruhr unterschieden: eine meist symptomlose häufige Minutaform, die nur den Darm betrifft, und eine Magnaform, bei der der Parasit andere Organe befällt. Symptomlose Überträger sind häufig. Beide Formen der Amöbenruhr werden mit Antibiotika behandelt. Auch symptomlose Träger sollten behandelt werden, um einer weiteren Übertragung der Krankheit vorzubeugen. Bei Durchfällen sollten Sie zusätzlich auf eine ausreichende Flüssigkeitszufuhr achten.

◆ **Lambliasis:** Lamblien sind einzellige Lebewesen. Dieser Erreger nistet sich vorwiegend im Dünndarm des Menschen ein und verursacht übelriechende Durchfälle, die auch Blutbeimischungen enthalten können. Damit verbunden ist immer eine verminderte Aufnahme von wichtigen Nährstoffen, Vitaminen und Mineralien.

◆ **Bakterielle Ruhr:** Dies ist eine Infektion mit Shigellen durch verunreinigtes Trinkwasser oder Nahrungsmittel. Zuerst treten starkes Fieber und erhebliche krampfartige Bauchschmerzen auf, dann folgen häufiges Erbrechen und Durchfall. Der wässrige Stuhl ist meist blutig und schleimig. Als wichtige Infektionsgebiete gelten Ägypten und Tunesien.

◆ **Campylobacter:** Infektionen mit Campylobacter werden durch infiziertes Trinkwasser oder Nahrungsmittel übertragen. Symptome sind Schüttelfrost und Fieber, Bauchschmerzen und sehr häufige (bis zu 20-mal am Tag) Durchfälle und Erbrechen. Die Erreger sind relativ umweltresistent.

Eine Übertragung – direkt auf fäkal-oralem Wege oder indirekt über keimhaltige Nahrung (Fleisch von Geflügel und anderen Haustieren, Rohmilch) oder Trinkwasser – ist durch eine vergleichsweise geringe Erregerzahl möglich.

♦ **Cholera:** Infektionen mit Cholerabakterien erfolgen durch verunreinigtes Trinkwasser oder Nahrungsmittel. Neben wässrigem Stuhl kommt es auch zu dauerndem Erbrechen. Der Patient hat Untertemperatur und kann die gefüllte Harnblase nur schwer spontan entleeren. Bei Cholera sollte unbedingt beachtet werden, dass auch nach erfolgreicher Behandlung die Erreger noch drei Monate lang ausgeschieden werden können. Nachuntersuchungen sind erforderlich.

♦ **Kolibakterien:** Infektionen mit Kolibakterien bewirken leichten Durchfall, der gelegentlich von Erbrechen begleitet wird, und dauern häufig nicht länger als zwei Tage. Die Kolibakterien gelangen durch Unsauberkeit nach der Toilette oder entsprechende Abwässer auf Nahrungsmittel und ins Trinkwasser. Über 40 Prozent der auf Reisen erworbenen Durchfälle werden einem speziellen Kolibakterium zugeschrieben, der sogenannten enterotoxischen Escherichia coli (ETEC), die auch als »Montezumas Rache« bekannt ist.

♦ **Rotavirus-Infektionen:** Rotavirus-Infektionen sind die häufigste Ursache einer virusbedingten Durchfallerkrankung im Kleinkindalter. Kinder mit einer Rotavirus-Infektion erkranken durchschnittlich schwerer als Kinder mit einer Durchfallerkrankung anderer Ursache; die Rate der Krankenhausaufenthalte ist höher. Vor allem bei kleinen Kindern können Rotaviren zu schweren Durchfällen führen. Mit zunehmendem Lebensalter wird die Schwere der Infektionen geringer. Es konnte festgestellt werden, dass eine solche Infektion bevorzugt dann auftritt, wenn das Immunsystem des Darmes noch nicht ausgebildet ist, wie dies bei Kindern und Säuglingen der Fall sein kann. Rotaviren sind auch bei Haustieren verbreitet, die Übertragung erfolgt aber überwiegend von Mensch zu Mensch oder durch Wasser. Eine Schluckimpfung schützt vor dieser Infektion und ist ab der 6. Lebenswoche bis zum 6. Lebensmonat möglich.

♦ **Norwalk-like-Viren (Noroviren, SRSV, small round structured viruses):** Weltweit werden SRSV als häufigste Erreger virusbedingter Gastroenteritiden bei Erwachsenen angesehen, betreffen aber auch Kinder. Die meist plötzlich einsetzenden Krankheitserscheinungen umfassen Übelkeit, Erbrechen, Bauchschmerzen, Durchfall und allgemeines Krankheitsgefühl (»epidemisches Erbrechen«). Die Infektiosität ist sehr hoch, dabei spielen neben Speisen oder Getränken direkte Kontakte von Mensch zu Mensch eine größere Rolle als bei anderen Darminfektionen. Daraus ergibt sich eine besondere Bedeutung dieser Infektionen für Gemeinschaftseinrichtungen, in denen sie sich rasch ausbreiten können. Die Inkubationszeit beträgt 12 bis 48 Stunden. Personen scheiden das Virus während der akuten Erkrankung und mindestens bis zu 48 Stunden (bis zu zehn Tage nach Krankheitsbeginn) nach Beendigung der Symptome aus.

♦ **Salmonellose:** Bei Infektionen mit Salmonellen kommt es zu plötzlichem Unwohlsein und Übelkeit und später zu Erbrechen, Bauchschmerzen und Durchfällen. Die Erkrankung dauert in der Regel zwei bis fünf Tage. Die Betroffenen haben häufig Fieber. Salmonellen kann man sich durch direkten oder indirekten Kontakt mit erkrankten Menschen oder durch verunreinigte Lebensmittel einhandeln. Oft finden sie sich bei häufig wieder aufgewärmten Speisen oder nicht durchgegarten Nahrungsmitteln, z.B. Geflügel, Eier, Mayonnaise, Salate, Süßspeisen oder Milchprodukte. Die Salmonellenenteritis ist eine häufige Darminfektion. Trotz Meldepflicht ist mit einer hohen Dunkelziffer zu rechnen.

♦ **Typhus/Paratyphus:** Typhus und Paratyphus sind schwere Infektionen durch Bakterien (spezielle Salmonellen), die durch verschmutztes Wasser und Nahrungsmittel in den Körper gelangen. Die Infektionshäufigkeit ist besonders in Südostasien und Nordafrika erhöht. Der Krankheitsverlauf ist typisch, häufig geht eine Verstopfung voraus. Die Körpertemperatur steigt allmählich. Der Patient leidet unter Kopfschmerzen und Appetitlosigkeit. In der zweiten Woche tritt Fieber bis zu 40 Grad auf. Am Rumpf und gelegentlich an Armen und Beinen erscheinen kleine rote Flecken. In der dritten Woche kommt Durchfall hinzu. Eine Therapie ist in jedem Stadium sinnvoll und mit den richtigen Antibiotika möglich; die Einnahme muss auf der Verordnung eines Arztes beruhen. Eine Impfung gegen Typhus ist möglich. Beide verfügbaren Impfmöglichkeiten (Injektion oder Schluckimpfung) sind, wenn richtig angewandt, sinnvoll, wenn Infektionsgefahr besteht, und sie wirken etwa zwei bis drei Jahre. Die Wirksamkeit einer regelrecht durchgeführten Impfung wird mit ca. 60 Prozent angenommen.

Vorbeugung auf Reisen

Man sollte auf gekochte Lebensmittel achten und Salate, Meerestiere, rohes Fleisch oder rohen Fisch vermeiden. Rohes Obst sollte vor dem Verzehr geschält werden. Es kann empfehlenswert sein, auch zum Zähneputzen Mineralwasser zu verwenden. Achten Sie auf Hygiene beim Gang auf die Toilette. Eine Impfung ist gegen Typhus und Cholera möglich.

Therapie

Der Flüssigkeits- und Mineralstoffverlust bei starkem Durchfall muss ausgeglichen werden; bei Kindern ist eine Teepause sinnvoll. Später sollte ein langsamer Kostaufbau mit fettarmen Mahlzeiten erfolgen. Hilfreich sind Medikamente wie Bioflorin; unterstützend wirkt Himbeerblättertee sehr gut. Hält Durchfall länger an, kann auch eine Normolytlösung gegeben werden, um eine Dehydrierung (Austrocknen) durch den starken Flüssigkeitsverlust zu verhindern.

Zumeist sind spezielle Durchfallmittel nicht nötig. Erst bei länger andauernden Durchfällen können Medikamente verordnet werden, die die Bewegung des Darmes vermindern und den Verlust an Mineralstoffen einschränken. Beispielsweise kann Imodium gegen die Krämpfe hilfreich sein. In der Regel ist eine Antibiotika-Behandlung bei Magen-Darm-Infektionen nicht notwendig. Es gibt aber Ausnahmefälle, in denen Antibiotika verschrieben werden, wie z.B. bei Typhus, Cholera oder Amöbiasis.

Bei bakteriellen Infektionen kann vom Arzt eine gezielte Behandlung verordnet werden. Die effektivste vorbeugende Maßnahme gegen jede Art von Darminfektionen sind gründliche hygienische Maßnahmen, insbesondere auf Reisen.

Lebensmittelvergiftungen

Die Zahl der Lebensmittelvergiftungen steigt weltweit an. Begünstigt wird das Wachstum der Erreger, wenn Speisen nicht richtig gelagert und nicht ausreichend erhitzt werden. Krankheitserreger können Menschen nicht nur direkt infizieren, sie sind auch in der Lage, durch Bildung eines Giftstoffes (Toxin), den sie in das Lebensmittel abgeben, den Menschen zu schädigen.

Folgende Bakterien können Lebensmittelvergiftungen verursachen:

♦ Staphylococcus aureus,
♦ Clostridium perfringens,
♦ Bacillus cereus,
♦ Clostridium botulinum und
♦ Schimmelpilze.

Gelangen diese Erreger auf Lebensmittel, können sie einen Giftstoff bilden, der in die Lebensmittel übergeht.

Eine Lebensmittelvergiftung beginnt in den meisten Fällen mit plötzlichen Bauchschmerzen, Erbrechen und Durchfällen, Fieber und Schüttelfrost. In den meisten Fällen klingen die Beschwerden in wenigen Tagen von selbst ab. Übertragen werden die Bakterien durch infizierte Nahrungsmittel wie Fleisch, Milch,

Eipulver, rohe Eier, Geflügel, Mayonnaise und Speiseeis. Weil die Mahlzeiten meistens von der ganzen Familie gegessen werden, kann eine Lebensmittelvergiftung mehrere Personen in einer Familie gleichzeitig betreffen.

Nahrungsmittelallergien

Bei Nahrungsmittelallergikern rufen verschiedene Allergene eine chronische Entzündung der Darmschleimhaut hervor, die zu Durchfällen führen kann. Dadurch kann langfristig auch eine krankhafte Veränderung der Darmwand entstehen, sodass die Nährstoffe nicht mehr vollständig aufgenommen werden können. Folgende Nahrungsmittel können häufig eine Allergie verursachen:

♦ Milch,
♦ Hühnereiweiß,
♦ Soja,
♦ Nüsse,
♦ Schimmelpilze,
♦ Schokolade,
♦ Hefe,
♦ Zitrusfrüchte,
♦ Fisch oder
♦ Erdbeeren.

Sieben bis zehn Prozent der Kinder und etwa fünf Prozent der Erwachsenen sind von Allergien betroffen, Männer doppelt so häufig wie Frauen.

Seit etwa der Mitte des 20. Jahrhunderts wurde eine Zunahme vor allem der Kuhmilchallergie registriert. Bekannten Nahrungsmittelallergien wird man vorbeugen, indem man das auslösende Allergen vom Ernährungsplan streicht.

Kuhmilchprotein-Intoleranz

Eine häufige Erkrankung des Säuglingsalters ist die Kuhmilchprotein-Intoleranz. Man unterscheidet die »echte« Kuhmilchallergie von der Kuhmilchprotein-Intoleranz. Die Kuhmilchallergie kann mit schweren Symptomen wie Nesselsucht oder Atemnot einhergehen.

Die Kuhmilchprotein-Intoleranz beginnt meistens in den ersten drei Lebensmonaten mit schleimig-blutigen Durchfällen, kolikartigen Bauchschmerzen, Blähungen und Erbrechen. Die chronischen Durchfälle sind häufig mit einer gestörten Nährstoffaufnahme verbunden, die zu Gewichtsabnahme führen kann. Die Durchfälle hören auf, sobald kuhmilcheiweißhaltige Nahrung absetzt wird.

Die Prognose der Erkrankung ist gut. Sie klingt im Normalfall im zweiten Lebensjahr von selbst ab. Bei manchen Kindern bleibt die Kuhmilchprotein-Intoleranz bis ins Erwachsenenalter bestehen.

Pankreasinsuffizienz

Zu den häufigen Ursachen einer Verdauungsstörung vor allem bei größeren Kindern gehört die mangelnde Produktion von Verdauungsenzymen der Bauchspeicheldrüse, die sogenannte Pankreasinsuffizienz. Dazu kommt es, wenn Teile des Pankreas durch beispielsweise Entzündungen, Medikamente oder Infektionen beeinflusst werden.

Die Symptome der Verdauungsstörungen sind vor allem chronische Durchfälle mit voluminösen, übel riechenden und fettreichen Stühlen. Die Kinder klagen über Blähungen und nehmen wenig zu. Die Therapie besteht in Gabe von Pankreasenzym-Präparaten. Die Gabe von Enzympräparaten folgt keinem starren Dosierungsschema, sondern muss für jeden Patienten individuell ermittelt werden. Obwohl eine Diät bei der Pankreasinsuffizienz nicht notwendig ist, sollte man auf fettarme Kost achten. Die exokrine Pankreasinsuffizienz kündigt sich oft durch jahrelange unspezifischere Beschwerden an.

Zöliakie

Bei der Zöliakie handelt es sich um eine chronische Darmerkrankung, bei der die Betroffenen den Getreidebestandteil Gluten nicht vertragen. Gluten ist in Weizen, Roggen, Hafer und Gerste, aber nicht in Reis, Hirse und Mais enthalten. Bei Glutenernährung kommt es zu schweren Durchfällen. In fünf bis zehn Prozent aller Fälle gibt es Zöliakie-Erkrankungen unter nahen Verwandten. Die Erkrankung beginnt meist am Ende des ersten bzw. Anfang des zweiten Lebensjahres nach Einführung von getreidehaltigen Nahrungsmitteln oder kann sich erst im erwachsenen Alter (die sogenannte Sprue) entwickeln.

Die betroffenen Kinder bekommen einige Monate nach Kontakt mit Gluten einen stark vorgewölbten Bauch, haben auffällig magere Beine und ein abgeflachtes Gesäß mit herabhängenden Hautfalten. Es kommt zu einer Gewichtsabnahme. Zöliakie ist eine lebenslang bestehende Erkrankung. Die Symptome der Zöliakie sind nicht immer gleich stark ausgeprägt. Die Diagnose wird durch Laboruntersuchungen (Gliadin-/Endomysium-Serologie) und durch eine Biopsie (Entnahme einer Gewebeprobe des Dünndarms) gestellt. Die Therapie besteht in einer lebenslangen und vollständigen glutenfreien Ernährung.

Colitis ulcerosa

Bei Colitis ulcerosa handelt es sich um eine entzündliche Erkrankung des Dickdarms, die nach akutem Beginn chronisch oder in Schüben verlaufen kann. Die Ursache der Colitis ulcerosa ist bisher unklar, genetische, allergische, infektiöse und psychische Faktoren beeinflussen jedoch den Verlauf der Erkrankung. Das Leitsymptom der Colitis ulcerosa ist der blutige Durchfall, der vor allem von Bauchschmerzen begleitet wird. Die Kinder nehmen an Gewicht ab und können Sehstörungen, Gelenkbeschwerden und schmerzhafte Hautveränderungen aufweisen. Es kann zum Darmverschluss kommen.

Die Diagnose der Colitis ulcerosa wird anhand der typischen Symptome und einer Schleimhautbiopsie gestellt. Dazu ist eine Darmspiegelung notwendig. Es gibt keine spezielle Colitis-Diät; eine ballaststoffarme Ernährung wirkt sich aber günstig auf einen akuten Schub aus. Nahrung mit hohem Zuckeranteil sollte man meiden. In schweren Fällen kann die Umstellung auf eine voll resorbierbare Elementarkost (»Astronautennahrung«) oder eine künstliche Ernährung notwendig werden.

Die medikamentöse Behandlung wird mit entzündungshemmenden Substanzen (z.B. Sulfasalazin, 5-Aminosalicylsäure oder Kortison) durchgeführt. In vielen Fällen hat es sich als sinnvoll erwiesen, eine ergänzende psychotherapeutische Behandlung durchzuführen. Oft ist ein chirurgischer Eingriff erforderlich. Eine vorbeugende Behandlung mit Salicylaten ist möglich. Zur frühzeitigen Diagnose einer möglichen Krebsentwicklung wird eine regelmäßige Spiegelung des Dickdarmes empfohlen.

Morbus Crohn

Morbus Crohn ist eine chronisch verlaufende entzündliche Erkrankung des gesamten Magen-Darm-Traktes; bevorzugt sind der Dickdarm und die Endabschnitte des Dünndarms. Es kann zur Ausbildung von Fisteln vom Darm in benachbarte Organe oder nach außen kommen. Auch hier ist ein Darmverschluss möglich.

Am häufigsten erkranken Kinder im Alter von 11 bis 14 Jahren sowie junge Erwachsene. Die Ursache der Erkrankung ist unbekannt. Die Kinder sind blass, appetitlos und verlieren an Gewicht. Nach einiger Zeit kommt es zu den typischen, oft blutigen Durchfällen. Die Kinder leiden außerdem an Erbrechen, Bauchschmerzen und an Hauterscheinungen. Es können Sehstörungen und Gelenkbeschwerden hinzutreten. Die Krankheit verläuft chronisch in Schüben. Psychische Faktoren können einen Schub begünstigen.

Bei der medikamentösen Behandlung werden entzündungshemmende Medikamente eingesetzt (Sulfasalazin, 5-Aminosalicylsäure oder Kortison) und in schweren Fällen Immunsuppressiva. Grundlage der Therapie ist eine optimale Ernährung. Eine hoch kalorische Ernährung ist wichtig, manchmal auch über eine Sonde. In schweren Fällen wird häufig eine Infusionstherapie mit Ruhigstellung des Darms durchgeführt. Kommt es zu Ausbildung von Darmfisteln, muss häufig chirurgisch eingegriffen werden. Eine vollständige Heilung ist selten, doch es gibt jahrelange Pausen, die ohne Beschwerden verlaufen. Eine Erkrankung vor der Pubertät beinhaltet die Gefahr der Kleinwüchsigkeit.

Milchzuckerunverträglichkeit (Laktoseintoleranz)

Milchzucker ist ein Bestandteil aller Milchsorten, auch der menschlichen Milch. Dennoch vertragen ca. 15 bis 30 Prozent der Europäer keine oder nur wenig Milch (sogenannte Laktoseintoleranz). Aufgrund eines Mangels an Laktase, ein den Milchzucker spaltendes Enzym, kann es zu einer Unverträglichkeit des Milchzuckers kommen. Unverdaut bleibt der Milchzucker im Darm und zieht das Wasser mit sich, was den Stuhl flüssig macht. Die Folge ist eine verminderte Verträglichkeit von Milch und Milchprodukten. Wird zu viel Milch getrunken, kommt es zu Blähungen, krampfartigen Bauchschmerzen und häufigen Durchfällen. Die Therapie dieses Enzymmangels besteht in der Meidung bzw. Reduzierung von laktosehaltigen Produkten, vor allem der Milch. Den Laktasemangel kann man nicht heilen, die Betroffenen müssen selbst herausfinden, wie viel Milchzucker sie vertragen, und dementsprechend ihre Essgewohnheiten anpassen. Auch die Einnahme von künstlich hergestellter Ferment-Laktase ist möglich. Häufig erkennen die Patienten selbst, dass ihre Bauchschmerzen, Blähungen und Durchfälle eng mit der Aufnahme von Milch und Milchprodukten zusammenhängen, und lassen diese Nahrungsmittel einfach weg.

Der funktionelle Bauchschmerz

Etwa jedes zehnte Schulkind leidet an chronischen Bauchschmerzen ohne fassbare organische Ursache, oft werden die Schmerzen als plötzlich einsetzende krampfartige Episoden geschildert. In etwa 60 Prozent wird der Schmerz um den Nabel herum lokalisiert, daher der ältere Begriff der Nabelkoliken. Stuhlfrequenz und -konsistenz sind normal. Auffällig ist jedoch die Ernährungsanamnese, die Kinder essen viele Süßigkeiten und wenig Ballaststoffe. Die Entwicklung ist völlig normal, Gedeihstörungen zeigen sich nur, wenn die Kinder auf irgendwelche Diäten gesetzt wurden.

Oft leidet auch ein Familienmitglied unter Beschwerden wie Verstopfung oder Sodbrennen. Eine genaue organische Diagnostik sollte durchgeführt werden, nach Ausschluss anderer Ursachen steht die Beruhigung der Situation im Vordergrund.

Ein Unterlassen überflüssiger Untersuchungen ist oft besser als übermäßige Aktivität, die viel Schaden anrichtet. Eine psychologische Unterstützung kann hilfreich sein. Die Prognose der chronischen Bauchschmerzen ist kurzfristig gut, langfristig entwickelt aber etwa ein Drittel der Kinder andere Schmerzen, insbesondere Kopf- und Rückenschmerzen.

Ecstasy

Unter dem Begriff Ecstasy oder XTC fasst man eine Gruppe synthetisch hergestellter Drogen zusammen. Unter Ecstasy wurde zunächst ausschließlich die Substanz MDMA (3,4-Methylendioxymethamphetamin) verstanden, im Laufe der letzten Jahre tauchten eine Reihe anderer Präparate mit ähnlicher Wirkung auf dem Schwarzmarkt auf, die heute alle als Ecstasy bezeichnet werden.

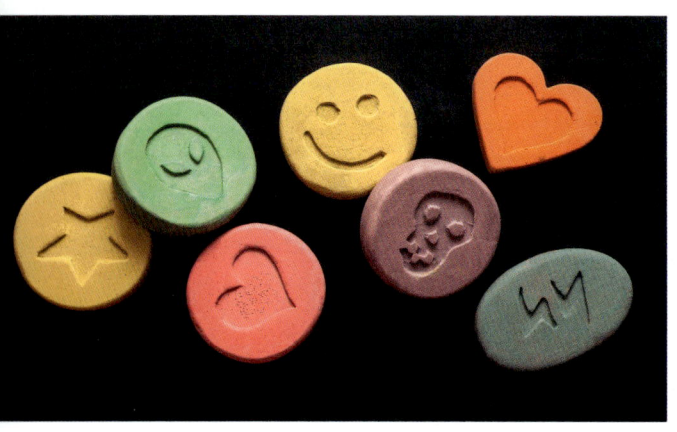

MDMA wurde 1898 erstmals hergestellt, kam allerdings wegen der Nebenwirkungen nie in den Handel. In den 70er Jahren des letzten Jahrhunderts wurde MDMA unterstützend bei bestimmten Psychotherapien eingesetzt und in den 80er Jahren schließlich als Straßen- und Partydroge populär. Ecstasy unterliegt dem Suchtmittelgesetz.

Die Ecstasykonsumenten

Aus einer deutschen Studie des Jahres 1997: »Das häufigste Erstkonsumalter liegt bei Ecstasy zwischen dem 16. und 18. Lebensjahr, bei Alkohol und Cannabis zwischen dem 13. und dem 15. Lebensjahr. Die überwiegende Mehrheit der Personen mit Ecstasykonsum sind sogenannte Mehrfachkonsumenten, d. h., sie haben Erfahrung mit dem Konsum anderer illegaler Drogen (Cannabis, LSD, Kokain – sehr selten Heroin). Die Gruppe der ausschließlich Ecstasy konsumierenden umfasst 6,1 Prozent der Befragten. Fast 70 Prozent der Personen mit Ecstasykonsum trinken Alkohol während des Ecstasyrausches, über 80 Prozent auch als Ersatzkonsum. Der Konsum von Ecstasy wird von den Konsumenten selbst als riskant bezeichnet: 65 Prozent der Konsumenten halten Ecstasy für süchtig machend; die Bereitschaft zur Konsumbeendigung ist jedoch gering.«

Zusammensetzung von Ecstasy

Genaue Angaben sind schwierig, am Schwarzmarkt wird heute vieles als Ecstasy angeboten. Zumeist weiß der Konsument nicht genau, wie viel und was in einer Pille enthalten ist. Die Tabletten können Ecstasy und Koffein, aber auch unterschiedliche Medikamente (Aspirin, Atropin oder Methadon) enthalten. Es gibt auch ungewöhnlich hoch dosiertes Ecstasy oder LSD-Proben.

Bei Stichproben hat man zumeist eine Dosis von 40 bis 165 mg reines MDMA gefunden, selten Amphetamine (Speed) (3,5 Prozent) oder Placebos (3,5 Prozent), Halluzinogene, aber nicht Heroin oder Strychnin; Verunreinigungen bis zu 5 Prozent.

Meist ist XTC als Tablette oder Kapsel zu haben, die Wirkung tritt nach etwa 20 bis 60 Minuten ein und ist auch von der Stimmung und der persönlichen Konstitution abhängig. Es ist kein Rückschluss von einem bestimmten Motiv auf der Tablette auf deren Zusammensetzung möglich. Ecstasy-Präparate in Kapseln können besonders gefährlich sein, weil oft andere Drogen mit hineingegeben werden. Aber egal, was die Tabletten letztlich enthalten, der Konsum psychoaktiver Substanzen ist in jedem Fall mit körperlichen, psychischen und häufig auch rechtlichen Gefahren verbunden.

Die Kosten für die Herstellung einer Ecstasy-Tablette liegen je nach Inhaltsstoffen bei etwa einem Euro, der Endverbraucher bezahlt durchschnittlich 10 bis 20 Euro.

Achtung: PMA – das andere Ecstasy

Besonders gefährlich ist die Einnahme einer Substanz mit dem Namen PMA (Para-Methoxy-Amphetamin), die auch als Ecstasy verkauft wird.

Die psychischen Wirkungen von PMA setzen später ein als die Effekte nach Ecstasy (MDMA) und sind bei gleicher Dosierung schwächer ausgeprägt. Unerfahrene Konsumenten vermuten daher, ein »schwach« wirkendes Ecstasy konsumiert zu haben, und nehmen weitere Tabletten ein, um die von ihnen erwünschte Wirkung zu verspüren. Der Konsum von PMA kann allerdings tödlich sein.

Liquid Ecstasy

Trotz des Namens hat Liquid Ecstasy nichts mit Ecstasy zu tun. Liquid-XTC-Tabletten enthalten Gamma-Hydroxy-Buttersäure (GHB), die eher wie klassische »K.-o.-Tropfen« wirkt. Bereits zwei bis drei Gramm können laut dem Gerichtsmediziner Walter Rabl zum Tod führen.

Wirkung

Ecstasy hat eine doppelte Wirkung: Es wirkt zum einen anregend auf das Nerven- und Herz-Kreislauf-System und hat zum anderen eine leicht sinnestäuschende und bewusstseinsverändernde Wirkung. Ecstasy vertreibt Müdigkeit und Appetit und verstärkt positive wie negative Gefühle. Ecstasy gilt als stimmungsverstärkend, d. h., es ist nicht zur Flucht aus einer schlechten Stimmung geeignet. Wenn man schlecht drauf ist, wird auch dies verstärkt.

Manchmal wird eine besondere Harmonie mit dem Gesprächspartner empfunden. Deshalb gilt XTC auch als »heart-opener«.

Unerwünschte Wirkungen

Zu nennen sind vor allem lebhafte Halluzinationen, Wahnvorstellungen, Erregungszustände, Angstzustände etc. Das Muster kann je nach Dosis sehr verschieden sein. Der Blutdruck ist üblicherweise erhöht und der Puls beschleunigt. Durch den manchmal starken Flüssigkeitsverlust und die gesteigerten Abbauprodukte im Stoffwechsel (z.B. beim exzessiven Tanzen) können der Elektrolyt- und Flüssigkeitshaushalt entgleisen und die Funktion der Nieren und der Leber erheblich geschädigt werden. Die Körpertemperatur kann bis auf über 41 °C ansteigen. Bei Überdosierung besteht akute Lebensgefahr, auch in Österreich wurden bereits tödliche Kollaps- und Erschöpfungszustände registriert.

Wirkungsdauer

Die Wirkungsdauer von MDMA liegt meist zwischen vier und sechs Stunden, bei der Wirkungsdauer ist die persönliche Konstitution zu beachten. Da oft nicht klar ist, welche der Stoffe in einer Pille enthalten sind und in welcher Menge sie vorliegen, ist die Zeitdauer der Wirkung variabel.

Nachwirkungen

Wie bei anderen Drogen kann es auch bei Ecstasy-Konsum zu einer Katerstimmung kommen. Dazu gehören extreme Erschöpfung, Motivationslosigkeit, Appetitverlust, Vergesslichkeit, Konzentrationsstörungen oder Durchschlafstörungen.

Langzeitfolgen

Ecstasy schädigt das Gehirn in Abhängigkeit von der Dosis und der Anzahl der eingenommenen Ecstasy-Tabletten. Es kann zu Gedächtnisstörungen, Psychosen, Halluzinationen und Wahnvorstellungen sowie Appetitlosigkeit, Schlaflosigkeit und Stimmungsschwankungen kommen. Ecstasy kann zu ernsthaften Schäden an Leber, Niere, Gefäßen und dem Zentralnervensystem führen.

Suchtpotential

Ecstasy führt zwar nicht zur körperlichen Abhängigkeit, hat jedoch trotzdem ein nicht zu unterschätzendes Suchtpotential im psychischen Bereich. Außerdem werden oft zusätzlich andere Drogen konsumiert. Das Suchtpotential ist daher als eher hoch einzustufen.

Zeichen einer Überdosierung

Dies sind in erster Linie Krämpfe, Kreislaufkollaps, Ängste, Zittern, Schweißausbrüche, Ohnmacht, Erbrechen sowie wirres und unzusammenhängendes Sprechen.

Erste Hilfe bei Notfällen während des Ecstasy-Konsums

♦   Keine Panik – bewahren Sie Ruhe!
♦   Beruhigen Sie den Betroffenen.
♦   Reden Sie langsam und ruhig.
♦   Fassen Sie ihn vorsichtig und sanft an.
♦   Bringen Sie den Betroffenen in eine ruhige, kühlere Umgebung.
♦   Besorgen Sie etwas zu trinken, am besten Wasser. Keinen Alkohol!
♦   Holen Sie Hilfe und bleiben Sie, bis diese eintrifft.
♦   Wenn jemand ohnmächtig wird und/oder nicht mehr ansprechbar ist, immer einen Arzt holen!
♦   Wenn möglich, zeigen Sie dem Arzt die noch vorhandenen Pillen.
♦   Eventuell Schocklagerung des Betroffenen.
♦   Kleidung öffnen, damit die Körpertemperatur gesenkt wird.
♦   Bei einem Krampfanfall sollten Sie möglichen Verletzungen vorbeugen.

Wie können Jugendliche ihr Gesundheitsrisiko minimieren?

Wer keine Ecstasy-Tabletten nehmen möchte, soll sie sich von niemandem aufdrängen lassen. Angst oder keine Lust zu haben sind Zeichen, um »nein zu sagen«!

Sollten Jugendliche bereits eine Pille konsumiert haben, ist auf diese Dinge unbedingt zu achten:

- ◆ Nicht beengende, leichte Kleidung tragen.
- ◆ Pausen einlegen.
- ◆ Nur geringe Mengen konsumieren; niemand gewinnt, wenn er am »meisten verträgt«.
- ◆ Regelmäßig trinken, am besten Wasser – aber keinen Alkohol! Bei gleichzeitigem Konsum mit Alkohol wird die Wirkung der Droge reduziert, die Nebenwirkungen nehmen jedoch zu.
- ◆ Art und Menge der Inhaltsstoffe können ohne chemische Analyse nicht abgeschätzt werden. Sollte keine Möglichkeit zur Analyse (check-it) bestehen, zuerst eine geringe Menge (ein Viertel bzw. die Hälfte) der Substanz testen. Tritt die gewünschte Wirkung nach einiger Zeit nicht ein, nicht nachwerfen! Der Beginn der Wirkung ist von Person zu Person unterschiedlich und von vielen Faktoren abhängig. Bei manchen dauert es 90 Minuten, bis sie die ersten Effekte verspüren – und es könnte sich um PMA handeln!
- ◆ Nie ohne Begleitung Drogen nehmen!
- ◆ Nur ein Teil der Ecstasy-Tabletten enthält tatsächlich Ecstasy. Wenn die Möglichkeit bei großen Raves besteht, sollte man die Substanzen z.B. beim Check-it chemisch analysieren lassen.

Strategien für Betroffene zum Ausstieg

- ◆ Wenn Du Dich überfordert fühlst, suche Dir selbst Hilfe.
- ◆ Rede mit einer Person Deines Vertrauens über Dein Problem.
- ◆ Bitte diese Person, den Inhalt des Gesprächs für sich zu behalten.
- ◆ Besorge Dir Adressen von Hilfsangeboten. Hilfe annehmen ist nicht leicht, aber notwendig!
- ◆ Traue nicht Deinen eigenen Versprechungen, »nur noch einmal« hat jeder schon oft gesagt! Das gehört zum Problem.
- ◆ Warte nicht, bis es Dir körperlich oder psychisch schlecht geht!

Eichenprozessionsspinner

Durch Kontakt mit den Haaren der Raupe des Eichenprozessionsspinners kann es bei Kindern zu heftigen Hautreaktionen kommen.

Ursache

Der Eichenprozessionsspinner, ein Falter, ist inzwischen in weiten Teilen Europas verbreitet. Seit Beginn der Neunzigerjahre findet er sich auch häufig im Osten Österreichs. Meist werden Bäume am Waldrand oder einzeln stehende Bäume von ihm befallen, daher ist die Wahrscheinlichkeit groß, dass Menschen mit den Gifthaaren seiner Raupe in Kontakt kommen.

Die Raupe des Eichenprozessionsspinners webt im Herbst kleine giftige, allergieauslösende Haare in ihr Nest ein, um sich vor Feinden zu schützen. Diese Nester befinden sich hauptsächlich an den Ästen und Stämmen von Eichen.

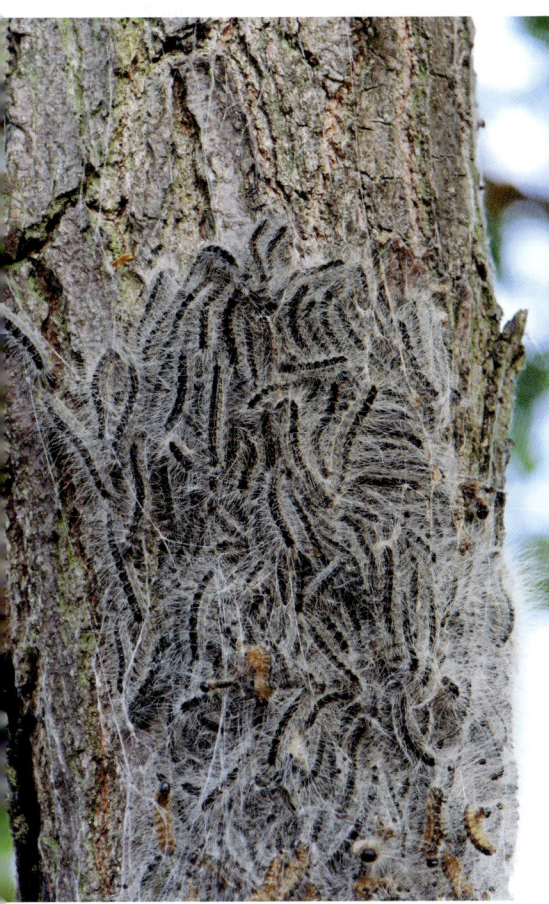

Die Raupenhaare setzen das Nesselgift Thaumatopeitin frei, das einen stark juckenden Hautausschlag verursachen kann.

Diese Raupenhaare brechen leicht und werden bei günstiger Witterung durch Luftströmungen verbreitet. Sie besitzen eine lange Haltbarkeit und sammeln sich in der Umgebung der Bäume, besonders im Unterholz an.

Für den Menschen gefährlich sind die Haare des dritten Larvenstadiums (Mai bis Juli), aber auch während des Sommers geht im umliegenden Bereich von befallenen Eichen nach Schlüpfen der Falter von den zurückbleibenden Nestern weiterhin Gefahr durch die Haare aus, die noch bis ins nächste Jahr bestehen bleiben kann. Diese Brennhaare sind fast unsichtbar, können an der Kleidung haften und bei Berührungen stets neue Reaktionen auslösen.

Risikogruppen

Häufig betroffen sind Spaziergänger, Besucher von Freibädern, Kindergarten-gruppen und Personen, die sich berufsbedingt in Wäldern, Parkanlagen und Gärten aufhalten. Ein direkter Kontakt mit der Raupe ist selten, meist sind Kinder betroffen, die mit den Raupen spielen wollen. Die wichtigste Übertragungsart ist die Verbreitung von Gifthaaren mit dem Wind.

Beschwerden

Die meisten Reaktionen, die durch die Gifthärchen hervorgerufen werden, sind zwar unangenehm, aber harmlos.

Unmittelbar nach dem Kontakt entwickelt sich ein starker Juckreiz, dem ein Hautausschlag folgt. Diese Hautreaktionen können wie ein Nesselausschlag aussehen und Quaddeln bilden (Kontakt-Urtikaria), aber auch eine irritative Hautentzündung verursachen. Oft sieht man kleine Knötchen, die an Insektenstichreaktionen erinnern. Diese Hautreaktionen verschwinden unbehandelt nach ein bis zwei Wochen. Meist sind nahezu alle Hautbereiche betroffen, die nicht mit Kleidung bedeckt waren. Beim Einatmen der Härchen können sich, besonders bei vorbelasteten Personen, Anfälle von Husten bis hin zur Atemnot entwickeln. Reizungen an Mund- und Nasenschleimhaut können zu Bronchitis, Husten oder Asthma führen.

Selten können Allgemeinsymptome wie Schwindel, Fieber, Müdigkeit und Bindehautentzündung auftreten; in Einzelfällen neigen überempfindliche Personen zu allergischen Reaktionen.

Behandlung

Tritt eine Reaktion auf, wird eine Behandlung mit entsprechenden Salben, die Antihistaminika oder auch Kortison enthalten, durchgeführt. Manchmal sind auch Säfte oder Tabletten mit Antihistaminika (ein Medikament, das die allergische Reaktion durchbrechen kann) empfehlenswert.

Reizungen an Mund- und Nasenschleimhaut, die zu Bronchitis oder Husten führen, werden mit hustendämpfenden Säften oder selten auch mit Kortisonsprays behandelt.

Vorbeugung

Man sollte bekannte Befallsgebiete meiden und offene Hautbereiche durch Kleidung schützen; Raupen und Nester soll man nicht berühren. Bei Aufenthalten im Freien sollte man nicht unter Eichen liegen. Lokale Forstämter geben Auskunft über die aktuelle Verbreitung. An windigen Tagen ist das Risiko besonders hoch, da die Gifthärchen mit dem Wind verbreitet werden. Wege, die an befallenen Bäumen vorbeiführen, können gesperrt werden. Kinder sollten nicht auf Eichen klettern und die herabgefallenen Raupen nicht berühren.

Ist ein Kontakt erfolgt, empfiehlt sich ein rascher Kleiderwechsel und Duschbad mit Haarwäsche. Das Nest selbst kann von Fachleuten mit Insektiziden bekämpft werden.

Einkoten (Enkopresis)

Definition

Unter Einkoten oder Enkopresis wird ein unwillkürliches oder willkürliches Einkoten ab einem Alter von etwa vier Jahren bei normaler oder fast normaler Stuhlbeschaffenheit verstanden. Hierbei handelt es sich um eine kinderpsychiatrische Diagnose, organische Ursachen müssen ausgeschlossen sein. Wie beim Einnässen unterscheidet man zwischen primärem Einkoten (das Kind war noch nie sauber) und einem sekundären Einkoten (nach einer Zeit, in der das Kind sauber war, kotet es wieder ein).

Ein mindestens einmaliges Einkoten pro Monat über eine Dauer von mindestens sechs Monaten wird für die Diagnose gefordert.

Häufigkeiten

Etwa 2 Prozent der sechsjährigen Kinder sind betroffen. Bei den 7- bis 8-Jährigen sind es etwa 1,5 Prozent; Buben sind dreimal so häufig betroffen wie Mädchen. Bei den 10- bis 12-Jährigen koten noch ca. 1,3 Prozent der Buben und 0,3 Prozent der Mädchen ein. Die Verteilung der primären und sekundären Einkoter ist etwa gleich. Im Unterschied zum Einnässen zeigen sich beim Einkoten keine familiären Häufungen.

Symptome

Eingekotet wird meist in die Unterwäsche, gelegentlich auch in die Wohnräume. Im Gegensatz zum Einnässen geschieht das Einkoten meist tagsüber. Oft tritt es gemeinsam mit Einnässen und/oder anderen Verhaltensauffälligkeiten auf. Es kann auch mit Kotschmieren verbunden sein. Häufig entsteht das Einkoten als Störung dadurch, dass die Kinder den Stuhl zurückhalten und damit eine Verstopfung mit hartem Stuhl auslösen. Da der Stuhlgang in der Folge häufig schmerzt, wird weiter zurückgehalten und nur in kleinen Mengen Stuhl abgesetzt. Das Kind kann das Zurückhalten irgendwann nicht mehr kontrollieren, und das Einkoten beginnt.

Sauberwerden als Entwicklungsprozess und Sauberkeitserziehung

Hierzu finden Sie auch Informationen im Abschnitt »Bettnässen«. Stuhl- und Harnkontrolle unterliegen ähnlichen Prozessen und setzen ähnliche Entwicklungsschritte voraus.

Im Alter von drei Jahren haben bereits 97 Prozent der Kinder eine Stuhlkontrolle. Die Mehrzahl der Kinder beherrscht zuerst die Kontrolle des Stuhlgangs und erst später die Blasenkontrolle. Noch etwas stärker als beim Harn können Kinder Ängste vor dem Verlust des Kots aufweisen und als Verlust eines zu ihnen gehörigen Körperteils phantasieren. Das Thema der Körperkontrolle und Autonomieentwicklung steht noch etwas deutlicher als beim Trockenwerden im Vordergrund, und das »große Geschäft« wird auch mit noch »größerem« Stolz an die Eltern phantasiert als das »kleine«.

Ursachen

Ähnlich wie beim Einnässen geht das primäre Einkoten eher in Richtung Entwicklungsverzögerung oder Entwicklungsstörung, das sekundäre Einkoten eher in Richtung einer Reaktion auf äußere (z.B. Trennungen) oder innere (z.B. innere Konflikte) Belastungen. Die Übergänge sind aber oft fließend. Organische Ursachen sind selten, müssen aber im Zweifelsfall ausgeschlossen werden. Häufige Ursachen im Hintergrund haben mit Themen wie Trennung, Verlust, Autonomiekonflikte, Ängste, zurückgehaltene Aggression, emotionale Verwahrlosung oder Probleme seitens der Eltern mit der Sauberkeitserziehung zu tun. Aufgrund der Ekelproblematik reagieren die Bezugspersonen meist heftiger als bei Einnässen, weshalb sich rascher und heftiger ein negativer Kreislauf zwischen Eltern und Kind ergeben kann und möglichst rasch professionelle Hilfe aufgesucht werden sollte, um die sekundäre Problematik nicht unnötig zu vergrößern. Die tatsächlichen Ursachen müssen bei jedem Kind individuell durch eine kinderpsychologische/psychotherapeutische Diagnostik geklärt werden.

Therapie

Eine psychologische/psychotherapeutische Abklärung ist unerlässlich, ebenso müssen im Zweifelsfall organische Ursachen ausgeschlossen werden. Hierbei ist aber besonders darauf zu achten, dass dies nicht unnötig mit invasiven Methoden geschieht, da invasive Eingriffe an sich, und bei diesen Kindern ganz besonders, zu Traumatisierungen führen können. Es stellt einen Eingriff in ihre körperliche Integrität dar, die gerade bei dieser Störung sehr problematisch sein kann. Dadurch kann die Symptomatik dramatisch verschlechtert werden. Vermeiden Sie aus diesem Grunde auf jeden Fall auch Einläufe jeder Art. Bei hartem Stuhl ist zusätzlich eine medikamentöse Stuhlregulation empfehlenswert, womit Sie auch keine Einläufe mehr benötigen.

Auch Bestrafungen sollen immer vermieden werden. Bedenken Sie, dass Ihr Kind aus einem massiven Problem heraus dieses Symptom entwickelt hat und nicht etwa aus einer Laune heraus. Die Psychotherapie wird in der Regel ambulant von Psychotherapeuten für Kinder durchgeführt, die Einbeziehung der Eltern ist notwendige Voraussetzung. Nicht selten macht diese Symptomatik eine länger dauernde Psychotherapie notwendig.

Einnässen ⇒ Bettnässen

Endokarditis (Herzinnenhaut-Entzündung)

Die Endokarditis (Herzinnenhaut-Entzündung) ist eine akut, subakut oder chronisch verlaufende Entzündung an der Oberfläche der Innenseite des Herzens. Sie ist grundsätzlich als eine systemische Erkrankung zu sehen, die alle Organe betreffen kann. In 20 bis 40 Prozent der Fälle kommt es bei einer Endokarditis zu neurologischen Komplikationen. Bei den Patienten, die zuerst neurologisch auffällig werden, wird die Diagnose signifikant später gestellt.

Diagnose

In ca. 90 Prozent der Fälle finden sich bei der Erstvorstellung eine Allgemeinsymptomatik (Abgeschlagenheit, Gewichtsverlust, Gelenkschmerzen, Appetitlosigkeit) und systemische Entzündungszeichen (Fieber, erhöhte Blutsenkung und CRP). Typische kardiale Symptome, vor allem Herzgeräusch oder Herzversagen, gelten zwar als Zeichen der Endokarditis, sind aber nicht immer nachweisbar. Typische Hautveränderungen sind kleine Einblutungen oder Knötchen.

Als Risikofaktoren gelten angeborene Herzklappenfehler, Diabetes mellitus, Dialysepflicht, künstliche Herzklappen und in zunehmendem Maße intravenöser Drogenmissbrauch.

Nach den aktuellen Richtlinien (ESC-Guidelines 2004) sind folgende Punkte für eine gezielte weiterführende Abklärung relevant:

♦   ein neu aufgetretenes Herzgeräusch,

♦   Embolien (also Minderdurchblutungen als Folge der Verschleppung von Gerinnseln auf dem Blutweg) unklaren Ursprungs (besonders in das Gehirn oder die Niere),

♦   Sepsis unklarer Genese,

♦   Blutbeimengung im Harn oder Niereninfarzierung,

♦   unklares Fieber.

Zur endgültigen Einschätzung, ob eine Endokarditis vorliegt oder nicht, dienen die sogenannten Duke-Kriterien mit hoher Sensitivität und Spezifität, bei klinischem Verdacht auf eine Endokarditis empfiehlt sich eine Echokardiographie (Herzultraschall-Untersuchung).

Die Diagnose der subakuten rezidivierenden Endokarditis ist dennoch häufig schwierig. Da sie nicht selten verkannt wird, nennt man sie auch das »Damoklesschwert des Internisten«.

Verlauf

Meist stehen die kardialen Komplikationen im Vordergrund: Der wichtigste prognostische Faktor der Endokarditis ist das Vorliegen von Herzversagen. Es entwickelt sich überwiegend innerhalb des ersten Monats; bei schwerem Herzversagen steigt die Sterblichkeit auf etwa 80 Prozent.

Embolien, also auf dem Blutweg verschleppte kleinste Auflagerungen der Herzinnenhaut, können alle Organe betreffen. Die Auflagerungen an den naturgemäß mechanisch stark belasteten Herzklappen werden mit dem Blutstrom fortgespült. Oft finden sich – klinisch stumme – Infarkte in Gehirn, Milz und Nieren, gelegentlich embolische Darminfarkte.

Als Vorbote einer neurologischen Komplikation gilt der Kopfschmerz; neurologische Symptome sind häufig bereits bei der ersten Vorstellung beim Arzt vorhanden und verschlechtern die Prognose bezüglich der Sterblichkeit (in einer Studie war sie verdreifacht) und bleibender Behinderung. Der Hirninfarkt, auch in kleiner und passagerer Form, gilt als die häufigste neurologische Komplikation, gefolgt aber von einer uncharakteristischen Enzephalopathie (Gehirnkrankheit) mit diverser Symptomatik. Die Literatur gibt eine Häufigkeit dieser Enzephalopathie mit 5 bis 24 Prozent der Erkrankten an. Eine Enzephalopathie ohne fokale neurologische Defizite wird in bis zu einem Drittel der Endokarditispatienten gefunden, allerdings ist sie bei der Endokarditis zu mindestens 2/3 durch Hirninfarkte bedingt. Mit dem

Vorhandensein einer Enzephalopathie ist die Sterblichkeit der Endokarditis mit 60 Prozent gegenüber 23 Prozent bei Patienten mit anderen neurologischen Komplikationen erhöht. Bei 7 Prozent dieser Patienten bestehen isolierte Krampfanfälle.

Therapie

Die Endokarditis kann durch gezielte antibiotische Therapie, schlimmstenfalls durch eine Operation an den Herzklappen (Klappenersatz), behandelt werden; die wichtigste Operationsindikation ist das Herzversagen. Eine Endokarditis ist eine schwere systemische Erkrankung, die die Zusammenarbeit aller beteiligten Fachgebiete (z.B. Kardiologie, Mikrobiologie, Kardiochirurgie, Neurologie) erfordert.

Entwicklungskalender des Kindes

Entwicklung vor der Geburt

Der erste Schwangerschaftsmonat

Eisprung und Befruchtung finden ungefähr 14 Tage nach dem ersten Tag der letzten Monatsblutung statt. Fünf bis sechs Tage nach der Befruchtung nistet sich die befruchtete Eizelle in der Gebärmutter ein. Der Durchmesser des befruchteten Eis beträgt ca. 0,2 Millimeter. Der Mutterkuchen bildet sich, wodurch der Embryo Sauerstoff und Nahrung aufnehmen kann. Die Periode ist ausgeblieben.

Am Ende des ersten Monats beträgt die Größe des Embryos zwei Millimeter. Die Anlage des Rückenmarks, des Herzens und die ersten Blutzellen und Blutadern entwickeln sich. Die Arm- und Beinknospen werden gebildet.

Der zweite Schwangerschaftsmonat

Im Ultraschall kann man die Fruchthöhle erkennen und manchmal schon das Herz schlagen sehen. Lunge, Leber, Bauchspeicheldrüse sowie der Mund und das Innenohr entstehen. Die Entwicklung des Darms beginnt. Die Nabelschnur zeichnet sich ab. Spätestens jetzt sollten sie auf Alkohol und Nikotin verzichten und auf eine ausgewogene Ernährung achten. Manchmal kommt es schon zu morgendlicher Übelkeit.

Gegen Ende des zweiten Monats bilden sich Finger und die Augen werden sichtbar. Die sogenannte Scheitel-Steiß-Länge, also die »Sitzgröße« des Embryos, beträgt etwa 14 Millimeter.

Sie erhalten den Mutter-Kind-Pass. Nehmen Sie das Untersuchungsangebot wahr! Sollten Geschwisterkinder vorhanden sein, informieren Sie diese über die zukünftige Ankunft eines Babys. Es gibt viele gute Kinderbücher, welche sie als Unterstützung verwenden können.

Der dritte Schwangerschaftsmonat

Die Augenlider bedecken die Augen, die Kiefer sind vollständig entwickelt, Ohren und Nase zeichnen sich ab. Die Nieren reifen aus.

Die klassischen Schwangerschaftsbeschwerden, wie morgendliche Übelkeit, Appetitänderungen oder Erbrechen, können sich verstärken. Im Ultraschall kann man die ersten Bewegungen erkennen. Eine erste Ultraschall-Untersuchung sollte jetzt durchgeführt werden.

Gegen Ende des dritten Monats beträgt die Größe des Fötus etwa drei Zentimeter.

Der vierte Schwangerschaftsmonat

Der Fötus misst 5,6 Zentimeter und wiegt ca. 23 Gramm. Die ersten Haare kommen zum Vorschein, Fingernägel beginnen sich zu bilden, und ihr Kind beginnt zu hören. Es bildet sich eine Fettschicht an der Körperoberfläche des Embryos.

Die Mutter hat jetzt ca. 500 Gramm bis 1 kg zugenommen.

Gegen Schwangerschaftsstreifen können Sie beginnen, den Bauch zu massieren und einzucremen.

Der fünfte Schwangerschaftsmonat

Ihr Kind misst jetzt in voller Körpergröße ca. 20 bis 25 cm. Die Netzhaut im Auge reagiert auf Licht. Ihr Kind lutscht schon am Daumen. Das Geschlecht ist sichtbar.

Die ersten Kindsbewegungen werden spürbar, und das Kind nimmt rasch an Gewicht zu. Es reagiert auf Geräusche, kann bereits gut hören und entwickelt einen Schlaf-wach-Rhythmus. Es kann von den Bewegungen der Mutter geweckt werden.

Die Mutter hat etwa zwei bis drei Kilo zugenommen.

Der sechste Schwangerschaftsmonat

Das Kind kann jetzt saugen und wiegt gegen Ende des sechsten Monats bis zu 850 Gramm. Würde es jetzt geboren, hätte es erste Überlebenschancen.

Die Füße sind fünf Zentimeter lang. Ihr Kind kann die Augen öffnen und schließen. Es erkennt erste Geräusche wie Herzschlag und Stimme seiner Mutter.

Der siebente Schwangerschaftsmonat

Ihr Kind wiegt am Ende des siebenten Monats bis zu 1,5 kg. Die Kopfhaare sind schon verhältnismäßig lang. Milchzähne haben sich unter dem Zahnfleisch gebildet. Die Gebärmutter endet zwischen Rippenbogen und Nabel. Die Mutter hat um 3.000 bis 4.500 Gramm zugenommen. Ab jetzt werden Sie rascher an Gewicht zunehmen. Die Geburtsvorbereitung mit Gymnastik kann beginnen.

Der achte Schwangerschaftsmonat

Die meisten Kinder liegen schon mit dem Kopf nach unten in der Gebärmutter. Allerdings können sie sich noch drehen. Die Haut bildet eine dicke Schicht Käseschmiere, das ist eine Fettschicht, die die Haut schützt. Für berufstätige Frauen beginnt jetzt der Mutterschutz. Sie haben jetzt 5.000 bis 7.500 Gramm zugenommen.

Der neunte Schwangerschaftsmonat

Ihr Kind misst jetzt 33 bis 36 Zentimeter und wiegt 3 bis 3,5 Kilogramm. Der Platz in der Gebärmutter wird geringer. Sie können jetzt das Zusammenziehen der Gebärmutter wahrnehmen. Das sind die sogenannten Vorwehen. Das Kind nimmt jetzt allmählich die endgültige Geburtslage ein. Sie haben zwischen 7 und 18 kg zugenommen.

Entwicklung des Babys im ersten Lebensjahr

Der erste Lebensmonat

Das Neugeborene ist mit einer Fülle von neuen Aufgaben konfrontiert. Es muss eigenständig atmen, Kreislauf und Verdauung regulieren, seine Körperwärme stabilisieren, mit der Schwerkraft, ungefilterten Reizen und fehlender körperlicher Außenbegrenzung und einem Tag-Nacht-Rhythmus zurechtkommen.

In den ersten zehn Tagen kann ein Baby etwa 10 bis 15 Prozent seines Körpergewichts abnehmen; das Geburtsgewicht wird nach zwei bis drei Wochen wieder erreicht.

Stillen ist die beste Ernährung für das Baby, sofern die Mutter auch stillen möchte und kann. Will sie dies nicht oder ist das Stillen aus irgendeinem Grund nicht möglich, sollte man sich keinesfalls dazu zwingen, sondern eine hochwertige Fertigmilch verwenden: in den ersten Wochen Produkte mit der Bezeichnung »voll adaptiert«, etwa ab dem vierten Monat »Folgemilch 1«. Wenn nicht gestillt wird und es in der Familie ein starkes Allergierisiko gibt, sollte »hypoallergene« Fertigmilch genommen werden.

Das neugeborene Baby ist kurzsichtig und hat eine maximale Sehschärfe von 20 cm Distanz, diese Entfernung nehmen Eltern meist intuitiv ein, wenn sie

Blickkontakt mit dem Neugeborenen aufnehmen wollen. Bereits mit einem Monat können Objekte auch in weiteren Entfernungen recht gut gesehen werden. Von Geburt an kann das Baby Farben unterscheiden und auch verschiedene Muster, bevorzugt Hell-Dunkel-Kontraste. In den ersten vier Wochen werden folglich vor allem die kontrastreichen Übergänge zwischen Haarlinie und Stirn und zwischen Kopfumriss und Hintergrund erforscht. Von Geburt an und auch bereits intrauterin bestehen differenzierte Reaktionen auf unterschiedlich hohe Töne und eine ausgeprägte Bevorzugung für die mütterliche Stimme. Sie können deutlich zwischen menschlichen und nicht menschlichen Geräuschen unterscheiden. Geschmack und Geruch sind ebenfalls in differenzierter Ausprägung quasi ab der Geburt vorhanden. Ab einem Alter von fünf bis sechs Tagen sind Neugeborene in der Lage, den Geruch ihrer Mutter vom Geruch anderer Frauen zu unterscheiden, und bevorzugen eindeutig den mütterlichen Geruch. Auch Tast-, Bewegungsempfindungen und sinnesübergreifende Wahrnehmungen wie Sehen, Hören, Tasten sind von Geburt an vorhanden. Sinnesübergreifende Wahrnehmungen bedeutet, dass bereits Neugeborene einen Zusammenhang zwischen Gesehenem, Gehörtem und Ertastetem herstellen können. Ein Gegenstand, den man sieht, ist auch derselbe, den man ertasten kann. Diese Wahrnehmungskombinationen bestehen von Geburt an. Früher ging man davon aus, dass die Wahrnehmungsbereiche anfangs isoliert nebeneinander bestehen.

Der Mund und die Haut sind sehr wichtige Sinnesorgane des Babys, wobei es von Geburt an bereits ein starkes Saugbedürfnis gibt.

Schreien ist die wichtigste Kommunikationsäußerung, zudem kann ein Baby bereits Gesichtsmimiken spiegelnd imitieren. Es beruhigt sich meist, wenn es auf den Arm genommen wird, und zeigt Interesse an Gesichtern. Es zieht Laute der Muttersprache denen aus anderen Sprachen vor.

Wenn das Baby auf dem Rücken liegt, bewegt es bei gerade gehaltenem Kopf Arme und Beine gleichmäßig, die Hände sind meist fest zu Fäusten geschlossen. Es überwiegen noch ungezielte, unkoordinierte Bewegungen. Trotz schwacher Muskeln zeigt das Neugeborene reflexartige Bewegungen.

Trotz oder gerade wegen der sehr guten Sinneswahrnehmungen des Neugeborenen bedarf das Baby in den ersten Wochen eines Reizschutzes von außen, sodass es nicht mit zu vielen Reizen überflutet wird, die das Baby psychisch noch nicht so gut verarbeiten kann. Das Neugeborene hat noch keinen Tag-Nacht-Rhythmus, es verbringt einen Großteil der Zeit in einem schlafdämmrigen Zustand, die Zeitfenster wacher ruhiger Aufmerksamkeit sind noch sehr kurz. Insofern ist es auch selbst vor massiver Überreizung etwas geschützt. Die Aufmerksamkeit scheint quasi größtenteils noch nach innen gerichtet zu sein, da die

Hauptaufgaben nun im Erlangen eines neuen Gleichgewichts des Organismus außerhalb des Mutterleibes liegen.

So benötigt ein Neugeborenes auch sicheren, festen körperlichen und psychischen elterlichen Halt und Eltern, die geduldig beginnen, dieses unbekannte Wesen in all seinen Bedürfnissen kennenzulernen. Hierfür benötigen junge Eltern, und hier besonders die Mütter, ebenfalls einen geduldigen Halt von Partner und Familie.

Der zweite Lebensmonat

Das Baby unterscheidet das Gesicht der Mutter von anderen Gesichtern. Es beginnt spontan zu lächeln und kommt mit den Händen immer sicherer zum Mund. In der Bauchlage hebt das Baby seinen Kopf und dreht ihn auf die Seite. Es reagiert auf den Klang von Stimmen, besonders auf hohe Töne und Gesang. Mit einem Monat kann es bereits verschiedene Klänge differenzieren. In der Kommunikationsäußerung beginnt das Baby neben dem Schreien auch zu gurren und reagiert mit Lauten auf Ansprache. In der Sehwahrnehmung verlagert sich die Aufmerksamkeit des Babys nun weg vom Haaransatz und Kopfumriss hin zum Gesichtsinneren, insbesondere Auge, Nase, Mund des Gegenübers. Es reagiert auf menschliche Stimmen und Gesichter. Die Aufmerksamkeit beginnt sich langsam von innen nach außen zu richten, der eigene Reizschutz lässt etwas nach, und es besteht nach wie vor die Notwendigkeit eines äußeren Schutzes vor Überreizung. Manche Babys schreien in den ersten drei Monaten sehr viel (siehe dazu unter »Schreibabys«).

Der dritte Lebensmonat

Bis Ende des dritten Monats hat ein Baby durchschnittlich 1.000 Gramm zugenommen und ist rund zehn Zentimeter gewachsen. Das Baby hat seinen Kopf unter Kontrolle. Wenn es auf dem Rücken liegt, entdeckt es seine Hände und Füße. Liegt das Baby auf dem Bauch, kann es den Oberkörper aufrichten. Wird es aufrecht gehalten, stemmt es sich mit seinen Füßen auf die Unterlage. Im Alter von drei Monaten entwickelt das Baby wichtige Funktionen im Zentralnervensystem und bildet langsam einen Tag-Nacht-Rhythmus aus. Die Hauptaufgabe der Umstellung des Organismus auf die Welt außerhalb des Mutterleibes ist mit etwa drei Monaten nicht mehr so sehr im Vordergrund wie in den Monaten davor. Vom Gesamteindruck macht das Baby um die drei Monate meist den Eindruck, als wäre es nun deutlicher in dieser Welt angekommen, und zeigt sich als kleine Persönlichkeit. Das soziale Interesse zunächst an den primären Bezugspersonen Mutter und Vater wird nun zum Hauptinteresse des Babys. Es sucht und meidet den Blickkontakt des Gegenübers und kommuniziert über Mimik, Gestik und beginnt auch zu lachen. Es artikuliert Bedürfnisse durch verschiedenartige Schreie und Laute. Das Halten von Blickkontakt stellt für Babys lange Zeit eine große Erregung dar und wird über das Abwenden des Blickes selbst reguliert. Daher ist es nicht günstig, dem abgewandten Blick nachzugehen, um den Blick des Babys einzufangen, damit das Baby nicht überfordert wird. Sobald es dazu wieder in der Lage ist, sucht es den Blickkontakt auch wieder von selbst. Insgesamt verfolgt es zunehmend Details und Bewegungen. Mit drei Monaten kann die Mutter visuell von anderen Personen unterschieden werden.

Der vierte Lebensmonat

Mit vier Monaten beginnt ein Baby sich vom Bauch auf den Rücken zu drehen. Das Baby hebt den Kopf in Rückenlage, beim Hochziehen zum Sitzen kann es den Kopf aktiv nach vorn mitziehen. Es dreht sich in Seitenlage und hat eine gute Kopfkontrolle, auch im gehaltenen Sitzen. Wenn es auf dem Rücken liegt, beginnt es nach Dingen zu greifen, die über dem Bett aufgehängt sind, und benutzt verstärkt die Hände zur Wahrnehmung. Es beginnt zu plappern und ahmt lallend vorgesprochene Vokale nach. Wird es angelächelt, erwidert es dieses Lächeln meist. Es kann durch Mimik Entzücken, Traurigkeit und Überraschung zeigen. Nun bestehen längere Wachphasen, und die Aufmerksamkeit wird vermehrt nach außen gerichtet. Das Baby beginnt sich nun noch mehr für Mutter, Vater und Bezugspersonen zu interessieren und erforscht nun mit Blicken genauso wie mit den Händen das Gesicht seines Gegenübers sowie Teile des Körpers, wie Brille, Schmuck, Haare etc. Es beginnt den eigenen Körper von dem des Gegenübers zu unterscheiden. Diese wichtige interessierte Erforschung des Babys an seinen geliebten Personen missverstehen manche Eltern auch als Unart des Babys. Obwohl es bereits mit Babyspielzeug hantieren kann, liegt das Hauptinteresse in diesem und den nächsten Monaten noch nicht beim unbelebten Spielzeug, sondern bei den lebendigen geliebten Personen. Auch das eigene Spiegelbild beginnt interessanter zu werden.

Der fünfte Lebensmonat

Viele Babys benutzen jetzt nur noch eine Hand, wenn sie nach etwas greifen. Das Baby stützt sich auf einen Unterarm und greift mit der anderen Hand; es hebt Arme und Beine gleichzeitig in Bauchlage hoch. Es dreht sich vom Bauch in die Rückenlage.

Irgendwann zwischen dem sechsten und dem zwölften Monat kommt der erste Zahn. Sie können beginnen, dem Kind einige Löffel Karottenpüree, geschabten

Apfel oder zerdrückte Banane anzubieten und so langsam eine Milchmahlzeit zu ersetzen. Zu dem Bedürfnis des Saugens kommt nun das Bedürfnis des Beißens dazu. Der Mund des Babys ist ein wichtiges Erforschungsorgan, weshalb nicht nur mit den Händen betastet, sondern auch alles in den weiteren Monaten in den Mund gesteckt und über den Mund erforscht wird.

Nun nehmen die Lautäußerungen des Babys muttersprachliche Färbungen an. Es drückt Freude durch lautes Lachen und Quietschen aus und begrüßt seine Betreuer durch Strampeln und Zappeln. Mit fünf Monaten hat das Baby bereits dasselbe Farbspektrum wie der Erwachsene.

Der sechste Lebensmonat

Viele Babys können sich jetzt auch schon vom Rücken auf den Bauch drehen. Gegen Ende des sechsten Monats wiegen Babys durchschnittlich doppelt so viel wie bei der Geburt.

Das Baby stützt sich mit einer Hand in der Bauchlage ab und holt mit der anderen gleichzeitig einen Gegenstand. Es beginnt mit Unterstützung und langsam auch ohne fremde Unterstützung zu sitzen. Die Beine werden bei Stehversuchen nicht mehr abgeknickt, das Kind steht auf den Zehenspitzen und hüpft. Es greift mit der ganzen Hand und kann Gegenstände von einer Hand in die andere nehmen. Es experimentiert mit verschiedenen Betonungen und Tonhöhen. Das Baby ordnet ärgerliche oder fröhliche Stimmen dem entsprechenden Gesichtsausdruck zu.

Der siebente Lebensmonat

Ab etwa sieben Monaten ist ein weiterer Schritt des »Ausschlüpfens« erfolgt, wobei ein eigenes individuelles Selbst entsteht. Das Baby beginnt der Blickrichtung eines Erwachsenen zu folgen, betrachtet nicht mehr den Finger, sondern den Gegenstand, auf welchen der Finger gerichtet ist. Gemeinsam geteilte Aufmerksamkeit mit einem Gegenüber entsteht.

Es beginnt, auf seinen Namen zu hören und sprachlich mit Verdoppelung von Silben und Lallen und dem Nachahmen der Sprachmelodie der Erwachsenen.

Das Gleichgewicht im Sitzen ist noch unsicher, es versucht durch Drehen aktiv an Dinge heranzukommen.

Als Getränke sind am besten Wasser, ungesüßter Saft oder Tee geeignet. Wenn Sie Mineralwasser nehmen, dann solches, das »zur Zubereitung von Säuglingsnahrung geeignet« ist. Viele Kindertees bestehen bis zu einem hohen Prozentsatz aus Zucker – der für Zähne und Kiefer gefährlich ist.

Der achte Lebensmonat

Ihr Baby erkennt bekannte Menschen und beginnt zu fremdeln, was bedeutet, dass es nun einen deutlichen Unterschied zwischen seinen Hauptbezugspersonen und anderen Menschen macht. Die emotionale Bindung zu einer oder mehreren Personen beginnt sich zu verstärken.

Das Baby robbt rückwärts und steht gehalten. Zehn Prozent der Babys krabbeln nicht. Die Formen der Fortbewegung sind aber vielfältig, von Rutschen im Sitzen über Rollen bis Krabbeln und andere Varianten. Jetzt kann man einen Milch-Getreide-Brei anbieten, der beispielsweise die Milchmahlzeit abends ersetzt.

Der neunte Lebensmonat

Die sogenannte »Objekt-Permanenz« beginnt: Sie verstecken ein Spielzeug unter einem Tuch, und ihr Baby weiß, dass der Gegenstand trotzdem da ist. Das Baby liebt die Guguck-da-da-Spiele und setzt sich damit auch spielerisch mit der sichtbaren An- und Abwesenheit der Bezugspersonen auseinander. Wenn Sie ihm etwas wegnehmen, wird es ärgerlich und protestiert. Es versucht, die Funktionen von Gegenständen zu begreifen und sie richtig zu nutzen.

Das Baby greift mit Daumen und Zeigefinger und kann mit geradem Rücken sitzen. Es kommt in den Vierfüßlerstand, schaukelt und verlagert das Gewicht. Es kommt über die Bauchlage zum Sitzen hoch.

Das Baby beginnt ein Nein ebenso zu verstehen wie Neckereien und Späße. Das bedeutet aber, dass es zu erfassen beginnt, was im Gegenüber vorgeht, da sonst diese Äußerungen nicht verstanden werden können. Somit sind erste Ansätze von Empathie gegeben. Unsichere Situationen werden auch mittels eines fragenden Blicks in Richtung Vertrauenspersonen »erfragt«. Ist die elterliche Reaktion wohlwollend, wird die Handlung fortgesetzt, ist eine ängstliche oder ärgerliche oder verbietende Mimik, Gestik und Sprachäußerung gegeben, wird mit der Tätigkeit innegehalten. Das Baby kann bittende Gesten gestalten, wie zum Beispiel die Hand mit der Handfläche nach oben ausstrecken, Greifbewegungen, den Blick zwischen Gegenstand, Hand und Mutter richten.

Der zehnte Lebensmonat

Das Baby zieht sich zum Stehen hoch und wippt auf und nieder. Es kann jetzt den Löffel zum Mund führen und einfache Worte wie Mama und Papa zu bilden versuchen.

Machen Sie Ihre Wohnung kindersicher: Das Baby sucht sich zum Spielen, was es im Haushalt gibt. Bieten Sie dem Kind etwas von den Familienmahlzeiten an und lassen Sie es so weit wie möglich selbst mit dem Löffel essen. Aber: Salzen und würzen Sie nur sehr wenig. Falls Sie noch stillen, denken Sie schön langsam an ein Abstillen, sodass Sie um ein Jahr herum abgestillt haben und daher der wichtigen Autonomieentwicklung nicht im Wege stehen.

In irgendeiner Form sind nun die meisten Babys mobil, womit eine neue Phase eingeleitet wird. Die Welt außerhalb der nahen und geliebten Personen beginnt interessant zu werden, sie beginnen die Welt zu entdecken. Die nun beginnende selbstvergessene Art der Erforschung von allem und jedem hat dieser Zeit auch den Ausdruck »Loveaffair with the world« gebracht. Bedenken Sie, dass für Ihr Baby das alles das erste Mal und nicht selbstverständlich ist. Die gehobene euphorische Stimmungslage dieser Zeit führt dazu, dass Babys auch recht robust auf kleine Unfälle reagieren und es immer und immer wieder versuchen. Manche Babys haben nun Schwierigkeiten, sich abends von der aufregenden Welt zu verabschieden und in den Schlaf zu finden und benötigen beruhigende, entängstigende regelmäßige Einschlafrituale.

Das Baby beginnt sich insgesamt ein Stückchen aus der engen Verbundenheit mit der Versorgungsperson zu lösen. Es erforscht auch seine eigenen Wirkfähigkeiten im Umgang mit Dingen. Gleichzeitig ist die sichere »Tankstelle« der Bezugspersonen, zu der es jederzeit zurückkrabbeln und sich gefühlsmäßig wieder auftanken kann, eine notwendige Voraussetzung, um sich im Welterforschen sicher und mutig fühlen zu können.

Das Baby reagiert nun auch auf einfache Anforderungen und kann noch nach 24 Stunden einfache und bei Erwachsenen beobachtete Handlungen nachahmen.

Es zeigt offen Zuneigung und erkennt, worauf eine Person gefühlsmäßig reagiert.

Der elfte Lebensmonat

Es ist normal, wenn ein Kind einmal mehr und dann wieder fast nichts isst. Kleinkinder haben ein sehr ausgeprägtes Empfinden dafür, wie viel sie brauchen. Erst wenn auffällige Essgewohnheiten länger dauern oder Ihr Kind zu dünn oder zu dick wird, sollten Sie den Kinderarzt aufsuchen. Lassen Sie Ihr Kind so selbständig wie nur möglich essen!

Das Baby benutzt seine Zeigefinger, um auf etwas zu deuten, und schaut Bilder an. Sie können ihm einfache Bilderbücher, wo möglichst nur ein Gegenstand deutlich auf einer Seite dargestellt ist, anbieten. Es beginnt auch, vorgesprochene Wörter nachzuahmen. Das Baby spielt gerne verstecken und imitiert Grimassen. Es läuft an beiden oder einer Hand gehalten. Vermeiden Sie tunlichst Lauflernwagen, diese schaden der motorischen Entwicklung Ihres Kindes.

Ein Jahr alt: Alles Gute zum Geburtstag!

Mit zwölf Monaten hat Ihr Baby sein Geburtsgewicht verdreifacht. Es läuft sicher an Ihrer Hand oder am Tisch entlang, manche Kinder machen vor oder nach ihrem ersten Geburtstag die ersten freien Schritte, was auch einen weiteren Schritt in der Autonomieentwicklung darstellt. Das Kind kann Gegenstände identifizieren, wenn diese mit Namen genannt werden. Mit einem Jahr beginnt Ihr Kind, erste klare Worte mit Bedeutung zu sprechen. Es lernt durch Nachahmen auch neue Verhaltensweisen, wie Winken oder Klatschen.

Es greift nun mit den Spitzen von Daumen und Zeigefinger wie mit einer Pinzette. Die Sehqualität entspricht mittlerweile der eines Erwachsenen.

Mindestens eine warme Mahlzeit am Tag ist wichtig (mittags und/oder abends). Morgens kann man Milch, belegte Brote, ein Müsli oder frisches Obst anbieten. Optimal für zwischendurch sind frisches Obst und rohes Gemüse, Vollkornkekse oder ein Honigbrot.

Entwicklung des Kleinkindes im zweiten und dritten Lebensjahr

In den ersten Lebensjahren machen Kinder große Entwicklungssprünge. Die folgende Zusammenfassung soll einen kurzen Überblick über die wichtigsten Entwicklungsstadien vermitteln. Bitte bedenken Sie, dass jedes Kind anders ist; manche Kleinkinder sind in einigen Punkten wahrscheinlich weiter in ihrer Entwicklung, in anderen wieder etwas zurück. Das gilt natürlich auch für das erste Lebensjahr. Bei größeren Abweichungen sollten Sie Ihren Kinderarzt zu einer Entwicklungskontrolle aufsuchen.

Der dreizehnte Lebensmonat

Das Kind beginnt an einer Hand oder frei zu laufen und kann einzelne Worte mit Bedeutung sprechen. Es wirft gelegentlich Gegenstände auf den Boden, von welchen es möchte, dass sie von der Versorgungsperson wieder aufgehoben werden. Dies ist ein Interaktionsspiel, das nicht als schlimmes oder provokatives Verhalten missverstanden werden darf, obwohl es manchmal für Eltern auch recht anstrengend sein kann.

Ungefähr um das erste Lebensjahr herum beginnt das Kind neben den erwähnten Worten mit Bedeutung – also sprachlichen Symbolen – auch ein generelles Symbolspiel zu entwickeln, es beginnt beispielsweise damit, Gegenstände und Personen zu Spielfiguren umzudeuten.

Das Lebensmittelangebot gleicht sich immer mehr an das der Erwachsenen an. Aber: Salzen und würzen Sie nur sehr wenig. Dass ein Kind einmal mehr und einmal weniger isst, ist normal.

Mindestens eine warme Mahlzeit am Tag ist wichtig (sie kann mittags und/ oder abends gegeben werden). Sie sollte vorwiegend aus Gemüse mit Kartoffeln, Reis oder Nudeln bestehen und nur wenig Fleisch oder Fisch enthalten. Sorgen Sie bei Gemüse für Abwechslung, pürieren Sie es manchmal. Manche Kinder mögen auch in kleinen Mengen Ketchup dazu. Falls Ihr Kind plötzlich kein Gemüse mehr mag, besteht kein Grund zur Sorge. Meist legen sich Abneigungen von selbst. Morgens kann man Milch, belegte Brote, ein Müsli oder eine Milchspeise mit Getreideflocken, frischem Obst und Nüssen anbieten. Fertige Müslimischungen enthalten oft viel Zucker. Optimal für zwischendurch sind frisches Obst und rohes Gemüse oder ein Stück Kuchen, Vollkornkekse oder ein Honigbrot.

Vermeiden sollten Sie zu süße und zu fette Speisen, gezuckerte Teefläschchen, stark Gewürztes und Gesalzenes. Außerdem Säfte, Joghurts und Süßigkeiten, die mit Extra-Portionen Vitaminen und Mineralstoffen angereichert sind. Für eine ausgewogene Ernährung sind diese meist auch teuren Lebensmittel überflüssig.

Der vierzehnte Lebensmonat

Die meisten Kinder laufen nun ohne Hilfe. Der Aktionsradius ist durch den freien Gang nun noch größer geworden, und die Autonomieentwicklung schreitet voran. Sie essen bereits mit einem Löffel, wahrscheinlich noch etwas unbeholfen. Schubladen und Abfallkörbe, alles im Umfeld des Kindes wird weiter erforscht. Die emotionale Sicherheit, wie bereits im 10. Monat erwähnt, bleibt noch einige Monate eine notwendige Voraussetzung zur sicheren und freudigen Erforschung der Welt.

Achten Sie auf eine kindersichere Wohnung! Kinder, die krabbeln oder gar laufen können, sind meist sehr aktiv und neugierig. Es ist angenehmer für das Kind, eine sichere Welt ohne allzu viele Verbote erforschen zu können. Schubladen sollten mit einem Stopper gesichert werden, damit die Schublade nicht ganz herausgezogen werden kann, besser sind Sicherungen, die das Öffnen der Schublade verhindern. Besonders wichtig ist dies bei Schränken, die Chemikalien wie Waschpulver oder Spülmittel enthalten. Bei Elektrogeräten sollte man darauf achten, dass weder das Gerät selbst noch dessen Kabel in Reichweite des Kindes ist. Wenn das Kind an einem Kabel zieht, fällt das Gerät nicht selten hinunter. Den Herd sichert man am besten mit einem Gitter, das Kinderfinger von heißen Herdplatten sowie Topf- und Pfannengriffen fernhält. Viele Backöfen haben bereits eingebaute Kindersicherungen. Regale sollten mit Winkeleisen an der Wand befestigt werden. Teppiche und Matten können mit Gummimatten am Rutschen gehindert werden. Steckdosen müssen gesichert sein. Je sicherer die Umgebung, umso leichter werden Sie mit den Autonomiebestrebungen und

Trotzanfällen zurechtkommen können. Ein Klares Nein mit der Ergänzung, für die wütenden, traurigen, enttäuschten Gefühle Verständnis zu haben, ist oft sehr hilfreich.

Der achtzehnte Lebensmonat

Mit eineinhalb Jahren besteht wieder ein größerer Entwicklungssprung. Die Kinder entwickeln eine objektivere Sicht von sich selbst. Sie können sich nun im Spiegel selbst erkennen. Malt man ihnen vor dem Spiegel einen roten Punkt auf die Stirn, greifen sie mit der Hand auf ihre eigene Stirn. Macht man diesen Versuch in etwas jüngerem Alter, greift sich das Kind nicht auf die Stirn, sondern auf den Punkt am Spiegel. Es beginnt, »ich, mich, meins« zu verstehen.

Die Kinder sind nun auch körperlich geschickter und können beim Spielen Bausteine aufeinanderstapeln oder steigen Treppen hinauf. Einige Kleidungsstücke werden bereits selbst ausgezogen.

Die Sprache gewinnt deutlich an Bedeutung, und es beginnen die Zweiwortsätze, wie zum Beispiel »Trinken haben«. Das Vokabular besteht aus bis zu 20 Wörtern, wobei es große individuelle Unterschiede gibt. Mit eineinhalb Jahren können die meisten Kinder einfache Bitten befolgen. Das Kind begrüßt und umarmt vertraute Personen und zeigt erste Anteilnahme, der Einsatz von Symbolen und symbolischem Spiel gewinnt stark an Bedeutung.

Die euphorische und begeisterte Welterforschung, die etwa mit zehn Monaten begonnen und mit größerer Mobilität auch einen umfangreicheren Radius erhalten hat und mit verstärkter Autonomieentwicklung einherging, erfährt nun einen Dämpfer und gewissermaßen einen Einbruch. Auch Kinder, die bereits sehr selbständig erforschen und erkunden konnten, hängen nun wieder am »Rockzipfel«. Mit der objektiveren Sicht ihres Selbst nehmen Kinder vermehrt ihre Abhängigkeit und Trennung von den Versorgungspersonen wahr, die Kinder erschrecken und ängstigen sich. Sie entwickeln stärkere Trennungsängste, und die Stimmungslage ist meist nicht mehr so euphorisch wie die Monate davor. Sollen Kinder zu diesem Zeitpunkt in eine Krippe eingewöhnt werden, ist dies zwar möglich, aber es ist ein schwieriger Zeitpunkt.

Mit der objektiveren Sicht ihres Selbst gehen auch die Erkennung des Geschlechtsunterschiedes und eine erste Geschlechtsidentität einher. Dies überrascht viele Eltern, dass Kinder mit eineinhalb Jahren bereits ihre Geschlechtlichkeit erkennen und vom anderen Geschlecht unterscheiden.

Da die Sprache immer mehr Bedeutung einnimmt und die Symbolisierungsfähigkeit des Kindes laufend zunimmt, gewinnt es einerseits mehr Möglichkeiten, gleichzeitig geht ihm auch ein anderer Teil verloren. Das Kind findet immer größeren Eingang in die Gemeinschaft, mit dem Risiko, die Kraft und Ganzheit des ursprünglichen Erlebens einzubüßen. Der Zustand, »ohne Worte gefühlsmäßig verstanden zu werden«, ein Bedürfnis, das auch einem Erwachsenen nicht ganz fremd ist, nähert sich dem Ende.

Der Impfplan sollte in diesem Alter auf mögliche Lücken überprüft werden.

Der zweite Geburtstag

Das objektivere Selbstbild des Kindes, das mit eineinhalb Jahren begonnen hat, ist nun mit zwei Jahren gut etabliert. In diesem Alter erkennen sich quasi alle Kinder im Spiegel und haben ein Ich-Bewusstsein entwickelt und können auch »ich« sagen.

Sprachlich ist oft eine Wörterexplosion zu beobachten, viele neue Worte kommen hinzu, und Zweiwortsätze sind nun bei fast allen Kindern gut etabliert. Mit zwei Jahren werden Worte zu einfachen Aussagen kombiniert, und die Kinder erkennen mehrere Körperteile. Abbildungen von Tieren werden mit Namen versehen.

Das Kind spielt nun auch mit anderen Kindern und hat Freude daran.

Mit zwei Jahren hat die Trotzphase und Beschäftigung mit dem eigenen Willen einen Höhepunkt. Ebenfalls in diese Zeit fällt der Beginn der Sauberkeitserziehung. Etwa um das zweite Lebensjahr wird Ihnen Ihr Kind wahrscheinlich irgendwie signalisieren, dass die Windel voll ist. Das Kind betrachtet den Urin und Kot als seinen Besitz, den man nach eigenem Gutdünken hergeben oder für sich behalten möchte.

Bei der Sauberkeitserziehung geht es auch um Themen der Körperkontrolle und Disziplin. Es ist unrealistisch, vor dem dritten Geburtstag eine konsequente Sauberkeit und Trockenheit zu erwarten. Das Kind muss ja nicht nur die volle Kontrolle über die Schließmuskeln besitzen, sondern auch gefühlsmäßig so weit sein. Es ist wichtig, die Wünsche des Kindes diesbezüglich zu respektieren und sich nicht mit dem Kind auf einen Machtkampf einzulassen. Letztlich ist es seitens des Kindes ein Geschenk, wenn es Urin oder Kot hergibt; die Kinder tun dies freiwillig oder eben gar nicht. Sie können darauf vertrauen, dass es jedem Kind ein Bedürfnis ist, sauber und trocken zu werden. Rückfälle sind ein normaler Bestandteil der Entwicklung. Es braucht Ermutigung und Hilfe, um diese Kontrolle zu erlangen.

Insgesamt besteht eine zunehmende Unabhängigkeit von den Eltern, die »Rockzipfelzeit« des Eineinhalbjährigen ist wieder überwunden, die Trennungsängste haben wieder etwas nachgelassen. Es beginnt sich beim Kind nun auch eine gefühlsmäßige innere Sicherheit darüber herauszubilden, dass die nahen Be-

zugspersonen nicht verschwunden sind, wenn das Kind sie nicht sieht (die sogenannte Objektkonstanz). Dieser Prozess ist erst etwa mit dem dritten Lebensjahr
abgeschlossen und fällt mit dem Kindergartenalter zusammen. Die innere Gewissheit – mit zwei Jahren noch etwas unsicher, aber im Entstehen –, dass Mama,
Papa oder andere Bezugspersonen in den Gedanken des Kindes einen sicheren
Platz bekommen haben, lässt die Trennungsängste kleiner werden.

Ein zweijähriges Kind verfügt aber noch nicht über ein eigenes Gewissen. In
Anwesenheit der Bezugspersonen kann es ein Nein durchaus schon berücksichtigen. Die Versorgungspersonen stellen sozusagen das äußere Gewissen dar. Sind
diese nicht anwesend, verfügt das Kind über diese Fähigkeit noch nicht. Es wird
vielleicht »nein, nein« sagen, aber die verbotene Handlung trotzdem ausführen.

Die motorische Entwicklung verläuft schnell: Zwischen dem 12. und dem 15. Lebensmonat lernt das Kind Laufen, mit zwei bis drei Jahren kann es bereits mit dem
Dreirad fahren und auf Leitern klettern.

Jetzt sollte auch die nächste Mutter-Kind-Pass-Untersuchung inklusive einer
augenärztlichen Untersuchung erfolgen. Während dieser Untersuchungen werden die gewohnten Messungen sowie ein Sehtest, eine entwicklungs- und verhal-
tensmäßige Überprüfung und eine körperliche Untersuchung vorgenommen.
Nutzen Sie das Angebot und besprechen Sie auch alle für Sie wichtigen Dinge mit
Ihrem Kinderarzt.

Zwischen dem ersten und zweiten Geburtstag nimmt ein Kind etwa zwei bis
drei Kilogramm zu. Ihr Kind weiß im Allgemeinen am besten, wie viel es essen
möchte, versuchen Sie nicht, es zum Essen zu zwingen. Vermeiden Sie Süßigkeiten und gesüßte Säfte. Wasser, Mineralwasser, ungezuckerter Früchtetee oder
Kräutertee wären geeignete Getränke. Fruchtsäfte sollten im Verhältnis 1:1 mit
Wasser gemischt werden, da sie etwa zehn Prozent Kohlenhydrate enthalten und
daher zu Karies führen können. Es gibt bereits dreijährige Kinder, die keine
Frontzähne mehr haben!

Der dritte Geburtstag
Wieder ist es Zeit, eine Mutter-Kind-Pass-Untersuchung und eventuell eine Ergänzung der bisherigen Impfungen beim Kinderarzt durchführen zu lassen.

Die Kinder können sich jetzt mit Hilfestellung anziehen (schließen der leichteren Knöpfe) und soziale Spiele wie z.B. Fangen spielen. Sie sind motorisch nun
so geschickt, dass sie sicher mit dem Dreirad fahren, Treppen steigen, auf einem
Bein hüpfen und springen können.

Sie können den Vor- und Nachnamen sagen und Wörter wie »hungrig« oder
»durstig« verstehen. Der Wortschatz ist auf etwa 300 Worte angewachsen und

formuliert einfache grammatikalisch richtige Aussagesätze. Sie erfreuen sich zusehends an Liedern und Reimen und interessieren sich auch für mechanisches Spielzeug, wie Lichtschalter oder Geräte. Nun können sie auch Puzzlespiele mit drei oder vier Teilen lösen. Die Kinder wissen, wo die Dinge hingehören, und essen nahezu selbständig.

Das Sauberkeitstraining ist im Gange, wobei, von regelmäßigen Rückfällen abgesehen, viele Kinder nun schon regelmäßig das Töpfchen oder die Toilette benutzen. Das Trotzverhalten lässt wieder nach.

Die Erlebniswelt des Kindes ist eine magische und belebte. Der Teddybär und die Puppe haben lebendigen Charakter; Hexen, Feen und Zauberer beginnen Einzug zu halten und verweilen bis etwa zum Schuleintritt. Die Unterscheidung zwischen Phantasie und Realität ist nicht immer klar.

Im dritten Lebensjahr wird zwischen »mein« und »dein« unterschieden und mit dem Zählen begonnen.

Viele Kinder beginnen jetzt, in den Kindergarten zu gehen. Sofern dies die beruflichen und finanziellen Umstände erlauben, ist das auch von der Entwicklung des Kindes ein sehr guter Zeitpunkt, wenn das seitens der Eltern auch so gewünscht wird. Nun ist die innere Sicherheit so weit entwickelt, dass die geliebten Bezugspersonen dem Kind auch in deren Abwesenheit psychisch nicht verloren gehen. Die Trennung kann natürlich kurzfristig schmerzen, wird aber gut verarbeitet.

Mit drei Jahren hat sich auch das Spiel mit Spielgefährten bereits deutlich verändert, da das Kind beim Spielen kooperieren kann, was eine nötige Voraussetzung für ein gemeinsames Spiel darstellt. Es beginnen sich langsam ein Gewissen und Schuldgefühle zu entwickeln, die aber noch nicht wirklich ausgebildet sind. Zuneigung zu vertrauten Spielpartnern entwickelt sich, und langsam beginnen auch kleine Rollenspiele.

Tipps für den Kindergartenstart

Im Kindergarten erwartet ein Kind eine völlig neue Situation: eine Gruppe von Kindern, entsprechend Lärm und Unruhe, neue Regeln, Auseinandersetzungen ums Spielzeug usw. Und vor allem: Die Eltern sind nicht mehr anwesend. Es gibt eine neue Bezugsperson, die man mit anderen teilen muss.

Wählen Sie einen Kindergarten aus, mit dem Sie wirklich zufrieden sind. Wenn Sie unzufrieden sind und Ihr Kind trotzdem täglich hinschicken, bringen Sie es in eine schwierige Konfliktlage.

Wichtig ist eine gute Vorbereitung. Besuchen Sie den Kindergarten Ihrer Wahl vorher im Rahmen eines »Tages der offenen Tür«, um die Angst vor dem Start zu verringern. Sprechen Sie über den Kindergarten, machen Sie Ihrem Kind aber keine falschen Hoffnungen, indem Sie nur das Positive erzählen. Die Kinder sollen wissen, dass es dort auch Regeln und Pflichten gibt und die Kindergärtnerin für viele Kinder da ist. Auch Bilderbücher über den Kindergarten können eine gute Vorbereitung zur Unterstützung bieten. Die meisten Kindergärten bieten von sich aus eine langsame Eingewöhnung an. Sollte dies nicht der Fall sein, fordern Sie diese ruhig ein. Anfangs sollten Sie mit dem Kind gemeinsam anwesend sein, anschließend bleibt das Kind für nur kurze Zeit alleine dort. Dieser Zeitraum wird in Etappen verlängert. Vor allem am Beginn sollte man lange Abschiede vermeiden und schnell gehen, oft hören Kinder auf zu weinen, sobald die Eltern nicht mehr in der Nähe sind. Gehen Sie auf keinen Fall, ohne sich zu verabschieden, und geben Sie Ihrem Kind ein vertrautes Stofftier mit. Teilen Sie Ihrem Kind vor allem mit, dass Sie wiederkommen. Geben Sie auch eine Zeitspanne bekannt, die Ihrem Kind ein Begriff ist.

Bedenken Sie auch, dass der Kindergarten anstrengend ist und die Kinder auch Ruhe brauchen.

Leider ist der Kindergarten auch eine Periode, in der Ihr Kind mit zahlreichen Viren konfrontiert wird. Manche Kinder sind in den ersten Monaten häufig krank und machen verschiedene Infekte durch. Das hat aber auch seine positive Seite: Das Abwehrsystem wird trainiert, und nach einigen Monaten bessert sich die Situation.

Fast jedes Kind hat irgendwann keine Lust mehr, in den Kindergarten zu gehen. Halten Sie jedenfalls in dieser Situation Rücksprache mit der Kindergärtnerin.

Möchten oder müssen Sie Ihr Kind schon früher betreuen lassen, sind eine möglichst kleine Kinderzahl und kürzere Zeiteinheiten eine gute Lösung, da dann das Kind weniger überfordert wird und das Umfeld eher seinen Entwicklungsbedingungen entspricht. Manchmal sind Tagesmütter eine gute Überbrückung bis zum Kindergarteneintritt. Auch eine langsame Eingewöhnung bei jüngeren Kindern ist von noch größerer Bedeutung, als es auch bei den Dreijährigen ist.

Das vierte bis sechste Lebensjahr

Der vierte Geburtstag

Das vierjährige Kind entwickelt bereits ein Zeitverständnis und auch ein autobiographisches Gedächtnis. Es versteht, dass verschiedene Menschen ein und dieselbe Sache aus verschiedenen Perspektiven sehen können.

Sprachlich kann das Kind grammatikalisch richtige Fragen stellen und Sätze aus fünf bis sechs Wörtern bilden.

Es kann nun kooperieren, teilen und schenken. Die Sauberkeitsentwicklung ist bei zahlreichen Kindern im Wesentlichen abgeschlossen, auch wenn es gelegentlich noch zu kleinen Missgeschicken kommen kann.

Rollenspiele sind nun neben neuen Wettbewerbsspielen sehr beliebt. Erste Freundschaften entstehen.

In den Vater-Mutter-Kind-Spielen setzen sich Kinder spielerisch mit der Identifizierung mit den Erwachsenen, vorzugsweise des eigenen Geschlechts, aber auch anderen Rollen auseinander.

Mit vier Jahren beginnen Märchen interessant zu werden. Die magisch bewegte Welt wird immer bedeutsamer. Nun kreisen die Phantasien der Kinder um ihre Liebe zum gegengeschlechtlichen Elternteil. »Wenn ich groß bin, heirate ich meine Mami/meinen Papi« sind Aussagen, die viele Eltern kennen. Mit diesen sehnsuchtsvollen Wünschen sind aber auch die damit verbundenen Ängste vor der Rache oder Strafe des anderen Elternteils verbunden. Viele Eltern schmelzen verständlicherweise bei den Liebesbezeugungen der Kinder dahin. Steigen Sie

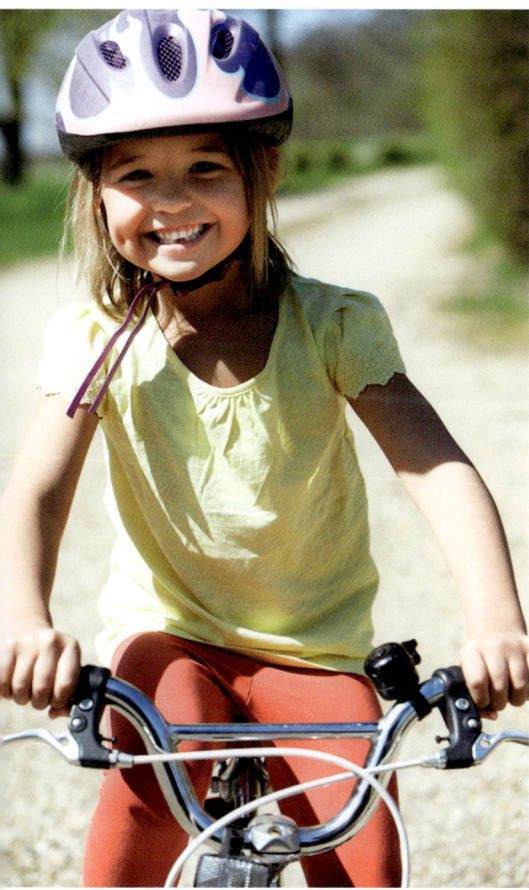

aber nicht auf die häufigen Wünsche ein, im Elternbett zu schlafen. Sie verstärken sonst zeitgleich auch die Ängste Ihres Kindes vor dem jeweils anderen Elternteil.

Ängste vor Hexen und Zauberern und Riesen sind nun häufig. Phantasiegeschichten dürfen nicht mit Lügengeschichten verwechselt werden. Zunehmend beginnt sich ein Gewissen zu entwickeln, das nicht mehr die ständige Anwesenheit der Erwachsenen benötigt. Abgeschlossen wird diese Entwicklung aber erst etwa mit Schuleintritt sein. Die Kinder beginnen sich nun auch zu interessieren, woher die Babys kommen und woher sie selbst kommen. Nun ist der richtige Zeitpunkt, für diese Fragen hellhörig zu sein und mit den Kindern Aufklärungsbücher für das entsprechende Alter anzusehen. Pflege- oder Adoptivkinder sollten spätestens jetzt (sofern dies nicht ohnehin bereits ein laufendes Thema war) über ihre Entstehungsgeschichte aufgeklärt werden.

Der fünfte Geburtstag

Das Kind kann nun komplexe Geschichten erzählen und verfügt über einen Wortschatz von etwa 8.000 Wörtern. Es versteht, dass sich eigene Gedanken und Gefühle von denen anderer Menschen unterscheiden.

Die motorische Betätigung macht meist viel Freude, und es werden neue Fertigkeiten erlernt, wie beispielsweise Radfahren mit Stutzen und Schwimmen mit Hilfsmitteln, Eislaufen oder Skifahren. Die Altersgrenzen hierfür sind aber doch recht unterschiedlich. Unterstützen Sie diese freudvollen körperlichen Tätigkeiten, aber üben Sie keinen Druck aus.

Mit fünf Jahren sind Freundschaften bereits sehr wichtig, und die Kinder möchten anderen Kindern auch gefallen. Sie lernen auch andere Ansichten kennen. Es besteht ein inneres Konzept von »Gut« und »Böse«, die Gewissensbildung ist im Gange. Die wesentlichen Themen, die beim Vierjährigen beschrieben sind, sind weiterhin aktuell. Die magische Märchenwelt ist noch nicht aufgegeben, und die Liebesbeteuerungen dem jeweils gegengeschlechtlichem Elternteil gegenüber ebenfalls noch nicht.

Der sechste Geburtstag und das siebente Lebensjahr

In dieser Zeit kommen die Kinder in die Schule, und es ist ein Quantensprung in der Entwicklung geschehen.

Motorisch sind sie nun bereits meist recht autonom, können ohne Stützen Fahrrad fahren, Rollschuh oder Schlittschuh laufen und spielen Fußball. Ein Körperwandel vollzieht sich im Sinne eines Längenwachstums und beginnenden Zahnwechsels.

Das Kind gebraucht die Sprache weitgehend korrekt und kommuniziert erfolgreich, ohne über die Sprache reflektieren zu müssen.

Die magische Märchenwelt wird nun verlassen, und das Kind kann zunehmend zwischen Schein und Wirklichkeit trennen, versteht etwa Verkleidungen, ohne sie für echt zu halten (z.B. Nikolaus). Die Zuneigung zum gegengeschlechtlichen Elternteil wird aufgegeben, und ein stabiles Gewissen entsteht. Im Zusammenhang damit bildet sich auch die Geschlechtsidentität aus (nach der Vorform mit etwa eineinhalb Jahren), indem das Mädchen wie die Mama, der Bub wie der Papa sein will. Diese Rollen hat es in den letzten Jahren immer wieder spielerisch ausprobiert. Die Beschäftigung mit der Märchenwelt weicht dem großen Sachinteresse für die reale Welt, womit das Kind auch eine Schulreife erlangt. Die Ausdauer ist ebenfalls größer geworden, und das Kind ist in der Lage, seine Bedürfnisse wie Essen, Trinken, Toilette, Spielen, Plaudern hinten anzustellen und warten zu können. Die Merkfähigkeit wächst nun langsam, ebenso die Kreativität. Das Kind organisiert Gruppenspiele und versucht auch Konflikte zu lösen. Lehrer und Mitschüler werden neue wichtige Bezugspersonen.

Wenn einige der beschriebenen Themen und Entwicklungsschritte mit Schuleintritt noch nicht ausreichend bewältigt sind, ist keine ausreichende Schulreife gegeben, und die Kinder tun sich sehr schwer. Manchmal benötigen sie einfach noch Zeit (Vorschulklassen, sofern vorhanden, können hilfreich sein), manchmal sind sie von emotionalen Konflikten blockiert und benötigen psychotherapeutische Unterstützung, manchmal benötigen sie Förderung auf verschiedenen Gebieten (z.B. Ergotherapie, Logopädie).

Erbrechen

Erbrechen kommt bei Kindern häufig vor. Nahezu 50 Prozent aller Säuglinge brechen gelegentlich, aber lediglich in fünf Prozent der Fälle ist es das Resultat einer Erkrankung. Bei Säuglingen ist zwischen dem »Spucken«, also nach dem Trinken einen Mund voll Milch zurückspucken, oft in Verbindung mit Aufstoßen, und dem schwallartigen Erbrechen zu unterscheiden. Erbricht das Kind mehrmals in kurzen Abständen, sorgen Sie umgehend für eine ausreichende Flüssigkeitszufuhr. Bewährt sind ungezuckerter Kräutertee, Organgensaft (stark verdünnt) oder Elektrolyttee.

Im Säuglingsalter kann regelmäßiges heftiges Erbrechen auch eine Reaktion auf Spannungen und Probleme in der Interaktion darstellen. Suchen Sie in diesem Falle neben dem Kinderarzt zur medizinischen Abklärung eine Einrichtung wie Schreiambulanzen oder Beratungsstellen für Säuglinge und Eltern auf.

Länger anhaltendes Erbrechen sollte immer medizinisch abgeklärt werden und deutet nach dem Säuglingsalter zumeist auf eine Erkrankung hin. Unbedingt zum Arzt sollte ein Kind, das zwei Mahlzeiten erbrochen hat bzw. zusätzlich an Kopfschmerzen, Schwindel, Fieber oder Bauchschmerzen leidet.

Der Arzt sollte dann auch wissen, ob das Erbrochene schaumig, gallig oder mit Blut durchsetzt ist.

Die folgende Tabelle dient zur Orientierung, welche Erkrankung hinter dem Erbrechen stecken kann.

Symptom	Mögliche Gründe	Mögliche weitere Symptome
Schleimig-schaumiges Erbrochenes mit zum Teil unverdauten Nahrungsbrocken und viel Magensaft.	Fehler bei der Ernährung (z.B. zu viel gegessen, Nahrungsmittel war verdorben usw.)	Durchfall, Koliken, Verstopfung
Das Erbrochene ist mit Magensaft, unverdautem Mageninhalt sowie grünlich-gelber Galle vermengt.	♦ Darminfektion, Durchfall ☛ S. 95 ♦ Blinddarmentzündung ☛ S. 79	Fieber, Bauchschmerzen, evtl. geronnenes Blut im Erbrochenen, Gewichtsverlust Bauchschmerzen, Durchfall oder Verstopfung, Fieber, Schmerz im Oberbauch
Magen- und/oder Darminhalt, evtl. auch Blutbeimengungen im Erbrochenen.	♦ Darmverschluss ☛ S. 88	Sehr harter Bauch, Bauchschmerzen, evtl. Benommenheit
Fieber vor dem Erbrechen.	♦ Gehirnhautentzündung, andere Infekte (Angina) ☛ S. 171	Kopfschmerzen, hohes Fieber, steifer Nacken, Krämpfe
Starke Übelkeit, mitunter auch Nahrungsbestandteile im Erbrochenen	♦ Migräne ☛ S. 248	Kopfschmerzen, Schwindel, evtl. Sehstörungen
Erbrechen nach dem Verzehr bestimmter Nahrungsmittel.	♦ Nahrungsmittelallergie ☛ S. 29, 100	Evtl. Durchfall, Hautausschlag

Quelle: nach Keudel, Kinderkrankheiten

Erfrierungen ➡ Frostbeulen

Erkältung

Die Erkältung (grippaler Infekt) ist nicht mit der viel schwerwiegenderen »echten« Grippe (Influenza) zu verwechseln. Beide Krankheiten werden durch unterschiedliche Viren verursacht. Auch der Krankheitsverlauf ist unterschiedlich.

Was ist eine Erkältung?

Die Erkältung ist eine Virusinfektion der oberen Atemwege, verbunden mit einer verstopften Nase, Niesanfällen und meist trockenem Husten. Sie ist besonders leicht auf andere Menschen übertragbar und eine der häufigsten Erkrankungen in jedem Alter. Luftwegsinfektionen sind die häufigsten menschlichen Krankheiten. Sie werden zu über 90 Prozent von Viren verursacht.

Kinder sind gegen eine Vielzahl von Viren noch nicht immun und deshalb besonders anfällig für Erkältungen. Sie erkranken an ihnen bis zum sechsten Lebensjahr etwa sechs- bis achtmal und später etwa drei- bis viermal jährlich. Bei jeder Infektion erwirbt das Kind eine Immunität gegen das entsprechende Virus. Für weitere Infektionen sinkt daher das Risiko. Andere Organe wie Augen, Ohren, Nase, Nasennebenhöhlen oder die Lymphknoten am Hals können manchmal auch betroffen sein.

Normalerweise ist die Erkrankung harmlos und dauert etwa eine Woche. Gehäuft treten Erkältungen in den Herbst- und Wintermonaten auf.

Wie entsteht eine Erkältung?

Kalte Finger, Zehen, Nase und Ohren in der kühleren Jahreszeit, Stress oder Abwehrschwäche begünstigen wahrscheinlich die Entwicklung einer Virusinfektion. Die Übertragung der Viren erfolgt durch Tröpfcheninfektion – also zum Beispiel beim Niesen, Husten oder Sprechen. Die Viren befinden sich in der Luft und werden eingeatmet. Kinder können sich außerdem über Spielsachen, Taschentücher oder ungewaschene Hände infizieren.

Viren können mehrere Stunden auf der Hautoberfläche überleben. Deshalb ist es wichtig, sich nach dem Putzen der Nase gründlich die Hände zu waschen. Gebrauchte Papiertaschentücher sollten Sie sofort wegwerfen, um die Ansteckungsgefahr zu begrenzen.

Die Viren befallen zuerst die Nasen- und Rachenschleimhaut. Von dort können sie auf Bronchien oder Nasennebenhöhlen übergreifen. Viren sind immer ein möglicher Wegbereiter für eine nachfolgende Infektion, sodass es zusätzlich zu einer Infektion mit Bakterien kommen kann. Die Inkubationszeit – Zeit zwischen der Ansteckung und dem Ausbruch der Krankheit – beträgt etwa zwei bis fünf Tage.

Was sind die typischen Anzeichen für eine Erkältung?

- ♦ Die Nase beginnt zu rinnen, zunächst wird wässrig-klares Sekret produziert, das allmählich dickflüssig und bei einer zusätzlichen bakteriellen Infektion grüngelb wird.
- ♦ Sind die Nebenhöhlen befallen, ist oft die Nasensekretion blockiert.
- ♦ Ein kratziges Gefühl im Hals oder gerötete Augen können ebenso Teil der Erkrankung sein wie Lymphknoten am Hals, die geschwollen und berührungsempfindlich sind.
- ♦ Müdigkeit, Niedergeschlagenheit gesellen sich zu leichtem Fieber, Husten, Kopf-, Hals- und Gliederschmerzen.
- ♦ Die Nasenatmung wird auf Grund der angeschwollenen Nasenschleimhäute schwierig bzw. unmöglich.
- ♦ Zwischen Nase und Mittelohr besteht eine offene Verbindung (Tuba auditiva Eustachii), die im Normalfall luftdurchgängig ist. Wird diese Verbindung durch vermehrten Schleim verlegt, so entsteht ein Druckgefühl in den Ohren. Kinder hören plötzlich schlechter.

Wie erfolgt die Diagnosestellung?

Eine Erkältung ist meist leicht zu erkennen. Jedoch welches Virus genau die Erkältung verursacht, ist nicht so leicht zu erkennen. Über 200 verschiedene Viren können eine Erkältung auslösen.

Wie wird eine Erkältung behandelt?

Eine Erkältung kann man nicht heilen, aber ihre Symptome lindern. Besonders für Säuglinge ist schon ein »banaler« Schnupfen unangenehm. Diese fühlen sich durch eine verstopfte Nase und eine damit einhergehende behinderte Nasenatmung sehr gestört, sie werden unruhig und oft auch weinerlich. Auch die Nahrungsaufnahme (Säuglinge können ja, während sie atmen, trinken) ist sehr behindert, da es nun nicht mehr möglich ist, beides gleichzeitig zu tun. Der Säugling muss sich erst auf die neue Situation einstellen und lernen, zwischendurch das Fläschchen oder beim Stillen den Busen loszulassen, um wieder atmen zu können.

Nasentropfen oder -sprays lassen die Nasenschleimhäute abschwellen und erleichtern das Atmen. Spezielle Nasentropfen für Säuglinge sind der sehr empfindlichen Schleimhaut der Nase eines Säuglings angepasst. Nasentropfen sollten jedoch nie länger als zwei Wochen verwendet werden, da sie bei dauernder Anwendung die Nasenschleimhaut zerstören können.

Körperliche Schonung, viel Flüssigkeit aufnehmen (z.B. heißen Tee) und bei Bedarf inhalieren, damit der Schleim verdünnt wird und abfließen kann, sind einfache Maßnahmen, um die Symptome zu lindern.

Ausgewogene, vitaminreiche Ernährung und zusätzliches Vitamin C können helfen, die Erkältungssymptome zu lindern. Es gilt absolutes Rauchverbot in Gegenwart des Kindes, da dies die Schleimhäute noch mehr reizt. Gurgeln mit Salzwasser oder Salbeitee hilft gegen Halsschmerzen.

Tipps

Es gibt keine wirkliche Therapie, aber Sie können die Beschwerden lindern. Auch homöopathische Mittel bringen gute Erfolge, einschlägig ausgebildete Ärzte helfen, den passenden Wirkstoff zu finden. Frische Luft, viel Vitamin C (z.B. ausgepresster Orangensaft) und liebevolle Zuwendung helfen Ihrem Kind, rasch wieder gesund zu werden.

Wie ist die Prognose?

Die Erkrankung ist meist harmlos und dauert etwa ein bis zwei Wochen. Komplikationen können manchmal auftreten, z.B. Augenentzündung, Nebenhöhlenentzündung, Mittelohrentzündung, Halsentzündung oder Lungenentzündung.

Die Ursache dafür kann meist eine bakterielle Superinfektion sein, die sich auf die bereits bestehende Virusinfektion »aufsetzt«. Kommt es zu einer kontinuierlichen Steigerung der Beschwerden und bestehen zusätzlich starke Schmerzen und Fieber, sollten Sie mit ihrem Kind unbedingt einen Arzt aufsuchen.

Wie kann man einer Erkältung vorbeugen?

Am besten ist es, Abstand von erkälteten Kindern oder Erwachsenen zu halten. Vermeiden Sie Kälte und Feuchtigkeit, halten Sie die Füße Ihres Kindes warm.

Ernährung im Säuglings-, Kindes- und Jugendalter

Das erste halbe Jahr

Stillen ist das Beste fürs Baby und meist auch das Bequemste für die Mutter. In den ersten Wochen stillen nahezu alle Frauen. Doch danach nimmt die Stillhäufigkeit ab: Nur zehn Prozent aller Kinder erhalten in den ersten fünf bis sechs Lebensmonaten nichts anderes als Muttermilch. Ein Drittel aller Babys bekommt schon mit acht Wochen den ersten Saft und jedes zweite im vierten Monat die erste »Beikost«.

Langes Stillen ist eindeutig der beste Schutz vor Allergien. Wenn es nicht anders geht, sollten Kinder Fertigmilch bekommen: In den ersten Wochen Produkte mit der Bezeichnung »voll adaptiert«, etwa nach dem vierten Monat »Folgemilch 1«. Wenn in Ihrer Familie ein starkes Allergierisiko besteht, können Sie zur Vorbeugung »hypoallergene« (oder »HA«) Fertigmilch nehmen, sie enthält leicht veränderte Kuhmilchproteine. Eine echte Nahrungsmittelallergie gegen Kuhmilch ist sehr selten, nur etwa zwei Prozent der Babys sind betroffen. Sie zeigt sich mit starkem, teilweise blutigem Durchfall oder Pusteln im Gesicht, und die Kinder nehmen schlecht zu.

Vierter bis sechster Monat

Geben Sie dem Kind einige Löffel Karottenmus, geschabten Apfel oder zerdrückte Banane und steigern Sie die Menge langsam. Kombinieren Sie das Gemüse mit Kartoffeln und püriertem Fleisch – und ersetzen Sie damit eine Milchmahlzeit. Sie können den Brei selbst zubereiten (möglichst aus Öko-Anbau). Doch Gläs-

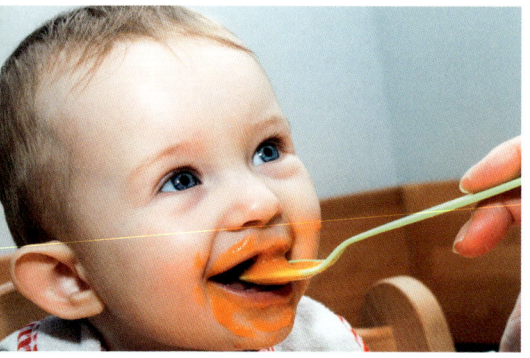

chenkost hat den Vorteil, dass für Zutaten und Verarbeitung besonders strenge Vorschriften gelten: Sie ist praktisch schadstofffrei. Und die Gläschen sind unschlagbar für unterwegs. Nachteil: Es gibt kaum Produkte, die nur eine einzige Zutat (z.B. Kartoffeln) enthalten, stattdessen meist Mischungen wie »Gemüsereis mit Biopute«. Bei einer Unverträglichkeit lässt sich so nur schwer herausfinden, worauf das Kind reagiert. Christina Neu vom Forschungsinstitut für Kinderernährung: »Ein Baby braucht noch keine Abwechslung beim Essen. Wahrscheinlich orientieren sich die Hersteller am Geschmack der Erwachsenen.«

Rezept für Gemüse-Kartoffel-(Fleisch)-Brei:
100 g Gemüse (z.B. Karotten, Brokkoli, Kürbis), 50 g Kartoffeln, 1 Esslöffel Öl oder Butter, 20 g Fleisch (jeden zweiten Tag), kochen und pürieren, nicht salzen oder würzen. Verwenden Sie keine kaltgepressten Öle – Babys vertragen sie nicht. Statt Fleisch können Sie auch gekochtes Ei oder Fisch nehmen – außer bei einem Allergierisiko.

Veganes für Kinder?
Ein Essen ganz ohne Milch, Eier oder Fleisch ist nichts für Kleinkinder. Auf Fleisch kann verzichtet werden, wenn das Kind viel Gemüse, Getreide und Milchprodukte isst. Zu achten ist im Besonderen auf ausreichende Eisen- und Kalziumzufuhr, etwa durch »Rote-Früchte-Säfte«. Der Körper nimmt aber Eisen aus Fleisch besser auf als aus Gemüse.

Die Getränke
Als Getränke sind am besten Wasser, ungesüßter Saft oder Tee geeignet. Wenn Sie Mineralwasser nehmen, dann solches, das »zur Zubereitung von Säuglingsnahrung geeignet« ist. Viele Kindertees bestehen bis zu einem hohen Prozentsatz aus Zucker, was für Zähne und Kiefer gefährlich ist. Dauernuckeln ist übrigens auch schädlich, wenn in der Flasche nur Wasser ist. Dadurch verändert sich der Speichel, der Zahnschmelz wird anfälliger für Karies. Und: Viele Babys werden wund, wenn sie reinen Obstsaft oder Multivitaminsaft trinken. Verdünnen Sie den Saft daher mit viel Wasser.

Siebenter Monat

Jetzt kann man einen Getreide-Brei anbieten, der beispielsweise die Milch-Mahlzeit abends ersetzt. Er ist schnell zubereitet; fertige Instant-Breie sind teuer und enthalten fast immer zu viel Zucker. Auch wenn »kristallzuckerfrei« drauf-steht, steckt oft doch ein Süßmacher drin, zum Beispiel Maltodextrin, Fruktose oder Glukose. Auch Obstbreie können angeboten werden: Die meisten Obstbreie enthalten keinen Zucker, und es gibt die Sorten auch unvermischt zu kaufen.

Rezept für Vollmilch-Getreide-Brei:
200 ml Fertigmilch (ab einem Jahr Vollmilch) erhitzen und 20 g Voll-kornflocken (am besten Instant-Flocken aus dem Bioladen) einrühren. Babykost muss nach dem ersten Lebenshalbjahr nicht »glutenfrei« sein. Gluten ist Bestandteil der meisten Getreidesorten (außer z.B. Reis, Mais), schädliche Eigenschaften sind aber nicht bekannt. Nur Kinder mit Zölia-kie, einer seltenen allergischen Darmerkrankung, vertragen ihn nicht. Sie reagieren mit Durchfall und Gewichtsstillstand.

Neunter bis zwölfter Monat

Bieten Sie dem Kind etwas von den Familienmahlzeiten an. Aber: Salzen und würzen Sie nur sehr wenig. Milchprodukte wie Naturjoghurt oder Topfen (Quark) erst ab dem ersten Lebensjahr geben, da sie zu viel Eiweiß enthalten.

Bei Allergieneigung sollen Sie auf folgende Nahrungsmittel verzichten: Zitrus-früchte, Nüsse, Eier und Fisch; Kuhmilch nur in kleinen Mengen.

Die richtige Menge

Es ist völlig normal, wenn ein Kind mal in seinem Essen herumstochert und dann wieder isst wie ein Scheunendrescher. Kleinkinder haben noch ein sehr gesundes Empfinden dafür, wie viel sie brauchen. Erst wenn auffällige Essge-wohnheiten länger andauern und Ihr Kind zu dünn oder zu dick wird, sollten Sie den Kinderarzt aufsuchen.

Nach dem ersten Lebensjahr

Mindestens eine warme Mahlzeit am Tag ist wichtig (mittags und/oder abends). Sie sollte vorwiegend aus Gemüse mit Kartoffeln, Reis oder Nudeln bestehen, mit nur wenig gedünstetem Fleisch oder Fisch. Sorgen Sie bei Gemüse für Abwechslung, pürieren sie es manchmal, mischen Sie es mit Kräutern oder geben Sie Ketchup dazu. Manchmal mögen Kinder auch einige Zeit kein Gemüse, was sich aber wieder von selbst legt. Als Frühstück sind Milch, belegte Brote, ein Müsli oder eine Milchspeise mit Getreideflocken, frischem Obst und Nüssen sinnvoll. Fertige Müslimischungen enthalten oft viel Zucker. Optimal für zwischendurch sind frisches Obst und rohes Gemüse oder ein Stück Kuchen, Vollkornkekse oder ein Honigbrot.

Vermeiden sollten Sie zu süße und zu fette Speisen, vor allem gezuckerte Teefläschchen sowie stark Gewürztes und Gesalzenes, außerdem Säfte, Joghurts und Süßigkeiten, die mit Extra-Portionen Vitaminen und Mineralstoffen angereichert sind. Für eine ausgewogene Ernährung sind diese meist auch teuren Lebensmittel überflüssig.

Getränke wie Saft oder Tee braucht ihr Kind in den ersten sechs Monaten nur bei hohem Fieber oder starkem Durchfall.

Ernährung bei Kindern und Jugendlichen

Anbieten sollte man eine Ernährung, bestehend aus Kohlenhydraten (50 bis 55 Prozent der Kalorien), vorwiegend aus Getreide, Gemüse, Kartoffeln und Obst, einem geringeren Teil Fett (maximal 30 Prozent der Kalorien), hier vor allem pflanzliche Fette, und etwa der Hälfte tierischem und pflanzlichem Eiweiß (10 bis 15 Prozent der Kalorien) aus Milch, Fleisch, Fisch, Getreide und Kartoffeln. Zusätzliche Präparate, z.B. Vitamine, Mineralstoffe, Eiweiß in Form von Tabletten oder Getränken, sind unnötig.

Zwei Mahlzeiten am Tag können kalte Mahlzeiten sein. Das Essen sollte kindgerecht zubereitet werden. Lassen sie das Kind weitgehend selbst entscheiden, wie viel es essen möchte.

Das ideale Getränk ist Leitungswasser, Vorsicht ist allerdings bei Hausbrunnen geboten sowie bei Wasser, das aus Regionen mit intensiver Landwirtschaft oder aus aufbereitetem Flusswasser stammt (Nitratgehalt u. Ä.). Reine Fruchtsäfte enthalten natürlicherweise ca. 10 Prozent Zucker verschiedener Art und sollten zum Durstlöschen deshalb mindestens 1:1 mit Wasser verdünnt werden.

Einseitige Ernährungsformen, z.B. vegetarische Ernährung ohne Milch oder eine Ernährung mit überwiegend Süßigkeiten, können zu Mängeln an Spurenelementen oder Vitaminen führen. Wichtig ist aber auch hier das Vorbild der Erwachsenen!

Ernährungsplan für Neugeborene, Säuglinge und Kleinkinder bis 36 Monate mit Allergierisiko

Alter	0-4 Mon	5 Mon	6 Mon	7 Mon	8 Mon	9 Mon	10 Mon	11 Mon	12 Mon	13 Mon	14 Mon	18 Mon	24 Mon	35 Mon	Nach 36 Mon
Milch	Muttermilch Anfangsmilch	Muttermilch, HA Anfangsmilch HA Folgemilch		Muttermilch, HA Folgemilch				Muttermilch, HA Folgemilch, HA Wachstumsmilch		Muttermilch, HA Folgemilch, HA Wachstumsmilch, Kuhvollmilch			HA Folgemilch, HA Wachstumsmilch, Kuh Vollmilch/halbentrahmt		Ernährung identisch mit der eines Erwachsenen
Früchte		Apfel, Banane Birne	Pfirsich, Nektarine, Aprikose			Ananas, Melone	Himbeeren Erdbeeren Beeren					Trauben, Kirschen (ohne Kerne)			
Gemüse		Kartoffeln	Zucchini Fenchel Broccoli		Blumenkohl Kohlrabi Lattich	Spinat Gurken	Linsen		Rosenkohl				Grüne Bohnen Lauch Erbsen		
Cerealien		Glutenfreies Getreide Hirse, Reis, Mais		Zunächst glutenhaltige Getreide, danach raffinierte Getreide						Aufbau zum vollwertigen Produkten			Polenta Müsli (keine Nüsse!) Teigwaren		
Brot /Biskuits			Glutenfreie Biskuits für Säuglinge			Glutenfreies Brot/ Brotrinde					Vollkorncerealien, Zwieback				
Fleisch				Kalb, Kaninchen Lamm						Rind, Schwein					
Fisch			Meeresfrüchte und Fisch soll vermieden werden.									Vorsichtiges Einführen von Fisch			
Ei					Kein Ei und Eiprodukte								Zunächst gekochtes Eigelb, danach Vollei.		
Frischmilchprodukte/Joghurt			Bis zum ersten Geburtstag keine Kuhmilch und Kuhmilchprodukte												

Vor 12 Monaten: Nur ein einziges Nahrungsmittel auf einmal einführen!!!
Zu stark gesalzene und gewürzte Speisen vermeiden. Zwiebeln, Knoblauch, Lauch, Bohnen und Nüsse vermeiden.
Möglichst selbst kochen. Die kommerziell hergestellten Breie enthalten zu viele Zutaten auf einmal, deren Unverträglichkeit festzustellen nicht möglich ist.

Nach 12 Monaten: Nur jodiertes und fluoriertes Salz verwenden.
Zu stark gesalzene, gewürzte und gezuckerte Speisen und Getränke meiden.
Etwa 500 ml adaptierte Milch (HA Milch, Folgemilch, Wachstumsmilc) täglich beibehalten.
Als Aroma ist ausschließlich Vanille oder Vanillin zugelassen.

TRINKVERHALTEN: Abgekochtes Leitungswasser die beste Wahl, bestens kontrolliert, frei von Zucker.
Empfohlene Menge: bis zum 12 Lebensmonat 400-500 ml. Ab dem 12 Lebensmonat 800-900 ml.

Quellen: Societe Suisse de Pädiatrie, Okt. 2001
Hebammen Zeitschrift « Eltern Info Nr. 4
Internet Anfrage bei Kinderärzten Dr. Voitl und Dr. Langer

Erste Hilfe bei Kindern

Wichtige Telefonnummern

Euro-Notruf: 112 (Polizeidienststelle, diese veranlasst die weiteren erforderlichen Maßnahmen)

Notruf der Rettung: D: 112 / A: 144 / CH: 144

Ärztenotdienst: D: 116 117 / A: 141 / CH: 0800 33 66 55

Notruf der Polizei: D: 110 / A: 133 / CH: 117

Notruf der Feuerwehr: D: 112 / A: 122 / CH: 118

Vergiftungszentrale: D: abhg. v. Bundesland / A: 406-43-43 / CH: 145

Erste-Hilfe-Maßnahmen

Die Wiederbelebung im Kindesalter ist ein seltenes Ereignis; Kinder werden dann aber oftmals ungenügend wiederbelebt.

Besonderheiten

Bei Kindern erfolgt meist zuerst Atemstillstand, dann erst der Herzstillstand. Ein primärer Herzstillstand ist sehr selten. Die Beatmung ist daher besonders wichtig!

Maßnahmen bei Atemstillstand

Atemwege, das heißt Mund- und Rachenraum, mit Fingern (evtl. mit Tuch) freimachen, damit keine Fremdkörper (Erbrochenes usw.) in die tieferen Atemwege gelangen.

Atemspende

Technik der Atemspende

Freimachen der Atemwege.

Mund-zu-Mund-Nasen-Beatmung (unter einem Jahr).

Kopf nur gering überstrecken (Mittelstellung).

Anfangs zwei bis fünf langsame Beatmungen hintereinander.

Sehr hohe Atemwegdrücke vermeiden (Gefahr der Magenüberblähung).

Atemwegverlegung (Fremdkörper im Atemweg): Rücken-Klopfen (Kind über den Oberschenkel gelegt, Kopf tief).

Beatmung

Neugeborene 20 bis 30 x pro Minute

(Klein-) Kinder 15 bis 20 x pro Minute

Jugendliche 12 bis 15 x pro Minute

Maßnahmen bei Herz-Kreislauf-Stillstand

Diagnose des Herzstillstandes

Die Pulsüberprüfung durch Laien gilt als ungenau und ist wegen des damit verbundenen Zeitverlustes nicht zu empfehlen. Ein leblos wirkendes Kind mit blass-bläulicher Hautfarbe muss im Zweifelsfall wiederbelebt werden!

Grundlage Herzmassage

Flachlagerung auf festem Untergrund (z.B. Fußboden).

Rücken leicht unterpolstern.

Herzmassage mit Beatmung immer kombinieren.

Herzmassage so lange durchführen, bis Arzt oder Rettung eintrifft.

Herzmassage (Einhelfer- und Zweihelfermethode)

♦ *Kind unter einem Jahr:*

Kompressionsrate: 100/min

Beatmungsfrequenz: 20/min

Kompression: Ventilation = 5 : 1

Druckpunkt: eine Fingerbreite unter Linie zwischen beiden Brustwarzen.

Kompressionstiefe: 1/3 des Brustkorbdurchmessers.

Zweifingertechnik (mit Zeige- und Mittelfinger das Brustbein komprimieren).

♦ *Kind ein bis acht Jahre:*

Kompressionsrate: 100/min Kompression : Ventilation = 5 : 1

Beatmungsfrequenz: 20/min

Druckpunkt: untere Hälfte des Brustbeins.

Kompressionstiefe: 1/3 des Brustkorbdurchmessers.

Einhandtechnik (mit Handballen einer Hand das Brustbein komprimieren).

♦ *Kind über acht Jahre:*

Kompressionsrate: (80 bis) 100/min Kompression : Ventilation = 15 : 2 (5:1)

Beatmungsfrequenz: 12/min

Druckpunkt: unteres Drittel des Brustbeins.

Zweihandtechnik.

Wiederbelebungstechnik wie im Erwachsenenalter.

Grundsätzliches Verhalten bei Notfällen

Ruhe bewahren! Rettung oder Notarzt anrufen und Folgendes angeben:

◆ Was ist passiert?

◆ Wo?

◆ Wie viele Verletzte oder Betroffene?

◆ Wann?

◆ Bei Vergiftungen: Wie viel wovon?

◆ Auffällige Erscheinungen schildern.

◆ Insbesondere Bewusstseinslage, Atmung und äußere Auffälligkeiten. Bei ausreichender Kenntnis der Situation kann die Rettungsleitstelle oder der Vergiftungsnotruf Anweisungen zur Ersten Hilfe geben.

Deshalb:

◆ Erst die Unfallstelle sichern und Selbstgefährdung vermeiden!

◆ Erst anrufen, dann handeln!

◆ Nur so können sowohl Unter- als auch Übertherapien verhindert werden.

Faulecken ➡ Hauterkrankungen bei Kindern

Fehlsichtigkeit ➡ Augenerkrankungen

Feuchtblattern ➡ Klassische Kinderkrankheiten

Fieber

Werden Kinder krank, ist häufig auch Fieber im Spiel. Als Krankheitssymptom allein ist es aber wenig aussagekräftig, meist ist es in Verbindung mit anderen Symptomen Ausdruck einer bestimmten Erkrankung. Die nachfolgende Übersicht soll Ihnen helfen, rasch zur richtigen Diagnose zu kommen.

Symptom	Mögliche Ursachen	Mögliche weitere Symptome
Geringes Fieber	♦ Wachstumsschub ♦ starke körperliche Anstrengung ♦ Vorausgegangene fieberhafte Erkrankung	Wachstumsschmerzen verschwitzt
Fieber mit Schnupfen und Husten	♦ Erkältung ☞ S. 134 ♦ Grippe ☞ S. 177 ♦ Bronchitis ☞ S. 84 ♦ Lungenentzündung ☞ S. 263 ♦ Evtl. Masern ☞ S. 235	Ohrenschmerzen Glieder- und Kopfschmerzen, Schüttelfrost Kurzatmigkeit Kurzatmigkeit, Bauchschmerzen Weiße Flecken im Mund, Bindehaut ist entzündet
Fieber mit Hals- und Ohrenschmerzen	♦ Kehlkopfentzündung ☞ S. 224 ♦ Mandelentzündung ☞ S. 264 ♦ Mittelohrentzündung ☞ S. 271 ♦ Scharlach ☞ S. 239	Heiserkeit, Atemnot, Husten Schluckbeschwerden Schnupfen, mitunter Erbrechen, Schmerzen Halsschmerzen
Fieber und Erbrechen	♦ Blinddarmentzündung ☞ S. 79 ♦ nachfolgend Durchfall ☞ S. 95 ♦ Gehirnhautentzündung ☞ S. 171 ♦ Nierenentzündung ☞ S. 301 ♦ Grippe ☞ S. 177	Bauchschmerzen, Durchfall oder auch Verstopfung Bauchschmerzen Kopfschmerzen, steifer Nacken Schmerzen in Flanke und/oder Bauch Glieder- und Kopfschmerzen, Schüttelfrost, Schnupfen, Husten
Fieber mit Bauchschmerzen	♦ Blinddarmentzündung ☞ S. 79 ♦ beginnender Durchfall ☞ S. 95 ♦ Lungenentzündung ☞ S. 263 ♦ Scharlach ☞ S. 239	Erbrechen, Durchfall oder Verstopfung Erbrechen Atemprobleme, Husten Halsschmerzen
Fieber mit rotem Ausschlag	♦ Masern ☞ S. 235 ♦ Röteln ☞ S. 238 ♦ Scharlach ☞ S. 239 ♦ Medikamentenallergie ☞ S. 29 ♦ Sonnenbrand ☞ S. 355, 358	Entzündung der Bindehaut, Husten Nackenlymphknoten sind vergrößert Bauch-, Hals- und/oder Ohrenschmerzen Durchfall, Übelkeit, Bauchschmerzen Brennende Schmerzen auf der Haut, evtl. Übelkeit und Kreislaufprobleme
Fieber mit Hautblasen	♦ Windpocken ☞ S. 240	Juckreiz auf der Haut
Fieber mit gelber Hautfarbe	♦ Hepatitis ☞ S. 196	Bauchschmerzen, heller Stuhl, dunkler Urin
Fieber und Kopfschmerzen	♦ Grippe ☞ S. 177 ♦ Nasennebenhöhlenentzündung ☞ S. 286 ♦ Gehirnhautentzündung ☞ S. 171	Gliederschmerzen, Bauchschmerzen, Erbrechen Schnupfen, Atemnot steifer Nacken, Erbrechen

Quelle: nach Keudel, Kinderkrankheiten

Fiebermessen

Die normale Körpertemperatur eines Kindes liegt zwischen 36,1 und 37,8 °C, schwankt dabei aber je nach Tageszeit (der höchste Stand wird um ca. 18.00 Uhr, der niedrigste um etwa 4.00 Uhr erreicht). Ist die Körpertemperatur erhöht, kann das neben Erkrankungen aber auch andere, banale Gründe haben, wie beispielsweise toben, zu warm angezogen o. Ä.

Die Neigung zu Fieber ist bei Kindern sehr verschieden, manche bekommen schon bei leichten Erkältungen höhere Temperaturen, andere fiebern selbst bei schwerer Grippe nur leicht. Fieber ist prinzipiell ein Signal, dass sich der Körper mit einer Erkrankung auseinandersetzt, weswegen Sie auch nicht sofort zu einem fiebersenkenden Mittel greifen sollten, wenn Ihr Kind erhöhte Temperatur hat. Anders liegt der Fall, wenn das Fieber sehr hoch ist, aber auch bei Schüttelfrost oder bereits durchgemachten Fieberkrämpfen; dann ist ein fiebersenkendes Medikament hilfreich und notwendig.

Wichtig: Geben Sie immer ein Mittel (Zäpfchen oder Saft), das den Wirkstoff Paracetamol oder Ibuprofen enthält. Niemals Acetylsalicylsäure, die bei Erwachsenen gerne verwendet wird, da dieser Wirkstoff bei Kindern das zwar seltene, aber sehr gefährliche Reye-Syndrom (Zerstörung von Gewebezellen im Gehirn und in der Leber) auslösen kann.

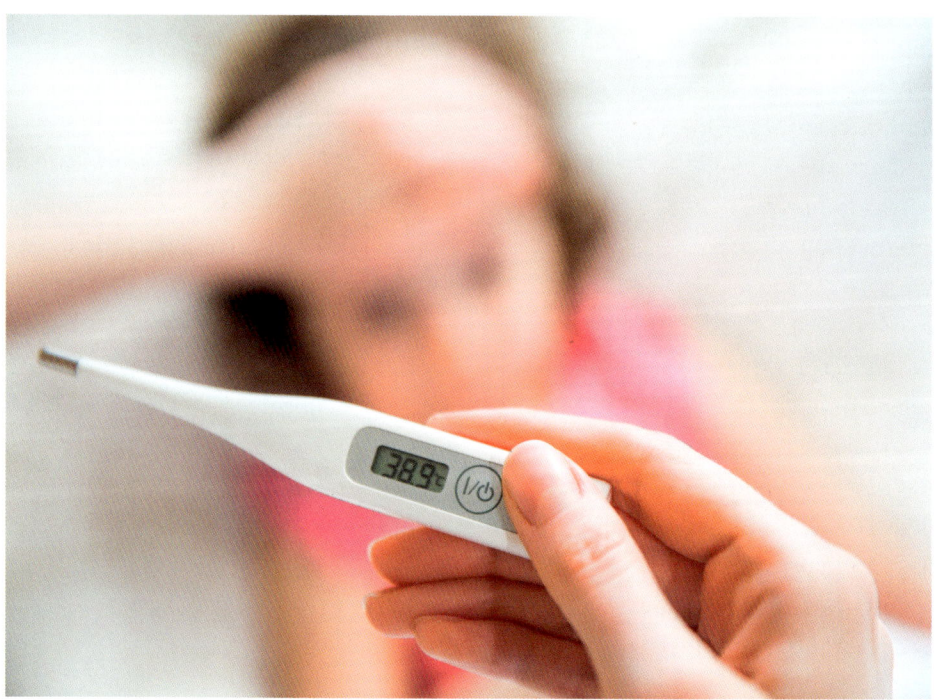

Fiebermessen beim Kind

Fieber wird am häufigsten im Mund (unter der Zunge), im After (rektal), im Ohr oder unter der Achselhöhle gemessen. Die genauesten Ergebnisse erhält man bei der rektalen Messung. Sie ist besonders bei Säuglingen und Kleinkindern am zuverlässigsten, weil hier nicht so häufig Messfehler gemacht werden können. Allerdings ist die Messung oft auch belastend, insbesondere für Kleinkinder. Hier sollte man nur rektal messen, wenn es keine Alternative gibt.

Im Vergleich zur korrekten rektalen Messung liegen die Messergebnisse unter der Zunge sowie unter der Achsel etwa 0,3 bis 0,5 Grad niedriger. Die Achselmessung ist mit der häufigsten Fehlerquote behaftet. Ohrmessungen müssen ebenfalls sehr genau durchgeführt werden, sonst sind sie ebenfalls ungenau. Der Messvorgang mit digitalen Thermometern dauert oft nur 60 Sekunden, das Ohrthermometer benötigt nur wenige Sekunden.

Die rektale Fiebermessung gilt als die genaueste Möglichkeit, die Körperkerntemperatur festzustellen. Vorgang bei Säuglingen: Legen Sie Ihr Baby auf den Rücken und heben Sie mit einer Hand beide Beine an den Fußknöcheln an. Führen Sie dann mit der anderen Hand das Thermometer etwa einen Zentimeter in den After ein. Sie sollten das Thermometer festhalten und Ihre Hand dabei abstützen. So verhindern Sie, dass sich Ihr Baby bei heftigen Bewegungen verletzt. Eine rektale Messung sollte mindestens drei Minuten betragen.

Das Fiebermessen im Ohr wird vor allem bei Säuglingen und Kleinkindern immer beliebter. Am Ohr, genauer am Trommelfell, lässt sich über eine Infrarotmessung die Körpertemperatur sehr genau feststellen, da der Hypothalamus, in dem sich das Kontrollzentrum für die Körpertemperatur befindet, über Blutgefäße sehr eng mit dem Trommelfell verbunden ist. Die Messung dauert nur wenige Sekunden und ist deshalb angenehmer und genauer als andere Messmethoden. Sie muss aber korrekt durchgeführt werden, und der Gehörgang darf nicht von Ohrenschmalz verlegt sein. Bei Säuglingen ist die Methode ungenau, daher sollte man bei ihnen eher rektal messen.

Bei der Temperaturmessung im Mund besteht die Gefahr, dass ein Kind das Thermometer zerbeißt. Deshalb sollten Sie damit sehr vorsichtig sein. Das Kind sollte die Spitze des Thermometers unter der Zunge behalten. Die Lippen müssen fest geschlossen sein. Das Thermometer sollte nicht mit den Zähnen gehalten werden. Die Messung im Mund sollte nicht bei Schnupfen durchgeführt werden, da das Kind durch seine verstopfte Nase keine Luft mehr bekommt. Die Messzeit sollte mindestens fünf Minuten betragen. Die Messergebnisse liegen etwa 0,3 Grad über der Messung unter den Achseln.

Wann handelt es sich um Fieber?

Ein Kind fiebert, wenn

- ♦ die Temperatur im Enddarm gemessen 38,0 °C übersteigt,
- ♦ die Temperatur in der Achsel gemessen 37,5 °C übersteigt.

Geringe Temperatursteigerungen können durch Umherrennen, zu warme Bekleidung, ein heißes Bad oder heißes Wetter bewirkt sein. Wenn dies zutreffen könnte, so kontrollieren Sie die Temperatur nach einigen ruhigen Minuten nochmals.

Ursachen von Fieber

Fieber ist ein Symptom und keine Krankheit. Fieber ist eine normale Antwort auf Infektionen und spielt eine Rolle bei deren Abwehr. Fieber entsteht durch Vorgänge im Immunsystem. Fieber bis 40 °C, das jedes Kind gelegentlich haben kann, ist nicht schädlich. Es ist oft durch eine Virusinfektion verursacht, manchmal aber auch durch eine Infektion mit Bakterien.

Ob Zahnen zu Fieber führt, ist ein strittiger Punkt. Das meiste Fieber durch Virusinfektionen dauert zwei bis drei Tage, zuweilen auch etwas länger. Oft ist das Fieber allein kein gutes Maß für die Schwere einer Krankheit. Wie sich Ihr Kind benimmt und wie es reagiert, ist wichtiger. Fieber unter 41,7 °C selbst verursacht keine Schädigung. Obschon alle Kinder von Zeit zu Zeit Fieber haben, kommt es nur bei wenigen gelegentlich zu einem Fieberkrampf. Dieser ist meistens harmlos, wenn er nur kurz dauert und ein Kind sonst nie Krampfanfälle hat.

Ein fieberndes Kind zuhause behandeln

Sorgen Sie für eher leichte Bekleidung, wenn Ihr Kind fiebert. Geben Sie ihm eine warme Decke, wenn es fröstelt, zittert oder sich schüttelt. Reichen Sie kühle Getränke, oft und in kleinen Portionen.

Fiebersenkende Medikamente

Ein fiebersenkendes Medikament vermag Ihrem Kind für eine Weile etwas Erleichterung verschaffen. Andererseits ist ein Medikament nicht nötig, wenn sich Ihr Kind im Fieber gut fühlt. Behandeln Sie Ihr Kind und nicht das Thermometer!

Beachten Sie, dass Fieber Ihrem Kind helfen kann, die Infektion zu überstehen. Verwenden Sie ein fiebersenkendes Medikament, wenn die Temperatur über 39 °C steigt, vor allem in der Nacht und wenn Ihr Kind unter dem Fieber leidet. Kindern im Alter von mehr als drei Monaten kann man gut eines der gängigen fiebersenkenden Präparate geben, als Zäpfchen oder als Saft (Mexalen, Parkemed, ab sechs Monaten Nureflex).

Verwenden Sie kein Aspirin oder andere salicylhaltige Präparate. Geben Sie das Medikament korrekt gemäß der angegebenen Dosis für das Alter, wenn nötig alle vier bis sechs Stunden. Maximal eine Stunde nach der Gabe senkt das Medikament – häufig mit einem Schweißausbruch – das Fieber, es normalisiert die Temperatur vorübergehend und womöglich nicht vollständig.

Bedenken Sie, dass das Medikament die Krankheit nicht heilt, sondern nur das Symptom Fieber vorübergehend mildert und vielleicht etwas zum Wohlbefinden beiträgt. Wenn die Wirkung des Medikamentes nach vier Stunden abklingt, kann die Temperatur wieder ansteigen. Wecken Sie Ihr Kind nicht, um Fieber zu messen, wenn es schlafen kann!

Kalte Wadenwickel, Essigsocken oder ein kühlendes Bad?

Diese alten Methoden können angewendet werden, wenn sich Ihr Kind heiß anfühlt und warme Beine hat, jedoch nicht während eines Schüttelfrostes.

Das kühlende Bad soll nicht kalt, sondern lauwarm sein. Es senkt die Temperatur durch Ableitung der Hitze ins Wasser oder durch Verdunstungskühlung. Wenn Sie das Kind aus dem Bad nehmen, nicht sofort abtrocknen.

Wann sollten Sie Kontakt zum Arzt aufnehmen?

Sofort, wenn

- Ihr Kind jünger als drei Monate ist,
- das Fieber auf 41 °C oder höher steigt,
- Ihr Kind untröstlich schreit,
- es schwer weckbar ist,
- es einen Fieberkrampf hat,
- sein Nacken steif oder die Fontanelle (weiche Knochenlücke am Säuglingsschädel) vorgewölbt ist,
- Sie bei Ihrem Kind einen oder mehrere dunkelrote oder blaue nicht wegdrückbare Flecken auf der Haut bemerken (siehe Glasprobe unten),
- es schwer oder geräuschvoll atmet, was sich nicht bessert, nachdem Sie seine Nase von Schleim befreit haben,
- es nicht schlucken und trinken kann oder Speichel durch den Mund verliert,
- Ihr Kind schlecht aussieht oder Ihnen sonst wie nicht gefällt,
- Sie Fragen oder Ängste haben,
- das Fieber 40,0 bis 40,9 °C beträgt, besonders wenn es jünger als zwei Jahre ist,
- Brennen oder Schmerzen beim Urinlassen auftreten oder der Urin »scharf« riecht,

- Ihr Kind länger als 24 Stunden Fieber hat, ohne dass Sie wissen warum.
- Fieber, das über 24 Stunden verschwunden ist und dann wiederkehrt oder bereits länger als 72 Stunden andauert, sollte Grund für einen Arztbesuch sein. Wenn Ihr Kind früher schon einmal Fieberkrämpfe gehabt hat, so sollten frühzeitig fiebersenkende Medikamente gegeben werden.
- Ein Arztbesuch innerhalb von 24 Stunden ist angezeigt, wenn Ihr Kind jünger als sechs Monate ist (außer kurz nach einer Impfung).

Glasprobe

Hat Ihr Kind Fieber mit dunkelroten oder blauen Flecken, die sich nicht wegdrücken lassen, können Sie mit der Glasprobe feststellen, ob es sich dabei vielleicht um eine Hautblutung handelt. Der feste Druck mit einem durchsichtigen Glas auf die einzelnen Flecken des Ausschlags führt zu einem deutlichen Abblassen. Bleibt die Intensität der Flecken trotz Druck mit dem Glas bestehen, ist dies möglicherweise ein Hinweis auf eine Hautblutung. Suchen Sie sofort einen Arzt auf!

Fieberkrämpfe

Fieberkrämpfe werden durch hohes Fieber ausgelöst und dauern nur wenige Minuten. Betroffen sind Säuglinge und Kleinkinder. Hat sie das Kind zum ersten Mal, so sollte es in ein Krankenhaus eingewiesen werden.

Was sind Fieberkrämpfe?

Fieberkrämpfe gehören zur Gruppe der sogenannten »Gelegenheitskrämpfe«. Sie werden durch bestimmte Situationen ausgelöst, bei Kindern am häufigsten durch hohes Fieber. Fieberkrämpfe sind daher Anfälle des Säuglings- und Kleinkindesalters, die durch plötzlichen und schnellen Fieberanstieg ausgelöst werden. Alle Kinder können Fieberkrämpfe bekommen, aber nur bei wenigen treten solche dann wirklich auf.

Als begünstigende Faktoren kommen Lebensalter (Häufigkeitsgipfel zwischen einem halben und fünf Jahren), vorbestehende Erkrankungen des Gehirns und familiäre Häufung (bei 30 Prozent wird von ähnlichen Ereignissen in der Familie berichtet) in Betracht. Die angeborene Schwelle für Krämpfe liegt bei diesen Kindern niedriger. Schon bei verhältnismäßig leichteren Belastungen werden verschiedene Stellen im Gehirn gereizt, die dann die Krämpfe auslösen.

Das Risiko eines Rückfalles ist am größten, wenn das Kind bereits erblich vorbelastet ist, häufig Fieber hat und beim ersten Fieberkrampf eine Körpertemperatur unter 39 °C hatte.

In manchen Fällen bekommen Kinder Fieberkrämpfe nach der MMR-Impfung gegen Mumps, Masern und Röteln. 10 Tage nach dieser Impfung können die geschwächten Masern-Viren nämlich Fieber auslösen. Die Impfung verursacht aber weitaus weniger Fälle von Fieberkrämpfen als die Krankheit Masern selbst.

Wie sieht ein Fieberkrampf aus?

- Die Krampfanfälle beginnen damit, dass das Kind das Bewusstsein verliert. Kurz danach werden der Körper, die Arme und die Beine ganz steif.
- Der Kopf wird nach hinten gebogen, das Kind verdreht die Augen, hält womöglich den Atem an, die Lippen werden blau, und das Kind fällt in eine kurze Bewusstlosigkeit. Arme und Beine oder Gesichtsmuskeln des Kindes zucken rhythmisch. Die Haut wird bleich und vielleicht sogar bläulich.
- Meistens hält so ein Fieberkrampf einige Minuten an. Anschließend erschlafft das Kind, erhält wieder seine normale Hautfarbe und erlangt das Bewusstsein langsam wieder.
- Einige Kinder wachen schnell auf, während andere lange Zeit danach träge und dösig sind.
- Ein Arztbesuch nach einem Fieberkrampf wird unbedingt empfohlen. Dauert ein Fieberkrampf länger oder tritt wiederholt auf, müssen Sie einen Notarzt rufen.
- Auch wenn der Anfall selbst nur wenige Minuten dauert, haben die Anwesenden ein Gefühl, als würde eine Ewigkeit vergehen. Krampfanfälle bei Kindern sind immer ein unheimliches Erlebnis.

Was können Sie tun, wenn Ihr Kind Fieberkrämpfe bekommt?

- Lockern Sie die Kleidung des Kindes.
- Versuchen Sie nicht, die Zuckungen zu unterdrücken.
- Unternehmen Sie nichts, solange das Kind krampft.
- Nur wenn das Kind sich erbricht, dann müssen Sie es vorsichtig auf die Seite drehen, vielleicht mit dem Kopf nach unten, dadurch verhindern Sie, dass das Erbrochene in die Lunge des Kindes gelangt.
- Früher wurde ein Krampfstöckchen in den Mund des Kindes gelegt. Dadurch sollte verhindert werden, dass sich das Kind in die Zunge beißt. Da dies jedoch zu Schäden an Zähnen (z.B. einem Bruch) führen kann, was schlimmer als ein Biss in die Zunge oder Lippe ist, wird diese Maßnahme heute nicht mehr angewandt.
- Wenn die Krämpfe vorbei sind, dann wird das Kind in die stabile Seitenlage gebracht.

♦ Wenn das Kind zum ersten Mal Fieberkrämpfe hat, sollte es in ein Krankenhaus eingewiesen werden. Es ist sehr wichtig, dass die Ursache abgeklärt wird.

Ihr Kind hat zuvor schon Fieberkrämpfe gehabt

Es wird Ihnen geraten, etwas Diazepam im Hause zu haben. Wenn Ihr Kind wieder Fieberkrämpfe bekommt, dann können Sie dem Kind ein Zäpfchen mit Diazepam (Valium oder Ähnliches) verabreichen. Diazepam hemmt die Krämpfe, die Wirkung tritt nach wenigen Minuten ein.

Für jede Altersgruppe gibt es Zäpfchen (Rectiolen) mit der richtigen Dosis, die für Ihr Kind vom Arzt verschrieben werden. Krampft das Kind nach fünf Minuten noch immer, können Sie ihm eventuell noch ein Zäpfchen verabreichen. Die höchste mögliche Menge sollte schon vorher mit Ihrem Arzt festgelegt werden. Im Zweifelsfall verständigen Sie sofort den Notarzt bzw. den Rettungsdienst. Hat Ihr Kind Fieber, ist es wichtig, das Kind abzukühlen. Dazu entkleiden Sie das Kind und lassen es nur mit einem dünnen Bettuch liegen. Möglicherweise können Sie die Fenster öffnen. Sie müssen jedoch auch darauf achten, dass es nicht zu kalt und nicht zugig wird.

Manche Ärzte empfehlen den Eltern auch, dem Kind sofort fiebersenkende Medizin zu geben. Das kann zum Beispiel Paracetamol sein. Es ist jedoch wichtig, dass Sie die empfohlene Menge einhalten und sich mit dem Arzt absprechen.

Einteilung von Fieberkrämpfen

Man unterscheidet einfache von sogenannten komplizierten Fieberkrämpfen. Als kompliziert wird ein Fieberkrampf dann bezeichnet, wenn er bei jungen Säuglingen oder Schulkindern auftritt, eine Seitenbetonung hat, länger als zehn Minuten dauert und zu Lähmungen oder Sprachstörungen führt.

Zukunftsaussichten

Obwohl Fieberkrämpfe beunruhigend wirken, führen sie nur äußerst selten zu bleibenden Schäden. Nur wenn die Krämpfe sehr lange dauern, das Kind zahlreiche kurze Anfälle nacheinander hatte oder schon Epilepsie in der Familie bekannt ist, können unter Umständen Störungen in der Funktion des Gehirnes auftreten.

Wenn Ihr Kind Fieberkrämpfe gehabt hat, sollten Sie mit Ihrem Arzt darüber sprechen, wie Sie beim nächsten Anfall handeln sollen.

Ungefähr 35 Prozent der Kinder werden rückfällig, wenn sie wieder Fieber bekommen. Nach und nach nimmt das Risiko jedoch ab. Wenn das Kind dann drei bis vier Jahre alt ist, hat es die Fieberkrämpfe meist hinter sich.

Fieberkrämpfe ähneln den Krämpfen, die bei der Epilepsie auftreten. Fieberkrämpfe haben jedoch nur äußerst selten etwas mit dieser Krankheit zu tun. Nur ein bis drei Prozent der Kinder, die Fieberkrämpfe haben, bekommen zu einem späteren Zeitpunkt ein Krampfleiden (Epilepsie). Je komplizierter und je länger die Krampfanfälle dauern, desto wahrscheinlicher ist es, dass das Fieberkrampfgeschehen in eine richtige Epilepsie übergehen kann.

Können Sie den Fieberkrämpfen vorbeugen?

Durch frühe Gabe von Fieberzäpfchen oder -saft – schon bei einer Temperatur von 38,5 °C – kann versucht werden, hohes Fieber zu verhindern. Wenn es notwendig ist, kann dies auch mehrmals täglich erfolgen.

Wenn das Kind Fieberkrämpfe gehabt hat, wird der Arzt Ihnen sicher besondere Zäpfchen (die ein krampflösendes Mittel, meist Diazepam enthalten) empfehlen. Diese sollten aber nur im Anfall gegeben werden. Die prophylaktische Gabe (das Mittel wird zu einem Zeitpunkt gegeben, wo das Kind krank ist, aber noch keinen Fieberkrampf hat) ist abzulehnen, da sich gezeigt hat, dass es damit zu keiner Anfallsverminderung gekommen ist.

Fläschchen

Für den Fall, dass eine Mutter nicht stillen kann oder will, stehen zahlreiche Säuglingsmilchnahrungen zur Verfügung.

Die Säuglingsmilch

Spezialisierte Säuglingsnahrung ist die einzig sinnvolle Alternative zur Muttermilch. Säuglingsnahrung lässt sich sicher und einfach zubereiten und enthält die wichtigsten Nähr- und Aufbaustoffe für die jeweilige Altersstufe. Es gibt ein Stufensystem der Säuglingsmilchnahrungen, das sicherstellen soll, dass das Baby eine auf das jeweilige Alter abgestimmte Ernährung erhält. Säuglingsnahrung, die mit »pre« oder 1 gekennzeichnet ist, kann dem Baby von Anfang an gegeben werden. Milch, die mit einer 2 gekennzeichnet ist, ist erst für Babys ab dem sechsten Lebensmonat geeignet. Die genaue Anleitung der Zubereitung und Richtlinien zur Mengenangabe stehen auf jeder Packungsrückseite.

Die Pre-Nahrung kommt der Muttermilch am nächsten. Sie ist dünnflüssig und sättigt nur kurze Zeit, Typ-1-Milchnahrung ist dickflüssiger und sättigt länger. Die HA-1-Nahrung ist für Babys, die allergiegefährdet sind. Typ-2-Nahrung sollte man

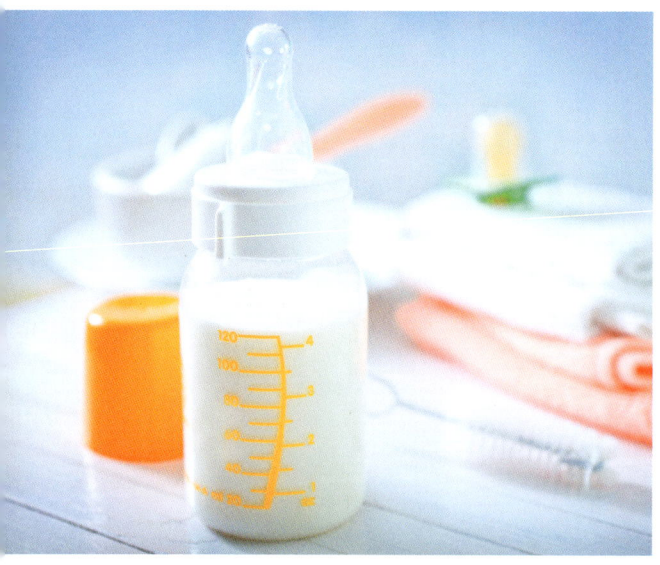

nicht vor dem sechsten Lebensmonat geben, da sie recht kalorienreich sind.

Man beginnt mit der Pre-Nahrung und kann bei mangelnder Gewichtszunahme oder häufigem Aufwachen in der Nacht auf die Typ-1-Milch umsteigen. Zusätzlicher Tee ist meist nicht nötig.

Grundsätzlich gibt man dem Baby die Flasche mit Pre-Nahrung bei Bedarf. Allgemein werden fünf Mahlzeiten in den ersten sechs Monaten empfohlen. Bei allen Empfehlungen denken Sie auch immer daran: Schon Neugeborene sind Individualisten. Die Anzahl und jeweilige Menge der Fläschchenmahlzeiten können stark schwanken. Man kann in der Regel auf das Hungergefühl des Babys vertrauen, kein Baby verhungert freiwillig. Ebenso wirken sich z.B. Blähungen, ein Zahn oder Müdigkeit auf das Essverhalten der Babys aus. Sollte Ihr Baby allerdings über einen längeren Zeitraum weniger essen, sollte der Kinderarzt konsultiert werden.

Der Sauger

Ähnlich wie beim Stillen unterstützt der abgeflachte Sauger die Weitung des Unterkiefers, da die Zunge auf beide Seiten gedrückt wird. Die stark gewölbte Oberseite sollte sich der Entwicklung des Gaumens anpassen. Eine flache Lippenauflage ermöglicht einen festen Lippenschluss. Das Saugerloch sollte weit hinten und nicht an der Spitze platziert sein, damit die Nahrung länger im Mund bleiben kann. Dann wirkt der Speichel besser, eine Voraussetzung für eine gesunde Verdauung.

Es werden zwei unterschiedliche Materialien verwendet: Latex und Silikon.

♦ Latex: Latex wird auf Basis von Naturkautschuk hergestellt und besitzt eine hohe Elastizität, gute Belastbarkeit, eine große Zug- und Reißfestigkeit, kann umweltfreundlich entsorgt werden und lädt sich nicht statisch auf – Latex ist also nicht staubanziehend.

Damit ist Latex besonders geeignet für Kinder, die schon Zähne haben – einem Latex-Sauger können sie nicht so schnell Schäden zufügen. Latex ist aber nicht so hitzebeständig wie Silikon. Durch Sonneneinstrahlung und häufiges Auskochen wird der Latexsauger schneller porös. Latex hat eine bräunliche Färbung, Silikon dagegen ist durchsichtig.

- Silikon: Silikon ist ein gummielastisches Material von besonderer Weichheit, äußerst temperaturbeständig und geschmacksneutral. Silikon ist weicher und eventuell angenehmer für das Baby als Latex. Silikon ist weniger elastisch als Latex und reißt sehr schnell ein, wenn sich erst einmal ein Riss gebildet hat. Dann können auch Stücke abbrechen und vom Kind verschluckt werden. Es ist frei von Schadstoffen, kochfest, geruchlos, transparent und hat eine glatte Oberfläche.

Größe/Lochgröße

Die Mundhöhle wächst vom Neugeborenen bis zum Kleinkindalter sowohl in der Länge als auch in der Breite und Höhe. Es handelt sich zwar jeweils nur um wenige Millimeter, aber es hat sich gezeigt, dass Kinder mit Saugern, die sich z.B. nur in ihrer Länge um wenige Millimeter unterscheiden, bereits besser zurechtkommen als mit einer Einheitsgröße. Säuglinge kommen besser mit kleineren, Kleinkinder dagegen mit größeren Saugern klar.

Es gibt Sauger in der Größe 1 für Säuglinge von null bis sechs Monate, in der Größe 2 für Kinder ab sechs bis achtzehn Monate und die Größe 3 ab achtzehn Monate.

Bitte denken Sie daran: Die Altersangaben der Hersteller auf den Verpackungen der Sauger stellen lediglich eine grobe Richtlinie dar. Lassen Sie Ihr Kind auch selbst ausprobieren, welche Saugergröße es bevorzugt.

Die unterschiedlichen Lochgrößen sind optimal auf unterschiedliche Nahrungen und auch auf Muttermilch abgestimmt. Entsprechend gibt es drei Größen (S = Small, M = Medium, und L = Large).

- S steht für dünnflüssige Nahrung wie Muttermilch, Pre-Nahrung, Tee oder Wasser.
- M ist mittelfein für Milchnahrung.
- L ist groß für dickflüssige Nahrung (Breisauger).

Reinigung

Nach jeder Mahlzeit sollte das Fläschchen mit kaltem Wasser ausgespült werden, damit keine Milchreste im Fläschchen bleiben. Das Gleiche gilt für den Sauger. Um das Fläschchen oder den Sauger richtig reinigen zu können, benutzen Sie möglichst eine Flaschenbürste und normales Spülmittel. Nachdem das Fläschchen und der Sauger gereinigt worden sind, sollten sie, solange das Baby keine sechs Monate alt ist, beides sterilisieren. Ist das Baby älter als sechs Monate, genügt es, Fläschchen und Sauger mit dem normalen Geschirr in der Spülmaschine zu reinigen.

Zum Sterilisieren können Fläschchen und Sauger entweder im Wasser mindestens drei Minuten ausgekocht werden, oder Sie nutzen einen Vaporisator. Alle

Teile, die desinfiziert werden sollen, müssen vorher sorgfältig gereinigt werden. Abwaschen alleine reicht nicht aus, Nahrungsmittelreste können leicht zur Bakterienbildung führen. Drücken Sie dabei auch etwas Wasser durch das Saugerloch, damit auch dieses von Nahrungsresten befreit wird.

Wenn alle Teile gründlich gereinigt wurden, können sie nun bei Bedarf desinfiziert werden; etwa im Vaporisator.

Die Zubereitung

Vergewissern Sie sich, dass das gesamte Flaschenequipment sauber ist. Bereiten Sie jede Milchmahlzeit genau nach den Angaben auf der Packung zu. Unterwegs oder in der Nacht können Sie eine Isolierflasche mit frisch abgekochtem Wasser bereithalten und die Flasche bei Bedarf zubereiten. Wenn Sie zu wenig Pulver nehmen, wird die Milch dünn; wenn die Milch zu dick ist, nimmt Ihr Baby schnell zu.

In der Regel genügt es, wenn Sie abgekochtes Leitungswasser verwenden. In manchen Regionen Österreichs gibt es Hausbrunnen mit einem zu hohen Nitratgehalt (es soll einen Wert von 50 mg/l nicht überschreiten). Dann sollten Sie das Fläschchen mit abgekochtem stillen Mineralwasser zubereiten. Ob das Leitungswasser den Anforderungen für die Zubereitung von Babynahrung genügt, erfahren Sie über das zuständige Wasserwerk. Da Sie im Ausland (ausgenommen West-, Nord- und Mitteleuropa) selten die Wasserqualität kennen, sollten Sie dort grundsätzlich auf abgekochtes stilles Mineralwasser zurückgreifen.

Das Wasser muss auf mindestens 60 °C erhitzt werden und anschließend circa 30 Minuten abkühlen. Füllen Sie nun die erforderliche Wassermenge in die Flasche. Man soll zuerst das Wasser in die Flasche geben, damit die Milch die korrekte Konzentration erhält. Geben Sie nun die angegebene Milchpulvermenge laut Packungsanleitung in die Flasche und achten Sie auf die richtige Messlöffelanzahl.

Verschließen Sie die Flasche mit dem entsprechenden Verschluss und schütteln Sie diese anschließend kräftig, bis sich das Milchpulver völlig aufgelöst hat.

Kontrollieren Sie bitte immer die Milchtemperatur. Ist die Milch zu heiß, dann kühlen Sie sie ab, indem Sie die Flasche unter kaltes Wasser halten. Sie können die Temperatur überprüfen, indem Sie einige Tropfen auf die Innenseite Ihres Handgelenks träufeln.

Die Aufbewahrung

Angerührte Milch soll nur kurz aufbewahrt werden, da das Milchpulver an sich nicht steril ist. Zubereitete und erwärmte Milchnahrung ist besonders bei Temperaturen von 25 bis 45 °C ein recht guter Nährboden für Bakterien. Abgepumpte Muttermilch kann im Kühlschrank bei unter 5 Grad aufbewahrt werden.

Flöhe ⟶ Tierbisse

Fremdeln ⟶ Angst

Frostbeulen und Erfrierungen

Vor allem Babys sind im Winter der Gefahr ausgesetzt, Erfrierungen und Frostbeulen zu erleiden, wenn Nase und Wangen mehr oder weniger ungeschützt der Kälte ausgesetzt sind. Frostbeulen sind Kälteschädigungen, die durch das starke Zusammenziehen der Blutgefäße bewirkt werden. Eine ausreichende Sauerstoffversorgung ist dann nicht mehr gewährleistet, in extremen Fällen kann es zum Abfrieren des Gewebes kommen.

Symptome
Erkennbar sind Frostbeulen an stark juckenden, oft schmerzhaften rötlich-blauen Schwellungen, die vor allem im Gesicht und an Finger und Zehen auftreten.

Therapie
Juckreizstillende Salben verhindern, dass sich das Kind die Haut aufkratzt, ansonsten ist bei Frostbeulen das langsame Aufwärmen der Haut wichtig, was am besten mit Wechselbädern gemacht wird. Dazu füllt man ein großes Gefäß (Wanne, Eimer o. Ä.) mit 38 °C warmem Wasser, ein zweites mit 20 °C warmem Wasser. Der betroffene Körperteil des Kindes badet dann etwa drei Minuten im wärmeren, dann etwa 15 Sekunden im kälteren Wasser. Die Prozedur wird dreimal wiederholt, dann die Haut sanft abgetrocknet und in warme Bekleidung gesteckt.

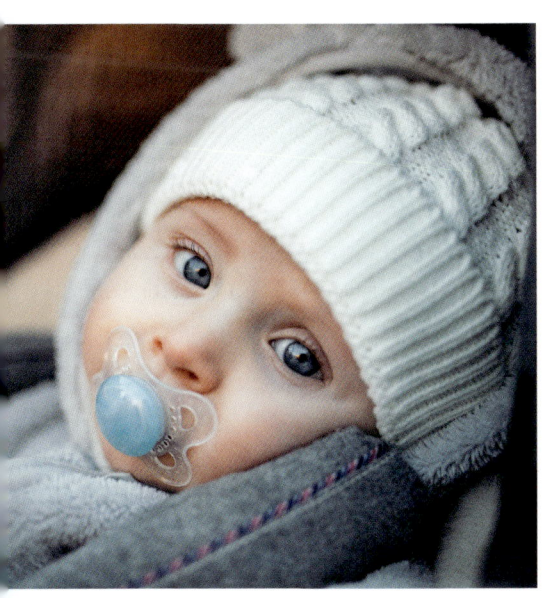

Vorbeugend sollten vor allem Babys, aber auch Kleinkinder bei Minustemperaturen im Gesicht mit Kälteschutzsalben oder Vaseline eingeschmiert werden. Mütze, Schal, Handschuhe und warme Schuhe nicht vergessen, eventuell an Thermounterwäsche denken. Nasse Bekleidung so schnell wie möglich wechseln.

Verschwinden Frostbeulen innerhalb von 14 Tagen nicht, suchen Sie bitte den Arzt auf. Es besteht die Gefahr, dass tiefer liegende Gewebeschichten geschädigt wurden.

Frühgeborene Babys

Eine Schwangerschaft dauert üblicherweise 40 Wochen (280 Tage nach der letzten Regelblutung), von einer Frühgeburt spricht man bei der Geburt eines Kindes vor Vollendung der 37. Schwangerschaftswoche, als Untergrenze für das Überleben gilt heute die Vollendung der 23. Schwangerschaftswoche. Die Frühgeburtenhäufigkeit liegt etwa bei fünf bis acht Prozent aller Geburten, wobei sich die Anzahl der frühgeborenen Kinder in den letzten Jahren erhöht hat. Dafür gibt es verschiedene Gründe: Fortschritte in der Neugeborenenmedizin und die bessere Vorsorge in der Schwangerschaft ermöglichen auch kleinen Frühgeborenen das Überleben, Mehrlingsschwangerschaften nehmen durch den Einsatz der künstlichen Befruchtung zu.

Je unreifer ein Kind geboren wird, desto niedriger ist seine Wahrscheinlichkeit zu überleben und desto höher sein Risiko, unter Umständen einen bleibenden Schaden davonzutragen.

Ursachen

Als Ursache kommen sowohl Erkrankungen der Mutter und/oder des Kindes, Veränderungen der Gebärmutter oder der Plazenta, Infektionen und auch andere äußere Einflüsse aus dem psychosozialen Sektor wie beispielsweise schwere körperliche Arbeit, starkes Rauchen und vermehrter Alkoholkonsum, eventuell bestimmte Parodontose-Bakterien oder ungewohnte klimatische Verhältnisse, z.B. bei Reisen oder Umzügen, in Frage.

Im Einzelfall ist die zugrunde liegende Ursache oft nicht zu klären, dennoch sollte immer nach den auslösenden Faktoren gesucht werden, da das Risiko, nach einer Frühgeburt bei einer späteren Schwangerschaft eine weitere Frühgeburt zu erleiden, um bis zu 25 Prozent erhöht sein kann.

In verschiedenen Studien haben sich folgende Risikofaktoren gezeigt:

 ♦ *Mütterliche Risikofaktoren:* Lebensalter der Mutter unter 18 Jahren und älter als 30 Jahre, Erstgebärende, bereits eine Frühgeburt vor der jetzigen

Schwangerschaft, körperliche Belastung, schlechter Ernährungszustand oder niedriges Körpergewicht der Mutter (unter 55 kg), bestehende Erkrankungen bei der Mutter wie Diabetes, Bluthochdruck, Nierenerkrankungen oder Schilddrüsenfunktionsstörungen, Gestosen (also verschiedene Krankheitsbilder, die durch die Schwangerschaft hervorgerufen werden können), Präeklampsie (schwangerschaftsbedingter Bluthochdruck), starker Nikotinkonsum oder Alkoholkonsum, akute Infektionserkrankung, Gebärmutteranomalien wie beispielsweise eine Scheidewand in der Gebärmutterhöhle, Gebärmuttermyome, Blutungen in der Schwangerschaft, frühere Operationen am Gebärmutterhals, vorausgegangene Schwangerschaftsabbrüche, unzureichender Verschluss des Gebärmutterhalses, vorzeitige Wehentätigkeit.

♦ *Kindliche Risikofaktoren:* Mehrlingsschwangerschaft (höhergradige Mehrlinge wie Drillinge oder Vierlinge werden immer zu früh geboren, da die Mütter in diesen Fällen die Schwangerschaft nicht bis zu Ende austragen können), zu viel Fruchtwasser (Polyhydramnion), vorzeitige Lösung oder eine Funktionseinschränkung des Mutterkuchens, veränderte Lage des Mutterkuchens (Placenta praevia), vorzeitiger Blasensprung, Fehlbildungen.

Vorzeichen einer drohenden Frühgeburt

Charakteristisch ist das vorzeitige Einsetzen der Wehentätigkeit, viele Frauen berichten in diesem Zusammenhang über ein Ziehen im Kreuz. Meist kommt es zusätzlich zu einem vorzeitigen Blasensprung. Der Muttermund kann bei der gynäkologischen Untersuchung bereits eröffnet sein. Oft ergeben sich aus dem Gespräch mit der Schwangeren und der Untersuchung auch Hinweise auf eine mögliche Ursache.

Vorbeugung

Wichtig ist vor allem, Gefährdungen so früh wie möglich im Schwangerschaftsverlauf zu erkennen. Ganz besonders soll auf die Wichtigkeit der Durchführung der Vorsorgeuntersuchungen des Mutter-Kind-Passes hingewiesen werden!

Jede Frau mit einer drohenden Frühgeburt sollte ein Krankenhaus aufsuchen. Der Geburtshelfer muss sich durch die Untersuchung von Mutter und Kind vom Zustand beider Patienten überzeugen. Wenn es dem Kind trotz drohender Frühgeburt gut geht, sollte versucht werden, die Schwangerschaft zu erhalten. Zu empfehlen ist Bettruhe, entweder in Seitenlage oder mit erhöhtem Becken, um den Druck auf ein Nervengeflecht im Becken zu reduzieren und die Wehen zu unterbrechen. Die Wehentätigkeit kann auch medikamentös (mit Beta-Adrenergika und Prostaglandin-Inhibitoren) gehemmt werden.

Gleichzeitig kann Magnesium gegeben werden. In vielen Fällen empfiehlt sich die Gabe von Kortison zur Beschleunigung der Lungenreife beim Kind. Liegt eine Schwäche des Gebärmutterhalses (eine Zervixinsuffizienz) vor, kann mit einer Cerclage der Muttermund mechanisch verschlossen werden. Um die Frühgeburt zu verhindern, sollten eventuell vorbestehende mütterliche Erkrankungen therapiert und eventuelle Infektionen am Muttermund mit Antibiotika behandelt werden. Ob ein Baby in der 25. oder in der 28. Schwangerschaftswoche geboren wird, macht einen gewaltigen Unterschied aus.

Bei drohender Gefahr für das ungeborene Kind muss die Schwangerschaft rasch beendet werden.

Therapie des frühgeborenen Kindes

Mit den Fortschritten der Medizin ist es zunehmend besser möglich, frühgeborenen Kindern zu helfen. Die Geburt eines Frühgeborenen sollte nach Möglichkeit in einem »Perinatalzentrum« erfolgen, wo eine optimale Betreuung für das Frühgeborene durchführbar ist und ein für das Kind belastender Transport entfällt. Günstig ist die Anwesenheit eines Kinderarztes bei der Geburt.

Die Unterbringung des Kindes erfolgt meist in einem Inkubator (Brutkasten), um optimale Umweltbedingungen zu ermöglichen. Störungen der Anpassung des Kindes an das Leben außerhalb des Mutterleibes, z.B. Atmung, Wärmeregulation oder Herzkreislauffunktion, müssen in entsprechend dafür ausgerüsteten Frühgeborenenabteilungen (Neonatologien) behandelt werden. Bis etwa zur 35. Schwangerschaftswoche haben Frühgeborene eine noch nicht vollständig ausgereifte Lunge, eine die Lungenbläschen stabilisierende Substanz, »Surfactant«, wird noch nicht ausreichend gebildet und kann zur Unterstützung zugeführt werden. Besonders Kinder unter 1000 g müssen häufig auch beatmet werden. Nur noch selten kommt es heute durch die Beatmung zur Ausbildung einer chronischen Lungenproblematik. Oft benötigt der Kreislauf medikamentöse Unterstützung. Eine Gefährdung besteht vor allem durch Gehirnblutungen und Lungenfunktionsstörungen, ein erhöhtes Infektionsrisiko, weil die Körperabwehr noch nicht voll ausgebildet ist, und durch Temperaturregulationsstörungen.

Weitere Probleme kann eine entzündliche schwere Darmerkrankung (nekrotisierende Enterocolitis) bereiten.

»Sanfte Neonatologie«

Ein Frühgeborenes kann von Geburt an fühlen, riechen, sehen, schmecken, tasten und, entgegen früherer Annahme, Schmerzen empfinden, sie aber schlechter verarbeiten. Daher sollen alle Pflegemaßnahmen möglichst schonend durchgeführt werden, es soll auf eine ausreichende Schmerztherapie geachtet und eine Reizüberflutung der Frühgeborenen mittels Reduktion der Geräusche und des Lichtes vermieden werden. Die Eltern sollten frühmöglichst in die Betreuung einbezogen werden und auch selbst in immer mehr Abläufe eingebunden werden. Eine enge Kontaktaufnahme erlaubt die »Kängurumethode«, bei der die Kinder aus dem Inkubator genommen und den Eltern für einige Zeit auf die Brust gelegt werden.

Ernährung

Bei sehr unreifen Säuglingen (v. a. mit einem Geburtsgewicht unter 1.000 g) ist in der ersten Zeit oft nur eine künstliche Ernährung mit nährstoffreichen Infusionen möglich. Kinder, die noch nicht selbst saugen können (meist vor der 32. Schwangerschaftswoche), werden mithilfe von Magensonden ernährt. Die eigentliche Ernährung beginnt in der Regel mit einer sterilen Glukoselösung, wenn diese vertragen wird, bekommen die Kinder entweder Muttermilch oder eine spezielle Frühgeborenenmilch. Da der Magen Frühgeborener nur ein geringes Fassungsvermögen hat, wird die Nahrung oft auf acht oder mehr Mahlzeiten aufgeteilt.

In der ersten Zeit ist das Abpumpen der Muttermilch (wenn möglich) sehr wichtig, um die Milchproduktion in Gang zu halten. Die Muttermilch für Frühgeborene ist den besonderen Bedürfnissen angepasst und unterscheidet sich z.B. im Eiweißgehalt von der Muttermilch für reif geborene Babys. Zusätzlich kann die Muttermilch für besondere Situationen mit Nährstoffen angereichert werden.

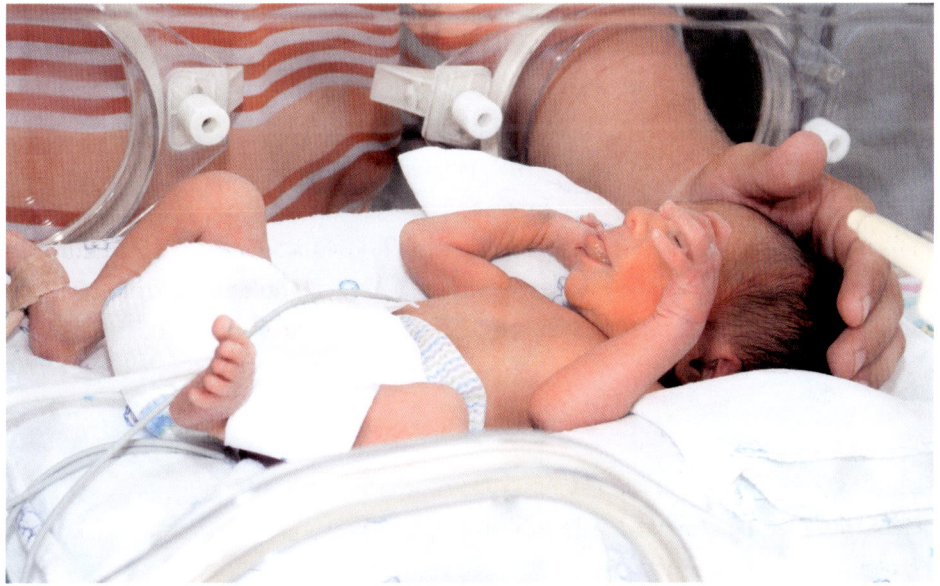

Prognose

Durch die Fortschritte in der Schwangerenbetreuung, der Geburtshilfe und der Neugeborenenintensivmedizin haben sich in den letzten Jahren die Überlebenschancen besonders von kleinen Frühgeborenen deutlich verbessert. Die Prognose der Kinder hängt von der Schwangerschaftsdauer, dem Geburtsverlauf und eventuellen zusätzlichen Fehlbildungen ab; insgesamt ist aber jede Frühgeburt mit einem höheren Risiko für das Kind verbunden.

Frühgeburten nach 24 Schwangerschaftswochen und später erreichen eine Überlebenschance von 80 bis 90 Prozent; nach der 28. Woche über 95 Prozent. Aufgeschlüsselt nach dem Geburtsgewicht überleben 75 bis 80 Prozent der Frühgeborenen von 500 bis 749 Gramm, 85 bis 90 Prozent der Frühgeborenen von 750 bis 999 Gramm und über 95 Prozent der Frühgeborenen von 1.000 bis 1.500 Gramm. Bei Frühgeborenen mit schweren angeborenen Gesundheitsstörungen muss die Art der Fehlbildung bei der Prognose bedacht werden.

Das Risiko für eventuelle spätere Behinderungen ist für das einzelne Frühgeborene sehr schwer vorherzusagen, jedes Frühgeborene hat seine eigene Geschichte. Besonders gefährdet sind frühgeborene Babys, bei denen im Verlauf weitere Komplikationen wie eine Hirnblutung, schwere Infektionen oder eine chronische Lungenerkrankung auftreten.

Frühgeborene mit einem Geburtsgewicht von 1.000 bis 1.500 g oder von 28 bis 30 Schwangerschaftswochen zeigen in 10 bis 25 Prozent, sehr kleine Frühgeborene unter 1.000 g Geburtsgewicht oder unter 28 Schwangerschaftswochen in 20 bis 30 Prozent der Fälle behandlungsbedürftige Entwicklungsstörungen wie beispielsweise Bewegungsstörungen, Koordinationsstörungen, Krampfanfälle, Blindheit, Taubheit sowie Störungen der geistigen Entwicklung. Etwa ein Drittel der kleinen Frühgeborenen zeigt Verhaltensauffälligkeiten wie eine leichtere Irritierbarkeit, Aufmerksamkeitsstörungen und Probleme im Sozialverhalten.

Bei Frühgeborenen sind bestimmte Hirnregionen noch Jahre nach der Geburt verkleinert, ein Effekt, der bei Buben stärker als bei Mädchen ausgeprägt ist. Frühgeborene Kinder mit einem sehr niedrigen Geburtsgewicht bieten aber im Alter von acht Jahren ebenso gute geistige Leistungen wie der Durchschnitt. Zu diesem Ergebnis kommen amerikanische Forscher in der Fachzeitschrift JAMA.

Nach dem Krankenhaus

Die meisten Frühgeborenen können nach Hause entlassen werden, wenn sie ein Gewicht von etwa 2.000 g erreicht haben, das ist meist um den ursprünglich errechneten Geburtstermin der Fall. Bei den möglichen Problemen in der ersten Phase nach der Entlassung wie Fütterungsschwierigkeiten, Schlafprobleme oder einfach Unruhe, auch bei einer eventuell notwendigen Überwachung durch einen Heimmonitor benötigen die Eltern professionelle Unterstützung. Hauptansprechpartner sollte sicherlich ein Kinderarzt sein, der über entsprechende Erfahrung mit Frühgeborenen verfügt. Alle Frühgeborenen sollten entwicklungsneurologisch nachuntersucht und entsprechend durch Ergotherapie oder Frühförderung unterstützt werden.

Eine spezielle Vorbeugung mit dem Wirkstoff Palivizumab (Synagis) gegen Infektionen mit dem RS-Virus, der für Frühgeborene gefährlich sein kann, wird empfohlen. Dieser Wirkstoff wird im Winter monatlich verabreicht.

Die Eltern

Eltern frühgeborener Kinder sind besonderen Belastungen ausgesetzt. Nicht nur das Kind ist ein Frühchen, die Eltern sind es gewissermaßen auch. Kommt es zu einer Frühgeburt, sind die Eltern noch nicht auf das große Ereignis vorbereitet. Oft ist der »Nestbau« mit allen Vorbereitungen noch nicht abgeschlossen. Aber vor allem sind sie innerlich noch nicht für die Ankunft des Babys bereit. Die Schwangerschaft bietet üblicherweise 40 Wochen lang Zeit, in denen sich auch die Eltern auf die Ankunft des Babys einzustellen beginnen. Wird dieser Prozess durch die verfrühte Geburt unterbrochen, ist dies für die Eltern oft ein Schockerlebnis. Sie benötigen Zeit, um die verfrühte Ankunft ihres Kindes tatsächlich zu verarbeiten und wahrzuhaben, dass das Baby nun schon auf der Welt ist.

Darüber hinaus tun sich viele Eltern schwer, zum Baby Kontakt und Beziehung aufzubauen und dieses fremde Wesen kennenzulernen. Die notwendigen medizinischen Maßnahmen und die Unreife des Kindes, nicht zuletzt das unerwartete Aussehen des Frühchens, erschweren diesen Prozess ungeheuer. Häufig leiden die Mütter unter starken, aber unbegründeten Schuld- und Insuffizienzgefühlen, da sie es nicht geschafft haben, das Baby ganz auszutragen.

Letztlich kommen zu alldem noch die großen Ängste und Sorgen hinsichtlich der Entwicklung und möglicher Entwicklungsschäden hinzu, aber auch Sorgen, welche sich aus den schwierigeren Alltagshandlungen wie Füttern etc. ergeben. Letztlich sind unreife Babys auch viel schwieriger zu beruhigen und leichter zu irritieren. Nicht selten reagieren besonders die Mütter, aber auch Väter mit depressiver Verstimmtheit, welche die Situation noch schwieriger werden lässt. Scheuen Sie nicht, Unterstützung in Anspruch zu nehmen! Frühförderinnen sind für Frühchen und ihre Eltern ausgebildet. Neben diesen können Sie auch in Einrichtungen für Schreibabys oder Fütterstörungen Unterstützung finden bzw. bei Psychologen/Psychotherapeuten/Psychiatern, welche auf Eltern-/Säuglingstherapie spezialisiert sind.

Impfungen

Von der Deutschen Impfkommission wird die Impfung eines Neugeborenen nach dem 60. Lebenstag empfohlen; diese Empfehlung gilt auch für Frühgeborene. Ein Kind, das z.B. im siebenten Schwangerschaftsmonat zur Welt gekommen ist, sollte seine erste Impfung also etwa zwei Monate danach, zum Zeitpunkt seiner eigentlichen Geburt, erhalten. Empfohlen wird die Durchführung der Impfungen des aktuell gültigen Impfplanes, der gerade für Frühgeborene mit möglicherweise herabgesetzter Immunabwehr von Bedeutung ist.

Besonders hervorzuheben ist die Impfung gegen Pneumokokken, da gerade Frühgeborene hier einer besonderen Gefahr ausgesetzt sind, und die Vorbeugung gegen RSV-Infektionen. Dabei handelt es sich um eine Virusinfektion, die bei gesunden Säuglingen lediglich eine Bronchitis verursachen kann, bei Frühgeborenen, die vor der 35. Schwangerschaftswoche auf die Welt gekommen sind, bei immungeschwächten Kindern und solchen mit Herz- und Lungenerkrankungen aber die Atemwege so stark in Mitleidenschaft ziehen kann, dass ein stationärer Aufenthalt bis hin zu intensivmedizinischer Betreuung notwendig sein kann. In den Monaten zwischen September und April ist das RS-Virus besonders aktiv, die Übertragung findet vor allem durch direkten Kontakt statt. Palivizumab (Synagis) ist ein Medikament, das hier vorbeugend wirken kann. Palivizumab wird während der RSV-Saison einmal monatlich intramuskulär injiziert. Die vorbeugende Gabe von Palivizumab kann die Zahl RSV-bedingter Klinikaufenthalte deutlich senken.

FSME (Frühsommer-Meningo-Enzephalitis)

FSME ist eine Viruserkrankung, die durch Zecken übertragen wird, eine Infektion von Mensch zu Mensch ist nicht möglich. Die Ansteckung kann in der warmen Jahreszeit stattfinden. FSME-Viren kommen nur bis zu Höhenlagen vor, bei denen die mittlere Jahrestemperatur über 8 °C liegt; d. h., im Bergland über etwa 1.400 m gibt es keine FSME. Die Wahrscheinlichkeit, nach dem Biss einer infizierten Zecke zu erkranken, ist hoch, allerdings ist selbst in Gebieten mit hoher Durchseuchung selten mehr als eine von 200 Zecken infiziert. Die Inkubationszeit liegt bei 2 bis 28 Tagen.

Krankheitsbild

Bei 30 bis 40 Prozent der Infizierten kommt es tatsächlich zur Erkrankung, die typischerweise in zwei Phasen verläuft: Zunächst eine grippeähnliche Phase mit hohem Fieber, nach deren Abklingen kommt es bei fast einem Drittel der Infizierten zur zweiten Phase, hier ist die wichtigste Verlaufsart die »Zeckenmeningitis«, also eine Entzündung des Hirns und der Gehirnhäute. Es kann aber auch der Herzmuskel mitbetroffen sein oder die Leber. Die Zeckenmeningitis ist eine gefährliche Erkrankung, ein bis zwei Prozent der Patienten sterben, drei bis elf Prozent haben bleibende Schäden wie Lähmungen, und viele Patienten haben eine lange Rekonvaleszenz mit häufigen Kopfschmerzen oder Migräneanfällen. Es gilt: Je älter der Patient, desto schwerer verläuft die Erkrankung.

Behandlung

Wie bei den meisten anderen Viruskrankheiten existiert keine spezifische Behandlung. Man kann nur die Symptome lindern, ohne die Ursache (das FSME-Virus) zu bekämpfen.

Die Impfung

Reguläres Impfschema

Es werden zunächst zwei Impfungen im Abstand von vier Wochen durchgeführt, die dritte Impfung erfolgt nach zwölf Monaten. Danach soll – laut Firmeninformation – die erste Auffrischung nach drei Jahren erfolgen und dann alle fünf Jahre mit einer Impfung aufgefrischt werden.

Folgende Maximalintervalle sind möglich:

- ♦ Abstand 1. zu 2. Impfung: maximal 1 Jahr.
- ♦ Abstand 2. zu 3. Impfung: maximal 8 Jahre.
- ♦ Abstand zu Auffrischungen: maximal 8 Jahre.

Wenn diese maximalen Intervalle überschritten werden, so kann man entweder von Neuem beginnen oder – was noch sinnvoller ist – im Einzelfall eine eventuell noch bestehende Immunität mittels Blutabnahme abklären. Dies ist vor allem bei Personen sinnvoll, die sich zwar an mehrere Impfungen erinnern können, aber ihre Impfkarte verloren haben.

Schutzrate

Nach vollständiger Grundimmunisierung ist bei 99 Prozent der Geimpften mit vollständigem Schutz zu rechnen. Auch nur zwei Impfungen im regulären Abstand schützen schon zu 90 Prozent, allerdings für nur ein Jahr.

Nebenwirkungen

- ◆ Rötung oder Schwellung an der Impfstelle,
- ◆ selten Kopfschmerzen, Fieber sowie Muskel- und Gelenkbeschwerden,
- ◆ fieberhafte Reaktionen – vor allem bei Kleinkindern,
- ◆ eventuell Fieberkrämpfe.

Echte Impfkomplikationen sind bei der FSME-Impfung extrem selten. Folgende Erkrankungen wurden mit der Impfung in Zusammenhang gebracht: lokale »Nervenentzündungen« oder ein sogenanntes Guillain-Barré-Syndrom, ebenfalls eine spezielle Form der Nervenentzündung.

Eine FSME-Impfung kann keine FSME-Erkrankung auslösen.

Kontraindikationen

Nicht geimpft werden soll bei akuten fieberhaften Erkrankungen. Allergien gegen Komponenten des Impfstoffes stellen eine relative Gegenanzeige dar (d. h., fragen Sie Ihren Arzt, ob Ihr Kind geimpft werden kann).

Vorgehensweise nach einem Zeckenbiss

Entfernen der Zecke

Entfernen Sie die Zecke möglichst rasch. Man weiß heute, dass das langsame Abtöten (drehen im Uhrzeigersinn, Öl auf die Zecke etc.) vor allem die Einschwemmung von Erregern (v. a. Borrelien) fördert. Am besten zieht man mit einer Pinzette kurz am Körper des Zecken an. Wenn Sie im Wald unterwegs sind, können Sie auch mit einer Kreditkarte in horizontaler Richtung den Kopf der Zecke abreißen.

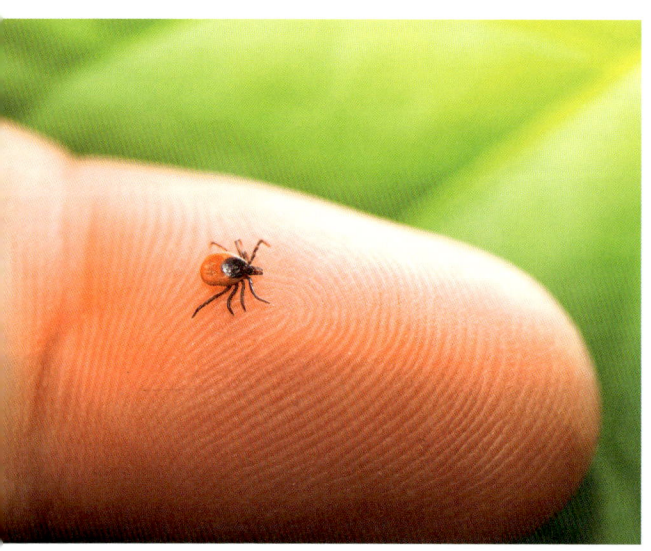

Vorgehen bei Ungeimpften nach Zeckenbiss

Für die Impfung zum Schutz gegen eine FSME-Infektion durch die gerade entfernte Zecke ist es zu spät. Eine passive Immunisierung durch Gabe von Antikörpern gegen FSME wird nicht mehr empfohlen. Vier Wochen nach dem Stich kann die FSME-Impfung durchgeführt werden, um bei zukünftigen Zeckenstichen geschützt zu sein.

Vorgehen bei teilweise geimpften Personen nach Zeckenbiss

Nach nur einer Impfung geht man vor wie bei Ungeimpften, wenn der Biss der Zecke innerhalb von 14 Tagen nach der ersten Impfung erfolgt. Erfolgt er später, so wird nur die zweite Impfung gegeben. Sind schon zwei Impfungen vorhanden, so geschieht bei Zeckenbiss innerhalb von sechs Monaten nach der zweiten Impfung nichts, danach wird die dritte Impfung einfach gegeben.

Furunkel ➡ Hauterkrankungen bei Kindern

Gastritis und Magengeschwür

Symptome

Das Kind leidet vor, während oder nach dem Essen unter krampfartigen Oberbauchschmerzen, die auch als stechend, drückend oder brennend empfunden werden. Auch nächtliche Attacken sind möglich. Hinzu kommen Übelkeit, Erbrechen und Appetitlosigkeit.

Therapie

Klagt Ihr Kind über einen Zeitraum von etwa einer Woche in der Früh oder nach dem Essen immer wieder über Bauchschmerzen, sollten Sie mit ihm zum Arzt gehen. Erbricht das Kind auch Blut oder stellen Sie Blut im Stuhl fest (Teerstuhl), gehen Sie bitte sofort zum Arzt. Ein Blutbild sowie eine Stuhluntersuchung dienen der Diagnose, selten ist auch eine Magenspiegelung notwendig.

Zur Behandlung stehen spezielle Medikamente zum Magenschutz zur Verfügung. Bettruhe und das Weglassen der die Attacken auslösenden Lebensmittel sind wichtige Maßnahmen. Lassen sich psychische Gründe für die Gastritis finden (z.B. Schulstress), ist es hilfreich, einen entsprechend geschulten Psychologen aufzusuchen. Kinder über zehn Jahre können auch mit autogenem Training beginnen. Auch homöopathische Mittel gelten als hilfreich, die Einnahme sollte aber mit einem entsprechend ausgebildeten Arzt abgestimmt werden. Sind bestimmte Bakterien (Helicobacter) die Ursache, können diese entsprechend behandelt werden.

Gebärmutterhalskrebs (Impfung zur Vorbeugung)

Seit September 2006 steht der erste Impfstoff zur Vorbeugung von Gebärmutterhalskrebs zur Verfügung. Gardasil schützt vor Infektionen mit humanen Papillomaviren und kann etwa 75 Prozent aller Gebärmutterhals-Karzinome und 90 Prozent aller Genitalwarzen verhindern.

Mit dem Impfstoff gegen HPV wird eine völlig neue Impfgeneration zugelassen, eine Impfung gegen Krebs auslösende Tumorviren. Bis zu 70 Prozent der sexuell aktiven Frauen werden im Laufe ihres Lebens mit dem Virus infiziert. Humane Papillomaviren sind hoch infektiös.

Papillomaviren und Gebärmutterhalskrebs

Papillomaviren sind Viren, die Warzen und abnormes Gewebewachstum verursachen. Im Allgemeinen wird das Virus von selbst eliminiert oder verursacht keinerlei Symptome, es kann aber bei den infizierten Zellen ein unkontrolliertes tumorartiges Wachstum verursachen. Diese Tumore sind meist gutartig und führen zur Warzenbildung an der betroffenen Haut- oder Schleimhautstelle, wenn die Infektion im Genitalbereich erfolgt, kommt es zur Bildung von Genitalwarzen (z.B. Feigwarzen).

Einige HPV-Typen können jedoch auch bösartige Veränderungen hervorrufen, insbesondere Gebärmutterhalskrebs (Zervixkarzinom) bei der Frau, aber auch Scheiden-, Penis- und Analkarzinome. Es gibt mehr als 100 verschiedene Typen des Papillomavirus, ungefähr 70 Prozent aller Gebärmutterhalskrebsarten werden von den HPV-Typen 16 und 18 verursacht und etwa 90 Prozent aller Genitalwarzen von den HPV-Typen 6 und 11. Die beiden Letzteren befallen auch die Atemwege. Die Infektionsraten des humanen Papillomavirus zeigen deutliche Unterschiede zwischen sozioökonomischen Schichten.

Gebärmutterhalskrebs ist die weltweit zweithäufigste Krebstodesursache bei Frauen, 80 Prozent aller Fälle treten in Entwicklungsländern auf. Als Grund gilt die mangelhafte Vorsorgeuntersuchung. Gebärmutterhalskrebs wird weltweit jedes Jahr bei 510.000 Frauen diagnostiziert, und 288.000 Frauen sterben jedes Jahr an der Krankheit (nach Schätzungen der WHO). Man kennt zwei Altersgipfel: Frauen zwischen 35 und 39 Jahren sowie Frauen zwischen 60 und 64 Jahren sind betroffen. Bei 99,7 Prozent aller Gewebeproben, die bei Patientinnen mit Gebärmutterhalskrebs entnommen wurden, konnte eine Infektion mit HP-Viren nachgewiesen werden, d. h., Gebärmutterhalskrebs wird höchstwahrscheinlich durch eine anhaltende Infektion mit dem Humanen Papilloma-virus (HPV) verursacht. Zumindest ist sie ein notwendiger Risikofaktor für die Entstehung eines Gebärmutterhalskrebses. Die Assoziation zwischen der HPV-Infektion und dem Zervixkarzinom ist somit stärker als die zwischen Rauchen und Lungenkrebs.

Bei schätzungsweise 70 Prozent aller Gebärmutterhalskrebsfälle konnten zwei bestimmte Typen an HP-Viren festgestellt werden: HPV 16 und HPV 18. Das sind die zwei wichtigsten Hochrisikotypen der HP-Viren und in Deutschland am weitesten verbreitet. Zur Früherkennung gehört der Abstrich vom Gebärmutter-hals. Werden verdächtige Zellveränderungen gefunden, bei denen es sich um Vorstufen des Gebärmutterhalskrebses handeln könnte, bedarf es weiterführen-der Untersuchung und Abklärung.

Wird ein Gebärmutterhalskrebs im Vor- oder Frühstadium diagnostiziert, be-trägt die Heilungsquote fast hundert Prozent.

Impfstoffe

Es gibt zwei verschiedene Impfstoffe: Den Zweifach-Impfstoff Cervarix gegen HPV 16 und 18 und Gardasil, einen Vierfach-Impfstoff gegen HPV 16/18/6/11. Beide Impfstoffe enthalten papillomavirus-like particles (VLP), also leere Hüllen von viralen Strukturproteinen.

Gardasil wird Personen im Alter ab neun Jahren in drei Einzeldosen verab-reicht, wobei zwischen der ersten und der zweiten Dosis zwei Monate und zwi-schen der zweiten und dritten Dosis zumindest vier Monate Wartezeit empfohlen sind. Alle Dosen sind innerhalb eines Jahres zu verabreichen. Der Impfstoff wird intramuskulär verabreicht, vorzugsweise in den Oberarm oder Oberschenkel.

Eine Teilimpfung kostet in der Apotheke ca. € 150,-.

Impfzeitpunkt

Der Impfstoff ist für 9- bis 15-jährige Jugendliche und für 16- bis 26-jährige Frau-en zugelassen. Eine optimale Immunisierung wird durch Impfung von jungen Mädchen erzielt, vor dem ersten Sexualkontakt zwischen dem neunten und zwölf-ten Lebensjahr. Für Frauen über 26 fehlen noch Ergebnisse zur Wirksamkeit bei der Vierfachimpfung. Bei Männern ist der Impfschutz noch nicht erwiesen, wenn auch wahrscheinlich; für 9- bis 15-jährige Jungen ist der Impfstoff zugelassen.

Wirkungsweise

Die Impfviren sind den echten Viren sehr ähnlich, enthalten allerdings keine vi-rale DNA und sind daher nicht pathogen, aber extrem immunogen. Bei natürlichen HPV-Infektionen sind die Antikörperkonzentrationen niedrig aufgrund der Abwesenheit von Viren im Blut, gleichzeitig lastet daher aber auch kein evolutionärer Druck auf dem Virus, um der Antikörperantwort zu entkommen.

Im Gegensatz zu natürlichen Infektionen werden die Impfviren intramuskulär verabreicht, wodurch eine ausgeprägte Abwehrreaktion und somit ein effektiver Schutz entsteht; auf diesem Mechanismus beruht der Schutz durch die Impfung.

Sicherheit

Die Impfung wird generell gut vertragen. In der »Proof-of-principle«-Studie von Koutsky et al. (2002) sowie mit Daten von über 20.000 Probandinnen aus dem November 2005 wurde die Sicherheit der Impfung demonstriert. Die Impfung wurde übereinstimmend ohne Auftreten von impfstoffassoziierten schwerwiegenden Ereignissen gut toleriert. Die in Studien am häufigsten beobachteten Nebenwirkungen waren Fieber und Reaktionen an der Einstichstelle (Rötung, Schmerzen, Schwellung).

Wirksamkeit

Die Effektivität bezüglich Feigwarzen und beginnenden Neoplasien war bei 5.455 Probandinnen 100 Prozent. Die Ergebnisse zeigen, dass sich bei Frauen, die noch nie zuvor eine HPV-Infektion der Typen 6, 11, 16 und 18 hatten und die vollständige Impfreihe erhielten, keine hochgradige Veränderung des Gebärmutterhalses entwickelte.

Der Impfschutz trat bereits während der Impfperiode auf.

Über die Dauer des Schutzes und zur Frage, ob eventuell eine spätere Auffrischung notwendig ist, liegen noch keine genauen Daten vor.

Die Impfung eignet sich nicht zur Behandlung von Gebärmutterhalskrebs oder dessen Vorstufen. Trotz des Impfschutzes wird der Krebsabstrich weiterhin absolut notwendig sein, da die Impfung nicht vor allen HP-Viren schützt.

Zusammenfassung

Durch den besonders hohen Schutz von 94 bis 100 Prozent in Kombination mit regelmäßigen Screening-Untersuchungen sollte eine deutliche Eindämmung des Zervixkarzinoms zu erhoffen sein. Eine Impfung von jungen Männern würde sie als Träger des Virus ausschließen.

In Ländern mit derzeit noch nicht entwickeltem Screening-Programm bzw. dort, wo die Implementierung zu schwierig ist, hat der Impfstoff das Potential, die Zahl der durch Zervixkarzinom verursachten Todesfälle sowie die Morbidität um bis zu 70 Prozent zu reduzieren.

Erstmals kann es durch eine Impfung gelingen, eine Karzinomentwicklung zu verhindern. Dies stellt eine Revolution dar, weil bisher in der Onkologie die Strategie in »Früherkennen«, »Herausschneiden«, »Zerstören« und bestenfalls »Verhindern durch Erkennen der Vorstufe« bestand. Jetzt liegt es an der medizinischen Gemeinde, diesen Fortschritt durch gute Vorbereitung und entsprechende Logistik flächendeckend zum Einsatz zu bringen.

Gemeinsam mit cand. med. Jasmin Voitl verfasst.

Gehirnerschütterung

Typische Anzeichen einer Gehirnerschütterung sind die kurzzeitige Bewusstlosigkeit des Kindes, kurzzeitiger Gedächtnisverlust, Übelkeit (evtl. Erbrechen), Kopfschmerzen, Schläfrigkeit.

Therapie
Legen Sie Ihr Kind mit dem Kopf leicht erhöht hin, ist es bei Bewusstsein, können Sie ihm auch etwas zu trinken geben (Wasser, Tee). Bei Kopfverletzungen und Feststellung der oben genannten Symptome (oder noch weiteren Symptomen wie Blutungen aus Nase und Mund, Erbrechen, Wesensveränderung, Krämpfe, beschleunigte Atmung u. Ä.) sollten Sie sofort einen Arzt aufsuchen oder den Rettungsdienst rufen.

Säuglinge sollten auch nach leichten Stürzen immer untersucht werden.

Gehirnhautentzündung (Meningitis)

Bei dieser Krankheit handelt es sich um eine Entzündung der Gehirnhäute, verursacht meist durch bakterielle oder virale Erreger. Die Gehirnhautentzündung (Meningitis) ist eine schwere, akute und ansteckende Erkrankung. Häufig betroffen sind Kleinkinder und Jugendliche, deren Prognose durch die Einführung der antibiotischen Behandlung wesentlich verbessert wurde.

Epidemiologie und Häufigkeit
Die erste dokumentierte Meningitis-Epidemie wurde im Jahr 1805 aus Genf berichtet. Im 20. Jahrhundert wurden vor allem während der beiden Weltkriege

große Ausbrüche registriert. Seit 1950 wurden die größten Epidemien der gefährlichen Meningokokken-Meningitis vor allem aus dem sogenannten »Meningitis-Gürtel« in der Subsahararegion Afrikas gemeldet. Im Jahre 1996 wurden bei der bisher letzten großen Epidemie in Afrika mehr als 150.000 Fälle mit 16.000 Todesfällen der WHO gemeldet. In Amerika, Asien und Europa hat die Meningokokken-Erkrankung in Form regionaler Ausbrüche zugenommen.

Einen wesentlichen Fortschritt in der Behandlung stellte die Entdeckung der antibakteriellen Wirksamkeit des Penicillins dar, wofür Fleming, Florey und Chain 1945 mit dem Medizin-Nobelpreis ausgezeichnet wurden.

In Österreich werden etwa 80 bis 100 Erkrankungen der Meningokokkenmeningitis pro Jahr beobachtet, das entspricht einer Häufigkeit von etwa 1/100.000 Einwohner/Jahr. Etwa 50 Prozent betreffen Säuglinge und Kleinkinder.

Definition

Gehirn und Rückenmark sind außen von einer Schutzhülle – eben den sogenannten Gehirnhäuten (Meningen) – umgeben, die Blutversorgung, Schutz vor mechanischen Einwirkungen und Ableitung des im Gehirn produzierten Nervenwassers (Liquor) gewährleisten. Diese Gehirnhäute können sich durch unterschiedliche Erreger entzünden, man spricht dann von einer Meningitis. Eine Meningitis stellt einen Notfall dar, der eine rasche Behandlung erforderlich macht.

Übertragung

Meistens werden die Erreger durch Tröpfcheninfektion, also durch Husten oder Niesen, übertragen. Aber auch bei unfallbedingten Schädelfrakturen oder nach operativen Eingriffen an Gehirn und Rückenmark, als Komplikation einer Nasennebenhöhlenentzündung oder einer Mittelohrentzündung kann eine Meningitis entstehen. Sie kann auch als Komplikation bei verschiedenen Erkrankungen wie Lungenentzündung oder Tuberkulose auftreten.

Erreger

Die häufigsten Erreger sind Bakterien und Viren, seltener auch Pilze oder Parasiten. Häufigste bakterielle Erreger bei Kindern sind bestimmte Bakterienarten, namentlich Pneumokokken, Meningokokken sowie Haemophilus influenzae. Manche dieser Bakterien befinden sich normalerweise im Rachenraum des Menschen, ohne dass sie eine Erkrankung verursachen. Unter bestimmten Umständen jedoch können sich diese Keime ausbreiten und eine Meningitis auslösen. Bei Neugeborenen kommen auch andere Bakterien wie beispielsweise bestimmte Streptokokken, Colibakterien oder Listerien als Ursache in Frage.

Die Meningokokken-Meningitis

Sie ist die Form der bakteriellen Hirnhautentzündung, die in kleinen Epidemien (oft gehäuft im Winter und Frühjahr) auftreten kann, besonders an Orten, an denen viele Menschen auf engem Raum zusammenkommen, z.B. Kindergärten, Schulen und Kasernen. Die Übertragung erfolgt durch Tröpfcheninfektion, die Inkubationszeit beträgt meistens weniger als vier Tage. Dieses lebensbedrohliche Krankheitsbild kann sich innerhalb von Stunden entwickeln, wobei eine rasche Verschlechterung des Allgemeinzustandes im Vordergrund steht. Es kann zu typischen Einblutungen der Haut kommen, die auf Druck mit einem Wasserglas nicht abblassen. Eine Impfung ist möglich. In Österreich werden jährlich ca. 100 Erkrankungsfälle (ca. 70 Prozent durch sogenannte B-Meningokokken und bis zu 20 Prozent durch C-Meningokokken) registriert. Während es gegen B-Meningokokken keine Impfung gibt, können durch die Impfung gegen C-Meningokokken etwa 20 Krankheitsfälle pro Jahr wirksam vermieden werden. In der Frühsphase kann die Diagnose auch für einen erfahrenen Arzt nicht oder nur im Einzelfall möglich sein.

Die Haemophilus-Meningitis

Das Bakterium Haemophilus influenza führte vor Einführung der Impfung zu den häufigsten bakteriellen Meningitiden in der Altersgruppe bis zum fünften Lebensjahr, die immer wieder mit einer schlechten Prognose einhergegangen sind. Seit eine Impfung angeboten wird, ist die Erkrankungshäufigkeit um bis zu 99 Prozent gesunken und die Erkrankung sehr selten geworden.

Die Pneumokokken-Meningitis

Pneumokokkeninfektionen sind besonders im Säuglingsalter häufig und können bei zu später Therapie zu bleibenden Schäden führen. Es steht eine Impfung (Prevenar) zur Verfügung, die auch im österreichischen Impfplan empfohlen wird.

Die Borrelien-Meningitis

Ein roter kreisrunder Fleck auf der Haut ist das häufigste Frühzeichen einer Borreliose, die auch eine Gehirnhautentzündung hervorrufen kann. Dieses Hautsymptom kann aber manchmal auch gänzlich fehlen. Typisch ist ein schleichender Verlauf. Diese sogenannte Neuroborreliose kann ebenfalls durch Zecken übertragen werden.

Die Virus-Meningitis

Die Virus-Meningitis tritt weltweit mit saisonalen Variationen sporadisch oder manchmal in Epidemien auf. Eine virale Hirnhautentzündung wird oft in Verbindung mit anderen Symptomen beobachtet. Beispielsweise kann Mumps bei bis zu 40 Prozent der Erkrankten eine virale Meningitis verursachen. Ursache sind Erreger, die Erkältungskrankheiten, Magen-Darm-Infekte oder auch Kinderkrankheiten wie Masern oder eben Mumps hervorrufen können. Die Ansteckung erfolgt über Tröpfchen- oder Schmierinfektionen.

Der Verlauf einer Virus-Meningitis ist meist gutartig, mit Dauerschäden ist nur selten zu rechnen. Antibiotika haben keine Wirkung gegen Viren. Auch die Frühsommer-Meningoenzephalitis (FSME), die meist durch Zeckenbisse übertragen wird, gehört zu den viralen Meningitiden.

Symptome

Die Symptome treten teils plötzlich, teils auch langsam innerhalb von zwei bis drei Tagen auf. Je nach dem verursachenden Erreger können unterschiedliche Krankheitszeichen auftreten:

Typische Symptome wären Kopfschmerzen, Nackensteife (das Knie kann nicht zum Kinn gebracht werden), Lichtempfindlichkeit und Berührungsempfindlichkeit, Fieber, Appetitlosigkeit, Müdigkeit, Benommenheit bis zur Verwirrtheit und Bewusstlosigkeit, Krampfanfälle und manchmal ein Ausschlag mit hell- bis dunkelroten Punkten oder Flecken. Gerade bei der Meningokokken-Meningitis können kleine Blutungen in der Haut auftreten. Diese Hautblutungen sind ein Zeichen dafür, dass die Bakterien in die Blutbahn gelangt sind. Dieser Zustand ist äußerst ernst und muss sofort von einem Arzt notfallmäßig behandelt werden.

All diese Anzeichen kommen aber nicht zwingend vor. Bei Säuglingen und Kleinkindern findet man Symptome wie Nahrungsverweigerung, Schreckhaftigkeit, hohes und schrilles Schreien, auffällige Schläfrigkeit und manchmal eine vorgewölbte Fontanelle (die Knochenlücke am kindlichen Schädel). Dabei sind die Symptome meist wenig ausgeprägt. Besonders Kleinkinder können auch Symptome wie Bauchschmerzen, Sprachstörungen und/oder Erbrechen entwickeln.

Im fortgeschrittenen Stadium kann es schließlich zu Benommenheit bis hin zum Koma kommen. Insbesondere wenn das Gehirn mitbetroffen ist, können auch Krampfanfälle auftreten. Je ausgeprägter die Beschwerden sind und je jünger das Kind ist, umso wahrscheinlicher ist eine bakterielle Infektion.

Bei Auftreten verdächtiger Symptome sollten Sie unverzüglich Ihren Arzt oder ein Krankenhaus aufsuchen.

Diagnosestellung

Bei der Untersuchung Ihres Kindes weisen typische klinische Anzeichen auf die Gehirnhautentzündung hin. Wenn der Arzt den Kopf des liegenden Patienten von der Unterlage abhebt und diese Bewegung durch eine Nackensteifigkeit verhindert wird, spricht man von Meningismus.

Man untersucht üblicherweise eine Blutprobe auf Bakterien und Entzündungszeichen, muss aber zur Diagnosestellung auch das Nervenwasser untersuchen. Mit einer feinen Nadel wird eine kleine Menge Liquor aus dem Rückenmarkkanal entnommen (Lumbalpunktion) und untersucht. Diese Untersuchung ist schmerzhaft und unangenehm. Die Schmerzen können durch ein entsprechendes Betäubungspflaster gemildert werden. Komplikationen gibt es bei dieser Untersuchung aber nur sehr selten. Als Nebenwirkungen können Kopfschmerzen auftreten. Besteht der Verdacht auf eine Komplikation, werden zusätzliche Untersuchungen wie z.B. die Computer- oder Magnetresonanz-Tomographie durchgeführt.

Behandlung

Die Behandlung einer Meningitis muss möglichst rasch beginnen. Bei bakterieller Meningitis wird in der Regel eine Antibiotikabehandlung über acht bis zehn Tage empfohlen, die einen entsprechenden Krankenhausaufenthalt notwendig macht. Die zusätzliche Gabe von Kortison bei Kindern kann die Häufigkeit von bleibenden Hörschäden vermindern.

Bei bestimmten Erregern wie beispielsweise Meningokokken kann es notwendig sein, Familienmitglieder und andere Kontaktpersonen vorbeugend ebenfalls mit einem Antibiotikum zum Schlucken zu behandeln. Falls keine vorbeugende Medikamentengabe erfolgt, sollte die Kontaktperson zehn Tage beobachtet werden und im Erkrankungsfall sofort medizinische Hilfe in Anspruch nehmen.

Eine Isolierung des Patienten ist üblicherweise nicht erforderlich. Eine durch Viren verursachte Meningitis verläuft in der Regel milder und wird ebenfalls meist mit gegen den Erreger gerichteten antiviralen Medikamenten behandelt.

Je nach Symptomatik wird zusätzlich mit Schmerzmitteln und fiebersenkenden Medikamenten behandelt.

Komplikationen

Zu den Komplikationen der Meningitis gehört ein Übergreifen der Entzündung auf das Gehirn (Enzephalitis), die mögliche Entstehung eines Hirnabszesses und auch einer Thrombose der gehirnnahen Venen (Sinusvenenthrombose).

Zu den möglichen Spätfolgen gehören Krampfanfälle, Entwicklungsverzögerungen und Hörstörungen. Es sollte nach der Erkrankung daher eine genaue entwicklungsdiagnostische und kinderneurologische Nachuntersuchung erfolgen.

Prognose

Die Prognose der Meningitis ist von mehreren Faktoren abhängig, dazu zählen vor allem der Erreger und der Allgemeinzustand des Erkrankten. Wird eine Gehirnhautentzündung früh genug diagnostiziert und sofort behandelt, erholen sich die meisten Kinder schnell und bleiben ohne Spätfolgen.

Trotz bestmöglicher Behandlung kann es bei der Gehirnhautentzündung dennoch zu Todesfällen kommen, da sich die Krankheit in einigen Fällen sehr schnell entwickelt. Wichtig ist, die Symptome zu kennen und gegebenenfalls schnell zu handeln.

Vorbeugung

Gegen einige der wichtigsten Erreger kann geimpft werden. Bereits ab dem dritten Monat wird die Impfung gegen Haemophilus influenzae Typ b empfohlen. Diese Impfung ist in der Sechsfach-Kombinationsimpfung enthalten. Auch gegen Pneumokokken kann ab dem dritten Lebensmonat geimpft werden. Eine Impfung gegen Pneumokokken ist Personen besonders zu empfehlen, bei denen die Milz entfernt werden musste. Nach dem zwölften Lebensmonat ist es möglich, Kinder gegen FSME zu impfen.

Bisher ist noch kein Impfstoff gegen die in Europa vorkommenden Meningokokken der Gruppe B erhältlich, eine Impfung ist nur bei der Infektion durch die Typen A und C möglich (Auftreten hauptsächlich in England, Wales, Irland, Schottland, Nordirland, Island, Spanien, der Schweiz, Tschechien und der Slowakei; weltweit sind vor allem die USA und Asien betroffen). Der Subtyp C verursacht etwa zehn Prozent der Krankheitsfälle in Österreich.

Der Oberste Sanitätsrat hat die Meningokokken-C-Impfung in den österreichischen Impfplan aufgenommen und empfohlen: Jeder, der sich schützen will, kann von dieser Impfung Gebrauch machen.

Bei anderen virusbedingten oder bakteriellen Hirnhautentzündungen sind keine Schutzmöglichkeiten verfügbar.

Genitalblutungen

Bei neugeborenen Mädchen sind in den ersten Lebenswochen vaginale Blutungen recht häufig; man bezeichnet dies als Halban-Reaktion. Kommt es aber vor der Pubertät zu solchen Blutungen, sind sie immer ärztlich abzuklären, da dann der Verdacht auf eine Entzündung, Verletzung, das Vorhandensein eines Fremdkörpers, Tumore, aber auch auf sexuellen Missbrauch vorliegen kann.

Gerstenkorn ➡ Augenerkrankungen

Giftstoffe ➡ Vergiftungen

Grindflechte ➡ Hauterkrankungen bei Kindern

Grippe (Influenza)

Jährlich erkranken weltweit zwischen 10 und 15 Prozent der Bevölkerung an der »echten« Grippe (Influenza), das sind in Österreich 800.000 bis 1,2 Mio. Personen. Die höchsten Erkrankungsraten findet man bei Kindern und Jugendlichen. Jedes Jahr gibt es sogenannte Grippewellen. Sie treten in unseren Breiten vorzugsweise zwischen Dezember und März auf, ihre Dauer beträgt sechs bis acht Wochen.

Die Grippe ist keine harmlose Erkrankung. Man schätzt, dass im Winter 1995/96 – da gab es die letzte größere Epidemie – allein in Deutschland mehr als 30.000 Menschen an der Grippe gestorben sind. Da ja nicht jede Virusgrippe erkannt wird, ist auch noch von einer gewissen Dunkelziffer auszugehen.

Doch nicht jede Influenza führt gleich zu solch dramatischen Verläufen, mitunter kann auch eine Virusgrippe recht mild verlaufen.

Aber was ist eine Grippe eigentlich?

Es besteht ein Unterschied zwischen der echten Virusgrippe und dem grippalen Infekt.

Die Virusgrippe (Influenza A und B)

Dies ist im engeren Sinne die Grippe, bei der auch von der Grippeimpfung die Rede ist. Es handelt sich um eine Viruserkrankung, die meist im Winterhalbjahr auftritt und eher Kinder und ältere bzw. vorerkrankte (z.B. Diabetes) Personen erfasst oder zumindest bei gerade diesem Personenkreis zu schweren Krankheitsverläufen führen kann. Schwer verlaufende Zweiterkrankungen sind möglich. Nicht selten bleibt zumindest ein wochenlanger quälender Reizhusten als Folge zurück.

Die »echte Grippe« ist eine akute Infektion des Atemtraktes, die durch die Influenza-Viren ausgelöst wird. Die Ansteckung erfolgt durch eine Tröpfcheninfektion (Husten, Niesen etc.). Das Virus wird in die Lunge eingeatmet, setzt sich dort fest und vermehrt sich. Die Folge ist eine Entzündung der Atemwege, und nach ein bis drei Tagen entwickelt sich das typische Krankheitsbild. Die Patienten sind ein bis zwei Tage vor und bis zu sieben Tage nach Auftreten der Symptome ansteckend.

Der grippale Infekt

Ein grippaler Infekt beginnt in der Regel nicht so akut wie eine Virusgrippe, vielmehr dauert es Tage, bis die Symptome allmählich zum »Vollbild« angewachsen sind. Das Fieber ist meist nicht so hoch, und ein Schnupfen gehört immer dazu. Das Krankheitsgefühl ist viel geringer.

Symptome

Typisch für die Grippe ist das plötzliche Einsetzen schwerer Symptome. Im Vordergrund stehen Allgemeinsymptome wie Gliederschmerzen, Kopfschmerzen, Fieber, Schüttelfrost, allgemeines Krankheitsgefühl und Schwäche sowie Appetitlosigkeit. Weiters treten trockener Husten und Halsschmerzen auf. Bei Kindern kommt es häufig auch zu Übelkeit oder Erbrechen. Sie sollten unbedingt zum Arzt!

Die Krankheitsdauer beträgt meist 7 bis 14 Tage, ein allgemeines Schwächegefühl und Appetitlosigkeit können jedoch noch über Wochen hinaus andauern.

Behandlung

Die Behandlung einer Influenza erfolgt meist symptomatisch, es werden fiebersenkende bzw. schmerzstillende und hustendämpfende Medikamente eingesetzt. Bettruhe ist anzuraten, da eine Grippe eine große Belastung für den Körper darstellt. Alles, was das Immunsystem stützt (z.B. Vitamin C, am besten aus Zitrusfrüchten gepresst; Homöopathika), sollte getan werden. Zur Therapie der Grippe steht auch das Medikament Tamiflu zur Verfügung, das direkt gegen das Virus wirksam ist. Es muss aber möglichst rasch, auf jeden Fall innerhalb von 48 Stunden nach Auftreten der Symptome, vom Arzt verschrieben werden. Tamiflu kann auch die Ausbreitung des Virus begrenzen.

Die Impfung

Der Impfstoff besteht aus abgetöteten oder abgeschwächten Virusbestandteilen und wird vom Arzt verabreicht. Dieser entscheidet auch, ob Personen nicht gegen Grippe geimpft werden sollten, z.B. Allergiker. Die Impfung selbst ist sehr gut verträglich. Der Schutz beginnt etwa eine Woche nach der Impfung, zwei Wochen später besteht voller Impfschutz. Der Impfschutz sollte jährlich erneuert werden, denn Grippeviren ändern sich ständig. Der Impfstoff muss jährlich an die sich regelmäßig ändernden Virenstämme angepasst werden.

Auch bei Schwangeren ist die Impfung ohne erhöhtes Risiko möglich. Schwangerschaft, Geburt, Wochenbett und Stillperiode sind mit einer erhöhten gesundheitlichen Belastung verbunden, bei denen Influenzavirus-Infektionen besonders gefährlich werden können.

Gürtelrose (Herpes zoster)

Die Gürtelrose wird durch das gleiche Virus verursacht, das auch für die Windpocken verantwortlich ist. Allerdings tritt eine Gürtelrose erst auf, wenn das Kind schon Windpocken hatte.

Symptome

Es zeigen sich einseitige, meist örtlich begrenzte nässende Bläschengruppen, begleitet von Schmerzen und möglicherweise auch Fieber. Die Bläschen verkrusten nach etwa einer Woche. Auch nach dem Abfallen der Bläschenkrusten bleiben die Schmerzen noch bis zu einem Monat bestehen.

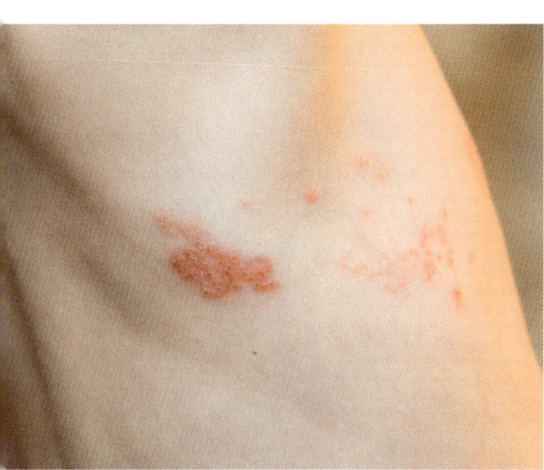

Die Gürtelrose ist bereits ein bis zwei Tage vor dem Ausschlag bis zum Abfallen der Bläschenkrusten ansteckend.

In sehr seltenen Fällen kann die Gürtelrose die Augennerven befallen.

Therapie

Kinder mit Gürtelrose müssen unbedingt zum Arzt, der entsprechende Medikamente verschreibt. Gegen die Schmerzen helfen Schmerzmittel oder

Salben. Das Medikament Zovirax ist direkt gegen das Virus wirksam. Es sollte auch erwogen werden, die Funktion des Immunsystems mit einer Blutabnahme zu überprüfen.

Halsentzündung

Eine der häufigsten Ursachen für den Besuch beim Kinderarzt ist eine Entzündung im Rachen; aus diesem Grund werden sehr häufig auch Antibiotika verordnet.

Ursache

Die Entzündung im Rachen wird meist durch Viren verursacht, es gibt aber auch bakterielle Infektionen und selten Irritation durch chemische Reize. Als Risikofaktor gilt die Mundatmung beispielsweise bei Vergrößerung der Gaumenmandeln. Auch als Folge von anderen Krankheiten wie etwa Nasennebenhöhlenerkrankungen ist eine Halsentzündung möglich.

Symptome

Typische Beschwerden sind Fieber, Halsschmerzen, ein Fremdkörpergefühl oder auch Husten. Der Rachen ist gerötet.

Therapie

Die Behandlung richtet sich nach der Ursache. Reichlich Flüssigkeit, entzündungshemmende Medikamente wie beispielsweise Ibuprofen oder schmerzstillende Rachensprays können gut helfen.

Nasentropfen bei blockierter Nase und Hustensäfte sind hilfreich. Wenn Bakterien als Ursache vermutet werden, muss eine antibiotische Therapie verabreicht werden. Manche Bakterien wie z.B. Streptokokken (die Erreger des Scharlachs) können mittels eines Schnelltests nachgewiesen werden. In diesem Fall gibt man Penicillin V (100.000 IE/kg/d in zwei bis drei Tagesdosen über zehn Tage) oder Cephalosporine. In der Regel heilt die Halsentzündung folgenlos aus. Eine seltene Komplikation stellt ein Abszess hinter den Mandeln oder das rheumatische Fieber dar.

Sonderformen

Sonderformen sind der Scharlach, das Pfeiffersche Drüsenfieber (Mononukleose) und eine Bläscheninfektion, die Herpangina.

Hand-Fuß-Mund-Krankheit ➟ Klassische Kinderkrankheiten

Harnverhalten

Es gibt vereinzelt Kinder, die Ausscheidungsbedürftiges nicht loslassen wollen oder können. Betrifft dies den Harn, so kommt es zum Harnverhalten. Dieses psychische Problem kann bis ins Erwachsenenalter bestehen. Kennzeichen sind große Harnblasen und Blasenwandverdickung. Der Rückstau kann bis zur Niere reichen und führt dann oft zu Infekten. Da das Phänomen auch andere Ursachen haben kann, ist eine genaue ärztliche Untersuchung sinnvoll. Die Therapie richtet sich dann nach dem Befund. Eine psychologische Abklärung und Unterstützung ist notwendig.

Harnwegsinfektion

Besiedeln Bakterien die Harnwege, spricht man von einer Harnwegsinfektion. Dabei können sich die Erreger in der Harnröhre, in der Blase, in den Harnleitern oder in den Nieren befinden. Ein Harnweginfekt kann ohne Beschwerden ablaufen, ruft aber in vielen Fällen typische Krankheitserscheinungen hervor. Diese sind von der Hauptlokalisation des Infekts abhängig. Befallen die Erreger die Nieren, handelt es sich um eine Nierenbeckenentzündung. Diese ist wesentlich schwerwiegender, da sie starke Schmerzen sowie bleibende Nierenschäden auslösen kann.

Ursachen

Für eine Harnröhren- oder Blasenentzündung sind in den meisten Fällen aufsteigende Bakterien verantwortlich. Normalerweise sind Harnblase und Harnröhre nur von wenigen Bakterien besiedelt, da der ständig durchfließende Urin die Harnwege auswäscht und der Blasenschließmuskel die Barriere für aufsteigende Keime bildet. Bei einem übermäßigen Eindringen der Krankheitserreger in die Harnröhre können diese Reinigungsmechanismen jedoch versagen und sich die Bakterien bis in die Harnblase stark ausbreiten.

Mädchen sind von einer Harnwegsinfektion viel häufiger betroffen als Jungen, da die weibliche Harnröhre von Natur aus viel kürzer ist. Das vereinfacht den

Bakterien den Aufstieg zur Blase. Überdies liegt die Harnröhre, eine Art »Eintrittspforte« für Bakterien, in der Nähe der Scheide und des Darmausgangs. Dort befinden sich ebenfalls potenzielle Krankheitserreger. Die Verunreinigung mit solchen Mikro-Organismen ist bei Mädchen daher die häufigste Ursache von Harnwegsinfektionen.

Bei Buben gilt die Nichtbeschneidung als Risikofaktor, da sich unter der Vorhaut Keime ansammeln können. Bei jungen Frauen können Geschlechtsverkehr, Schwangerschaft oder übertriebene Reinlichkeit eine ursächliche Rolle spielen.

Eine aufsteigende Harnwegsinfektion kann auch zur Nierenbeckenentzündung führen.

Das Risiko eines Harnweginfekts ist bei einer Fehlbildung der Harnwege oder bei funktionellen Störungen erhöht, z.B. bei einem Reflux (einem Rückfluss von Urin von der Blase in die aufsteigenden Harnleiter) oder einer Blasenentleerungsstörung. Der Infekt kann allerdings auch ohne lokale prädisponierende Faktoren (z.B. bei Diabetes mellitus) ausgelöst werden.

Symptome

Ein Symptom des Harnweginfekts ist das Brennen beim Wasserlassen (Miktion). Daneben muss das Kind öfter Wasser lassen als sonst, da der Harndrang verstärkt ist. Ein weiteres Symptom kann ein unbeabsichtigtes Einnässen sein. Tritt das Brennen erst gegen Ende der Miktion auf, handelt es sich eher um einen Blaseninfekt, brennt es während der gesamten Miktion, so kann vorwiegend die Harnröhre betroffen sein. Fieber tritt gewöhnlich nicht auf. Bei einer Nierenbeckenentzündung (Pyelonephritis) kommen Fieber, Schmerzen im Nierenbereich und Verschlechterung des Allgemeinzustands dazu. Auch Übelkeit und Erbrechen sind keine Seltenheit. Vor allem jüngere Kinder sind hiervon betroffen. Die beschriebenen Anzeichen einer Blasenentzündung können dazukommen.

Diagnose

Die Diagnose wird durch die Symptome, die Untersuchung des Urins und eventuell durch eine Blutuntersuchung gestellt. Bei einem Harnweginfekt finden sich im Urin vermehrt Bakterien und weiße Blutkörperchen. Bei einer Nierenbeckenentzündung sind zudem bestimmte Entzündungswerte im Blut erhöht, wie z.B. die weißen Blutkörperchen und das CRP, ein spezieller Entzündungswert. Die Urinprobe wird unter dem Mikroskop analysiert. Da die Erreger aber auch beim gesunden Kind vorkommen, stufen Ärzte einen Laborbefund erst bei mehr als 100.000 Keimen pro Milliliter Harn als krankhaft ein. Die Urinprobe soll so schnell wie möglich – ohne Aufbewahrung im Kühlschrank oder bei Zimmertemperatur – in einem mikrobiologischen Labor geprüft werden.

Bei einem eindeutigen Harnweginfekt sind zur erweiterten Diagnostik ein Ultraschall der Nieren und ableitenden Harnwege sowie eine Röntgen-Kontrastmittel-Untersuchung (ein sogenanntes MCU, Miktionszystourogramm) sowie eine Kontrastuntersuchung der Niere (ein DMSA-Scan) erforderlich.

Behandlung

Das Ziel einer Behandlung ist die Elimination der Krankheitserreger und die Wiederherstellung oder die Erhaltung des guten Allgemeinzustands. Die Grundbehandlung erfolgt mit bestimmten Antibiotika, die bewirken, dass schon nach kurzer Zeit eine deutliche Besserung der Symptome eintritt. Hat das Kind durch Erbrechen oder Trinkunlust einen Flüssigkeitsmangel erlitten, so wird dieser durch die Gabe von Elektrolytlösungen – manchmal auch als Infusion – ausgeglichen.

Daneben ist es empfehlenswert, dem Kind reichlich Flüssigkeit anzubieten, darunter auch Blasentee. Dieser erhöht die Urinproduktion der Nieren und sorgt so für eine bessere Spülung der ableitenden Harnwege.

Es sollte auf eine regelmäßige und vollständige Blasenentleerung und einen regelmäßigen Stuhlgang geachtet werden.

Infektionen der Harnwege sollten auf jeden Fall unter ärztlicher Aufsicht und so früh wie möglich, am besten innerhalb der ersten 24 Stunden, medikamentös behandelt werden. Ansonsten kann es zu schweren Schäden und Funktionseinschränkungen der Nieren kommen. In manchen Fällen – bei einer anatomischen Ursache wie z.B. einem Reflux – kann auch eine Operation notwendig sein, um wiederkehrende Infekte zu verhindern.

Wenn Ihr Kind sehr häufig unter Blaseninfektionen leidet, liegt möglicherweise eine Fehlbildung der Harnwege oder ein Reflux vor. In diesem Fall wird eine Prophylaxe mit einer einmaligen, niedrig dosierten Antibiotika-Gabe jeweils abends durchgeführt. Diese wird individuell und je nach Befund des Arztes gegeben.

Bei Mädchen ab ungefähr acht Jahren genügt bei einem Blasen- oder Harnröhreninfekt meistens eine Behandlungsdauer von drei bis fünf Tagen, während bei Mädchen bis zum achten Lebensjahr und bei Jungen oft eine komplizierte Infektion vorliegt. Bei dieser Patientengruppe wird eine Mindestbehandlungsdauer mit Antibiotika von sieben bis zehn Tagen empfohlen.

Die Therapiedauer einer Nierenbeckenentzündung beträgt 10 bis 14 Tage, die ersten Gaben intravenös.

Ein zu frühes Absetzen der Antibiotika-Therapie kann ein erneutes Aufflammen des Infekts und eine Resistenzentwicklung der Erreger zur Folge haben.

Bei einem Harnröhren- oder Blaseninfekt ist Bettruhe nicht erforderlich. Das Kind kann normal am täglichen Leben teilnehmen und den Kindergarten bzw. die Schule besuchen.

Vorbeugung

Achten Sie nach der Behandlung Ihres Kindes unbedingt darauf, dass es nicht zu einer Neuinfektion kommt. Wenn der Arzt eine Prophylaxe empfohlen hat, sollte Ihr Kind das Antibiotikum jeweils abends einnehmen. Je nach Ursache der Harnwegsinfektion kann sich die Behandlung über einen Zeitraum von mehreren Wochen bis zu mehreren Jahren erstrecken. Ein bewährter und wirksamer Schutz ist eine ausreichende Flüssigkeitsaufnahme und die damit verbundene regelmäßige Blasenentleerung. Ihr Kind sollte zudem in regelmäßigen Abständen vom Kinderarzt zur Harn- bzw. Ultraschallkontrolle untersucht werden.

Haustiere

Der Kontakt zu Tieren ist grundsätzlich positiv für die Entwicklung von Kindern; die Kinder lernen Verantwortung zu übernehmen, und die Fähigkeit zur nonverbalen Kommunikation wird gefördert. Darüber hinaus werden Tiere erfolgreich in der Therapie und Förderung von entwicklungsverzögerten Kindern eingesetzt.

Aber Haustiere machen auch Arbeit und kosten Geld. Kinder sind ab einem Alter von etwa elf Jahren in der Lage, ein Haustier selbst zu versorgen; in diesem Alter treten aber auch andere Interessen in den Vordergrund. Gerade für Stadtkinder sind Haustiere häufig der einzige Bezug zur Natur. Viele Kinder machen über ein verstorbenes Hautier auch die erste Erfahrung mit Tod und Trauer.

Die Größe des Tieres sollte sich jedenfalls nach dem Raumangebot der Wohnung richten. Wenn die an den Haustieren vorgesehenen Standarduntersuchungen und Impfungen durchgeführt werden, ist die Gefahr gering, dass die Tiere Infektionen übertragen. Vereinzelt kommen meist harmlos verlaufende Lymphknotenentzündungen vor (z.B. Katzenkratzkrankheit).

Haustiere und Allergie

Während man früher bei einer vorhandenen Allergie von Haustieren generell abgeraten hat, wird nun auch auf den schützenden Faktor im Umgang mit Haustieren verwiesen. Wenn das kindliche Immunsystem mit Keimen Kontakt hat, reagiert es mit weniger Fehlreaktionen wie beispielsweise allergischen Krankheiten.

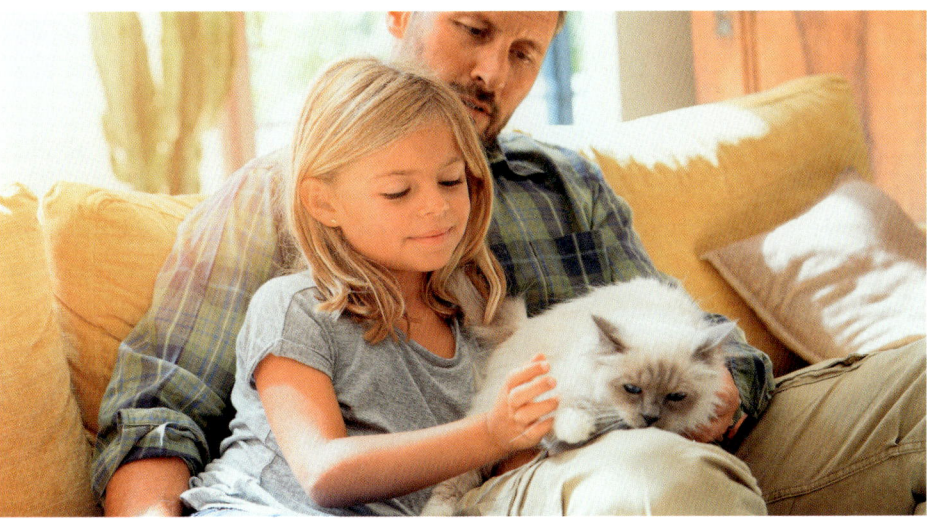

Es ist bekannt, dass allergische Erkrankungen in der Familie einen Risikofaktor für die Entwicklung von Asthma, Heuschnupfen und Neurodermitis beim Kind darstellen; je mehr Familienmitglieder betroffen sind, desto höher ist das Risiko. Auch andere Faktoren haben einen Einfluss: Zigarettenrauch in der Schwangerschaft ist als Risikofaktor bekannt, dagegen geht eine erhöhte frühkindliche mikrobielle Stimulation des Immunsystems, wenn sie zur richtigen Zeit einsetzt, wie sie bei Kindern mit mehr als zwei Geschwistern, Krippenkindern, Kindern mit vielen Infekten oder Bauernkindern mit Stalltierkontakt vermutet wird, sowie ausschließliches Stillen in den ersten Lebensmonaten mit einem erniedrigten Asthma-Risiko einher. Es gibt keinen Hinweis, dass Impfungen Allergien fördern könnten. Eine allzu saubere Umgebung für Babys und Kleinkinder kann einer US-Studie aus Denver zufolge kontraproduktiv sein, Bakterien im Hausstaub könnten gegen Allergien und Asthma vorbeugen. Der Leiter der Studie, Andrew Liu, sagte: »Dies mag erklären, warum Kinder, die in einer ländlichen Umgebung aufwachsen, etwa auf Bauernhöfen mit Tieren, ein geringeres Allergie- und Asthmarisiko haben. Das könnte ein wichtiger Anhaltspunkt bei der Suche nach effektiver und sicherer Asthma-Vorbeugung sein.«

Ob dagegen regelmäßige Ferien auf dem Bauernhof tatsächlich vor Allergien schützen, ist bisher unbewiesen. Ob die Haltung von Haustieren eher schadet oder nutzt, dazu gibt es widersprüchliche Erkenntnisse.

Die derzeitige Empfehlung lautet: In Hochrisikofamilien – solchen, in denen beide Elternteile oder ein Elternteil und ein Geschwister Atopiker sind – sollten keine Haustiere angeschafft und auf ein hausstaubmilbenarmes Umfeld geachtet werden, etwa mit milbendichten Matratzenbezügen.

Hautausschlag

Fast jedes Kind leidet mitunter an einem Hautausschlag, und viele klassische Kinderkrankheiten gehen damit einher. Typische Verursacher sind zudem Lebensmittel, Fieber, Sonne, Chemikalien, Hitze, aber auch Medikamente oder Bekleidungsstoffe.

Es ist daher nicht immer leicht, eine rasche und genaue Diagnose zu stellen. Sind Sie durch einen Hautausschlag beim Kind verunsichert, suchen Sie den Kinderarzt auf.

Siehe auch unter: Allergien (S. 23)

Borreliose (S. 80)

Dreitagefieber (S. 92, 234)

Gürtelrose (S. 179)

Hauterkrankungen bei Kindern (S. 186)

Masern (S. 235)

Neurodermitis (S. 292)

Ringelröteln (S. 242)

Röteln (S. 238)

Scharlach (S. 239)

Windelausschlag (S. 416)

Windpocken (S. 240)

Hauterkrankungen bei Kindern

Abszess

Das Eindringen von Bakterien in die Haut kann eine abgekapselte eitrige Infektion hervorrufen, den Abszess. Diese Eiteransammlung kann sich selbst entleeren, manchmal kann es zu einer Ausbreitung ins Gewebe kommen.

Symptome

Meist beginnt eine Infektion mit einem rötlichen Fleck auf der Haut, der anschwillt und schmerzt. Es kommt zur Bildung einer Eiterpustel, selten kann Fieber oder Schüttelfrost vorkommen. Ursache sind Bakterien, die entweder durch eine Verletzung oder auch über den Blutweg in das Gewebe gelangen können. Auch im Körperinneren sind Abszesse möglich, wenn sich bestimmte Bakterien absiedeln.

Therapie

Bei kleineren Infektionen kann eine Zugsalbe mit beispielsweise Kiefernnadelöl oder auch mit antibakteriellen Wirkstoffen verwendet werden. Größere Abszesse werden durch einen Schnitt eröffnet und der Eiter entleert. Eröffnet sich der Abszess von selbst, muss beachtet werden, dass der Eiter infektiös ist.

Furunkel

Die eitrige Infektion eines Haarbalges nennt man Furunkel. Mehrere Furunkel dicht nebeneinander nennt man auch Karbunkel. Auch hier ist eine Entleerung der Eiteransammlung als Therapie üblich.

Impetigo (Grindflechte)

Impetigo ist ebenfalls eine ansteckende Hautinfektion, die entweder von den Bakterien Streptokokken oder auch den Staphylokokken verursacht wird. Die Bakterien werden über eine Schmierinfektion übertragen. Eintrittspforten sind häufig kleine Verletzungen oder aufgekratzte Insektenstiche. Der Impetigo verbreitet sich besonders in Kindergärten und Schulen. Unhygienische Verhältnisse und warme Witterung wirken begünstigend. Häufig sind Gesicht, Kopf, Arme und Beine betroffen.

Die Krankheit wird durch unmittelbaren Kontakt übertragen. Die Erreger befinden sich auch auf Handtüchern, Kämmen, Spielzeug oder anderen Alltagsgegenständen. Benutzen Infizierte und Gesunde diese Gegenstände gemeinsam, kommt es zur Übertragung der Bakterien.

Zwei bis fünf Tage nach Ansteckung entstehen auf der Haut Fleckchen, auf denen sich Bläschen und Pusteln entwickeln. Wenn diese platzen, entwickelt sich auf den Wunden gelblicher Schorf (typische »honiggelbe Krusten«). Meist treten die charakteristischen Hautschäden zuerst im Gesicht auf, besonders um Mund und Nase. Der Ausschlag juckt.

Normalerweise wird Grindflechte mit Salben behandelt, die Antibiotika enthalten und auf die Haut aufgetragen werden. Bessert sich die Krankheit nach vier bis fünf Tagen nicht, kann der Arzt Antibiotika zum Einnehmen verschreiben. Ein vorzeitiges Abbrechen der Therapie führt möglicherweise dazu, dass die Bakterien resistent werden, die Antibiotika also nicht mehr wirken.

Hygienische Maßnahmen spielen eine entscheidende Rolle und müssen die medikamentöse Behandlung begleiten. Waschen Sie Ihre Hände und die Ihres

Kindes regelmäßig mit Wasser und Seife. Achten Sie bei Ihrem erkrankten Kind und bei sich selbst auf kurz geschnittene Fingernägel. Kochen Sie Handtücher und Bettwäsche möglichst aus.

Berühren Sie die Wunden Ihres Kindes nicht! Versuchen Sie zu verhindern, dass sich Ihr Kind an den wunden Stellen kratzt, auch dann, wenn sie stark jucken. Die Bakterien verbreiten sich durch Berührung und Kratzen.

Wann sollten Sie mit Ihrem Kind erneut einen Arzt aufsuchen?

- ◆   Wenn sich der Schorf weiter ausbreitet, stärker rötet und entzündet,
- ◆   wenn der Schorf nach drei Tagen Behandlungszeit nicht abgeheilt ist,
- ◆   wenn Fieber auftritt,
- ◆   wenn es nach der Einnahme von Medikamenten zu Unwohlsein, Atemnot, Ausschlag, Schwellungen, Juckreiz oder Magenschmerzen kommt.

Pilzerkrankungen

Lokale Pilzinfektionen – üblicherweise durch den Candida-Pilz – sind im Säuglingsalter nicht selten. In der Windel herrscht ein feuchtes, warmes Milieu – ideale Bedingungen für das Wachstum von Pilzen. Man erkennt diesen Pilz entweder an einem weißlichen Belag auf den Schleimhäuten, meist an der Zunge oder an einem Ausschlag im Windelbereich, wo sie kleine rundliche Rötungen verursachen können.

Die infizierte und entzündete Haut wird mit speziellen Cremes behandelt. Besteht gleichzeitig ein Befall der Mundschleimhaut, muss auch dort mit einem Gel behandelt werden. Sonst gelangen immer wieder Erreger durch den Magen-Darm-Trakt in den Windelbereich und verursachen erneut Symptome. Stillende Mütter sollten daran denken, die Brustwarzen mitzubehandeln, da hier sonst eine mögliche Reinfektionsquelle bestehen bleibt.

Lassen Sie die Babys beim Wickeln möglichst lange ohne Windel liegen oder föhnen Sie den Popo.

Eine Infektion mit anderen Hautpilzen ist bei sonst gesunden Kindern sehr selten. In Frage kommen beispielsweise Kopfhautpilz, Nagelpilz oder vor allem der Fußpilz. Für alle diese Fälle gibt es gut wirksame Medikamente.

Warzen

Warzen sind gutartige Neubildungen der Haut, die meist durch Viren (HPV) hervorgerufen werden. Die Zeit von der Infektion bis zum Wachstum der Warzen kann zwischen einem Monat und mehr als einem Jahr liegen. Die Empfäng-

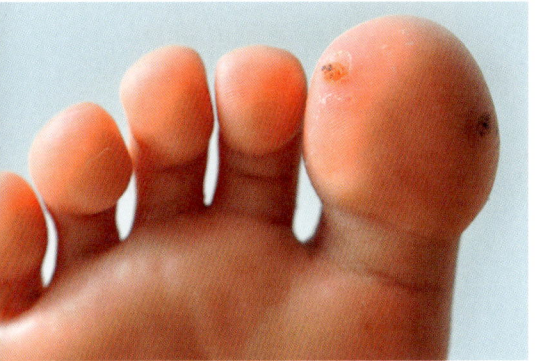

lichkeit für Warzen ist von Mensch zu Mensch unterschiedlich.

An Händen und Füßen sind es raue Knötchen, die oft mittig kleine schwarze Punkte aufweisen. An der Fußsohle werden sie zu schmerzhaften Stechwarzen. Am Körper treten die Warzen oft als kleine Erhebungen auf. In der Genitalregion können Feigwarzen entstehen.

Therapie

Warzen verschwinden oft von selbst. Thuja-Extrakt kann zum Einnehmen oder Auftragen verwendet werden. Es gibt Warzentinkturen, die das Hautgebilde wegätzen. Zur Anwendung muss man die gesunde Haut rund um die Warze abdecken. Warzen können auch operativ entfernt oder mittels Kälte abgetötet werden.

Vermeiden Sie eigene chirurgische Maßnahmen! Es besteht die Gefahr, dass Viren freigesetzt werden und sich neue Warzen bilden.

Vorbeugung

Turnschuhe bzw. Badeschuhe sollten in öffentlichen Einrichtungen getragen werden. Gegen Genitalwarzen ist eine Impfung (HPV-Impfung) möglich.

Dellwarzen (Mollusken)

Dellwarzen sind hellrote kleine Knötchen an der Haut, die durch Viren ausgelöst werden. Sie sind ansteckend und können sich rasch auf der Haut ausbreiten. Nach Anwendung einer schmerzstillenden Creme können die Warzen mit einem Spezial-Löffel vom Arzt entfernt werden, bei einem sehr ausgedehnten Befall kann sogar die Entfernung in Narkose notwendig sein. Ein Versuch mit einer speziellen Tinktur ist möglich.

A
B
C
D
E
F
G
H
I
J
K
L
M
N
O
P
Q
R
S
T
U
V
W
Z

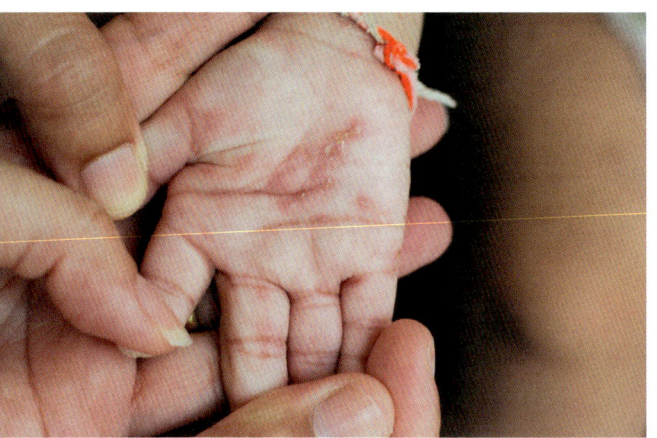

Krätze (Skabies)

Krätze ist eine durch Milben verursachte juckende Hauterkrankung. Die Milbenweibchen graben kleine Gänge unter die Haut, um dort ihre Eier abzulegen. Später entwickeln sich daraus neue Milben; die Krätze breitet sich rasch aus. Vor allem in Kindergärten und Schulen kann es zu einer raschen Verbreitung kommen.

Betroffen sind vor allem die Fingerzwischenräume, Handgelenke, das Gesäß und der Bauchnabel; bei Babys und Kleinkindern Handflächen und Fußsohlen. Typisch sind kleine rötliche Linien auf der Haut und Bläschen. Man sieht Kratzspuren durch den Juckreiz.

Die Therapie der Krätze besteht in einer Ganzkörperbehandlung mit einem geeigneten Anti-Skabies-Mittel. Kleidung und Bettwäsche müssen gereinigt werden, auch die symptomlosen Familienmitglieder sollten behandelt werden.

Akne

Akne ist eine Talgdrüsenkrankheit der Haut, die durch Pickel gekennzeichnet ist. Die Hauterscheinungen treten an Körperteilen auf, die viele Talgdrüsen aufweisen, wie das Gesicht oder der Oberkörper. Meist sind Jugendliche betroffen. Akne ist nicht selten, etwa 80 Prozent der Jugendlichen sind betroffen. Die Ursache ist hormonell bedingt, es kommt zu einer Überproduktion von Talg und zur übermäßigen Verhornung der Haut. Auch genetische und psychische Faktoren sowie andere Einflüsse wie die Hautpflege oder Kosmetika spielen eine Rolle.

Therapie

Meist heilt die Akne spontan wieder ab. Akne sollte dennoch immer behandelt werden, um Narbenbildung zu vermeiden. Zudem kann Akne psychisch sehr belastend sein. Selbstständige Manipulationen an der Haut sollen möglichst vermieden werden, da dadurch die Narbenbildung gefördert werden kann. Auf Auslöser wie beispielsweise Nahrungsmittel sollte geachtet werden. Sonnenlicht kann gut helfen, allerdings nicht bei gleichzeitiger Einnahme von Medikamenten wie Tetrazyklinen oder Retinoiden.

Oft genügen Reinigungswässer im Rahmen von Kosmetika; schwere Formen müssen aber ärztlich therapiert werden. Es werden Cremes verwendet, die die Talgbildung unterdrücken und die Haut austrocknen, z.B. Benzoylperoxid. Auch sogenannte Retinoide können die Regeneration der Haut anregen. Meist handelt es sich um eine Langzeitbehandlung. Auch Antibiotika können notwendig sein, beispielsweise Erythromycin.

Bei schweren Akneformen kann die zusätzliche Gabe von systemischen Wirkstoffen erforderlich sein. Man nimmt Antibiotika und/oder Retinoide, allerdings muss während dieser Behandlung eine Schwangerschaft verhindert werden. Auch Hormontherapien oder Kortisongaben sind möglich.

Faulecken (Perleche)

Unter Faulecken versteht man verschiedene Entzündungen der Mundwinkel, Ohrläppchen oder Finger- und Zehenspalten. Erreger sind zumeist Bakterien oder Pilze. Rote, nässende und krustenbildende Herde sind das allgemeine Kennzeichen, zumeist jucken sie auch.

Je nach Erregertyp wird vom Arzt ein entsprechendes Medikament verschrieben. Faulecken können manchmal Zeichen einer Blutarmut sein.

Herpes

Die sehr verbreitete Erkrankung wird durch den Herpes-simplex-Virus verursacht, die Übertragung erfolgt durch Tröpfchen- oder Schmierinfektion. Das Virus verbleibt jahrelang im Körper und tritt dann immer wieder auf.

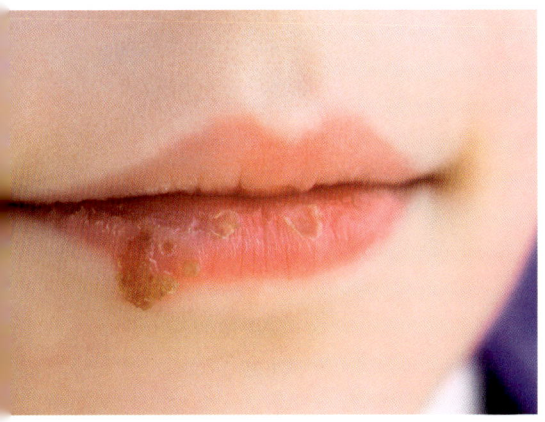

Symptome
Es zeigen sich sehr schmerzhafte, oft auch gruppenweise angeordnete juckende Bläschen im Gesichtsbereich, die aufplatzen und verkrusten. Häufig leiden Kinder auch unter Fieber, Erbrechen oder Abgeschlagenheit. Die Bläschen können auch auf Naseneingänge und Lippen übergreifen, die Halslymphknoten können geschwol-

len sein. Die Bläschen verschwinden nach sieben bis zehn Tagen, eine neuerliche Infektion dauert meistens zwischen zehn und vierzehn Tagen.

Therapie

Ihr Kind sollte immer zum Arzt, damit die Diagnose abgesichert werden kann. Neben einem schmerzstillenden Gel kann man im frühen Stadium auch virustötende Cremes oder Säfte geben.

Hautpflege bei Babys

Die Haut ist das verbindende Sinnesorgan zwischen innen und außen. Durch sie werden nicht nur Berührungen wahrgenommen, sondern auch Schmerz und Temperatur. Gerade über die Haut macht man die ersten sinnlichen Erfahrungen mit der Umwelt. Gleich nach der Geburt empfindet der Säugling die veränderten Temperaturen und die unterschiedlichen Qualitäten von Materialien und Berührungen. Umso mehr können Hauterkrankungen von Säuglingen als schmerzhaft und quälend empfunden werden. Die Haut ist unser größtes Organ. Sie hat für uns viele wesentliche Funktionen:

- ◆ Schutz,
- ◆ Ausscheidung,
- ◆ Temperaturregulation,
- ◆ Atmung,
- ◆ Sinneswahrnehmung.

Jede einzelne Funktion ist für unser Überleben wesentlich!

Was unterscheidet die Babyhaut von der des Erwachsenen?
Die Haut eines Neugeborenen ist bei der Geburt noch nicht vollständig entwickelt, sondern stellt sich erst in den ersten Lebensmonaten auf ihre Funktion außerhalb des Mutterleibes ein.

Da das Fettgewebe in der Unterhaut noch nicht zur Gänze entwickelt ist, sind Babys besonders kälteempfindlich. Außerdem sind die Schweißdrüsen noch nicht in der Lage, die Körpertemperatur, besonders bei Hitze, in ausreichendem Maße zu regulieren.

Talgdrüsen sind zwar in der Babyhaut nahezu vollständig vorhanden, aber sie produzieren noch nicht ausreichend Fett. Die Haut der Babys neigt daher eher zu Trockenheit.

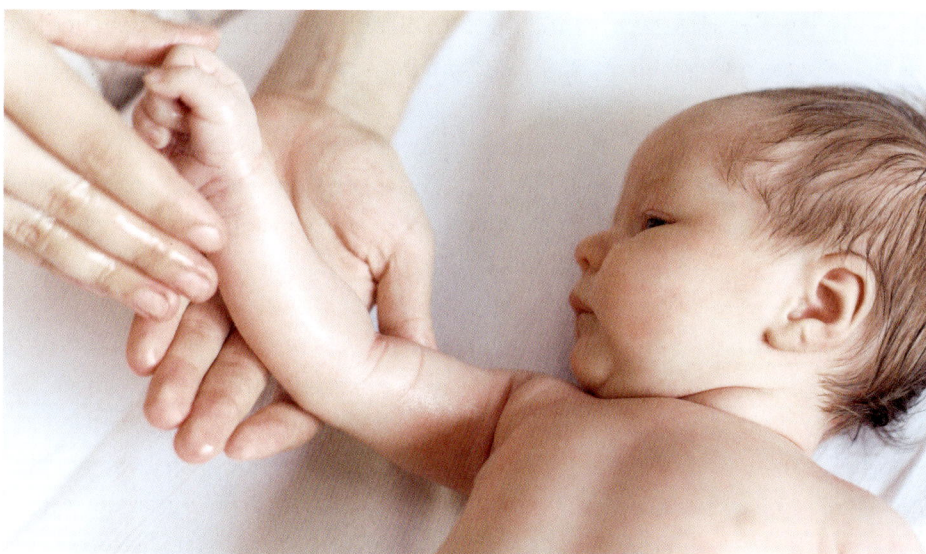

Besonderheiten der Babyhaut

- ◆ Käseschmiere bei/nach der Geburt,
- ◆ höherer Feuchtigkeitsgehalt der Haut,
- ◆ verminderte Schweißbildung,
- ◆ geringe Melaninproduktion (praktisch kein natürlicher Sonnenschutz der Haut),
- ◆ Verkleinerung der Talgdrüsen (höhere Anfälligkeit gegen Reizstoffe, wie Speichel, Exkremente),
- ◆ größere Oberfläche als bei Erwachsenen (auskühlen etc.),
- ◆ infektionsanfälliger, weil die Schutzbarriere gegen Mikroorganismen noch nicht voll ausgereift ist.

Die Babyhaut in den ersten Lebensmonaten

Im Vergleich zum Erwachsenen ist die Hautoberfläche eines Säuglings im Verhältnis zu seinem Körpergewicht doppelt so groß. Dadurch kann ein Kind schneller Flüssigkeit verlieren. Auch negative Umwelteinflüsse haben mehr Angriffsfläche.

Bei Hitze verliert die Haut Feuchtigkeit, da die Temperatur durch Feuchtigkeitsabgabe reguliert wird. Die Eigenschutzmechanismen gegen Sonnenbestrahlung fehlen, und die Gefahr eines Sonnenbrandes ist sehr groß. Babys im ersten Lebensjahr sollten daher möglichst nicht der prallen Sonne ausgesetzt werden.

Der Säureschutzmantel der Haut ist erst nach einigen Lebensmonaten vollständig entwickelt. Direkt nach der Geburt schützt die sogenannte Käseschmiere die Haut. Doch nach jedem Kontakt mit Wasser und Seife dauert es längere Zeit, bis sich wieder eine Schutzschicht aufgebaut hat. Das Baby sollte deshalb nicht zu oft und vor allem nicht mit Seife gewaschen werden. Spezielle Babyseife trocknet die Haut nicht so stark aus. Auch das Eincremen sollte nicht zu oft erfolgen.

Im Alter von vier Monaten fällt die Tätigkeit der Schweißdrüsen drastisch ab und wird erst in der Pubertät wieder aufgenommen.

Soll man zur Pflege des Babys spezielle Produkte verwenden?

Ja. Denn aufgrund der erwähnten Unterschiede braucht die Babyhaut besonders hautverträgliche und milde Pflegeprodukte, die speziell auf ihre Bedürfnisse abgestimmt sind. Das sind Pflegeprodukte, die den erhöhten Feuchtigkeitsbedarf und die geringere Talgdrüsenproduktion ausgleichen und möglichst wenig Duftstoffe und Konservierungsmittel enthalten: Po-Reinigungsprodukte, die besonders hautschonend und sanft, aber wirksam reinigen, und Körperreinigungsprodukte mit sehr milden Waschsubstanzen und rückfettenden Komponenten.

Tipps für die richtige Pflege der Babyhaut

- Nur spezielle Babypflegeprodukte verwenden.
- Cremes und Salben nicht zu dick auftragen.
- Kein Puder verwenden, da das vom Baby eingeatmet werden könnte.
- Wenn das Baby gerne badet, kann man z.B. mit Mandelöl einen rückfettenden Zusatz in das Badewasser geben, um beim täglichen Bad die Haut nicht zu stark zu beanspruchen.
- Am Po schütze eine Babycreme, die nicht zu dick aufgetragen werden sollte, vor direktem Kontakt mit Stuhl und Urin. Möglichst oft Luft an den Po lassen.
- Bei Kälte Gesicht und Ohren mit einer Fettcreme (ohne Wasser!) schützen.
- Im Gesicht und am Hals kann es in den ersten vier bis zehn Wochen zu einem Ausschlag kommen, wahrscheinlich aufgrund der Hormonumstellung nach der Geburt. Diese Neugeborenenakne heilt ohne Behandlung von selbst wieder ab.
- Baumwolle ist hautfreundlich, atmungsaktiv, pflegeleicht und nimmt viel Feuchtigkeit auf. Vermeiden Sie Synthetics! Besonders gut für empfindliche Haut ist Seide.

Milchschorf (Säuglingsekzem)

Dieser Hautausschlag kommt in nässender und nicht nässender Form vor. Nässend ist Milchschorf eine Erscheinungsform der Neurodermitis beim Neugeborenen. Die nicht nässende Form wird als seborrhoisches Ekzem oder Gneis bezeichnet, sie tritt vor allem bei Säuglingen mit einer ererbten Veranlagung zu fettiger Haut auf. Symptome sind schuppende, gelbrote, auch nässende Flecken auf der Kopfhaut, den Augenbrauen, hinter den Ohren oder in den großen Hautfalten der Gelenke (Achseln und Knie). Da der Milchschorf juckt, kratzt sich der Säugling und verursacht damit Entzündungen durch eindringende Bakterien.

Hilfreich sind Pflegecremes, teilweise mit zugesetztem Harnstoff, sowie Olivenöl, das man in der Apotheke auch mit Salizylsäure (0,25 %) mischen lassen kann. Badezusätze aus Weizenkleie oder mit Kaliumpermanganat sind ebenfalls hilfreich.

Besondere Situationen für die Haut

Kälte und Wind

Wind und Kälte können die Haut austrocknen; gegen direkte Kälte kann sich die Babyhaut noch nicht ausreichend selbst schützen. Auch wenn das Baby warm angezogen ist, bleibt die empfindliche Gesichtshaut doch ungeschützt. Verwenden Sie eine Kälteschutzcreme, möglichst ohne Wassergehalt.

Babys und die Sonne

Babys im ersten Lebensjahr sollten nicht der direkten UV-Strahlung ausgesetzt werden. Lichtdichte Kleidung, Hut und Sonnenbrille sind für die Babyhaut der beste Schutz vor den UV-A- und UV-B-Strahlen der Sonne. Zusätzlich sollten die unbedeckten Hautstellen mit einer ausreichenden Sonnenschutzcreme – möglichst frei von Parfum und Farbstoffen – geschützt werden. Sonnenschutzprodukte sollten 30 Minuten vor den Aufenthalt im Freien aufgetragen werden und mindestens Lichtschutzfaktor (LSF) 15 haben.

Die Windelregion

Weil die Windelregion Ihres Babys häufig gereinigt werden muss, kann es hier schnell zu Hautreizungen kommen. Mit einem sanften Pflegeöl kann Rötungen und Reizungen schon während des Reinigens vorgebeugt werden.

Eine Creme bildet einen unsichtbaren Film auf der Haut, der die aufgenommene Feuchtigkeit der Haut bewahrt und gleichzeitig vor Nässe und Wundwerden schützt.

Bei jedem Windelwechsel muss die Haut gesäubert werden. Dabei werden Stuhlreste zunächst abgewischt, anhaftende Stuhlreste werden am einfachsten mit Babyöl oder warmem Wasser entfernt.

Der Windelbereich sollte vor allem bei Mädchen immer von vorne nach hinten gereinigt werden, um ein Verschmieren von Stuhl in den Bereich der Harnröhre und Scheide zu vermeiden.

Nach dem Säubern wird der Windelbereich getrocknet. Probieren Sie dies einmal mit einem nicht zu heißen Föhn, manche Babys mögen dies ganz besonders. Anschließend kann man eine zinkoxidhaltige Creme zum Schutz der Haut verwenden. Diese bildet einen Film auf der Haut, der die aufgenommene Feuchtigkeit bewahrt und gleichzeitig vor Nässe und Wundwerden schützt.

Durch die häufige Reinigung und die damit verbundene Reibung kann es verstärkt zu Reizungen kommen. Mit einem sanften Pflegeöl kann dem schon während des Reinigens vorgebeugt werden. Babypuder sollte nicht mit Babyöl oder Creme kombiniert werden, da es sonst zu einer Klumpenbildung kommen kann, die die Haut reizt. Lassen Sie möglichst oft Luft an den Po!

Das Baden

Viele Babys baden sehr gerne. Darüber hinaus kann das Baden ein gutes Gute-Nacht-Ritual sein, das den Tag abschließt und für die Babys den Zeitpunkt zum Schlafengehen anzeigt. Der Fettfilm der Haut kann dadurch allerdings belastet werden – hier kann man Badezusätze (Mandelöl) oder Cremes verwenden.

Das Wasser in der Badeschüssel sollte 37 °C warm sein, die Raumtemperatur bei etwa 24 °C liegen. Aufgewärmte Handtücher zum Einwickeln und Drauflegen vor und nach dem Bad sorgen zusätzlich für angenehme Wärme.

Die tägliche Wäsche

Gesicht, Hände, Hautfalten und Windelbereich bedürfen einer täglichen Reinigung. Fettlösliche Cremes oder Stuhlreste kann man mit Babyöl entfernen. Von den Kinderölen eignen sich solche mit Calendula- und Kamillenzusätzen am besten.

Hepatitis (Leberentzündung)

Unter Hepatitis versteht man eine Entzündung der Leber, die mit Gelbsucht einhergehen kann. Durch diese Entzündung können die Leberzellen geschädigt werden, man unterscheidet eine akute Form, die weniger als sechs Monate dauert, von einer chronischen Form.

Ursache

Die Virus-Hepatitis wird durch spezielle Viren verursacht, die die unterschiedlichen Erkrankungen Hepatitis A, B, C, D und E auslösen. Auch durch andere Erkrankungen, Medikamente oder Gifte kann eine Leberentzündung verursacht werden. Infektionskrankheiten wie das Pfeiffersche Drüsenfieber oder bakterielle Infektionen wie z.B. Leptospirose, Brucellose oder Malaria können eine Leberentzündung verursachen. Auch Gifte (Alkohol!), Pilze, Arzneimittel (Paracetamol, Halothan) können als Ursache eine Rolle spielen.

Bei der autoimmunen Hepatitis werden die Leberzellen vom eigenen Abwehrsystem zerstört. Seltene Ursachen sind die Wilson-Krankheit (Störung des Kupferstoffwechsels) und die Hämochromatose (Störung des Eisenstoffwechsels).

Symptome

Zu Beginn der Erkrankung kann es zu Müdigkeit und Allgemeinsymptomen wie Appetitlosigkeit, Übelkeit, Erbrechen, Schmerzen im Bereich des rechten Rippenbogens, Dunkelfärbung des Urins, Hellfärbung des Stuhles und schließlich zur Gelbfärbung der Haut und der Augen kommen. Der Krankheitsverlauf ist individuell sehr unterschiedlich, selten kann die Erkrankung tödlich enden (»fulminante Hepatitis«).

Die Diagnose wird durch eine Blutuntersuchung gestellt, manchmal ist die Entnahme einer Gewebeprobe aus der Leber (Leberbiopsie) notwendig.

Hepatitis A

Hepatitis A gilt als infektiöse Gelbsucht, mit der man sich meist auf Reisen anstecken kann. Es kann aber auch vorkommen, dass man sich bei Erkrankten im eigenen Land infiziert. Die Übertragung der Hepatitis-A-Viren erfolgt durch eine Schmierinfektion, entweder durch Kontakt mit Erkrankten oder durch verunreinigtes Trinkwasser oder Nahrungsmittel.

Laut einer Untersuchung, die am Tropeninstitut München im Frühjahr 2004 durchgeführt wurde, konnte in einigen Ländern des Mittelmeerraumes sowie in Osteuropa ein erhöhtes und mittleres Hepatitis-Risiko festgestellt werden. Die Auswertungen zeigten, dass in Ägypten, Marokko, Tunesien und der Türkei ein hohes Infektionsrisiko für Hepatitis A besteht. Bei Muscheln aus Süditalien wurde im Jahr 2000 ein Durchseuchungsgrad mit dem Hepatitis-A-Virus von 27,4 Prozent festgestellt.

Beschwerden kommen etwa 25 bis 30 Tage nach der Infektion vor, bei Kindern oft ohne besondere Symptome. Chronische Verläufe sind bei Hepatitis A nicht bekannt.

Es steht eine gut verträgliche Impfung zur Verfügung, die u. a. auch Kleinkindern vor Eintritt in eine Gemeinschaftseinrichtung empfohlen wird.

Wenn ein Immunglobulin gegen Hepatitis A (HAV-Ig) zur Verfügung steht, kann dieses bis zum 14. Tag nach dem Kontakt verabreicht werden.

Hepatitis B

Hepatitis B wird durch Körperflüssigkeiten wie etwa Blut und Blutprodukte, Speichel, Samenflüssigkeit, Vaginalsekret und Muttermilch übertragen. Die meisten Infektionen erfolgen durch sexuelle Übertragung, aber auch medizinische Eingriffe können bei mangelhafter Hygiene ein erhöhtes Risiko darstellen.

Beschwerden treten etwa 40 bis 200 Tage nach der Infektion auf, bei etwa 90 Prozent der Betroffenen heilt Hepatitis B, bei 5 bis 10 Prozent wird sie aber chronisch und kann zu Leberzirrhose oder Leberkrebs führen.

Es gibt eine wirksame Impfung gegen Hepatitis B, die von der WHO für Kinder aller Länder empfohlen wird. In Österreich ist die Hepatitis-B-Impfung im Impfplan ab dem dritten Lebensmonat vorgesehen. Es gibt eine kombinierte Impfung gegen Hepatitis A und B.

Für Jugendliche bestehen weitere Schutzmaßnahmen im Gebrauch von Kondomen und der Verwendung von sterilen Injektionsnadeln bei Drogenabhängigen.

Hepatitis C

Hepatitis C verläuft oft ohne Beschwerden und wird daher oft erst spät erkannt. Auch Hepatitis C kann zu Leberzirrhose oder Leberkrebs führen.

Das Hepatitis-C-Virus wird durch Körperflüssigkeiten, vor allem durch Blut, übertragen. Auch beim Tätowieren oder Piercen kann es zu einer Übertragung kommen.

Eine Impfung gegen Hepatitis C existiert nicht. Auch hier schützt der Gebrauch von Kondomen und die Hygiene bei der Verwendung von Injektionsnadeln.

Hepatitis D

Hepatitis D kann nur bei Hepatitis-B-Erkrankten auftreten. Hepatitis D führt zu schweren Dauerschäden, die bis hin zur Zerstörung der Leber reichen. Auch das Hepatitis-D-Virus wird durch Körperflüssigkeiten übertragen. Die Hepatitis-B-Schutzimpfung schützt daher auch vor Hepatitis D.

Hepatitis E

Hepatitis E kommt vor allem in Südostasien, Afrika und Südamerika vor. Es löst üblicherweise keine schwere Leberkrankheit aus, bei Schwangeren kann der

Krankheitsverlauf allerdings erheblich sein. Die Übertragung von Hepatitis E erfolgt durch verunreinigtes Trinkwasser oder Nahrungsmittel.

Therapie

Für die chronische Hepatitis B und C gibt es medikamentöse Behandlungsmöglichkeiten, in den letzten Jahren hat sich die Therapie mit Alpha-Interferon etabliert. Eine erst seit kurzem für Kinder anwendbare Option ist die Monotherapie mit Lamivudin, auch Alpha-Tocopherol (Vitamin E) scheint eine Option zu sein. Ribavirin wird bei Hepatitis C eingesetzt. Diese Therapien sollen nur in erfahrenen Zentren durchgeführt werden.

Eine autoimmune Hepatitis kann mit Kortison oder Azathioprin behandelt werden. Jedenfalls muss auf Alkohol verzichtet werden!

Herpes ➼ Hauterkrankungen bei Kindern

Herzerkrankungen im Kindesalter

Mit der Diagnose »Herzfehler« beim Kind konfrontiert zu werden zählt sicherlich zu den erschreckendsten Erlebnissen, denen man als Elternteil begegnen kann. Während die meisten Herzerkrankungen beim Erwachsenen durch Veränderungen der Herzkranzgefäße bestimmt sind, handelt es sich bei den Herzerkrankungen im Kindesalter überwiegend um angeborene Fehlbildungen. Unter dem Begriff »angeborene Herzfehler« fasst man verschiedene Erkrankungen zusammen, die vor der Geburt durch eine Störung bei der Entwicklung des Herzens entstehen.

Die Diagnose »Herzfehler« beim Kind

Herzfehler bei Kindern sind keine seltene Erscheinung. Im Gegenteil: Es ist die häufigste aller angeborenen »Fehlbildungen«. Etwa acht bis zehn Kinder von 1.000 Neugeborenen kommen mit einem Herzfehler zur Welt. In Österreich sind dies derzeit jährlich etwa 800 Kinder. Sieht man diese Zahlen genauer an, so zeigt sich, dass bei Totgeburten diese Häufigkeit viel höher ist, die Angaben reichen bis zu 79/1000 Geburten. Ein solcher Herzfehler kann bereits bei der Geburt offensichtlich sein, manchmal bleibt er jedoch jahrelang unbemerkt. Mittels Ultraschalluntersuchung ist es möglich, beim Ungeborenen bereits ab der 16. Schwangerschaftswoche Fehlbildungen des fötalen Herzens zu diagnostizieren. Eine verlässliche Untersuchung ist aber erst ab der 20. Schwangerschaftswoche möglich. Der Ultraschall wird in der Regel vom betreuenden Gynäkologen durchgeführt. Ein schwerer Herzfehler wird meist frühzeitig entdeckt.

Weitere Untersuchungen in spezialisierten Zentren sind dann notwendig. Nach ausführlicher Beratung und Aufklärung der Eltern wird das weitere Vorgehen festgelegt. Häufig ist jedoch erst in der Erstuntersuchung nach der Geburt ein »Herzgeräusch« feststellbar.

Wann (und warum) entsteht ein Herzfehler?

Der menschliche Fötus besitzt in den ersten Lebenswochen einen Vorhof, eine Herzkammer und einen herznahen Arterienstamm. Die Ausbildung von zwei Herzteilen und zwei Kreisläufen ist dadurch möglich, weil Scheidewände die Herzhöhlen unterteilen, es kommt zu komplizierten Drehungsvorgängen. Störungen dieser fötalen Herzentwicklung sind die Ursache der angeborenen Herzfehler, wobei man den eigentlichen Grund in einem Großteil der Fälle nicht kennt. Die überwiegende Mehrzahl der angeborenen Herzfehler (ca. 80 Prozent) entsteht ohne erkennbare Ursache. Bei acht Prozent liegt ein genetischer Defekt vor. Zusätzlich können Viruserkrankungen (z.B. Rötelinfektion in der Schwangerschaft), exzessiver Alkoholkonsum und manche Medikamente in der frühen Schwangerschaft zu Herzfehlern führen. Eine Schädigung in der Schwangerschaft – zum Beispiel durch Medikamente oder Viren – ist aber selten.

Bei Herzfehlern durch schädigende Einflüsse in der Schwangerschaft stehen heute Antiepileptika im Vordergrund, etwa eine von 300 Frauen leidet unter einer zumindest zeitweise medikationsbedürftigen Epilepsie. Das Risiko des Kindes, einen Herzfehler zu bekommen, ist um das Eineinhalbfache erhöht. Aus historischen Gründen wird an Contergan erinnert, das neben Extremitätenfehlbildungen auch Herzfehler verursacht hat. Auch Retinoide und Lithium können die Entwicklung des Herzens stören.

Einige der bekannten Ursachen sind Infektionserkrankungen während der Schwangerschaft. Man hat eine Rötelninfektion der Mutter während der ersten drei Schwangerschaftsmonate, Infektionen mit Zythomegalie-Viren und Herpes mit der Entstehung von angeborenen Herzfehlern in Verbindung gebracht. Ein Diabetes mellitus der Mutter führt in Abhängigkeit von der Stoffwechsellage zu Fehlbildungen des Föten zwischen zwei und 16 Prozent. Wichtig ist also die optimale Einstellung des Blutzuckers. Auch Stoffwechselerkrankungen, insbesondere die PKU, können in bis zu 15 Prozent zu einem Herzfehler führen.

Neben einer geistigen Behinderung, einem Minderwuchs und typischen Gesichtsdysmorphien kommt es in etwa 29 Prozent der Fälle von exzessivem Alko-

holkonsum während der Schwangerschaft zu Herzfehlbildungen. Zigarettenrauch und Drogen führen nicht zu Herzfehlern.

Symptome und Anzeichen

Zur Früherkennung ist es wichtig, die Symptome zu kennen: Manche Kinder
werden unmittelbar nach der Geburt auffällig, etwa durch Zyanose (Blausucht),
Atem- oder Trinkschwierigkeiten, bei anderen wird der Fehler erst im Alter von
einigen Tagen oder Wochen, Monaten oder gar nach Jahren bemerkt. Manche
Herzfehler gehen bereits nach der Geburt mit einer schweren Zyanose einher.
Andere angeborene Herzfehler führen erst zu einem späteren Zeitpunkt im Leben zu einer meist auch schwächeren Zyanose, es gibt auch eine Gruppe von angeborenen Herzfehlern, die zu keinem Zeitpunkt eine nennenswerte Zyanose
entwickeln. Hier wird deutlich, dass das enge Netz der Mutter-Kind-Pass-Untersuchungen sehr wichtig ist und unbedingt genutzt werden sollte.

Weitere typische Symptome einer Herzerkrankung sind ein beschleunigter
Herzschlag, eine auffallend angestrengte und beschleunigte Atmung, Entwicklung von Ödemen (Einlagerung von Flüssigkeit im Gewebe), schnelle Erschöpf-
barkeit, Schwitzen bei geringster Belastung und schlechtes Gedeihen. Säuglinge
trinken schlecht und nehmen wenig zu.

Bei vielen Kindern mit geringfügigen Fehlbildungen gibt es aber keine oder
fast keine Symptome.

Herzgeräusche

Der häufigste Grund einer Überweisung an den Kinderkardiologen ist das Herzgeräusch. Gleich nach der Geburt muss sich ein Säugling an die neuen Lebensbedingungen außerhalb des Mutterleibs gewöhnen. Während dieser Umstel-
lungsphase sind oft Geräusche zu hören, die auf einen Herzfehler hinweisen
können. Manchmal bilden sich Geräusche auch erst in den ersten Lebenstagen
aus. Daher ist es wichtig, nach der Erstuntersuchung die zweite Untersuchung
nach einer Woche beim Kinderarzt auch tatsächlich wahrzunehmen.

Bei 33 Prozent aller Säuglinge wird in den ersten 24 Stunden ein nicht normales
Herzgeräusch vermutet, innerhalb einer Woche ist dies sogar bei 70 Prozent der
Fall. Innerhalb des ersten halben Lebensjahres sollte jedes Herzgeräusch ver-
schwunden sein. Sollte im späteren Lebensalter ein Herzgeräusch von einem Kin-
derarzt gehört werden, so ist bei sonstiger vollkommener Gesundheit des Kindes im
Allgemeinen nicht davon auszugehen, dass eine schwere Herzerkrankung vorliegt.

Meist genügt es, zum Ausschluss eines Herzfehlers ein EKG (ein Elektrokardiogramm) und eine Echokardiographie durchzuführen.

Arten von Herzfehlern

Kinder haben ein sehr breites Spektrum unterschiedlicher Herzfehler. Aussagen über Prognose und Art der Therapie sind nur bei genauer Kenntnis des individuellen Herzfehlers zulässig.

Der häufigste Herzfehler (22 Prozent aller Herzfehler) ist der Ventrikelseptumdefekt (ein Loch in der Scheidewand zwischen der rechten und der linken Herzkammer). Ein kleiner Defekt im muskulären Anteil der Scheidewand kann sich mit zunehmendem Wachstum des Kindes von selbst verschließen. Ein Defekt kann auch so groß sein, dass eine akute Gefährdung des Kindes vorliegt und eine Therapie durch Medikamente allein nicht ausreicht und eine Operation erfolgen muss.

Häufige Herzfehler wie der Ventrikelseptumdefekt haben eine vergleichsweise niedrige Sterblichkeit, während seltenere komplexe Fehlbildungen mit einer gesteigerten Gefahr verbunden sind.

Die Möglichkeiten, ein Kind mit einem Herzfehler durch Medikamente allein zu heilen, sind sehr beschränkt, das Herz kann allerdings gut mit Medikamenten unterstützt werden. Die Korrektur eines Herzfehlers ist oft nur durch eine Operation möglich.

Einige häufige Herzfehler sind:

Der Kammerseptumdefekt (VSD)

Bei einem Ventrikelseptumdefekt handelt es sich um eine Kurzschlussverbindung zwischen der linken und der rechten Herzkammer. Es ist der am häufigsten auftretende angeborene Herzfehler. In 30 bis 50 Prozent der Fälle kommt es zu einem Spontanverschluss der VSD in den ersten Lebensjahren. Große VSD müssen im ersten Lebensjahr verschlossen werden. Mittlere und kleine, die beschwerdefrei sind, rechtfertigen eine abwartende Therapie.

Der Vorhofseptumdefekt (ASD)

Der Vorhofseptumdefekt ist eine Kurzschlussverbindung zwischen dem linken und dem rechten Vorhof. Die Häufigkeit beträgt je nach wissenschaftlicher Untersuchung zwischen sechs und acht Prozent bzw. bis zehn Prozent aller angeborenen Vitien. Eine operative Korrektur im Vorschulalter ist indiziert bei einem Links-Rechts-Shunt von mehr als 30 Prozent des Körperkreislauf-Zeit-Volumens.

Erworbene Herzfehler

In ihren Auswirkungen sind angeborene und erworbene Herzfehler ähnlich. Unter den erworbenen Herzklappenfehlern stehen eindeutig die Erkrankungen der Aorten- und Mitralklappe im Vordergrund. Dank der Antibiotikaprophylaxe sind rheumatische Mitral- und Aortenklappenfehler seltener geworden.

Im Rahmen von Systemerkrankungen kann es zu einer Herzbeteiligung kommen, hier wird das Ausmaß von der Grunderkrankung bestimmt.

Das Kawasaki-Syndrom ⇨ **Kawasaki-Syndrom**

Herzrhythmusstörungen

Bei Babys und Kleinkindern ist die Ruhefrequenz viel höher. Neugeborene haben eine Frequenz zwischen 110 und 150 Schlägen/min, Vorschulkinder zwischen 85 und 115 Schlägen/min, im Schulalter liegt die Frequenz bei 80 bis 90 Schlägen/min.

Eine Rhythmusstörung liegt bei jeder Abweichung von der normalen Herzaktivität vor. Das kann die Frequenz betreffen, aber auch die Regelmäßigkeit der Herzschlagfolge. Man muss daher verschiedene Formen von Rhythmusstörungen unterscheiden: die sogenannten bradykarden Störungen, bei denen das Herz zu langsam schlägt, und die sogenannten tachykarden Störungen, bei denen es zu schnell schlägt.

Einen anderen Stellenwert bekommen diese Extraschläge, wenn eine Grunderkrankung vorliegt wie etwa eine Herzmuskelentzündung nach einem grippalen Infekt.

Oft nimmt man erste Anzeichen gar nicht wahr. Herzstolpern wird erst bei mehreren Extraschlägen hintereinander bemerkt. Phasen von Herzrasen werden oft ignoriert und leicht mit körperlicher Anstrengung in Zusammenhang gebracht. Sie fallen erst richtig bei längeren und sehr schnellen Frequenzphasen auf, besonders, wenn gleichzeitig ein unregelmäßiger Herzschlag besteht.

Übelkeit, Schwindel oder Druckgefühl über der Brust können erste Anzeichen einer Rhythmusstörung sein; seltener treten Ohnmachtsanfälle auf. In den meisten Fällen ist eine medikamentöse Behandlung ausreichend.

Diagnose

Das genaue Abhören der Herztöne durch den betreuenden Kinderarzt ist nach wie vor von größter Bedeutung. Der Kinderkardiologe ist mit seinen Spezialkenntnissen und den ihm zur Verfügung stehenden diagnostischen Hilfsmitteln wie Elektrokardiographie, Echokardiographie, gelegentlich auch Röntgen- oder Laboruntersuchung fast immer in der Lage zu entscheiden, ob eine Erkrankung vorliegt oder nicht. Liegt eine Herz-Kreislauf-Erkrankung vor, so hängt das weitere Vorgehen von der Art und der Schwere der Erkrankung ab.

Das EKG

Ein Elektrokardiogramm zeichnet elektrische Vorgänge des Herzens auf. Es kann Herzrhythmusstörungen erfassen und Anhaltspunkte zur Ernsthaftigkeit der Erkrankung, zu Gefahren und zu Therapien geben. Das EKG ist allerdings nicht empfindlich genug, um alle bedeutenden Herzerkrankungen zu erfassen. Das normale Ruhe-EKG ist also zur Erkennung einiger Fälle von Herzerkrankungen geeignet.

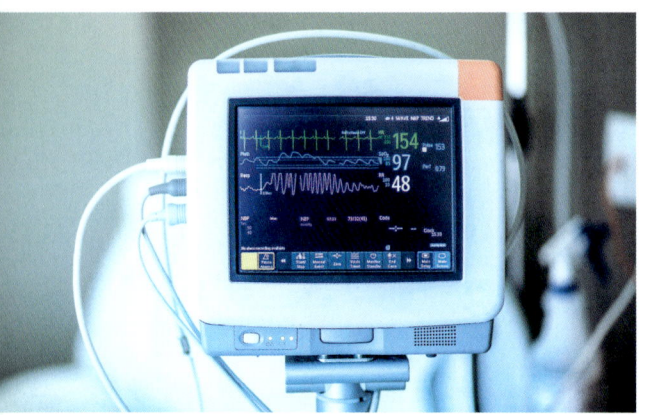

Das Langzeit-EKG

Beim Langzeit-EKG werden Elektroden am Brustkorb aufgeklebt. Die Elektroden werden mit Kabeln verbunden, die zu einem kleinen Kästchen in der Größe eines Walkmans führen, das bequem an einem Gürtel getragen werden kann. Die Aufzeichnung des EKG erfolgt über 24 Stunden.

Belastungs-EKG

Viele Störungen von Herz und Kreislauf treten nicht im Ruhezustand, sondern erst unter körperlicher Belastung auf. Beim Belastungs-EKG verwendet man in der Regel ein Fahrradergometer, wobei die Belastung für den Patienten gesteigert wird. Der Patient ist während der Belastung an einen EKG-Monitor angeschlossen und trägt eine Blutdruckmanschette.

Röntgenuntersuchung des Brustkorbes

Durch röntgen des Brustkorbs können die Größe der Herzhöhlen, der Hauptschlagader sowie der Zustand der Lunge ermittelt werden. Röntgenbilder des Brustkorbs eignen sich gut, um Abnormalitäten der Lunge festzustellen.

Echokardiographie

Das Echokardiogramm liefert genaue und wertvolle Informationen über die Größe der vier Herzhöhlen und über Klappenfehler sowie Abnormalitäten bei der

Herzkontraktion. Bei der Echokardiographie kann man auch Richtung und Geschwindigkeit des Blutes feststellen. Es ist jedoch bei beiden Untersuchungen notwendig, dass der Säugling/das Kind möglichst ruhig liegt. Eine Echokardiographie verursacht keine Schmerzen, und es sind keine Gefahren damit verbunden.

Herzkatheteruntersuchung

Eine Herzkatheteruntersuchung kann nur in einem spezialisierten Zentrum durchgeführt werden und ist meist nur bei schweren, komplizierten Herzfehlern notwendig. Über eine große Vene oder Arterie in der Leiste wird ein Plastikschlauch (Katheter) bis zum Herz vorgeschoben. So können verschiedene Blutdrücke und die Sauerstoffkonzentration gemessen werden. Außerdem wird über den Katheter ein Kontrastmittel gespritzt, um eine genaue Abbildung des Herzens und der Lunge zu erhalten.

Das Wiederholungsrisiko

Haben Eltern bereits ein Kind mit Herzfehler, so steigt das Risiko, ein weiteres Kind mit Herzfehler zu bekommen, auf zwei bis fünf Prozent an, ist also immer noch sehr gering. Eine in der 18. bis 22. Schwangerschaftswoche durchzuführende fötale Herzultraschalluntersuchung kann bereits gravierende Herzfehler ausschließen oder erkennen. Genetische Untersuchungen können manchmal gute Aufschlüsse darüber geben, ob in einer weiteren Schwangerschaft ein erhöhtes Wiederholungsrisiko besteht oder nicht.

Komplikationen eines Herzfehlers

Die bakterielle Endokarditis ist eine Entzündung der Herzinnenhaut vor allem an den Herzklappen. Ausgangspunkt dieser Entzündung ist in der Regel eine Schädigung des betroffenen Bereiches in Zusammenhang mit bestimmten Bakterien. Gründliche Zahnhygiene ist wichtig, ebenso eine Antibiotikagabe vor Eingriffen im Mund-, Hals-, Nasen- und Ohrenbereich, im Magen-Darm-Trakt, im Harn- und Genitalbereich.

Vorbeugung vor der Geburt

Die meisten angeborenen Herzfehler lassen sich nicht verhindern. Regelmäßige Mutter-Kind-Pass-Kontrollen, eine Rötelnimpfung der Mutter drei Monate vor Beginn der Schwangerschaft, die Vermeidung von Medikamenten, Strahleneinwirkung und Alkohol während der Schwangerschaft, eventuell eine genetische Beratung und die entsprechende Wahl der Entbindungsklinik bei präpartaler Diagnose sind als sinnvolle Vorbeugung anzusehen.

Heuschnupfen ➡ Allergien

Hodenhochstand

Der Hodenhochstand (Maldescensus, Kryptorchismus) ist eine häufige Erkrankung bei Kindern. Kennzeichen ist, dass der Hoden nicht im Hodensack, sondern in der Leiste oder sogar in der Bauchhöhle liegt und nicht tastbar ist. Falls Sie bei Ihrem Kind die/den Hoden nicht tasten können, sollten Sie einen Kinderarzt aufsuchen!

Die Häufigkeit des Hodenhochstands beträgt etwa vier Prozent, bei Frühgeborenen mit einem Gewicht unter 1.000 g sogar um 60 Prozent. Generell können etwa 75 Prozent der hochstehenden Hoden die reguläre Position im Hodensack noch von selbst erreichen.

Ursachen

Als Ursache werden unterschiedliche Mechanismen angesehen. Ein hormonales Steuerungsproblem z.B. durch einen Mangel an Gonadotropinen, nervale Fehlsteuerung, mangelhafte Funktion des anatomischen Führungsbandes oder ein reduzierter Druck im Bauchraum im Rahmen von Fehlbildungen spielen eine Rolle.

Diagnose

Wenn der Hoden nicht sichtbar bzw. tastbar im Hodensack ist, besteht der Verdacht auf einen Hodenhochstand. In der Diagnostik spielt auch die Ultraschalluntersuchung heute eine wesentliche Rolle.

Liegt der Hoden im Bauch, wird meist eine Laparoskopie (Bauchspiegelung) durchgeführt. Die Lage des Hodens, sein Verhältnis zum Nebenhoden und das Aussehen der Samenstranggebilde können gut beurteilt werden.

Pendelhoden

Wenn der Hoden beim stehenden Kind nicht in regulärer Position ist, aber in diese herabgezogen werden kann und auch dort bleibt, spricht man vom Pendelhoden. Im warmen Bad gleiten beide Hoden in den Hodensack. Der Pendelhoden findet sich meist beidseits. Dieses Phänomen verschwindet von selbst in der Pubertät und erfordert keine Therapie.

Komplikationen

Durch Hodenhochstand ist der Hoden einer höheren Temperatur ausgesetzt. Dies soll für die fehlende bzw. mangelnde Reifung des Hodengewebes verantwortlich sein, die Folge kann eine herabgesetzte Fruchtbarkeit sein.

Das Risiko einer bösartigen Entartung ist für einen hochstehenden Hoden um etwa das Fünf- bis Zehnfache erhöht. Auch die Häufigkeit eines Leistenbruches ist um 65 Prozent erhöht.

Es kann zu einer Verdrehung des hochstehenden Hodens mit nachfolgender Schädigung und Schmerzen kommen. Diese Hodentorsion findet sich überdurchschnittlich häufig bei hochstehenden Hoden; ursächlich ist die fehlende oder mangelhafte Fixation.

Therapie

Die medikamentöse Therapie mit Hormonen, wie z.B. HCG oder LHRH, hat die größten Erfolgschancen, wenn ein beidseitiger Hodenhochstand vorliegt. Die Hormongabe hat aber auch dann Vorteile, wenn sie zu keiner Lageveränderung des Hodens geführt hat, da die Reifung des Hodens begünstigt wird.

Die operative Behandlung erfolgt durch die sogenannte Orchidolyse und Orchidopexie (Fixation im Hodensack). In den letzten Jahren wurde der optimale Operationszeitpunkt um das erste Lebensjahr festgelegt, da danach die Fruchtbarkeit sukzessive beeinträchtigt wird. Hier spielen die »Überwärmung« des Hodens und auch immunologische Vorgänge eine Rolle.

Postoperative Komplikationen

Die schwerste Komplikation ist die Hodenschrumpfung (Atrophie), die aber sehr selten ist. Verursacht wird sie durch direkte Verletzung der Hodengefäße.

Hodenwasserbruch (Hydrocele)

Rund zehn Prozent aller Neugeborenen Jungen sind von einem Hodenwasserbruch betroffen. Dabei sammelt sich Gewebswasser im Hodensack, da eine offene Verbindung zwischen Bauchraum und Hodensack vorliegt.

Ursache

Vor der Geburt steigen die Hoden üblicherweise von der Bauchhöhle in den Hodensack hinab. Der Kanal, durch den die Hoden in den Hodensack gelangen, verschließt sich in der Folge meist schon vor der Geburt, manchmal auch erst bis zum ersten Lebensjahr. Tritt dieser Verschluss nicht oder nicht vollständig ein, sammelt sich Flüssigkeit an, und der Hodensack schwillt an. Dies ist ein- oder beidseitig möglich.

Im ungünstigsten Fall gelangen auch Darmschlingen in diesen offenen Leistenkanal, und es bildet sich eine Bruchpforte für einen Leistenbruch (die sogenannte indirekte Leistenhernie).

Symptom und Diagnose

Der Hodensack ist auf einer oder auf beiden Seiten schmerzlos vergrößert. Mit einer Durchleuchtung des Hodensacks oder einer Ultraschalluntersuchung kann der Arzt die Diagnose bestätigen.

Eine Sonderform stellt die Ansammlung von Flüssigkeit im Samenstrang dar, dieses wird dann als Hydrocele funiculi spermatici bezeichnet. Man kann diese flüssigkeitsgefüllte Zyste (Hydrocele funiculi) als kugeliges Gebilde oberhalb des Hodens tasten.

Therapie

In der Regel ist keine Behandlung notwendig; Hydrocelen können sich in der Säuglingsphase von selbst zurückbilden. Ein Taschentuch als Stütze unter dem Hodensack quer von einem Bein zum anderen unterstützt den Abfluss des Gewebswassers. Sollte sie sich bis zum Ende des ersten Lebensjahres nicht spontan zurückbilden, kann in seltenen Fällen ein operativer Eingriff notwendig sein. Bei dieser Operation wird der Wasserbruch freigelegt, die angesammelte Flüssigkeit abgesaugt und die Verbindung zwischen Bauchhöhle und Hoden, ein oft nur wenige Millimeter großer Kanal, verschlossen.

Eine Punktion mit Hilfe einer Nadel ist heute wegen des Infektionsrisikos abzulehnen, auch eine Sklerosierung etwa mit Phenol 2,5 Prozent wird wegen des Wiederholungsrisikos heute nicht mehr empfohlen.

Laparoskopische Techniken (Knopfloch-Chirurgie), wie sie beim Erwachsenen angewendet werden, haben in der Wasserbruch-Chirurgie bei Kindern nur untergeordnete Bedeutung.

Die Rate eines Wiederauftretens (Rezidiv) liegt bei unter 5 Prozent.

Hüftschnupfen ➡ Knochen und Gelenke

Hüftultraschall beim Säugling/Hüftdysplasie

Seit etwa 20 Jahren werden in Österreich routinemäßig Säuglingshüften mittels Ultraschall auf mögliche Fehlbildungen untersucht. Um möglichen Spätfolgen einer angeborenen Hüftfehlbildung wie Bewegungseinschränkung, Schmerzen und frühzeitigen Hüftgelenkersatz vorzubeugen, ist eine frühe Diagnose und rechtzeitige Behandlung unbedingt notwendig.

Die Hüftentwicklung

Die Entwicklung der Hüfte ist bei der Geburt noch nicht abgeschlossen, es handelt sich bei der Hüftdysplasie also meist um eine Reifungsstörung der Hüfte, bei der die Hüftgelenkpfanne zu klein angelegt ist, so dass der Hüftkopf nur unzureichend überdacht wird.

Man unterscheidet die sogenannte Hüftgelenkdysplasie (eine Unreife, wenn die Hüftgelenkpfanne noch nicht genügend ausgebildet ist) von der Hüftgelenkluxation (eine Ausrenkung, wenn der Hüftkopf nicht mehr in der Gelenkpfanne ist). Dadurch kann es zu einem Herausrutschen des Oberschenkel-Hüftkopfes aus der Hüftpfanne kommen, der Hüftkopf verlässt teilweise oder komplett die Hüftpfanne.

Häufigkeit

Die Hüftdysplasie ist eine der häufigsten angeborenen Fehlbildungen mit einer Häufigkeit von bis zu vier Prozent aller Neugeborenen.

Ursachen

Es sind einige Risikofaktoren bekannt, die die Entstehung einer Hüftdysplasie begünstigen können. Mädchen sind von der Hüftluxation (Ausrenkung) etwa fünf- bis siebenmal häufiger betroffen als Jungen, die Hüftdysplasie (Unreife) kommt aber bei beiden Geschlechtern gleich häufig vor. Eine Geburt aus Steißlage und auch hormonelle Faktoren können eine Rolle spielen, die Hüftdysplasie kann gehäuft mit anderen Fehlbildungen der unteren Extremitäten oder der Wirbelsäule vorkommen. Auch Zwillinge, Frühgeborene oder Kinder nach einem Kaiserschnitt sind öfters betroffen. Das Risiko ist auch erhöht, wenn in einer Familie bereits Hüftdysplasien vorgekommen sind (altersbedingte Verschleißerscheinungen des Hüftgelenkes stellen aber kein Risiko dar).

Diagnose

Standard in der Diagnostik ist heute die Hüftultraschalluntersuchung. Es kann nur ein Teil der Hüftgelenkerkrankungen bei der Routine-Untersuchung durch den Kinderarzt festgestellt werden. Äußere Zeichen sind unterschiedlich lange Beine, seitenunterschiedliche Falten am Oberschenkel oder eine Abspreizhinderung eines oder beider Hüftgelenke. Eine spezielle Untersuchung ist das sogenannte Ortolani-Zeichen, ein Schnappgeräusch, das in den ersten Lebenstagen und Wochen entsteht, wenn sich der Hüftkopf durch Druck und Anspreizung aus der Pfanne herausbewegen lässt.

Ein Röntgenbild hilft in den ersten Lebensmonaten nicht genügend bei der Beurteilung der Hüftgelenke und ist wegen der Strahlenbelastung möglichst zu vermeiden. Eine Röntgenuntersuchung des Hüftgelenkes wird nur bei älteren Kindern notwendig, wenn der Ultraschall altersbedingt nicht mehr aussagekräftig genug ist. Auch sollte jedes Kind, das im Säuglingsalter eine behandlungsbedürftige Hüfte hatte, im Alter von etwa ein bis eineinhalb Jahren zu einer Röntgenkontrolle gebracht werden.

Der Hüftultraschall

Die Hüftultraschall ist für Säuglinge nicht belastend, schmerzfrei und kann zur Verlaufskontrolle öfters wiederholt werden. Mit dem Ultraschall kann die Entwicklung des Hüftgelenkes bereits in der ersten Lebenswoche beurteilt werden.

Im Mutter-Kind-Pass sind eine Untersuchung in der ersten Lebenswoche und eine Kontrolle mit sechs bis acht Wochen vorgesehen. Bei auffälligem Befund oder Therapiebedürftigkeit müssen Kontrollen in kürzeren Abständen durchgeführt werden.

Durch Einführung des Hüftultraschalls konnte die Anzahl der offenen Hüftoperationen bei Säuglingen in Österreich mehr als halbiert werden (von 35 pro 100.000 auf 14 pro 100.000 Neugeborene). Auch bei älteren Kindern und Jugendlichen können Hüftultraschalluntersuchungen durchgeführt werden, hier sind es aber andere Erkrankungen (z.B. zur Diagnose eines Hüftgelenkergusses), die untersucht werden.

Schweregrade der Erkrankung

Im Ultraschall wird das Verhältnis von Hüftkopf zu Hüftpfanne beurteilt und vermessen; Beurteilungskriterien sind die Winkel Alpha und Beta. Je größer der Winkel Alpha, desto günstiger ist die Form des Hüftgelenkes.

Typ	Alpha-Winkel	Beta-Winkel	Therapie
Ia – ausgereifte Hüfte	größer als 60°	kleiner als 55°	keine Therapie
Ib – ausgereifte Hüfte	größer als 60°	größer als 55°	keine Therapie
IIa – Reifungsverzögerung	50° – 59°	größer als 55°	keine Therapie, aber Kontrolle nötig, evtl. Spreizbehandlung
IIb –Verknöcherungsverzögerung	50° – 59°	größer als 55°	Spreizbehandlung
IIc – kritische oder gefährdete Hüfte	43° – 49°	kleiner als 77°	Therapie mit Spreizhose oder Spreizschiene
D – Hüfte am Dezentrieren	43° – 49°	größer als 77°	Hüftgips
Dezentrierte Gelenke			
IIIa (ohne Strukturstörung am Knorpel)	kleiner als 43°	größer als 77°	Einrenkung
IIIb (mit Strukturstörung am Knorpel)	kleiner als 43°	größer als 77°	Einrenkung
IV	kleiner als 43°	größer als 77°	sofort Therapie, Einrenkung

Therapie

Wenn eine Behandlung erforderlich ist, sollte diese so früh wie möglich begonnen werden. Je rascher das Hüftgelenk nachreift, umso kürzer ist in der Regel die Therapiedauer, und operative Maßnahmen sind oft vermeidbar. Bei der Hüftdysplasie ist das Therapieziel eine weitere Nachreifung der Gelenkpfanne.

Breitwickeln

Eine gering ausgeprägte Hüftdysplasie, die schon in der ersten Lebenswoche erkannt wird, kann auch durch »Breitwickeln« behandelt werden. Dieses Breitwickeln kann mit Hilfe eines Handtuches (etwa 15 cm breit gefaltet) durchgeführt werden, das zwischen Körper und Strampelanzug eingelegt wird. Auch mit einer zusätzlichen Windel, die über der eigentlichen Windel getragen wird, ist dieses »Breitwickeln« gut möglich.

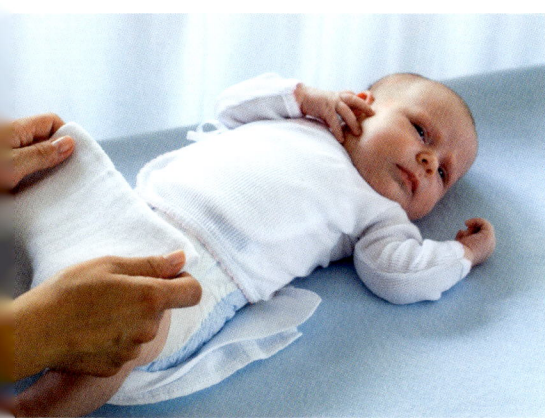

Spreizhose

Die klassische Behandlungsmaßnahme ist die Spreizhose, die über der Kleidung getragen wird und nur zum

Wickeln und Baden abgenommen werden sollte. Mit einer Spreizhose werden die Beine besser fixiert als beim »Breitwickeln«. Die Spreizhose besteht aus einem Schultergurt, einem Bauchgurt, der geknöpft ist, und zwei gepolsterten Beingurten.

Die Pavlik-Bandage

Die Pavlik-Zügel bestehen aus einem Brustgurt und zwei Unterschenkelgurten. Durch die Zügel werden die Kräfte der Beine derart umgeleitet, dass die Strampelbewegungen den Hüftkopf in Richtung Pfanne drücken. Die Pavlik-Zügel müssen vom Orthopäden ausgemessen und regelmäßig kontrolliert werden.

Der Hüftgips

Die strengste Ruhigstellung geschieht in schweren Fällen mit einem Hüftgips, der meist vom unteren Rippenbogen bis zum Unterschenkel der Säuglinge reicht und eine Aussparung im Bereich der Windel besitzt. Bei sehr schlechten und instabilen Hüften kann auch eine Operation notwendig werden.

Allen Methoden ist gemeinsam, dass die Beine in Beugung und Abspreizung gehalten werden. Als sehr hüftkopfschonend hat sich die ca. 120°-Hüftbeugung und etwa 50°-Beinspreizung erwiesen. Die Dauer der Behandlung ist individuell verschieden und abhängig vom Alter des Kindes zu Beginn der Behandlung und der Hüftgelenksituation.

Prognose

In den allermeisten Fällen kommt es unter einer konsequenten Therapie zu einer Ausheilung des Hüftgelenkes. Bei übermäßiger oder forcierter Therapie der Hüftgelenke besteht die Gefahr der Hüftkopfschädigung. Bei nicht ausreichender Therapie können sogenannte Restdysplasien resultieren, sodass im späteren Verlauf weitere Maßnahmen notwendig sein können.

Wesentlichste Voraussetzung für eine erfolgreiche Behandlung ist jedoch die korrekte und frühzeitige Diagnose!

Tipps für Kinder mit Hüftgips

♦ Es gibt einen speziellen Autokindersitz, dessen Gurtsystem minimal modifiziert wurde. Wenn die Beine des Kindes relativ weit gespreizt sind, können Sie auch in Ihren bisherigen Kindersitz bzw. die Babyschale ein dickes festes Kissen oder einen dementsprechend zugeschnittenen Styroporklotz einsetzen und das Kind dann auf die Seitenteile setzen.

♦ Beim täglichen Transport der Kinder mit Hilfe eines Kinderwagens haben sich sogenannte Spreizwagen bzw. Spreizkinderwagen bewährt. Diese speziellen Kinderwagen weisen im Bereich der Beine eine trapezförmige Verstellmöglichkeit der Breite bis maximal 80 cm auf. Alternativ können Sie auch einen Zwillingskinderwagen benutzen, denn dieser weist auch die benötigte Breite auf.

♦ Säuglingen, die einen Hüftspreizgips tragen, genügen zur Warmhaltung Söckchen, da der Körper vom Gips gewärmt wird.

♦ Sollten die Beine Ihres Kindes durch eine Schiene gespreizt sein, ist es am einfachsten, wenn Sie Strampelhosen verwenden, die im Schritt geknöpft werden. Diese ermöglichen das Anziehen von oben, d. h. über den Kopf.

Husten ➞ Bronchitis und Husten

Hyperaktivität (ADHS)

Das Hyperaktivitätssyndrom (ADHS) bezeichnet ein Verhalten, das sich durch notorische Unaufmerksamkeit, Konzentrationsstörungen, Impulsivität und Aktivitätssteigerung mit gesteigerter motorischer Unruhe ausdrückt. Dies erfolgt in einem für den Entwicklungsstand des Kindes abnormen Ausmaß sowie situationsübergreifend. Auch ein Aufmerksamkeitsdefizit ohne Hyperaktivität ist bekannt, weshalb es oft als AD(H)S bezeichnet wird, um darauf hinzuweisen, dass Aufmerksamkeitsstörungen mit oder ohne Hyperaktivität auftreten können, die motorische Überaktivität also dabei sein kann, aber nicht muss. Hyperaktive Störungen beginnen in den ersten fünf Lebensjahren.

Seit dem Kinderbuch des Frankfurter Nervenarztes Heinrich Hoffmann »Der Struwwelpeter« aus dem Jahr 1845 mit dem »Zappelphilipp« wurden motorisch unruhige Kinder in vergleichbarer Weise als Störenfriede im familiären und sozialen Raum beschrieben.

Seriösen Schätzungen zufolge leiden nur etwa vier bis sieben Prozent der Kinder und Jugendlichen tatsächlich an dieser Symptomatik, wobei Buben zwei- bis neunmal häufiger betroffen sind als Mädchen.

AD(H)S ist aber mittlerweile zu einer großzügig verwendeten Diagnose geworden, und viele Eltern denken sofort, wenn ihr Kind unruhig ist oder sich schlecht konzentrieren kann, es könnte unter AD(H)S leiden.

Tatsächlich ist AD(H)S in den letzten Jahren die am häufigsten diagnostizierte und am gegensätzlichsten diskutierte Verhaltensstörung geworden. Laut Hauptverband der Sozialversicherungen hat beispielsweise in Österreich in den Jahren

2006 bis 2008 der Verbrauch an Psychopharmaka bei Kindern zwischen 5 und 14 Jahren um 50 Prozent (!) zugenommen, wobei der Hauptanteil auf ADHS-Medikamente entfällt, obwohl hier die Langzeitnebenwirkungen bisher kaum untersucht worden sind. In Deutschland ist der Verbrauch an ADHS-Medikamenten wie beispielsweise Ritalin in den Jahren 1993 bis 2006 sogar um 3.600 Prozent gestiegen, anders ausgedrückt also von 34 kg auf 1.221 kg jährlich.

Ursachen für die Entstehung von ADHS

Mittlerweile geht man von einem Geschehen aus, das von organischen, psychologischen und sozialen Einflüssen gemeinsam geprägt ist.

Die Gehirnentwicklung ist mit der Geburt keineswegs abgeschlossen. Sie ist von der Interaktion mit den nahen Bezugspersonen und später auch mit der weiteren Umwelt maßgeblich abhängig und letztlich durch unterschiedliche Erfahrungen ein Leben lang beeinflussbar. Je jünger ein Kind, umso plastischer ist die Gehirnentwicklung. Das Gehirn wird nicht alleine von den Genen geformt. Untersuchungen konnten zeigen, dass frühkindliche Störungen im Beziehungsgeschehen (frühe Bindungsstörungen) und Traumatisierungen sich in dramatischer Weise auch auf das kindliche Gehirn auswirken können, mit Auswirkungen auf psychischer und intellektueller Ebene. Genetisch besteht bei Kindern mit ADHS eine erhöhte Vulnerabilität, also eine etwas erhöhte Verwundbarkeit, um dieses Störungsbild zu entwickeln. Allerdings bedarf es zusätzlicher psychischer und sozialer Bedingungen, damit dieses entstehen kann. Sind diese nicht gegeben, bleibt auch das Störungsbild aus.

Es gibt weitgehende Übereinstimmung darüber, dass die Entwicklung einer stabilen und gesunden Psyche auf genügend gute einfühlsame und stabile frühe Beziehungen angewiesen ist, die eine gute Regulierung von Bedürfnissen und Gefühlen ermöglichen und somit auch die Voraussetzung schaffen, Gefühle adäquat ausdrücken zu können, ohne sie motorisch abreagieren zu müssen. Bei großer Freude, Angst oder Wut gelingt es allen Menschen nicht mehr so gut, Gefühle kontrollieren zu können. Auf und ab gehen, mit den Fingern nesteln, zitternde Beine oder auch das freudige Hochspringen der Fußballfans im Stadion sind einprägsame Beispiele.

Wenn das »Gefühlsfass« überläuft, setzt die Motorik ein. Je jünger ein Kind ist, desto stärker ist dies ausgeprägt. Denken Sie an einen Säugling, der sowohl vor freudiger Erregung als auch vor Kummer und Schmerz seine Ärmchen und Beinchen bewegt. Psychische Belastungen, und hier ist letztlich an Dauerbelastungen zu denken, können sich ähnlich dauerhaft auswirken. Ähnlich verhält es sich auch mit der Aufmerksamkeit. Schwirren Probleme im Kopf herum oder ist man von einer Überfülle an Eindrücken überreizt, lässt auch die Konzentration nach.

Auf sozialer Ebene stehen ein erhöhter Leistungsanspruch in der Gesellschaft sowie ein Überangebot an Informationen und medialen Reizen einer oft fehlenden Orientierung und keiner schützenden, Halt gebenden Struktur und ebensolchen Beziehungen in Elternhaus und Schule gegenüber. Gleichzeitig wird der körperliche Bewegungsraum der Kinder zunehmend eingeschränkt. Die Gesellschaft produziert zwar Kinder mit dieser Problematik, toleriert sie aber nicht entsprechend und bringt die Kinder damit noch mehr unter Druck.

Eine Untersuchung aus den USA an Kleinkindern im Alter zwischen 1,8 und 3,8 Jahren, die pro Tag durchschnittlich 2,2 bis 3,6 Stunden vor dem Fernseher saßen, zeigte, dass sich bei jenen Kindern, die mehr Zeit vor dem TV verbrachten, die Wahrscheinlichkeit erhöht, in der Grundschule unter gestörter Aufmerksamkeit zu leiden.

Eine rein biochemische Erklärung bei der Entstehung von ADHS ist auf allen Ebenen zu kurz gegriffen.

Diagnostik

Eine Fülle von anderen Störungsbildern, welche eine ähnliche Symptomatik aufweisen, müssen bei der Diagnostik ausgeschieden werden.

Die Diagnostik sollte eine medizinische, psychologische und eventuell pädagogische Untersuchung umfassen und gegebenenfalls um weitere Elemente (z.B. Ergotherapie, Logopädie) ergänzt werden. Grundlage stellt eine ausführliche Anamnese mit den Eltern und dem Kind dar, auf welcher aufbauend entsprechende Untersuchungsmethoden zum Einsatz kommen. Standardisierte Fragebögen alleine sind kein ausreichendes Instrument zur begründeten Diagnose! So vielschichtig die Hintergründe des Krankheitsbildes sind, so vielschichtig muss auch die Diagnosegestaltung sein.

Therapie

Nach einer ausführlichen Besprechung der Diagnostikergebnisse mit den Eltern und je nach Alter auch mit dem Kind erfolgt eine kinderpsychotherapeutische Behandlung unter Einbeziehung der Eltern und manchmal auch des schulischen/weiteren sozialen Umfeldes des Kindes. Für den Großteil der hyperkinetischen Kinder ist eine nicht medikamentöse Intervention die Methode der Wahl. Sollte es durch diese Maßnahmen nicht zu einem ausreichenden Erfolg kommen oder liegt eine unerträgliche Belastungssituation vor, ist auch eine medikamentöse Therapie zu erwägen, üblicherweise aber erst ab einem Alter von über sechs Jahren. Zur medikamentösen Behandlung des ADHS werden Substanzen eingesetzt, die den Dopaminstoffwechsel im Gehirn beeinflussen, etwa Methylphenidat und Amphetaminderivate.

Zur Problematik der Schuldgefühle bei den Eltern

Alle Eltern, die feststellen, dass mit ihrem Kind etwas nicht so läuft, wie es sollte, sind irritiert, verängstigt und oft in ihrem Elternsein sehr verletzt und gekränkt. Viele Eltern überkommen Schuldgefühle, und sie fragen sich, was Sie falsch gemacht haben könnten. Obwohl es dafür meist keinen Grund gibt, da davon ausgegangen werden kann, dass alle Eltern es so gut machen, wie es ihnen möglich ist, kann der Druck doch auch sehr belastend sein. Dies ist besonders dann der Fall, wenn sie noch nicht in eine sichere unterstützende und Halt gebende Erziehungsberatung eingebunden sind. In solch einer Situation ist es mitunter für Eltern sehr entlastend zu erfahren, dass ihr Kind ein Medikament erhält und die Erkrankung also rein medizinisch und hirnorganisch bedingt ist, was leider, sieht man sich die Medikationszahlen an, nicht so selten der Fall ist. Oft sind Eltern dafür dankbar und entwickeln die Idee, die Erkrankung liege außerhalb ihres Einflussbereiches. Damit bleibt aber das Kind mit seiner individuellen Problematik auf der Strecke.

Die schnellste und scheinbar einfachste Lösung ist nicht immer die richtige! Medikamente können eine psychologische Betreuung nicht ersetzen.

Hypertrophe Pylorusstenose (Magenausgangsverengung/Pförtnerkrampf)

Hierbei handelt es sich um eine Entleerungsstörung des Magens bei Säuglingen durch eine Verdickung der Muskulatur des Magenausganges.

Ursache

Der Magenausgangsmuskel (Pylorus) verschließt den Magen gegen den nachfolgenden Darm. Im Zuge der Verdauung öffnet sich dieser Muskel, um die Passage des Speisebreis in den Zwölffingerdarm zu ermöglichen. Bei einer Verdickung dieses Muskels ist der Transport des Mageninhalts nicht oder kaum mehr möglich, und es kommt zu Erbrechen und letztlich Zeichen einer Mangelernährung. Die genaue Ursache dieser Pylorusverdickung ist unbekannt. Da die Erkrankung aber familiär gehäuft auftritt, werden genetische Einflüsse diskutiert. Jungen sind fünfmal häufiger betroffen als Mädchen.

Neuere Daten deuten auf eine Störung der nervalen Versorgung (Hypoganglionose) als Ursache hin. Bei Kindern mit anderen Fehlbildungen wie etwa Malrotation und bei Kindern mit Ösophagusatresie (Speiseröhrenverengung) findet sich diese hypertrophe Pylorusstenose häufiger.

Symptome

Es kommt typischerweise kurz nach dem Füttern des Babys zu heftigem Erbrechen, wobei das typische Kindesalter zwischen der zweiten und achten Woche liegt (nur vier Prozent der betroffenen Kinder sind älter als drei Monate). Das Erbrechen tritt immer wieder auf. Das Erbrochene entspricht dem Mageninhalt und ist nicht gallig. Das Erbrechen kann bereits unmittelbar nach dem Essen einsetzen, manchmal aber mit Verzögerung. Nach dem Erbrechen ist das Kind sofort wieder hungrig.

Durch die nachfolgend entstehende mangelnde Nahrungszufuhr kommt es zu einer Mangelernährung mit Gewichtsabnahme und auch Austrocknungserscheinungen. In zwei bis fünf Prozent der Fälle ist eine Gelbsucht nachweisbar; selten kann man auf dem Bauch wellenförmige Darmbewegungen erkennen.

Im Labor zeigen sich ein Säuremangel (Alkalose) sowie eine Verminderung der Blutsalze, die Harnproduktion ist eingeschränkt.

Diagnose

Die typische Krankengeschichte in der gefährdeten Altersgruppe erlaubt einen gezielten Verdacht, die Diagnose wird mit einer Ultraschalluntersuchung gesichert, bei der sich der verdickte und verlängerte Magenausgang darstellen lässt. Der verdickte Muskel (Pylorus) ist im Ultraschall olivenförmig; die Muskelwand dicker als 3 mm und der Muskeldurchmesser über 12 mm.

Bei Frühgeborenen kann die Diagnose schwierig sein und eine Röntgenuntersuchung mit Kontrastmittel erfordern.

Therapie

In leichten Fällen ist eine Behandlung mit häufigen und kleinen Mahlzeiten möglich, der Oberkörper des Babys soll hoch gelagert werden. Laut Literatur werden 15 bis 20 Prozent der Patienten ohne Operation erfolgreich behandelt. Bei den meisten Patienten ist aber eine Operation zur Erweiterung des Magenpförtners unumgänglich. Bei dieser Operation (Pyloromyotomie nach Weber-Ramstedt) wird der olivenartig verdickte »Pförtner« gefasst und sein hypertropher Muskelmantel gespalten. Die Schleimhaut darf dabei nicht verletzt werden. Entscheidend für die Behandlung ist auch die gezielte Therapie der Störungen des Wasser-, Elektrolyt- und Säure-Basen-Haushaltes. Nach der Operation erholen sich die Kinder in der Regel rasch, und es kann meist zügig wieder Nahrung angeboten werden.

Verlauf

Eine unerkannte, unbehandelte schwere Pylorusverengung kann durch den Flüssigkeitsmangel sogar tödlich verlaufen. Die Operation hingegen stellt heute einen Routineeingriff und keine Akutoperation dar.

Auch nach der Operation ist weiteres Erbrechen durch eine verzögerte Anpassung des überdehnten Magens möglich. Im Vergleich zu anderen abdominellen Eingriffen finden sich öfter Wundheilungsstörungen (2 Prozent der Fälle). In der Regel kommt es nach der Operation zu einer zügigen Erholung und Normalisierung der Nahrungsaufnahme.

Hypospadie

Bei der Hypospadie mündet die Harnröhre nicht an der Penisspitze und ist viel kürzer angelegt. Außerdem befindet sich die Harnröhrenöffnung an der Unterseite des Penis oder im Bereich des Hodens. Es handelt sich dabei um eine häufigere angeborene Fehlbildung (etwa einer von 300 Buben bei familiärer Häufung). Mitunter kann es zu zusätzlichen Fehlbildungen kommen, wie zum Beispiel Kryptorchismus (Hoden liegt nicht im Hodensack) oder ein Leistenbruch.

Die Fehlbildung wird operativ korrigiert.

Impetigo → Hauterkrankungen bei Kindern

Impfungen

Wann ist eine Impfung sinnvoll?

- Wenn die Krankheit, gegen die geimpft werden soll, häufig auftreten kann.
- Wenn ein Risiko besteht, dass die Krankheit schwerwiegende Folgen hat.
- Wenn es keine Heilmittel gegen die Erkrankung gibt.
- Wenn der Impfschutz lange bestehen bleibt.
- Wenn das Impfrisiko geringer ist als das Krankheitsrisiko.

Wann ist bei einer Impfung Vorsicht geboten?

- Wenn Ihr Kind unter einer Erkrankung des Abwehrsystems leidet.

- ◆ Wenn Ihr Kind Medikamente erhält, die das Abwehrsystem beeinflussen (z.B. Kortison, Krebsmittel, Immunsuppressiva).
- ◆ Wenn Ihr Kind eine Hühnereiweißallergie hat.

Wann soll eine Impfung verschoben werden?

- ◆ Wenn Ihr Kind akut erkrankt ist.
- ◆ Wenn Ihr Kind unter einer Allergie leidet, die gerade zu diesem Zeitpunkt besonders ausgeprägt ist.

Impfplan für Säuglinge, Kinder und Jugendliche

Zweiter Lebensmonat

- ◆ Erste Rotavirus-Impfung (Brechdurchfall).

Dritter Lebensmonat

- ◆ Zweite Rotavirus-Impfung (Brechdurchfall).
- ◆ Diphtherie-Tetanus-Keuchhusten-Haemophilus-influenzae-Typ-b-Hepatitis-B-Polio-Impfung (erste Sechsfach-Teilimpfung).
- ◆ Die Impfung gegen Hepatitis B ist grundsätzlich auch zu jedem späteren Zeitpunkt möglich, soll jedoch spätestens bis zu Beginn des 13. Lebensjahres vollständig durchgeführt sein. Das genaue Impfschema hängt vom jeweils verwendeten Impfstoff ab. Nach Möglichkeit sollte bei im Säuglingsalter bzw. Vorschulalter Geimpften im 13. Lebensjahr ein Booster erfolgen.
- ◆ Erste Pneumokokken-Impfung.
- ◆ Die erste Meningokokken-Impfung ist möglich.

Fünfter Lebensmonat

- ◆ Diphtherie-Tetanus-Keuchhusten-Haemophilus-influenzae-Typ-b-Hepatitis-B-Polio-Impfung (zweite Sechsfach-Teilimpfung).
- ◆ Zweite Pneumokokken-Impfung.
- ◆ Die zweite Meningokokken-Impfung ist möglich.

Ab dem zwölften Lebensmonat

- ◆ Diphtherie-Tetanus-Keuchhusten-Haemophilus-influenzae-Typ-b-Hepatitis-B-Polio-Impfung (dritte Sechsfach-Teilimpfung).
- ◆ Dritte Pneumokokken-Impfung.
- ◆ Eventuell Impfung gegen Hepatitis A (Reisegelbsucht).
- ◆ Erste FSME-Impfung (bei Risikogebiet).

A
B
C
D
E
F
G
H
I
J
K
L
M
N
O
P
Q
R
S
T
U
V
W
Z

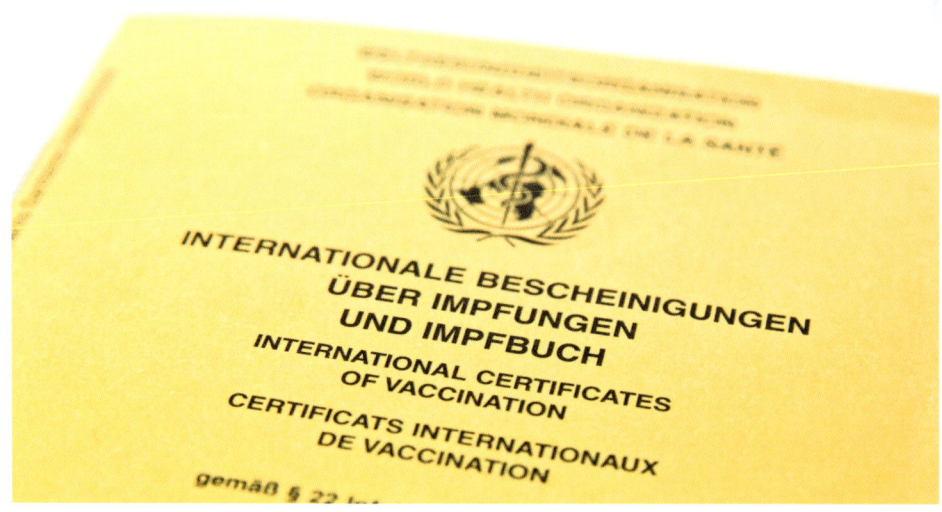

Ab dem 14. Lebensmonat

◆ Impfung gegen Masern, Mumps und Röteln (erste MMR-Impfung).

◆ Zweite FSME-Impfung.

15. bis 18. Lebensmonat

◆ Impfung gegen Masern, Mumps und Röteln (zweite MMR-Impfung).

◆ Die dritte Meningokokken-Impfung ist möglich.

24. Lebensmonat

◆ Dritte FSME-Impfung.

Siebentes Lebensjahr (Schulanfänger)

◆ Auffrischungsimpfung gegen Diphtherie, Kinderlähmung (Polio), Keuchhusten und Tetanus.

◆ Impfung gegen Masern, Mumps und Röteln (dritte MMR-Impfung).

Neuntes Lebensjahr

◆ Impfung gegen Gebärmutterhalskrebs (Mädchen)

13. Lebensjahr

◆ Mädchen sollten im 13. Lebensjahr ein drittes Mal gegen Röteln geimpft werden. Wenn das Kind bis zum 13. Lebensjahr noch nicht zwei MMR-Impfungen erhalten hat, soll die im 13. Lebensjahr vorgesehene Rötelnimpfung für Mädchen durch eine MMR-Impfung ersetzt werden.

♦ Hepatitis-B-Impfung: Spätestens bis zu Beginn des 13. Lebensjahres soll die Impfung gegen Hepatitis B abgeschlossen sein. Das genaue Impfschema hängt vom verwendeten Impfstoff ab. Nach Möglichkeit sollte bei Säuglings- bzw. Vorschulalter-Geimpften im 13. Lebensjahr ein Booster erfolgen.

14. bis 15. Lebensjahr

♦ Auffrischungsimpfung gegen Kinderlähmung (Schluckimpfung).
♦ Diphtherie-Tetanus-Auffrischungsimpfung (spezieller dT-Impfstoff mit verminderter Diphtherie-Antigen-Komponente).

Auffrischungsimpfungen im Erwachsenenalter

♦ Die Diphtherie-Tetanus-Impfung (dT) sowie die Kinderlähmungsschluckimpfung sollen alle zehn Jahre aufgefrischt werden. Bei Überschreiten dieses Intervalls kann nicht mehr mit einem sicheren Schutz gerechnet werden. Auch in diesem Fall kann jedoch eine wirksame Auffrischungsimpfung durchgeführt werden.
♦ Ganz generell stellt das im obigen Impfplan angegebene Alter eine Empfehlung als »Richtlinie« dar. Wird dieser Zeitpunkt aus irgendeinem Grund (z.B. akute Erkrankungen) versäumt, kann jede dieser Impfungen zum frühestmöglichen Termin nachgeholt werden.

Beachten Sie aber, dass sich Impfempfehlungen aufgrund neuer medizinischer Erkenntnisse ändern können. Fragen Sie daher immer Ihren Kinderarzt.

Insektengiftallergie ➡ Allergien

Kaliumjodid-Prophylaxe

Schilddrüsenkrebs zählt nach schweren Reaktorunfällen vor allem bei Kindern und Jugendlichen zu den größten Gesundheitsrisiken. Davor kann die rechtzeitige Einnahme von Kaliumjodid-Tabletten schützen, die seit 1990 in Österreich für Kinder und Jugendliche kostenlos angeboten werden und in Apotheken bzw. bei hausapothekenführenden Ärzten erhältlich sind. Die Tabletten sollen im Katastrophenfall auf ausdrückliche Anordnung der Gesundheitsbehörden (verlautbart durch die Medien) eingenommen werden.

Karies

Vorbeugung gegen Karies

Kariesentstehung hängt von unterschiedlichen Faktoren ab:

- angeborene Qualität der Zahnsubstanz,
- Art der Ernährung, vor allem Zucker,
- Zahnpflege,
- Fluoridgehalt der Zähne.

Daraus ergeben sich die Maßnahmen zur Kariesvorbeugung.

Ernährung

Eine zuckerarme Vollwertkost ist eine gute Voraussetzung, um Karies vorzubeugen. Der manchmal beliebte Brauch, Kinder für das »Bravsein« mit Süßigkeiten zu belohnen, sollte sehr kritisch betrachtet werden.

Zahnpflege

Das regelmäßige und vor allem richtige Zähneputzen ist eine wesentliche Maßnahme zur Gesunderhaltung der Zähne. Viele Zahnärzte bieten Mundhygieneprogramme an, bei denen Kindern erklärt wird, wie man richtig Zähne putzt. Manchmal sind elektrische Zahnbürsten für Kinder hilfreich.

Fluortabletten

Es ist heute zweifelsfrei erwiesen, dass fluoridhaltiger Zahnschmelz wesentlich widerstandsfähiger gegen Karies ist. In Österreich ist der natürliche Fluorgehalt des Trinkwassers sehr gering (in den meisten Gemeinden unter 0,25 mg/Liter), daher ist die Einnahme von Fluortabletten einmal täglich anzuraten. Nebenwirkungen sind bei korrekter Dosierung keine zu erwarten. Überdosierungen kündigen sich durch weiße Flecken an den Zähnen an.

Fluortabletten soll man am besten am Abend im Mund zergehen lassen und nicht gemeinsam mit Milch einnehmen.

Die empfohlene Dosierung lautet:

- Erstes bis zweites Lebensjahr: 0,25 mg tgl.
- Drittes Lebensjahr: 0,5 mg tgl.
- Viertes bis sechstes Lebensjahr: 0,75 mg tgl.
- Ab dem siebenten Lebensjahr: 1 mg tgl.

Kawasaki-Syndrom

Unter dem Kawasaki-Syndrom versteht man eine Gefäßentzündung, die alle Arterien des Körpers in verschiedenen Organen betreffen kann. Das Kawasaki-Syndrom kommt vor allem in den ersten beiden Lebensjahren vor; bei Jungen etwa doppelt so häufig wie bei Mädchen. Die Erkrankung wurde nach dem Entdecker, dem Japaner Kawasaki, benannt.

Die Ursache ist unbekannt, man vermutet Gift produzierende Bakterien und/oder Störungen bzw. Defekte der Immunabwehr. Auch eine genetische Veranlagung wird angenommen.

Symptome

Symptome sind hohes Fieber ohne erkennbare Ursache, das länger als fünf Tage andauert und nicht auf eine Antibiotikabehandlung anspricht, eine Lymphknotenschwellung im Nacken- und Halsbereich, hochrote Lippen und Zunge, Rötung und Schwellung der Mundschleimhaut, Ausschläge am Oberkörper, eine starke Rötung an Handflächen und Fußsohlen, nach zwei bis drei Wochen Schuppung der Fingerspitzen und Rötung der Augen. Weitere Symptome sind Erbrechen, Durchfall, Gelenkschwellungen, Kopfschmerzen oder Harndrang; auch der Herzmuskel und die Herzkranzgefäße können entzündet sein.

Veränderungen im Blutbild und stark erhöhte Entzündungsparameter bestätigen die Diagnose.

Therapie

Das Kawasaki-Syndrom wird mit Immunglobulinen und Acetylsalizylsäure behandelt. Die Behandlung ist mehrere Wochen lang erforderlich, regelmäßige Nachkontrollen des Herzens bei einem Kinderkardiologen sind notwendig.

Prognose

Vor allem die Entzündung und Erweiterung der Herzkranzgefäße (Koronararterien) stellt eine gefürchtete Komplikation beim Kawasaki-Syndrom dar. Das Gefäß wird dünner und kann unter Umständen platzen oder krankhafte Verengungen zeigen. Je länger ein Kawasaki-Syndrom unbehandelt besteht, desto größer ist diese Gefahr.

Kehlkopfentzündung (Laryngitis)

Die Kehlkopfentzündung betrifft vor allem Kinder bis zum sechsten Lebensjahr. Ursache dafür ist eine Virusinfektion des Kehlkopfes. Dadurch, dass die Atemwege von kleinen Kindern enger beschaffen sind, kommt es zu einer erschwerten Einatmung.

Symptome

Die Kinder leiden unter einem bellenden Husten, Heiserkeit und Atemnot, meist in der Nacht. Die Beschwerden klingen tagsüber meist ab, können aber in der folgenden Nacht wiederkommen. Ein Geräusch bei der Einatmung ist meist hörbar (Stridor).

Behandlung

Führen Sie kühle Luft zu (Fenster öffnen). Es gibt spezielle Zäpfchen, die Schutz gegen eine Verschlechterung bieten können. Bei ausbleibender Besserung und Atemnot muss das Krankenhaus aufgesucht werden, wo mit speziellen Inhalationen und Sauerstoffgabe behandelt wird.

Die Kehlkopfentzündung hat die Neigung, mehrfach aufzutreten, eine Vorbeugung ist nicht möglich.

Andere Ursachen

Bei hohem Fieber könnte auch eine andere Ursache vorliegen, nämlich die eitrige Entzündung des Kehldeckels (Epiglottitis), die lebensgefährlich sein kann. Kinder mit Epiglottitis können nicht schlucken. Ursache sind bestimmte Bakterien (Hämophilus). Seit der Einführung der Hämophilusimpfung ist diese Erkrankung selten geworden.

Keuchhusten (Pertussis)

Keuchhusten oder Pertussis wird durch das Bakterium Bordetella pertussis hervorgerufen und durch Niesen oder Husten übertragen. Die Inkubationszeit beträgt etwa 7 bis 14 Tage. Ansteckend ist Keuchhusten etwa drei Wochen lang, bei antibiotischer Therapie verkürzt sich diese Zeit.

Symptome

Es gibt unterschiedliche Stadien, zu Beginn zeigen sich grippeähnliche Symptome, die etwa ein bis zwei Wochen andauern; die Temperatur ist nur gering erhöht. Anschließend tritt der typische und heftige Husten auf, der so intensiv sein kann, dass das Gesicht blaurot anläuft. Oft kommt auch Erbrechen vor. Die Hustenattacken treten vor allem nachts auf.

Nach drei bis vier Wochen werden die Anfälle seltener, es kommt zum langsamen Ausheilen der Erkrankung. Gefürchtet ist die Erkrankung aber besonders bei Säuglingen, bei denen es zu einem Sauerstoffmangel mit Krampfanfällen und selten sogar bleibenden Hirnschädigungen kommen kann.

Die Diagnose erfolgt durch typische Veränderung im Blutbild bzw. durch einen Nachweis der Erreger.

Therapie

Antibiotika sind nur dann sinnvoll, solange der Erreger ausgeschieden wird – also zu Beginn der Erkrankung. Kontaktpersonen sollten antibiotisch mitbehandelt werden, wenn sie Keuchhustensymptome bekommen. Hustensäfte sind oft wirkungslos, am ehesten hilft Codein.

Es gibt eine wirksame Impfung, die im Rahmen der Sechsfachimpfung ab dem dritten Lebensmonat des Kindes empfohlen wird.

Kinderlähmung (Poliomyelitis)

Die Kinderlähmung wird durch den Poliovirus hervorgerufen, der im Rachensekret und Stuhl Infizierter vorkommt.

Über 90 Prozent der Infektionen verlaufen symptomlos. Die Erkrankung selbst tritt in drei Formen auf:

- ◆ als leichte fieberhafte Erkrankung mit Kopfschmerzen und Durchfall,
- ◆ als Gehirnentzündung mit Fieber, Übelkeit, Erbrechen ohne Lähmungen
- ◆ oder aber als echte Kinderlähmung mit Lähmungen von Muskeln der Extremitäten bis hin zur Atemlähmung.

Außerdem können Krämpfe und Fieber vorkommen, Spätschäden sind häufig.

Die Diagnose erfolgt durch den Nachweis des Erregers; eine spezifische Behandlung gibt es nicht.

Europa wurde 2002 für poliofrei erklärt, in Asien kommt die Kinderlähmung immer noch vor. Die WHO arbeitet daran, Polio vollständig auszurotten.

Impfstoffe

Es gibt zwei Polio-Impfstoffe: die Stich-Impfung nach Salk (Totimpfung), die Polioviren in abgetöteter Form enthält, und die Schluckimpfung nach Sabin, die abgeschwächte lebende Viren enthält. Die Schluckimpfung ist nicht mehr erhältlich.

Die Polioimpfung besteht aus drei Teilimpfungen und ist heute im Sechsfach-Impfstoff enthalten. Die Schutzrate beträgt 100 Prozent; außer geringen lokalen Nebenwirkungen ist der Impfstoff ausgezeichnet verträglich.

Kinderschuhe

Eine Studie der medizinischen Universität Wien hat gezeigt, dass viele Kinder zu kurze Schuhe tragen. 69 Prozent der Kinder trugen zu kurze Straßenschuhe und neun von zehn Kindern zu kleine Hausschuhe. 40 Prozent der Hausschuhe waren sogar kürzer als die Kinderfüße.

Auch eine Studie der Universitätsklinik Tübingen zeigte, dass mehr als 60 Prozent aller zwei- bis 14-Jährigen zu kleine Schuhe tragen.

Die Entwicklung der Füße

Die Füße von Säuglingen sind sehr weich, weil sie noch nicht benutzt werden. Kinderfüße bestehen aus weichem und eher knorpeligem Gewebe und sind noch im Wachstum begriffen. Es dauert ungefähr 16 Jahre, bis die Entwicklung der Knochen, Bänder und Muskeln abgeschlossen ist und der Fuß seine endgültige Form und Festigkeit hat. Der Fuß des Babys hat auch kaum ein sichtbares Fußgewölbe, es bildet sich erst langsam mit dem Gehen aus. Zur Förderung der Entwicklung soll eine abwechslungsreiche Bewegung angeboten werden, am besten durch Barfußgehen in der freien Natur. Auch die Empfindlichkeit des Nervensystems ist noch nicht vollständig entwickelt; Kinder spüren oft nicht genau, ob ein Schuh drückt. Erworbene Fußprobleme sind bei kleinen Kindern selten.

Die richtige Größe

Feste Schuhe sind erst nötig, wenn die Kinder die ersten Schritte im Freien machen.

Mit etwa zwölf Monaten beträgt die mittlere Fußlänge ca. elf Zentimeter, das entspricht Schuhgröße 19. Jährlich wachsen die Kinderfüße um zwei bis drei Schuhgrößen. Eine Faustregel besagt: Pro drei Zentimeter Körperwachstum werden die Kinderfüße um fünf Millimeter länger.

Kinderschuhe sollten immer etwa 10 bis 15 Millimeter länger sein als der Fuß selbst, da die Zehen Platz zum Abrollen brauchen. Üblicherweise lässt man ein Kind in die neuen Schuhe schlüpfen und aufstehen, um dann zu probieren, ob zwischen der längsten Zehe und der Schuhspitze noch eine Daumenbreite Platz ist. Leider ziehen Kinder, wenn sie Druck spüren, reflexartig die Zehen ein. Hier sollte man die Finger der anderen Hand auf den Schuh legen, um das zu verhindern.

Der Sportwissenschaftler Wieland Kinz berichtet in einer Studie, dass die Schuhe auch vom Schuhhersteller selbst nicht richtig dimensioniert sein können. Die korrekte Innenlänge war nur bei drei Prozent der Kinderschuhe vorhanden. Ein Schuh mit etwa Größe 27 hatte an der Innenseite nur Größe 26 oder 25. Die richtige Schuhlänge lässt sich am besten mit einer Schablone bestimmen. Dazu zeichnet man die Umrisse jedes der beiden Füße auf Karton nach. Nun fügt man dem äußersten Punkt – üblicherweise die große Zehe – noch etwa zwölf Millimeter hinzu. Diese Schablone sollte in den gewünschten Schuh hineinpassen.

Hat das gewählte Modell herausnehmbare Einlagesohlen, funktioniert die Größenkontrolle am einfachsten; das Kind muss sich nur auf die aus dem Schuh genommene Sohle stellen. Es gibt in vielen Geschäften auch die Möglichkeit, die Füße der Kinder mit einem Scanner genau zu vermessen.

Die Qualität

Ein guter Kinderschuh soll biegsam und stabil sein, robust und wasserabweisend. Wichtig ist, dass die Zehen nicht aus ihrer natürlichen Lage abgedrängt oder eingeengt werden. Während der Vorderfußbereich flexibel gestaltet sein sollte, braucht der Fersenbereich einen guten Halt. Die Sohle sollte biegsam und rutschsicher sein. Die Materialien sollten so beschaffen sein, dass der Kinderfuß nicht schwitzt und Feuchtigkeit nach außen abgegeben wird.

Das beste Obermaterial ist Leder oder atmungsaktives Gewebe, die Schuhsohle sollte aus weichem Kunststoff bestehen. Gesunde Kinderfüße brauchen kein Fußbett.

Getragene Schuhe?

Getragene Schuhe sind sinnvoll, solange die Schuhsohle im Absatzbereich nicht abgetragen ist und die Schuhe auch tatsächlich passen und noch in gutem Zustand sind.

Folgen falscher Schuhe

Die ersten Symptome sind Druckstellen und Blasenbildung. Zu kleine Schuhe können die Zehenstellung verändern und zu schmerzhaften Gelenkveränderungen führen, Kälte- und Taubheitsgefühl kann sich entwickeln. Eine Veränderung der Zehenstellung kann die Folge sein. 98 Prozent der Kinder kommen mit gesunden Füßen zur Welt, aber nur vier von zehn Erwachsenen stehen auf gesundem Fuß.

Wann soll man zum Arzt?

Wenn ein Kind auffallend spät gehen lernt.
Wenn es hinkt oder Schmerzen hat.
Bei häufigem Stolpern über die eigenen Füße.
Wenn das Kind ein halbes Jahr nach Gehbeginn noch stark einwärts geht.
Wenn es überwiegend auf den Zehenspitzen läuft.
Bei starker Schrägstellung der Ferse.

Kindersitze im Auto

Den meisten Eltern ist nicht bewusst, mit welcher Wucht ihr Kind bei einem Unfall durch das Auto geschleudert wird. Schon bei einem Aufprall von 30 km/h werden so gewaltige Kräfte frei, dass sich auch Erwachsene nicht mehr abstützen oder festhalten können. Da der Kopf eines Kindes im Verhältnis zum Rest des Körpers relativ groß ist, werden nicht angeschnallte Kinder bei Unfällen meist mit dem Kopf voran durchs Auto geschleudert.

Die im Fahrzeug serienmäßig installierten Erwachsenengurte sind ohne zusätzliche Schutzeinrichtungen für Kinder nicht geeignet. Bei einem Unfall würde das Kind unter dem Gurt durchrutschen und wäre nicht gesichert. Es reicht auch

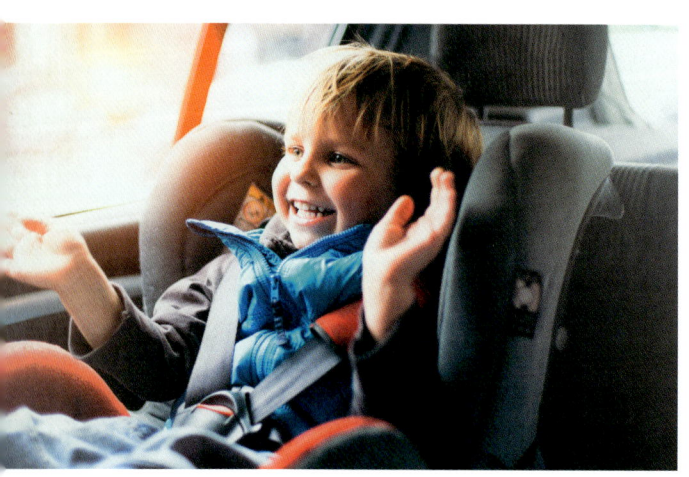

nicht aus, ein Kind auf dem Schoß oder im Arm zu halten, da die Kräfte, die beim plötzlichen, harten Bremsen entstehen, die eines Erwachsenen bei weitem übersteigen. Deshalb ist es wichtig, dass Kinder im jeweils richtigen, d. h. dem Alter, der Größe und dem Gewicht entsprechenden Kindersitz untergebracht sind.

Schnallen Sie sich auch selbst an — achten Sie auf Ihre Vorbildwirkung!

Worauf soll man beim Kauf achten?

♦ Der Sitz (bzw. das System) soll dem Alter und Gewicht Ihres Kindes entsprechen.

♦ Achten Sie darauf, dass der Sitz getestet ist und die ECE 44/03-Norm erfüllt. Diese gilt seit September 1995 und ist an den ersten beiden Ziffern der Genehmigungsnummer zu erkennen.

♦ Schauen Sie darauf, dass der Sitz für Ihren Wagen geeignet ist, denn nicht alle Sitze passen in jedes Auto.

♦ Der Einbau sowie der Ein- und Ausstieg sollten unproblematisch sein, das spart Ärger und Nerven.

♦ Der Sitz soll vom Kind konsequent benutzt werden – auch auf noch so kurzen Strecken.

Welches System für welches Alter?

Es gibt – je nach dem Gewicht des Kindes – fünf Gruppen von Kindersitzen:

Schutz für das Baby (Gruppe 0: bis 10 kg/Gruppe 0+: bis 13 kg)

In einer Wippe oder einer einfachen Tragetasche ist das Baby bei einem Unfall nicht geschützt. Der richtige Begleiter für eine sichere Beförderung des Babys im Auto ist eine sogenannte Babyschale oder Autowiege, die sowohl auf dem Rücksitz als auch auf dem Beifahrersitz – mit Blickkontakt zum Fahrer – installiert werden kann. Die Autowiege wird entweder mit einem speziellen Gurt oder mit dem üblichen Autogurt (Dreipunktgurt) befestigt. Über die Wiege kann ein Sicherheitsnetz gespannt werden, damit das Baby nicht herausgeschleudert werden kann. Das Baby sollte mit dem Kopf zur Wagenmitte liegen, um den Kopf bei Seitenauffahrunfällen so gut wie möglich zu schützen.

Rückwärts gerichtete Systeme dürfen nicht in Verbindung mit einem Airbag auf der Beifahrerseite verwendet werden, hier muss der Rücksitz verwendet werden; ebenfalls mit dem Rücken zur Fahrtrichtung.

Anschnallzeit

Achten Sie darauf, dass ein Baby, das noch nicht selbständig sitzen kann, nicht mehr als 30 Minuten in einem Babystuhl sitzen sollte. Fährt es nicht täglich im Auto, sind einzelne längere Fahrten möglich, allerdings mit regelmäßigen Pausen.

Schutz für Kleinkinder (Gruppe I: 9 bis 18 kg)

Kleinkinder sind als Auto-Fahrgäste in sogenannten Schalensitzen bestens aufgehoben. Das Kind kann sitzen, benötigt aber eine Sitzhilfe. Für Kinder dieser

Altersgruppe gibt es Autositze, die entweder auf dem Beifahrersitz oder auf den Rücksitzen befestigt werden können. Es gibt Modelle, in denen das Kind mit dem Rücken zur Fahrtrichtung sitzt; diese Modelle sind am empfehlenswertesten. Auch eine zweite Art, bei denen das Kind in Fahrtrichtung sitzt, ist zulässig. Beide müssen Sie mit dem Dreipunktgurt befestigen.

Viele Sitze bieten neben der Sitz- auch eine Ruhe- und eine Schlafposition an. Befolgen Sie bitte genau die vom Hersteller mitgelieferte Einbauanleitung!

Schutz für ältere Kinder (Gruppe II und III: 15 bis 36 kg)

Ist das Kind ca. vier Jahre alt, können Sitzkissen oder Kindersitze, die für die jeweilige Gewichtsklasse zugelassen sind, verwendet werden. Die Sitze werden auf dem Rücksitz platziert, das Kind sitzt in ihnen mit dem Gesicht zur Fahrtrichtung. Auch diese Sitze müssen Sie mit dem Dreipunktgurt befestigen.

Auch hier reicht der Erwachsenengurt allein zur sicheren Beförderung noch nicht aus.

Damit Ihr Kind auf längeren Fahrten auch problemlos schlafen kann, wurden in der Höhe verstellbare Schlafstützen entwickelt.

Die auch im Handel erhältlichen Sitzunterlagen bieten dagegen keinerlei Stütze für Rücken, Nacken und Kopf. Entscheiden Sie sich trotzdem für eine solche Sitzunterlage, achten Sie darauf, dass das Kind unbedingt mit dem Gurt gesichert ist. Der schräge Teil des Gurtes muss von der Schulter über die Brust verlaufen und darf auf keinen Fall am Hals des Kindes anliegen (Erstickungsgefahr!). Wenn dies doch geschehen sollte, dann ist das Kind zu klein für den Sitz! Dem helfen zwar Sitzunterlagen mit einer integrierten Gurtführung ab. Doch bieten diese bei weitem keine so hohe Sicherheit wie ein spezieller Kindersitz.

Je nachdem, was eher eintritt, ob das Kind zwölf Jahre alt wird oder ob es 1,40 m groß ist, reichen die Erwachsenengurte für die Sicherheit des Nachwuchses aus. Auf einen Kindersitz kann dann verzichtet werden. Es muss natürlich nach wie vor angeschnallt sein und sollte stets auf dem Rücksitz sitzen.

Warum sind Airbags für Kinder gefährlich?

Airbags sind für Erwachsene mit einem Gewicht von 75 Kilogramm konzipiert. Sie werden mit einer solchen Wucht aufgeblasen, dass sie ein Kind auf dem Beifahrersitz erschlagen oder ersticken können. Sitzt ein Kind mit über zwölf Jahren auf einem Platz mit Airbag, sollten Sie den Sitz so weit wie möglich zurückstellen. Baby- oder Kindersitze dürfen Sie auf gar keinen Fall auf Sitzen mit Airbag anbringen, egal, ob das Kind darin mit dem Rücken oder dem Gesicht zur Fahrtrichtung sitzt.

ACHTUNG:
Kinder unter zwölf Jahre dürfen niemals dort sitzen, wo der Sitz mit einem Airbag gesichert ist.
In neueren Autos besteht die Möglichkeit, den Airbag abzuschalten. In diesem Fall können Sie den Sitz natürlich verwenden. Denken Sie aber daran, den Airbag wieder einzuschalten, wenn ein Erwachsener mitfährt.

Ist ein gebrauchter Kindersitz sicher?

Ein Kinder- oder Babysitz darf keinem Verkehrsunfall ausgesetzt gewesen sein. Untersuchen Sie einen gebrauchten Sitz vor dem Kauf auf sichtbare Risse und Dellen. Achten Sie darauf, dass die Gurte des Sitzes unbeschädigt und stabil sind. Weist der Sitz sichtbare Mängel auf oder sind Sie sich nicht ganz sicher, kaufen Sie ihn nicht. Das Leben Ihres Kindes kann von ihm abhängen!

Welche Sicherheitsregeln sollten außerdem im Auto gelten?

Auch wenn man es leicht vergisst – Autofahren ist nicht ungefährlich. Beim Autofahren mit Kindern sollten daher besondere Sicherheitsregeln gelten.

♦ Kontrollieren Sie vor jeder Fahrt den Kindersitz und dessen Anbringung.

♦ Setzen Sie das Kind ausschließlich direkt in den Sitz – kein zusätzliches Kissen oder dergleichen verwenden (Rutschgefahr)!

♦ Stellen Sie sicher, dass der Gurt nicht zu lose ist.

♦ Sitzt ein Kind nicht fest genug im Sitz, weil es an den Seiten zu viel Platz hat, können ein paar zusammengerollte Handtücher Abhilfe schaffen.

♦ Jeder Fahrzeuginsasse sollte ordentlich gesichert sein – auch Sie. Fahren Sie nicht los, ehe Sie sich dessen vergewissert haben.

♦ Verhältnismäßige Ruhe im Auto ist ebenfalls wichtig. Schreien und Herumhampeln lenken den Fahrer ab. Um die Kinder sollte sich daher — wenn möglich – ausschließlich der Beifahrer kümmern. Fahren Sie allein mit einem Kind und es wird nörgelig oder möchte etwas haben, halten Sie an.

♦ Es sollte stets ein Erwachsener sein, der den Gurt eines Kindes öffnet. Bringen Sie einem Kind gar nicht erst bei, wie man einen Gurt öffnet, da Sie sonst nie sicher sein können, ob das Kind wirklich angeschnallt ist. Besonders auf längeren Fahrten kann es für Kinder oft unangenehm oder langweilig werden, in einem Kindersitz festgeschnallt zu sein. Es ist deshalb nicht verwunderlich, dass ein Kind, das den Gurt lösen kann, dies auch tut. Hat Ihr Kind seinen Gurt gelöst oder geöffnet, fahren Sie an die

Seite und machen Sie dem Kind klar, dass es erst weitergeht, wenn alle angeschnallt sind. Öffnet Ihr Kind seinen Gurt des Öfteren, tauschen Sie den Verschluss gegen einen anderen, den das Kind nicht selbständig öffnen kann.

- Es sollten sich keine schweren, losen Gegenstände im Auto befinden, da diese bei einer plötzlichen Bremsung oder einem Auffahrunfall die Passagiere treffen können.
- Gepäck sollten Sie im Kofferraum verstauen.
- Ein Kind sollte nie ohne Aufsicht in seinem Kindersitz festgeschnallt sitzen, da es sich beim Versuch, sich herauszuwinden, mit dem Gurt erdrosseln kann!
- Sorgen Sie für Abwechslung beim Fahren, indem Sie zum Beispiel CDs für Kinder oder ausreichend Lesestoff mitführen. Größere Kinder haben gerne Spiele wie »Wer entdeckt mehr rote Autos?«.
- Sorgen Sie auch für genug Essen und Trinken sowie für ausreichende Pausen.

KiSS-Syndrom

Während der Schiefhals (Torticollis) klar definiert ist, ist nicht gesichert, ob das KiSS-Syndrom – der Begriff steht für »Kopfgelenk-induzierte Symmetrie-Störung« – als eigenes Krankheitsbild nachweisbar ist. Beide Begriffe werden oft vermischt oder synonym gebraucht, obwohl das KiSS-Syndrom an der Halswirbelsäule und der Schiefhals in der vorderen Halsmuskulatur zu lokalisieren ist.

KiSS ist ein Beschwerdebild, das zu Störungen der Körperhaltung im Säuglings- und Kleinkindalter führen soll und durch eine physikalische Therapie behandelt werden kann.

Die wissenschaftliche Medizin akzeptiert diese Diagnose nicht, da die zugrunde liegende Theorie nicht nachweisbar ist und ein wissenschaftlicher Beweis aussteht. Der Kinderorthopäde Claus Carstens aus Heidelberg bezeichnet KiSS als »puren Humbug« und spricht von Behauptungen, »die durch nichts belegt sind. KiSS hält einer wissenschaftlichen Prüfung nicht stand.«

Definition

Unter KiSS versteht man eine Fehlstellung der oberen Halswirbelsäule bzw. des Kopfgelenks bei Säuglingen und Kleinkindern. Als Ursache für die Fehlstellung der Halswirbelsäule werden geburtstraumatische Ereignisse und die Belastung der Halswirbelsäule bei der Geburt angeführt. Lange und erschwerte Geburten mit Saugglockenbenutzung, Kaiserschnitte, Steißlage und Zwillingsgeburten gelten als Risikofaktoren.

Symptome

Als Symptome werden eine Schwäche der Kopfhaltung, asymmetrische Haltung, eine Schädelasymmetrie im Gesicht und Hinterkopf, Schlafstörungen, Aufschreien im Schlaf, Sabbern, ungleiche Bewegungen von Armen und Beinen und Reifungsprobleme der Hüftgelenke angegeben. Es gibt unbewiesene Vermutungen über mögliche Folgeschäden wie etwa Kopfschmerzen, Migräne, Haltungsschwächen, Konzentrationsprobleme etc.

Diagnose

Die Diagnostik beim möglichen KiSS-Syndrom stützt sich auf die Anamnese, die Symptome und eine klinische Untersuchung.

Eine Röntgenuntersuchung der Wirbelsäule bzw. des Kopfgrundgelenkes ist wegen der damit verbundenen Strahlenbelastung auf keinen Fall gerechtfertigt. Eine genaue Untersuchung durch erfahrene Physiotherapeuten oder in der Manualtherapie erfahrene Kinderärzte ist bei dieser Problematik wegweisend.

Therapie

Es werden verschiedene überwiegend alternativmedizinische Therapiekonzepte angeboten, wie z.B. die Manualtherapie oder die Cranio-Sacral-Therapie. Unbedingt müssen mögliche andere Ursachen für Unruhe und heftiges Schreien bei Babys diagnostiziert und gezielt behandelt werden; es gibt spezialisierte Schreiambulanzen zur Abklärung.

Klassische Kinderkrankheiten

Unter den klassischen Kinderkrankheiten versteht man eine Gruppe von Erkrankungen, die bevorzugt im Kindesalter auftreten und die meist durch die Kombination aus Fieber und einem Hautauschlag (Exanthem) gekennzeichnet sind.

Dreitagefieber (Exanthema subitum, Roseola infantum)

Das Dreitagefieber ist vermutlich die erste der klassischen Kinderkrankheiten, mit denen Kinder in Berührung kommen. Betroffen sind überwiegend Kinder im Alter von sechs Monaten bis drei Jahren. Nach dreitägigem hohen Fieber tritt ein Hautausschlag auf.

Hatte Ihr Kind einmal das Dreitagefieber, ist es lebenslang geschützt. Die Übertragung erfolgt durch Tröpfcheninfektion, die Zeit zwischen Ansteckung und Erkrankung dauert etwa 5 bis 15 Tage.

Symptome

Die Erkrankung beginnt fast immer mit hohem Fieber bis zu 40 °C über drei bis vier Tage hinweg, ohne dass weitere Krankheitszeichen wie Schnupfen oder Husten hinzukommen. Manchmal ist der Stuhl etwas weicher. Nach drei bis vier Tagen fällt das Fieber dann schnell ab. Besonders am Bauch und am Rücken tritt ein Ausschlag mit feinen roten Flecken auf, der sich nach einem Tag zurückbildet.

Besonderheiten

Aufgrund des rasch steigenden hohen Fiebers kann es zu Fieberkrämpfen kommen, die jedoch keine Folgeschäden hinterlassen. Die Diagnose kann durch das Fehlen von Symptomen erschwert sein.

Therapie

In den allermeisten Fällen genügen fiebersenkende Mittel. Es gibt keine Impfung gegen das Dreitagefieber.

Was können Sie selbst tun?

Wadenwickel können hilfreich sein; achten Sie auch auf ausreichende Flüssigkeitszufuhr.

> *Wadenwickel*
> In einen Liter kaltes Wasser geben Sie ca. fünf Esslöffel Essig, mehrere Tücher werden damit gut angefeuchtet und um beide Waden gewickelt. Darüber legen Sie am besten ein Handtuch, damit sich die Wickel nicht zu schnell erwärmen können. Wechseln Sie die Wickel mehrmals, wenn sie warm geworden sind.

Masern

Masern sind eine durch das Masernvirus verursachte weltweit vorkommende Infektionskrankheit, von der vor allem Klein- und Schulkinder betroffen sind. Masern kann man nur einmal bekommen. Bei etwa jedem siebenten Kind kommt es zu Komplikationen wie Mittelohr- und Lungenentzündungen, es kann selten aber auch zu Entzündungen des Gehirns kommen.

Masern sind nicht harmlos: Nach Schätzungen der WHO sterben jedes Jahr ca. eine Million Menschen an den Folgen einer Masernerkrankung. Die unkomplizierte Masernerkrankung verläuft in den Industrienationen nicht tödlich, treten allerdings Komplikationen auf, führt dies zu einem sprunghaften Anstieg der Sterblichkeit.

Es gibt eine Impfung gegen Masern.

Von der Infektion bis zum Beginn der Erkrankung vergehen 8 bis 14 Tage.

Symptome

Das Masernvirus wird durch Tröpfcheninfektion übertragen. Am Anfang stehen Schnupfen, Reizhusten, geschwollene lichtempfindliche und rote Augen sowie steigendes Fieber. Zwei bis drei Tage danach sieht man auf der Mundschleimhaut gegenüber den Backenzähnen weiße Flecken, sogenannte »Kopliksche« Flecken, die für Masern kennzeichnend sind.

Der Ausschlag beginnt mit dunkelroten, großen unregelmäßig begrenzten Flecken hinter den Ohren, breitet sich dann über Gesicht und Hals auf den

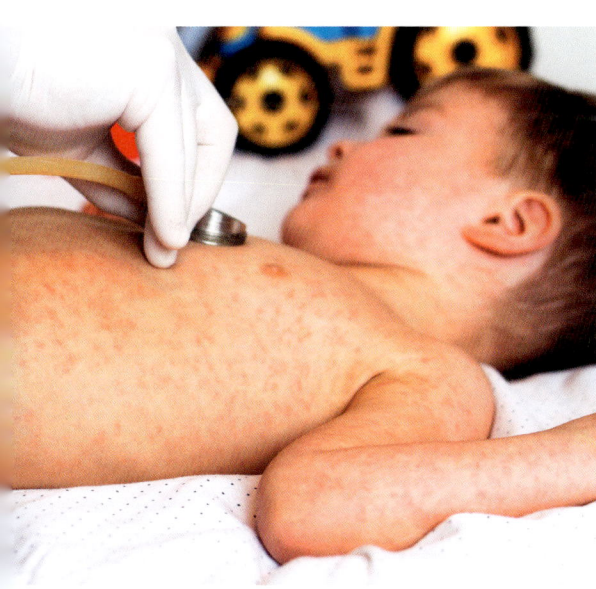

Körper aus. Etwa am vierten Tag des Ausschlags beginnt das Fieber zu fallen. Meistens juckt er nicht. Der Ausschlag verschwindet relativ rasch, manchmal bleiben für ein bis zwei Wochen noch bräunliche Flecken auf der Haut, sie sind aber kein Grund zur Beunruhigung. Die Haut schuppt sich.

Es gibt auch abgeschwächte (abortive) Masern, vor allem bei Säuglingen ab dem siebenten Monat, in seltenen Fällen auch bei geimpften Kindern.

Komplikationen

Komplikationen kommen bei jedem siebenten Kind vor. Es kann zu einer Lungenentzündung kommen, die in Entwicklungsländern für bis zu 25 Prozent der Todesfälle bei Masernerkrankung verantwortlich ist.

Starke Bauchschmerzen bis hin zur Blinddarmentzündung sind möglich. Es gibt auch Folgeinfektionen z.B. des Mittelohres. Besonders gefürchtet ist die Masern-Enzephalitis, die Gehirnentzündung, die bei ca. 1 von 1.000 Patienten auftritt und bleibende Schäden hinterlassen kann.

Therapie

Allgemein fiebersenkende Maßnahmen ergreifen und dem Kind vor allem reichlich Flüssigkeit geben. Antibiotika helfen bei Masern nicht.

Besonderheiten

Säuglinge von Müttern, die entweder Masern hatten oder geimpft wurden, sind bis zum sechsten Lebensmonat durch die mütterlichen Antikörper vor einer Maserninfektion geschützt. Vom 14. Monat an ist eine Impfung möglich, die üblicherweise gemeinsam mit der gegen Mumps und Röteln gegeben wird. Die Auffrischung wird nach dem fünften Geburtstag empfohlen.

Die Diskussion über Nutzen und Risiken von Impfungen bei Kindern wird gerade bei der Masern-Impfung (ein Lebendimpfstoff) intensiv geführt. Man schätzt, dass es etwa pro 100.000 Impfungen zu einer Impfnebenwirkung kommt, wobei in dieser Zahl auch geringfügige Zwischenfälle wie z.B. eine Hautrötung an der Injektionsstelle eingeschlossen sind.

Was können Sie selbst tun?

Bettruhe hilft dem Körper, alle Reserven für die Krankheitsabwehr einzusetzen. Wadenwickel sind ein gutes Mittel, das Fieber sanft zu senken. Sie sollten sie aber nur anwenden, wenn Hände und Füße des Kindes warm sind. Ein abgedunkeltes Zimmer schont die schmerzenden Augen, das kranke Kind kann auch eine Sonnenbrille tragen. Isolieren Sie Ihr Kind, damit sich andere nicht anstecken.

Mumps (Parotitis epidemica, Ziegenpeter)

Am häufigsten erkranken Kinder unter 15 Jahren an Mumps. Die Krankheit ist eine Virusinfektion, die besonders die Ohrspeicheldrüsen betrifft. Mumps ist vier Tage vor bis sieben Tage nach Beginn der Erkrankung ansteckend. Wer einmal an Mumps erkrankte, besitzt einen lebenslangen Schutz. Man kann gegen Mumps impfen, daher tritt die Erkrankung nicht mehr so häufig auf wie früher.

Mögliche Komplikationen sind die Beteiligung anderer Organe (z.B. Bauchspeicheldrüse und Hoden). Von der Infektion bis zum Krankheitsausbruch dauert es durchschnittlich 17 bis 21 Tage.

Symptome

Zwei bis drei Wochen nach der Ansteckung kommt es zu einem kurzen Vorstadium mit Fieberanstieg, Kopf- und Gliederschmerzen und schließlich zu einer Schwellung hinter den Ohren, die sich teigig-weich anfühlt und schmerzhaft ist. Typisch ist dabei das abstehende Ohrläppchen, zunächst auf einer, nach ein bis zwei Tagen auf der anderen Seite. Einseitige Verläufe sind möglich (ca. 20 Prozent). Nach fünf bis zehn Tagen geht die Schwellung zurück. Weitere Symptome wären Ohrenschmerzen, Schmerzen beim Drehen des Kopfes und beim Kauen, das Kind fühlt sich krank und appetitlos. Das Fieber kann bis zu 40 °C steigen – manche Kinder bleiben allerdings auch völlig fieberfrei.

Komplikationen

Die Mitbeteiligung anderer Drüsen (z.B. Bauchspeicheldrüse) ist möglich, eine Hodenentzündung kann bei Knaben zu einer möglichen Zeugungsunfähigkeit führen.

Therapie

Antibiotika haben keinen Einfluss auf die Krankheit. Für den Speichelabfluss hilft Kaugummikauen. Falls nötig, wendet man fiebersenkende Maßnahmen an.

Was können Sie selbst tun?

Geben Sie eher breiige Nahrung, vermeiden Sie saure Flüssigkeiten, da sonst die Speicheldrüsen vermehrt arbeiten müssen, und verwenden Sie Wärmewickel.

Wärmewickel an den Wangen

Man gibt ein Tuch in warmes Wasser, wringt es aus und befestigt es mit einem Handtuch am Kopf. Die Wärme hält länger an, wenn eine Alu- oder Plastikfolie zwischen dem warmen Tuch und dem Handtuch liegt.

Röteln (Rubeola)

Röteln sind eine weltweit verbreitete Infektionskrankheit, die von Viren ausgelöst wird. Neben allgemeinen Krankheitssymptomen kommt es zu einem Ausschlag und Lymphknotenschwellungen vor allem im Nacken. Komplikationen sind bei Kindern selten.

Gefährlich sind Rötelinfektionen in der Frühschwangerschaft, da sie zur Schädigung des Embryos führen können. Deshalb sollten alle Mädchen zwischen dem 11. und 15. Lebensjahr geimpft werden, auch wenn Sie als Kind Röteln hatten oder bereits geimpft wurden. Die Kinder werden heute in der Regel gemeinsam mit der Masern-Mumps-Impfung gegen Röteln geimpft. Röteln kann man nur einmal bekommen.

Die Zeit von der Ansteckung bis zum Ausbruch der Krankheit, also die Inkubationszeit, beträgt 14 bis 16 Tage.

Symptome

Symptome im Anfangsstadium ohne Ausschlag sind schmerzhafte Lymphknoten, Kopfschmerzen und leichtes Fieber. Später entwickeln sich hellrote Flecken im Gesicht, die heller und kleiner sind als bei Masern, selten größer als eine Linse. Sie verschmelzen nicht miteinander und sind oft von einem helleren Hof umgeben; häufig schwellen die Lymphknoten am Hals und im Nacken an. Das Fieber steigt meist nicht über 38 °C, größere Kinder und Erwachsene haben gelegentlich Gelenkschmerzen.

Röteln sind schon sieben Tage vor Beginn des Ausschlags und die ersten Tage danach ansteckend.

Komplikationen

Eine Entzündung des Gehirns ist bei etwa 1 von 6.000 Erkrankten möglich. Die am meisten gefürchtete Komplikation ist die Infektion mit dem Rötelnvirus während der Schwangerschaft. Hier sind starke Organmissbildungen des Embryos zu erwarten, vor allem Augenfehlbildungen (70 Prozent), Taubheit (60 Prozent), Herzmissbildungen wie z.B. nicht geschlossene Herzwände (50 Prozent) und geistige Schäden (45 Prozent). Bei dieser Erkrankung wird den betroffenen schwangeren Frauen in vielen Ländern eine Abtreibung aus medizinischer Indikation ermöglicht.

Besonderheiten

Vom 14. Lebensmonat an ist eine Kombinationsimpfung gegen Mumps, Masern und Röteln möglich, die aufgefrischt werden muss.

Therapie

Fiebersenkende Mittel und lokale Wärme im Bereich der schmerzenden Lymphknoten sind die wichtigsten Maßnahmen. Ein den Erreger direkt bekämpfendes Medikament gibt es nicht.

Was können Sie selbst tun?

Isolieren Sie Ihr Kind, damit sich andere nicht anstecken, und vermeiden Sie vor allem den Kontakt zu schwangeren Frauen oder Frauen, die nicht gegen Röteln geimpft sind. Ansteckungsgefahr besteht bis ca. zehn Tage nach Ausbruch der Symptome!

Scharlach

Scharlach ist eine bakterielle Infektion (Streptokokken), die häufig Vorschul- und Schulkinder vor allem während der Wintermonate betrifft. Sie beginnt plötzlich mit hohem Fieber und Halsschmerzen, typisch ist ein samtartiger Hautausschlag und nach Abklingen eine Hautabschuppung an Händen und Füßen. Nur eine Untergruppe der Streptokokken bildet die Giftstoffe, die das Vollbild des Scharlachs auslösen können.

Die Empfänglichkeit für Scharlach ist bei verschiedenen Menschen unterschiedlich. Die Dauer von der Ansteckung bis zum Beginn der Erkrankung ist kurz und dauert etwa zwei bis vier Tage.

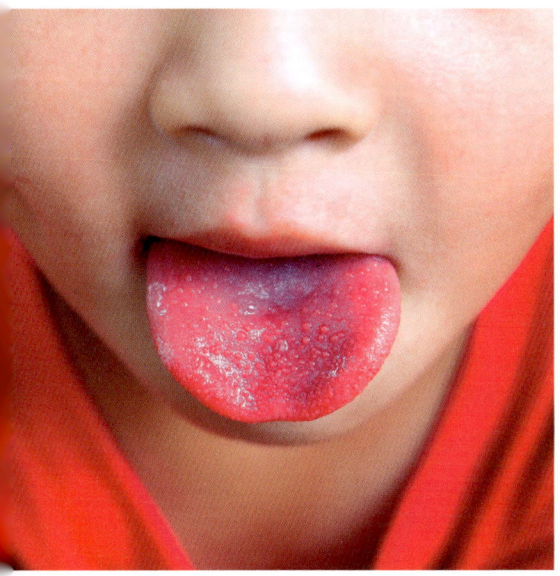

Symptome

Scharlach beginnt mit Fieber, Halsschmerzen und Schluckproblemen. Die Rachenmandeln sind geschwollen und düsterrot gefärbt mit später eitrigen Belägen. Die Lymphknoten am Hals sind geschwollen. Die Zunge ist zunächst weißlich belegt, ab dem dritten bis vierten Krankheitstag aber gerötet, mit kleinen Knötchen (Himbeerzunge).

Am zweiten Tag tritt der Ausschlag auf, in den Achselhöhlen und Leistenbeugen und an der Innenseite der

Oberschenkel beginnend, der sich auf dem ganzen Körper ausbreitet. Die Flecken sind leicht erhaben und samtartig, intensiv gerötet, etwa stecknadelkopfgroß. Die Region im Gesicht um den Mund bleibt typischerweise von dem Ausschlag ausgespart. Nach etwa einer Woche klingen die Krankheitszeichen ab.

Am Ende der Erkrankung tritt eine Schuppung der Haut an Händen und Füßen auf. Der klassische Scharlach wird heutzutage selten beobachtet, da üblicherweise bereits früh mit Antibiotika behandelt wird.

Besonderheiten

Bei jeder Streptokokkeninfektion kann es zu Komplikationen kommen: Ein bis vier Wochen nach einer unbehandelten oder nicht ausreichend behandelten Streptokokkeninfektion kann es zu Schädigungen von Herzmuskulatur, Nieren, Gehirn oder den Gelenken kommen. Insbesondere Herz- und Nierenschäden sind gefürchtet, da sie oft chronisch verlaufen. Zwei Wochen nach Erkrankungsbeginn sollte daher der Harn kontrolliert und das Herz abgehorcht werden.

Therapie

Die Diagnose kann mit einem Schnelltest in der Ordination gesichert werden. Um Folgeschäden zu vermeiden, sollte eine antibiotische Therapie durchgeführt werden. Zusätzlich ist die ausreichende Flüssigkeitszufuhr wichtig, aber auch fiebersenkende Maßnahmen.

Gegen Scharlach gibt es keine vorbeugende Impfung.

Was können Sie selbst tun?

Isolieren Sie Ihr Kind, damit sich andere nicht anstecken, und sorgen Sie für Bettruhe, wenn Ihr Kind dies mitmachen will.

Windpocken (Feuchtblattern, Varicellen)

Rund drei Viertel aller Kinder unter 15 Jahren erkranken an Windpocken. Das Virus wird durch Tröpfchen übertragen und ist hoch ansteckend. Bei den Windpocken kommt es neben allgemeinen Krankheitssymptomen zu einem typischen bläschenförmigen und juckenden Ausschlag. Windpocken kann man nur einmal bekommen, das Virus kann aber nach Jahren als Zweiterkrankung Gürtelrose hervorrufen.

Es gibt eine Impfung gegen Windpocken.

Symptome

Die Krankheit beginnt mit Fieber, dann treten kleine blassrote Flecken auf, aus denen sich schnell dünnwandige, streichholzkopfgroße Bläschen entwickeln. Sie sind von einem schmalen, roten Hof umgeben und platzen schon bei leichtem Druck.

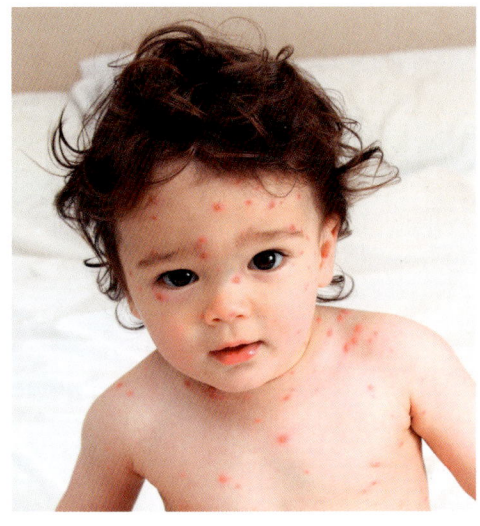

Der Ausschlag entwickelt sich schubweise: Die einzelnen Entwicklungsstadien – Flecken, Bläschen und eingetrocknete Krusten – folgen dicht nacheinander. Die Bläschen können auch auf die Schleimhaut in Mund und Genitale übergreifen und dort zu schmerzhaften, geschwürigen Stellen führen. Die Symptome dauern für ca. zehn Tage an, die Krusten sind nicht mehr infektiös. Etwa 14 bis 21 Tage nach einem Kontakt mit einer erkrankten Person erfolgt die Erkrankung.

Selten können Komplikationen auftreten: Lungenentzündung oder Gehirnhautentzündungen.

Besonderheiten

Schwere Krankheitsverläufe und Komplikationen gibt es eher bei Infektionen im Erwachsenenalter. Vor allem Kinder mit schwerer Neurodermitis sollte man gegen Windpocken impfen. Für diese Kinder ist eine Infektion, die mit schweren Hautausschlägen einhergeht, besonders quälend. Diese Empfehlung gilt auch für alle Kinder ab acht Jahren, die bislang noch nicht an Windpocken erkrankt sind.

Bei einer Infektion in der Schwangerschaft kann es zwischen der 8. und 21. Schwangerschaftswoche in etwa einem Prozent der Fälle zu Fehlbildungen des Ungeborenen kommen. Wenige Tage vor und nach der Geburt kann eine Erkrankung der Mutter zu einem schweren Krankheitsverlauf beim Neugeborenen führen.

Therapie

Die Therapie erfolgt durch juckreizlindernde Lotionen. Die Fingernägel sollten kurz geschnitten werden, und Baumwollkleidung ist vorteilhaft. Für schwere Verläufe mit hohem Fieber steht auch ein Medikament (Azyklovir) gegen das Virus zur Verfügung, das zwar die Vermehrung der Viren verhindert, die vorhandenen aber nicht abtötet.

Aspirin (und andere Medikamente mit dem Wirkstoff Acetylsalicylsäure) sollte bei Windpocken nicht zur Fiebersenkung verwendet werden.

Was können Sie selbst tun?

Man sollte das Kind nicht baden, sondern lauwarm duschen; die Fingernägel sollten kurz geschnitten werden, um Kratzeffekte zu vermeiden, die zu Narbenbildungen führen können. Baumwollkleidung ist vorteilhaft.

Erkrankte Kinder sollten möglichst zuhause bleiben und nur mit Personen in Kontakt treten, die eine Windpockenerkrankung durchgemacht haben. Eine Übertragung über Dritte ist nicht möglich. Es gibt eine Impfung in Form einer aktiven oder passiven Immunisierung.

Ringelröteln (Erythema infectiosum)

Die Ringelröteln sind eine durch Tröpfcheninfektion übertragene Viruserkrankung von vor allem Klein- und Schulkindern. Neben allgemeinen Krankheitssymptomen kommt es zu einem girlandenförmigen Ausschlag. Komplikationen sind selten, eine Infektion in allen Stadien der Schwangerschaft führt aber in 20 Prozent der Fälle zu einer Erkrankung des Ungeborenen. Diese Wassersucht muss mit einer Blutaustauschtransfusion behandelt werden, Missbildungen kommen aber nicht vor.

Ringelröteln kann man nur einmal bekommen. Vom Zeitpunkt der Ansteckung bis zum Beginn der Erkrankung dauert es ca. eine Woche, der Hautausschlag erscheint nach ca. 14 bis 18 Tagen. Mit dem Abblassen des Ausschlags besteht keine Infektionsgefahr mehr.

Symptome

Zunächst kommt es über einen Zeitraum von ca. sechs Tagen zur Vermehrung des Virus, bei einigen Kindern kann sich das als ein leichter Husten oder Schnupfen, Brechreiz oder Muskelschmerzen bemerkbar machen, meist ist diese Phase aber symptomlos. Es folgt leichtes Fieber und der typische Hautausschlag. Im Gesicht beginnend, kommt es zu einer Rötung von Wangen und Nasenwurzel, das Kind sieht aus »wie geohrfeigt«. Nach einem Tag erfolgt die Ausbreitung vom Gesicht auf die Streckseite der Arme und Beine sowie auf das Gesäß.

Es zeigen sich girlandenförmige Figuren, die man etwa eine bis sieben Wochen lang sieht, wobei sowohl die Stärke als auch die Ausdehnung ständig variieren. Weiters treten häufig Gelenkschmerzen sowie Lymphknotenschwellungen auf.

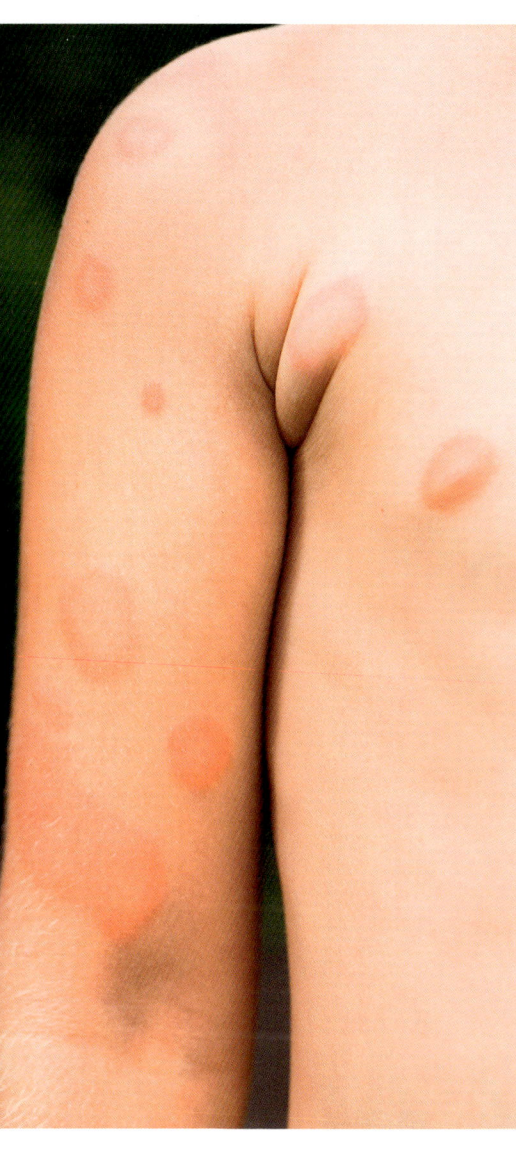

Besonderheiten

Bei Schwangeren mit einer Ringelröteln-Infektion werden zur Erkennung einer Gefährdung des Kindes Ultraschall-Untersuchungen sowie eine Blutabnahme durchgeführt.

In seltenen Fällen (Patienten mit Blutarmut) kann es zu einer schwerwiegenden Störung der roten Blutkörperchenbildung kommen.

Therapie

Ringelröteln bedürfen im Allgemeinen keiner Behandlung, Antibiotika sind unwirksam. Bei einer Infektion des ungeborenen Kindes während der Schwangerschaft kann über eine Punktion der Nabelschnurgefäße durch die Bauchdecke der Mutter das Blut des Kindes ausgetauscht werden.

Was können Sie selbst tun?

Isolieren Sie Ihr Kind, damit sich andere nicht anstecken, und vermeiden Sie vor allem den Kontakt zu schwangeren Frauen. Ansteckungsgefahr besteht bis zum Abblassen des Ausschlags!

Hand-Fuß-Mund-Krankheit (Hand Foot and Mouth-Disease)

Auch diese Kinderkrankheit wird durch Viren verursacht, Epidemien kommen weltweit vor. Die Übertragung erfolgt sowohl durch Tröpfcheninfektion als auch durch Schmierinfektion (ungewaschene Hände). Diese Infektionen treten gehäuft in den Sommer- und Herbstmonaten auf.

Symptome

Die Erkrankung beginnt nach einer kurzen Inkubationszeit von ein bis fünf Tagen mit allgemeinen Krankheitszeichen wie Schwindel, Fieber, Gliederschmerzen, Übelkeit und Halsschmerzen, kann aber auch sehr symptomarm verlaufen. Später sieht man an den Händen und Füßen rötliche Flecken, kleine Knötchen oder Bläschen, die auch an der Mundschleimhaut auftreten können. Dort sieht man kleine, schmerzhafte Geschwüre (Aphten). Bei älteren Kindern sind die Symptome meist nur schwach ausgeprägt, die Krankheit kann sogar unbemerkt verlaufen. Nach acht bis zwölf Tagen ist sie vorbei. Sehr seltene Komplikationen wären Herzmuskel-, Lungen- oder Hirnhautentzündung.

Therapie

Ein schmerzstillendes Gel für die Bläschen im Mund wird empfohlen. Auch verschiedene Mittel auf pflanzlicher Basis (Kamille, Melisse, Thymian) können helfen. Achten Sie darauf, dass Ihr Kind trotz der schmerzhaften Bläschen im Mund genügend trinkt. Gegen das Virus selbst gibt es kein wirksames Medikament und auch keine Impfung.

Was können Sie selbst tun?

Die Einhaltung von Hygienemaßnahmen mit häufigem Händewaschen ist das Einzige, worauf Sie achten sollten.

Kleinwüchsigkeit

Liegt die Körpergröße eines Kindes unter dem dritten Perzentil der Gleichaltrigen (d. h. nur drei Prozent sind kleiner), spricht man von Kleinwüchsigkeit. Sie resultiert einerseits aus angeborenen Wachstumsstörungen, wobei eine ererbte geringere Wachstumsgröße sowie eine längere Wachstumszeitraumverteilung die wichtigsten Gründe darstellen, und/oder aus erworbenen Wachstumsstörungen, die zumeist durch Krankheiten ausgelöst werden.

Hegen Sie bei Ihrem Kind einen entsprechenden Verdacht, kann der Kinderarzt bereits eine entsprechende Basisuntersuchung durchführen (Bestimmung der aktuellen Größe, Wachstumsgeschwindigkeit, Familienanamnese, Knochenalterbestimmung mittels Röntgen der linken Hand, Blutbild, Harn und Schilddrüsenhormonparameter). Ergeben sich dadurch Hinweise auf Kleinwüchsigkeit, sollte das Kind an ein entsprechendes medizinisches Zentrum überwiesen werden, wo vor allem der Hormonhaushalt überprüft wird. Denn bei manchen Kindern liegt ein Ausfall der Wachstumshormonproduktion vor, dem mit der Gabe von entsprechenden Hormonspritzen gegengesteuert wird. Die Behandlung ist aber teuer und langwierig – und nicht immer von Erfolg gekrönt.

Knochen und Gelenke

Hüftschnupfen

Beim Hüftschnupfen (Coxitis fugax) handelt es sich um eine Entzündung des Hüftgelenkes, die schmerzhaft ist. Meist ist die Drehbewegung in der Hüfte eingeschränkt. Betroffen sind in der Regel Kinder zwischen drei und zehn Jahren. Der Hüftschnupfen klingt nach etwa ein bis zwei Wochen wieder ab. Oft besteht ein Virusinfekt der Atemwege.

Im Ultraschall sieht man eine Verbreiterung des Gelenkspalts als Zeichen eines Gelenkergusses.

Die Therapie besteht in der Gabe von entzündungshemmenden Medikamenten und nach Möglichkeit Schonung.

Coxitis

Unter der Coxitis versteht man eine bakterielle Entzündung des Hüftgelenks, die nach einer Hüftgelenkoperation oder im Rahmen einer Infektion über das Blut auftreten kann, oft bei Säuglingen. Eine Behandlung mit entsprechenden Antibiotika und eventuell chirurgischer Entleerung ist erforderlich.

Morbus Perthes

Hierbei handelt es sich um eine häufigere Hüftgelenkerkrankung, die vor allem Jungen zwischen dem dritten und zwölften Lebensjahr betrifft. Es handelt sich um eine Durchblutungsstörung, die zum Absterben von Knochengewebe im Hüftkopf führt. Die Kinder hinken, haben Schmerzen, oft im Knie, und Bewegungseinschränkungen.

Die Erkrankung dauert in der Regel zwei bis vier Jahre und wird zumeist operativ behandelt.

Knochenmarkentzündung

Bei der sogenannten Osteomyelitis sind vor allem die Oberschenkelknochen betroffen. Ursache ist eine Absiedelung von Bakterien auf dem Blutweg bei Infektionen an anderer Stelle, wie beispielsweise eine Infektion der Nabelgefäße, Mittelohrentzündung oder Hautinfektionen. Hauptsächlich sind es die Erreger Streptokokken und Staphylokokken.

Die Kinder sind stark beeinträchtigt, haben Fieber und lokal eine Schwellung, Rötung und Schmerzen. Eine entsprechend lang dauernde Antibiotikatherapie und eventuell sogar eine operative Sanierung sind notwendig. Die Osteomyelitis kann auch chronisch verlaufen.

Pronatio dolorosa

Durch Zug am gestreckten Arm eines Kindes kann es zu einer Verrenkung des Unterarmknochens kommen, die sehr schmerzhaft ist. Meist wird das Kind an der Hand geführt, am Arm hochgerissen und bewegt den Arm nicht mehr. Der Arm hängt schlaff herunter. Eine Einrenkung durch Drehung, Zug und Streckung des Ellbogens ist meist problemlos möglich. Es kommt zu einer raschen Beschwerdefreiheit.

Ein Gips ist nicht notwendig.

Wirbelsäulendeformationen

Die Skoliose ist eine seitliche Verkrümmung der Wirbelsäule, die Mädchen weit häufiger betrifft als Jungen. Es handelt sich um eine Wachstumsdeformität, d. h., die Skoliose tritt vor allem zu Zeiten eines starken Wirbelwachstums auf. Als Therapie kommen je nach Schweregrad Krankengymnastik, Korsetttragen oder auch eine operative Korrektur in Frage.

Als Kyphose bezeichnet man einen Rundrücken. Eine besondere Form ist der Morbus Scheuermann, ein ausgeprägter Rundrücken mit Schmerzen, der dadurch entsteht, dass Teile der Wirbel abflachen und dadurch keilförmig werden.

Auch hier kommen Krankengymnastik und Sport als Behandlung in Frage, in schwereren Fällen muss das Kind ein Korsett tragen. Der Morbus Scheuermann kommt zumeist mit dem Ende des Wachstums zum Stillstand.

Auch die Lordose, das Hohlkreuz, zählt zu den Wirbelsäulendeformationen, der ebenfalls mit Gymnastik gegengesteuert werden kann.

Bei der Spondylolyse kommt es zum Gleiten eines Wirbels (zumeist der fünfte Lendenwirbel). Betroffen sind nicht selten sportlich aktive Jugendliche. Als therapeutische Maßnahmen kommen krankengymnastische Übungen, in schwereren Fällen eine Orthese oder ein operativer Eingriff in Frage.

X-Beine/O-Beine

Aufgrund der Lage in der Gebärmutter kommen Säuglinge mit O-Beinen zur Welt. Nachdem die Kinder dann laufen können, bekommen sie normalerweise X-Beine, die sich bis etwa zum sechsten Lebensjahr auswachsen. Bei Vitamin-D-Mangel kann es zu O-Beinen, bei Muskelstörungen zu X-Beinen kommen.

O- und X-Beine können durch orthopädische Einlagen ausgeglichen werden.

Wachstumsschmerzen

Krampfartige Beinschmerzen können sogenannte Wachstumsschmerzen sein, bis zu 20 Prozent aller Schulkinder leiden darunter. Es sollte jedenfalls eine orthopädische Abklärung erfolgen, um Fehlstellungen oder andere organische Ursachen ausschließen zu können.

Eventuell wird ein Röntgen notwendig sein.

Die Gründe sind unbekannt, es gibt auch keinen Hinweis, dass diese Schmerzen tatsächlich mit dem Wachstum zusammenhängen. Eine Massage kann gut helfen.

Tipps bei einem Knochenbruch

♦ Stellen Sie den betroffenen Körperteil des Kindes ruhig, eventuell mit einer Schiene (das können notfalls Holzlatten, Äste, Zeitschriftenrollen o. Ä. sein). Bei Armbrüchen ist ein Dreieckstuch besser, beim Oberarm- und Schulterbruch ist ein zusätzliches Polster um die Bruchstelle sinnvoll.

♦ Bei offenen Brüchen (die Haut über dem Knochen ist verletzt) muss die Wunde mit einem keimfreien Verband geschützt werden, um das Eindringen von Keimen in den Knochen zu verhindern.

- ◆ Bei Verdacht auf eine Verletzung der Wirbelsäule lassen Sie das Kind jedoch unverändert liegen und rufen den Rettungsdienst.
- ◆ Niemals versuchen, eine Bruchstelle selbst zu untersuchen. Das kann zu zusätzlichen Schmerzen beim Kind führen und einen Schock auslösen.

Knochenmarkentzündung ➡ Knochen und Gelenke

Kopfschmerzen und Migräne bei Kindern

Zahlreiche Kinder leiden unter Kopfschmerzen, man nimmt an, dass bereits im Vorschulalter bis zu 20 Prozent aller Kinder Erfahrungen mit Kopfschmerzen haben. Bestimmte Kopfschmerzarten wie z.B. die Migräne bestehen nach Beginn im Kindesalter bei bis zu 50 Prozent der Patienten auch im Erwachsenenalter. Chronische Kopfschmerzen müssen deshalb auch schon im Kindesalter frühzeitig, grundlegend und wirksam behandelt werden.

Häufigkeit

Die Häufigkeit von Kopfschmerzen im Kindesalter hat während der letzten 30 Jahre zugenommen. Im Vorschulalter geht man von einer Häufigkeit von zehn bis 20 Prozent betroffene Kinder aus, und bis ins Jugendlichenalter haben bereits nahezu alle Kinder eine Kopfschmerzepisode durchgemacht. Oft sind es Spannungskopfschmerzen oder sekundäre Kopfschmerzen im Rahmen einer anderen Krankheit. Etwa zwölf Prozent der Kopfschmerzen sind Migräne, und bis zu 30 Prozent der kindlichen Kopfschmerzen sind nicht eindeutig zuordenbar.

Einteilung

Nach den Vorschlägen der International Headache Society (IHS) werden bei den primären Kopfschmerzen im Wesentlichen Spannungskopfschmerzen, Migräne mit oder ohne Aura und Kombinationen unterschieden. Unter Spannungskopfschmerz versteht man Schmerzen, die sich langsam aufbauen und diffus über den gesamten Kopf verteilt sind. Darüber hinaus gibt es sekundäre Kopfschmerzen, die andere organische Ursachen haben.

Organische Ursachen

Als Ursache werden Infektionskrankheiten, Störungen im Hals-Nasen-Ohren-Bereich, Sehfehler, Kopfverletzungen, Kreislauf- und Gefäßerkrankungen, orthopädische Probleme oder Zahnfehlstellungen in Betracht gezogen. Gehirntumore als Ursache von Kopfschmerzen sind sehr selten! Daneben können sich auch Vergiftungen und ungünstige Umwelteinflüsse durch Kopfschmerzen bemerkbar machen.

Spannungskopfschmerzen

Der Kopfschmerz verteilt sich meist vom Nacken ausgehend über den ganzen Kopf. Häufig ist er nicht genau lokalisierbar. Die Schmerzen sind nicht so stark wie bei Migräne. Ursache sind häufig Verspannungen der Kopf-, Nacken- und Schultermuskulatur.

Migräne

Als Migräne bezeichnet man anfallsartige, immer wieder auftretende, pulsierende starke Kopfschmerzen, die meist in einer der beiden Kopfhälften beginnen und sich dann ausbreiten können. Bei einem Migräneanfall verengen sich die Blutgefäße im Gehirn und erweitern sich kurz darauf wieder. Dieser Vorgang ist schmerzhaft. Migräneattacken können sich regelmäßig in kurzen Abständen wiederholen, dann aber für längere Zeit auch vollständig ausbleiben.

Etwa drei Prozent aller Kinder unter sieben Jahren leiden unter Migräne, bei 15-jährigen Mädchen steigt der Anteil auf bis zu 15 Prozent. Ein Migräneanfall kann wenige Stunden, aber auch tagelang dauern. Die Ursachen sind nicht genau geklärt, es gibt jedoch Hinweise auf eine familiäre Veranlagung.

Als Aura wird der Zustand bezeichnet, der meist vor einer Migräneattacke auftritt, aber auch über längere Zeit anhalten kann und durch Empfindungen wie Lichtblitze, Gerüche, Taubheitsgefühl in den Gliedmaßen, Benommenheit und Sprachstörungen gekennzeichnet ist.

Im Anfall kann es zu Übelkeit, Erbrechen, Licht- und Lärmempfindlichkeit und Kreislaufschwäche kommen, etwa 40 Prozent der Kinder werden während der Anfälle zusätzlich von Bauchschmerzen geplagt. Früher wurde diese Migräneform auch als »Migraine accompagnè« bezeichnet. Auch Schwindelanfälle können ein Hinweis auf Migräne sein.

Von einer abdominellen Migräne – also einer Migräne des Bauchraums – spricht man, wenn Kinder mehrmals im Jahr über Bauchschmerzen ohne fassbare Ursache klagen. Eine Studie der Universität Aberdeen hat 54 Kinder mit unklaren Bauchschmerzen beobachtet und bei vielen Kindern später typische Migräne-Kopfschmerzen festgestellt.

Auslöser

Typische Auslöser sind Wetterwechsel, Stress und Belastungssituationen, Ängste, bestimmte Speisen oder veränderte Schlafgewohnheiten. Verschiedene Erkrankungen wie Erkältungen, Kopfverletzungen, Gehirnhautentzündungen, Zahnprobleme, Entzündungen der Nasennebenhöhlen oder des Mittelohrs oder Sehfehler können zu Kopfschmerz führen. Überforderungen wie etwa Schulstress können zu einer Verspannung der Muskulatur speziell im Schädelbereich führen.

Diagnose

In der Regel ist eine ausführliche Anamnese, also eine Erhebung der Symptome, und eine genaue kinderneurologische wie kinderpsychologische Untersuchung für eine Diagnose ausreichend. Erster Schritt ist ein Kopfschmerztagebuch, das Kind und Eltern getrennt über einen Zeitraum von vier bis sechs Wochen führen sollten. Folgende Fragen sollten beantwortet werden:

- Wann treten die Kopfschmerzen auf?
- Wie lange halten sie an?
- Wie stark sind die Schmerzen?
- Wurden Medikamente gegeben und waren andere Symptome vorhanden?

Es gibt keine speziellen Laboruntersuchungen, um beispielsweise Migräne zu diagnostizieren. In bestimmten Fällen kann ein EEG oder eine Bildgebung, z.B. eine Magnetresonanzuntersuchung, erforderlich sein, um eine mögliche organische Ursache auszuschließen. Weitere Untersuchungen bei anderen Fachärzten (z.B. beim Augenarzt, Orthopäden oder HNO-Arzt) oder in sehr seltenen Fällen auch eine Punktion zur Untersuchung auf Borreliose können notwendig sein. Chronische Kopfschmerzen können auch von einer physikalisch-medizinischen Diagnostik zur Beurteilung der Wirbelsäulengelenke profitieren.

Behandlung

Ausschlaggebend für die Therapiebedürftigkeit ist der mit den Kopfschmerzen verbundene Leidensdruck. Wenn die Kopfschmerzen sehr häufig auftreten, stark sind bzw. lang anhalten, zu wiederholtem Schulausfall und regelmäßiger Schmerzmitteleinnahme führen, ist eine gezielte Behandlung erforderlich.

Häufig helfen schon reizabschirmende Maßnahmen wie Hinlegen in einen abgedunkelten, rauchfreien und ruhigen Raum. Ein kühler Umschlag auf der Stirn unterstützt gut, vorsichtiger Druck auf die Schläfen oder Stirn kann helfen. Fragen Sie ihr Kind, was es mag. Wenn die Symptome durch das Hinlegen gemildert werden, sollte man versuchen, ohne Schmerzmittel auszukommen.

Zur medikamentösen Akutbehandlung stehen mit den Wirkstoffen Paracetamol (Mexalen) und Ibuprofen (Nureflex) zwei gut verträgliche Substanzen zur Verfügung. Für die Behandlung von Übelkeit ist Motilium (Wirkstoff: Domperidon) gut geeignet. Darüber hinaus kann ab dem Volksschulalter der Wirkstoff Ergotamintartrat (Avamigran) gegeben werden.

Eine neue Perspektive stellen die sogenannten Triptane dar, die allerdings für Kinder noch nicht zugelassen sind. Hier kann das Präparat Sumatriptan (Imigra) als Nasenspray (10 bis 20 mg) verabreicht werden. Über 70 Prozent der Kinder profitierten in einer Studie innerhalb von 30 bis 120 Minuten.

Auch viele alternative Behandlungsmethoden sind sehr erfolgreich, wie z.B. Akupunktur und Homöopathie und auch die transkutane elektrische Nervenstimulation (TENS). Eine unkontrollierte Selbstbehandlung oder gar Schmerzmittelmissbrauch sollten unbedingt vermieden werden!

Psychologische Unterstützung

Zur Vorbeugung als auch Behandlung von Kopfschmerzen und Migräne haben sich verschiedene psychotherapeutische Verfahren bewährt. Erfolgreiche psychotherapeutische Ansätze sind einerseits Entspannungsverfahren wie autogenes Training oder Biofeedback-Verfahren und auch Verfahren, die auf äußere und innere Konflikte, die Spannungen erzeugen, eingehen. Die Einbeziehung der Eltern stellt einen wichtigen Bereich dar.

Ernährung

Kinder mit einer Nahrungsmittelunverträglichkeit können an Kopfschmerzen leiden, manchmal verbunden mit Bauchschmerzen, Durchfall, Verhaltens- und Konzentrationsstörungen sowie Hautausschlägen. Oft besteht zudem eine Unverträglichkeit von Lebensmittelzusatzstoffen. Allergietests sind in der Regel nicht geeignet, eine bestehende Unverträglichkeit ausreichend genau zu diagnostizieren.

Bei hartnäckigen Kopfschmerzen empfiehlt es sich, folgende Nahrungsmittel für etwa vier bis sechs Wochen zu vermeiden: Kuhmilch, Lebensmittelfarbstoffe, Konservierungsstoffe, Schokolade, Weizenmehl, Eier, Käse, Tomaten, Fisch, Schweinefleisch und auch Soja. Anschließend sollte ein etwaiger Erfolg genau überprüft werden. Eine bis zu 50-prozentige Erfolgsrate wurde in medizinischen Studien berichtet, vor allem bei Migräne.

Vorbeugung

Mögliche Auslöser von Kopfschmerzen wie übermäßiges Fernsehen, Computerspiele, Süßigkeiten und unkontrollierte Belastungen sollten möglichst vermieden und für ausreichend Schlaf gesorgt werden. Leichter Ausdauersport wie Radfahren oder Schwimmen ist zu empfehlen. Wichtig sind ein geregelter Tagesablauf und eine gesunde und ausgewogene Ernährung.

Pestwurzextrakt kann als pflanzliches Mittel schon ab dem sechsten Lebensjahr zur Migräne-Vorbeugung eingesetzt werden. Eine medikamentöse Dauerbehandlung zur Vorbeugung gegen Migräne ist auch bei Kindern grundsätzlich möglich. Bei gehäuften Migräneattacken ist die medikamentöse Vorbeugung wirksamer und gesünder als die wiederholte Einnahme von Schmerzmitteln. Im Einzelfall kann medikamentös zur Vorbeugung in schweren Fällen (z.B. häufiges Auftreten, sehr starke Schmerzen, lange Anfallsdauer oder fehlende Wirksamkeit von Schmerzmitteln) der Wirkstoff Metoprolol (Beloc) oder Flunarizin (Amalium) vorbeugend unter ärztlicher Kontrolle eingesetzt werden. In Einzelfällen werden auch Antiepileptika wie Valproinsäure (z.B. Convulex) verabreicht. Eher abzuraten ist von einer vorbeugenden Behandlung mit Serotoninantagonisten wie Pizotifen (z.B. Sandomigran) oder Dihydroergotamin (z.B. Dihydergot), weil diese Wirkstoffe nicht ausreichend für eine Anwendung bei Kindern dokumentiert sind.

Krampfanfälle im Kindesalter

Unter Krampfanfällen bei Kindern wird eine Reihe von Krankheitsbildern zusammengefasst, die durch das Auftreten bestimmter neurologischer Muster gekennzeichnet sind. Etwa ein Prozent der Kinder leiden unter zeitweisen Krampfanfällen, bei ca. 75 Prozent dieser Kinder treten die ersten Anfälle bereits im sehr jungen Kindesalter auf. Epilepsie ist eine Erkrankung, die auf eine Störung zwischen Erregung und Hemmung im Gehirn beruht.

Ursachen

Die Bereitschaft zu einem Krampfanfall ist bei jedem Menschen vorhanden, und unter bestimmten Voraussetzungen kann es zu einem Krampfanfall kommen.

Krampfanfälle sind die Folge von abnormen Entladungen der Nervenzellen im Gehirn, die eine unkontrollierte Anspannung und Zuckungen der Muskulatur mit Bewusstseinsstörungen verursachen. Meist sind diese Anfälle harmlos oder überhaupt einmalig, wie der Fieberkrampf. Manchmal liegt dem aber auch eine Erkrankung wie Epilepsie zugrunde, die die Kinder viele Jahre lang begleiten kann.

In der Regel gibt es nicht nur eine einzelne Ursache, begünstigend wirken eine erbliche Veranlagung, verschiedene Schädigungen des Gehirns etwa nach Unfällen, Sauerstoffmangel oder Entzündungen des Gehirns oder der Hirnhaut (Meningitis) und angeborene Fehlbildungen des Gehirns. Bösartige Hirntumore sind bei Kindern sehr selten. Verstärkend wirken Fieber, Schlafentzug, Vergiftungen oder Flackerlicht (z.B. Fernseher).

Formen

Man kennt zahlreiche Formen der Krampfanfälle, manche Formen sind typisch für bestimmte Altersgruppen. Von einer Erkrankung an Epilepsie spricht man erst, wenn mehr als zwei Anfälle ohne erkennbare Ursache aufgetreten sind.

Ein Anfall kann auf einen kleinen Körperbereich beschränkt sein (fokale Form) und sich dann weiter ausbreiten (»March«) oder den ganzen Körper betreffen (Grand Mal). Fokale Anfälle entstehen an einem umschriebenen Ort im Gehirn und können sich ausbreiten, generalisierte Epilepsien umfassen von Anfang an beide Hirnhälften. Es gibt weiters einfache fokale Anfälle, bei denen das Bewusstsein erhalten ist, und komplexe fokale Anfälle mit Bewusstseinsverlust.

Verschiedene Sinneswahrnehmungen können vorkommen. Auch automatisch ablaufende Bewegungserscheinungen wie Kaubewegungen oder Nesteln, Zupfen kommen bei fokalen Anfällen vor.

Generalisierte Anfälle sind entweder durch wiederholte Zuckungen oder eine allgemeine Versteifung der Muskulatur geprägt, diese Zustände können sich abwechseln. Meist beginnt der Anfall mit Bewusstlosigkeit, die Gesichtsfarbe ist blassbläulich.

Eine weitere Sonderform umfasst ausgeprägte Muskelzuckungen (Myoklonien). Myoklonien können heftig ablaufen, Gegenstände können dabei fortgeschleudert werden. Das Bewusstsein ist dabei nicht beeinträchtigt.

Sturzanfälle sind Anfälle, bei denen das Kind plötzlich durch Erschlaffen der Muskulatur zu Boden stürzt.

Sogenannte BNS-Krämpfe sind eine seltene Form der Säuglings-Epilepsie, die im Alter von zwei bis acht Monaten beginnen, besonders bei Jungen. Der Körper vollzieht eine Beugebewegung des Kopfes und des Rumpfes, ein Auseinanderbreiten und ein anschließendes Beugen der Arme und ein Anziehen der Beine.

BNS-Anfälle werden vor allem morgens beobachtet. Etwa 90 Prozent der betroffenen Kinder leiden an Entwicklungsstörungen.

Bei der Rolandi-Epilepsie handelt es sich um Anfälle meist einer Gesichtshälfte, die von Lautbildung und Speichelabsonderung begleitet wird; der Patient ist während des Anfalls wach. Meist verschwinden die Anfälle nach dem 15. Lebensjahr.

Der Krampfanfall

Manchmal gehen einem Anfall Vorzeichen voraus. Reizbarkeit, Kopfschmerzen oder Sinneswahrnehmungen können auftreten, dieses Phänomen nennt man auch Aura. Die Kinder verdrehen bei einem Anfall die Augen und reagieren nicht. Die Muskeln können stark angespannt sein oder zucken.

Kurze Atemstillstände können auftreten, die Kinder beißen sich eventuell in die eigene Zunge. Speichel tritt aus dem Mund aus, und die Kontrolle über die Ausscheidungsorgane kann verloren gehen. Nach dem Anfall ist das Kind meist nicht ansprechbar und schläfrig.

Manche Krampfanfälle bemerkt man nur schwer.

Unter einer sogenannten Absence versteht man eine kurze Phase der Bewusstseinstrübung ohne sonstige Symptome. Die momentane Tätigkeit wird nur kurz unterbrochen und dann fortgesetzt. Der Blick ist starr und ausdruckslos.

Untersuchungen

Sehr wichtig sind die Vorgeschichte, die genaue Beschreibung des Anfalls und die körperliche Untersuchung. Eine Gehirnstrom-Messung oder ein Elektroenzephalogramm (EEG) zeigt die Krampfbereitschaft des Gehirns und ermöglicht eine Zuordnung der Anfälle. Bei einem generalisierten Anfall sieht man etwa Spitzen und auch wellenförmige Ausschläge. Eine EEG-Ableitung im Schlaf oder während eines ganzen Tages (Langzeit-EEG) sowie nach gezielter Belastung (Schlafentzug, Lichtreize) kann weitere Informationen liefern.

In der Bildgebung mit Computer-Tomographie oder Kernspin-Tomographie können organische Ursachen gefunden werden. Eventuell weiterführende Untersuchungen betrachten den Augenhintergrund oder das Nervenwasser (Liquor) mittels eines Kreuzstiches und Blutuntersuchungen.

Therapie

Während eines Anfalls

Schützen Sie Ihr Kind vor Selbstverletzung, indem Sie die Umgebung absichern (z.B. Brille abnehmen, am Spielplatz Risiken minimieren). Versuchen Sie nicht, einen eventuellen Zungenbiss zu verhindern, dieser findet üblicherweise gleich zu Beginn eines Anfalls statt. Wiederbelebungsmaßnahmen sind in der Regel nicht erforderlich.

Wenn Sie krampflösende Medikamente wie z.B. Stesolid-Rektiolen verschrieben bekommen haben, verabreichen Sie diese auch während des Krampfanfalls.

Nach dem ersten Anfall oder bei ungewöhnlichen Anfallsformen sollte ein Kind ärztlich untersucht werden. Wenn bei dem Kind Anfälle bekannt sind, ist eine Untersuchung nur dann erforderlich, wenn der Anfall ungewöhnlich lange dauert oder nicht mehr aufhört bzw. wenn mehrere Anfälle nacheinander auftreten.

Dauertherapie

Zu Beginn der Erkrankung ist oft eine stationäre Aufnahme notwendig, damit das Kind genau beurteilt werden kann. Ziel der Behandlung einer Epilepsie ist die Anfallsfreiheit.

Die wichtigste Behandlung besteht in der Gabe spezieller Medikamente (Antiepileptika). Die medikamentöse Therapie sollte möglichst nur mit einem einzigen Antiepileptikum durchgeführt werden. Manchen Betroffenen gelingt es mit der Zeit, die Anfälle selbst zu unterbrechen.

Vermeiden Sie jedenfalls krampfauslösende Faktoren wie Flackerlicht oder Schlafentzug. Die Therapie sollte von einem Kinderneurologen überwacht werden. Oft verliert sich die Anfallsneigung in der Pubertät von selbst. Selten gibt es Patienten, die schlecht auf die Behandlung mit Anti-Epileptika ansprechen und die einen chronischen Verlauf erwarten lassen. Nebenwirkungen sind meist dosisabhängig und können nach Abänderung gemindert werden.

Zu den Naturheilverfahren gehört das EEG-Biofeedback, das auf eine teilweise Kontrolle des eigenen EEGs beziehungsweise der Gehirnströme abzielt, um Anfälle zu unterdrücken. Ergotherapie kann bei der Bewältigung des Alltags gut helfen. Ein geregelter Tagesablauf kann die Therapie unterstützen, wobei ausreichend Schlaf eine besonders wichtige Rolle spielt. Durch die frühe Gabe von Fieberzäpfchen oder -saft – schon bei einer Körpertemperatur von 38,5 °C – kann versucht werden, hohes Fieber zu verhindern. Wenn es notwendig ist, kann dies auch mehrmals täglich erfolgen.

Folgen

Krampfanfälle haben in der Regel keine Auswirkung auf die Entwicklung des Kindes. Eine Verletzungsgefahr durch Sturz ist bei Epilepsieformen mit Bewusstlosigkeit gegeben. Schul- und Lernschwierigkeiten sind relativ häufig. Die Teilnahme am Sport ist durchaus machbar, wenn man mögliche Gefahrenquellen beachtet. Die Teilnahme am Straßenverkehr ist nach längerer Anfallsfreiheit möglich. Eine medikamentöse Therapie führt in etwa drei von vier Fällen zur Anfallsfreiheit. Gerade im Kindesalter kann es nach einigen Jahren zu einer spontanen Ausheilung der Krankheit kommen. Folgekrankheiten wie Anämie, Leber- oder Bauchspeicheldrüsenerkrankungen können auftreten.

Eine psychologische Unterstützung kann helfen, die Angst vor Anfällen zu verringern und selbstsicher mit dem Anfallsrisiko umzugehen.

Kreislaufschwäche bei Kindern und Jugendlichen

Vor allem Jugendliche in der Pubertät sind häufig von Kreislaufschwäche bis hin zum Kollaps betroffen, meist nach dem Aufstehen aus dem Liegen oder Sitzen. Bei der Untersuchung stellt sich oft heraus, dass der Kreislauf körperlichen Belastungen zwar gewachsen ist, der Blutdruck aber nach dem Aufstehen absinkt. An die 20 Prozent aller Kinder erleiden bis zum 15. Lebensjahr einen Kollaps.

Unter einer Kreislaufregulationsstörung versteht man ein inadäquates Verhalten von Herzfrequenz und Blutdruck, das bis hin zum Kollaps mit Bewusstseinsverlust gehen kann. Eine familiäre Häufung kommt vor.

Ursachen

In den meisten Fällen ist die Ursache einer Ohnmacht bei Teenagern zum Glück harmlos, gerade in der Pubertät sind viele Jugendliche sehr dünn, wachsen sehr schnell und haben einen vergleichsweise niedrigen Blutdruck. Da kann es durchaus passieren, dass nach einer längeren Ruhephase das Blut quasi in den Beinen versackt und das Gehirn vorübergehend nicht genügend mit Sauerstoff versorgt wird. Durch die daraus entstehende Unterversorgung wird der Betroffene ohnmächtig.

Man unterscheidet verschiedene Arten der Ohnmacht. Die häufigste ist die Ohnmacht durch niedrigen Blutdruck (Orthostase-Syndrom) oder durch Fehlsteuerung der Kreislauffunktion (vasovagale Synkope). Selten können Herzerkrankungen wie Herzrhythmusstörungen, Herzschwäche, Herzklappenfehler oder ein Erguss im Herzbeutel zu einer Ohnmacht führen.

Auch im Rahmen eines epileptischen Anfalls oder bei einigen Stoffwechselkrankheiten wie Unterzucker bei Diabetes mellitus oder bei Blutarmut (Anämie) kann es zu Ohnmacht kommen.

Affektkrämpfe

Zwei bis fünf Prozent aller Kinder zwischen sechs Monaten und sechs Jahren haben sogenannte respiratorische Affektkrämpfe, also heftige Schreiattacken mit Bewusstseinsverlust. Affektkrämpfe sind anfallsartige Bewusstseinsstörungen, die durch unangenehme Reize ausgelöst werden. Solche Reize sind sowohl körperliche Schmerzempfindungen jeder Art als auch psychische Verletzungen, die Enttäuschung oder Wut bei den Kindern hervorrufen, etwa bei Verboten oder Strafen.

Bei etwa einem Viertel der betroffenen Kinder kommen Affektkrämpfe auch bei Geschwistern vor oder wurden in der Kindheit bei den Eltern gesehen. Dabei handelt es sich um ein letztlich harmloses, aber spektakuläres Phänomen, bei dem Kinder nach einem oft banalen Anlass schreien, bis sie blau anlaufen. Es kann dabei aber nichts passieren, ein Sauerstoffmangel entsteht nicht, und die Kinder beginnen immer weiterzuatmen. Interessanterweise haben die Kinder im Kindergarten – von einer Gewöhnungsphase am Anfang abgesehen – meistens keine oder kaum Affektkrämpfe mehr, offenbar weil die anderen Kinder eine Vorbildwirkung haben. Gegen die Affektkrämpfe ist letztlich keine besondere Behandlung erforderlich, da diese grundsätzlich harmlos sind.

Symptome

Zumeist nach dem Aufstehen oder bei Flüssigkeitsmangel wird den Kindern schlecht, sie fühlen sich schwindlig, dann wird es schwarz vor den Augen, und es folgt ein plötzlicher Bewusstseinsverlust. Besserung erfolgt meist spontan nach Lagewechsel (Liegen/Hinfallen). Die Symptome sind teilweise von der Ursache abhängig, es kann zu Blässe, Übelkeit, Schwitzen, Pulsveränderungen und selten zu einem kurzen Krampfanfall kommen.

Nach wenigen Sekunden ist der Ohnmächtige in aller Regel schon wieder ansprechbar.

Diese Beschwerden deuten auf einen niedrigen Blutdruck bei Ihrem Kind hin:
- Kältegefühl und Kribbeln in den Fingern und Füßen,
- Blässe,
- Müdigkeit,
- Mattigkeit trotz ausreichendem Schlaf,
- Übelkeit,
- Konzentrationsschwäche,
- Leistungsabfall,

- ◆ Gedächtnisschwäche,
- ◆ Antriebsschwäche und leichte Ermüdbarkeit,
- ◆ Wetterfühligkeit.

Untersuchungen

Eine gründliche Abklärung sollte in jedem Fall erfolgen, denn auch ernste Ursachen wie eine Herzrhythmusstörung oder beginnender Diabetes könnten dahinterstecken.

Ausgangspunkt und zugleich wichtigster Bestandteil der Abklärung sind die Vorgeschichte des Patienten und die Begleitumstände. Eine weiterführende Diagnostik wie EKG, Langzeit-EKG, Pulsoximetrie, Blutdruckmessung, Ergometrie, Schellong-Test, Kipptischuntersuchung, Echokardiographie oder EEG und der Ausschluss allgemeinpädiatrischer Erkrankungen durch eine Blutabnahme kann erforderlich sein.

Der Schellong-Test

Der Patient liegt zunächst einige Minuten entspannt auf der Untersuchungsliege. Dabei werden Puls und Blutdruck mehrmals gemessen und notiert. Anschließend muss der Patient zehn Minuten ruhig stehen. Währenddessen werden alle zwei Minuten Puls und Blutdruck gemessen. An der Veränderung der Werte während des Stehens können verschiedene Ursachen erkannt werden.

Therapie

Eine Besserung ist schon durch die Erhöhung der Flüssigkeitsaufnahme und Kreislauftraining erzielbar. Ist niedriger Blutdruck die Ursache, können Maßnahmen wie Konditionstraining oder Kneipp-Therapie (Wechselbäder) sinnvoll sein. Genügend Bewegung in frischer Luft hilft. Geben Sie Ihrem heranwachsenden Kind eine Tasse schwarzen Tee am Morgen, das regt den Kreislauf an. Kalte Güsse an Armen und Beinen aktivieren den Blutdruck ebenfalls. Bei Nichtansprechen wird eine zusätzliche medikamentöse Therapie mit kreislaufstabilisierenden Medikamenten empfohlen.

Erste Hilfe

Die Akuttherapie besteht in Flachlagerung und Bein-Hochlagerung. Sorgen Sie in der Umgebung für Ruhe, heben Sie die Beine etwa 30 Zentimeter an und decken Sie den Patienten bei Bedarf zu. Wenn der Patient wieder erwacht, sollten Sie ihn nicht sofort aufstehen lassen, sondern noch einige Minuten warten.

Vorbeugung

In Abhängigkeit von Ausmaß und Art der Symptomatik sind regelmäßige Kontrollen und eventuell Auslassversuche der medikamentösen Behandlung angezeigt.

Wenn man nach einer längeren Ruhezeit aufsteht und Angst hat »umzuklappen«, hilft es in vielen Fällen, wenn man den Kreislauf etwas stimuliert. Hilfreich ist da die Muskelpumpe, so kann Blut, das sonst in Armen und vor allem Beinen versackt, in Richtung Herz transportiert werden. Dazu Fäuste machen und immer abwechselnd drücken und locker lassen. Waden anspannen und locker lassen, vielleicht auch die Beine bewegen (bei abwechselnd angespannter und entspannter Muskulatur). Das Ganze ein paar Mal vor dem Aufstehen. Ausreichendes Trinken vergrößert die Menge des Blutvolumens im Körper und hebt den Blutdruck. Wechselduschen und Bürstenabreibungen bringen den Kreislauf ebenfalls auf Trab. Bei Jugendlichen sollte man auch auf ausreichend Schlaf und ein tägliches Frühstück achten.

Krätze ➝ Hauterkrankungen bei Kindern

Kreuzallergien ➝ Allergien

Krupphusten ➝ Bronchitis und Husten

Kuhmilchprotein-Intoleranz ➝ Durchfallerkrankungen im Kindesalter

Kyphose ➝ Knochen und Gelenke

Läuse

Noch immer kommt es in Kindergärten und Schulen regelmäßig zu wahren Lauseepidemien, wobei die Kopfläuse dominieren – Kleider- und Filzläuse kommen nur sehr selten vor. Die lästigen Insekten leben vom Blut der Menschen, ihre Population vermehrt sich ca. alle zwei Wochen.

Symptome

Der Lausbefall äußert sich in erster Linie durch starkes Jucken. Dann sind die Läuse aber oft schon bis zu zwei Wochen auf dem Kopf, wobei sie die Regionen hinter den Ohren und im Genick bevorzugen. Beim Durchkämmen der Haare fallen dann die sogenannten Nissen auf, die Lauseier, die auf der Kopfhaut abge-

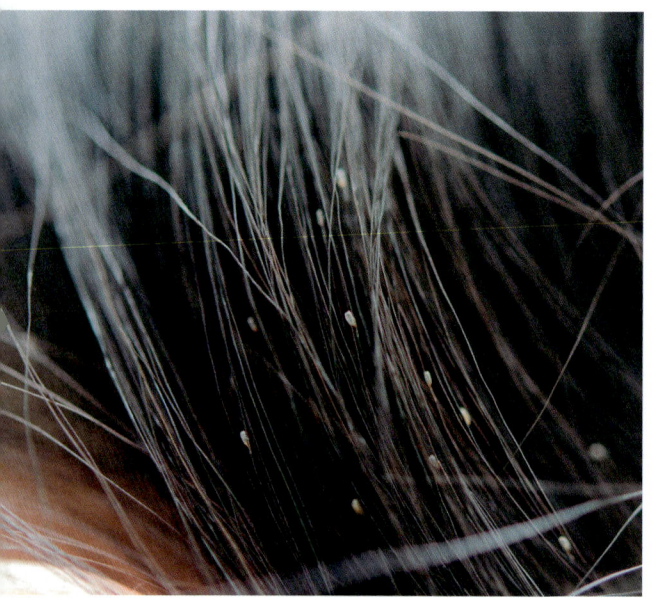

legt werden. Bei manchen Kindern sind die Lymphknoten im Hals und im Genick geschwollen.

Therapie

Die Nissen können mit einem speziellen Läusekamm ausgekämmt werden. In der Regel kommen zudem lindanhaltige Shampoos zur Anwendung, wobei die Haare öfters damit gewaschen werden müssen, damit auch nachfolgende Populationen vernichtet werden. Schützen Sie Mund und Augen Ihres Kindes vor dem Shampoo, da es giftig ist. Ein gründliches Auswaschen des Mittels ist daher ebenfalls wichtig.

Kurze Haare und regelmäßiges Duschen helfen zusätzlich. In hartnäckigen Fällen kann Ihr Kind eine spezielle Entlausungsstation in Ihrem Bundesland besuchen.

Betroffene Kinder müssen so lange zu Hause bleiben, bis definitiv keine Läuse mehr vorhanden sind.

Lebensmittelvergiftungen → Durchfallerkrankungen im Kindesalter

Leistenbruch bei Kindern (Hernie)

Ein Leistenbruch ist eine Ausstülpung des Bauchfells durch Schwachstellen in der Muskulatur der Bauchwand im Leistenbereich. Jungen sind wesentlich häufiger betroffen als Mädchen, auch bei Frühgeburten tritt der Leistenbruch häufiger auf. Der Leistenbruch zeigt sich öfters auf der rechten Seite. In 50 Prozent der Fälle kommt es schon im ersten Lebensjahr zum Leistenbruch.

Eine über einen längeren Zeitraum bestehende Drucksteigerung im Bauchraum, z.B. häufiges Heben schwerer Lasten, kann die Ausbildung eines Bruches fördern. Schließlich entstehen Lücken in Haut- oder Muskelgeweben, die normalerweise geschlossen sind. Durch diese Lücken können Darmschlingen eintreten, sich nach außen stülpen, in den Leistenkanal hineinschieben und somit an der Haut tastbar sein. In der Regel sind diese Lücken schon bei der Geburt angelegt.

Bei Mädchen erstreckt sich der Bruchsack eventuell bis zu den Schamlippen, bei Jungen bis in den Hodensack.

Symptome

Frühe Symptome eines Leistenbruches sind leichte stechende oder ziehende Schmerzen in der Leiste, die auch in den Oberschenkel ausstrahlen können, und unterschiedlich große, meist nur kurzfristig sichtbare Anschwellungen im Leistenbereich.

Im Laufe der Zeit kann sich der Bruch vergrößern und gelegentlich massive Ausmaße annehmen.

Eine weiche Schwellung in der Leistengegend direkt unter der Haut, an den Schamlippen oder im Hodensack sind sichere Zeichen für einen Leistenbruch.

Starke Schmerzen treten im Rahmen einer Komplikation auf: Wenn im Leistenbruch ein Stück des Darmes oder andere Organe eingeklemmt und nicht mehr gut durchblutet werden. Ein Teil des Darmes tritt in den Bruchsack ein, kann ihn aber nicht mehr verlassen. Dadurch kommt es zu einer Störung der Blutversorgung, zu starken Schmerzen, zu Rötung und Schwellung der betreffenden Stelle und zu Übelkeit und Erbrechen. Ist der Darm eingeklemmt, kann ein Darmverschluss folgen.

Komplikationen

In die Bauchfellausstülpung können sich zeitweise oder ständig Baucheingeweide verlagern, zum Beispiel Darmanteile. Klemmen sich diese Darmanteile ein, werden sie nicht mehr durchblutet und können absterben, woraus sich unbehandelt ein lebensbedrohliches Krankheitsbild entwickeln kann. Es kann zum Darmverschluss, zur Bauchfellentzündung und bei Jungen eventuell auch zur Mangeldurchblutung des Hodens mit einer dauerhaften Funktionsstörung kommen.

Therapie

Ein eingeklemmter Leistenbruch muss sofort ärztlich behandelt und oft auch operiert werden. Eine Selbsthilfe ist nicht möglich.

Um diese Komplikationen zu vermeiden, sollte bei Vorliegen eines Leistenbruches eher frühzeitig operiert werden. Bei einem nicht eingeklemmten Leistenbruch kann etwas abgewartet und der optimale Operationszeitpunkt gewählt werden. Die Eltern sollten in diesem Fall über die Gefahren und Symptome eines eingeklemmten Leistenbruches informiert sein. Jeder Leistenbruch muss jedoch operiert werden, da er sich nicht spontan zurückbilden kann.

Die Operation ist harmlos und bei älteren Kindern grundsätzlich auch ambulant durchführbar, die meisten Patienten bleiben allerdings üblicherweise ein bis drei Tage im Krankenhaus. Sogenannte Bruchbänder schädigen durch den Druck das Gewebe, können die Ursache der Erkrankung nicht beheben und verlieren daher an Bedeutung.

Bei erstmaliger Operation stellt die Operation nach Shouldice das Standardverfahren dar. Hierbei wird die zu große Bauchdeckenlücke mittels einer speziellen Nahttechnik auf das Normalmaß verkleinert. Der Leistenbruch wird zunehmend auch mittels Knopflochchirurgie operiert (laparoskopisch), woraus wesentlich kleinere Narben resultieren.

Leukämie

Leukämien sind bösartige Erkrankungen des Blut bildenden Systems, bei denen es zu einem unkontrollierten Wachstum bestimmter weißer Blutkörperchen kommt. Es gibt akute und chronische Verlaufsformen.

Ursache

Blutzellen werden laufend im Knochenmark erneuert. Bei Kindern mit Leukämie ist dieser Prozess der weißen Blutkörperchen verändert, die Zellen können sich unkontrolliert vermehren. Diese bösartigen Zellen verdrängen die gesunden Knochenmarkzellen.

Die genaue Ursache ist nicht bekannt. Als Risikofaktoren kennt man radioaktive Strahlung, verschiedene Umweltgifte, eine vorherige Chemotherapie und genetische Faktoren.

Über 95 Prozent der Leukämien im Kindes- und Jugendalter gelten als akute Leukämien. Man kann die akute lymphatische Leukämie, bei der die sogenannten Lymphozyten (die für die Abwehr von Fremdstoffen und Infektionen zuständig sind) betroffen sind, von der akuten myeloischen Leukämie, bei der die sogenannten Myeloblasten betroffen sind, unterscheiden. Die akute lymphatische Leukämie ist die häufigste Krebsform im Kindesalter, etwa 80 Prozent der akuten kindlichen Leukämien werden zu dieser Gruppe gezählt.

Eines von 2.000 Kindern ist betroffen. Altersgipfel ist das vierte Lebensjahr. Die akute myeloische Leukämie tritt vor allem im Erwachsenenalter auf; eines von 12.000 Kindern ist betroffen.

Diagnose

Wenn der Verdacht auf eine akute Leukämie besteht, sind verschiedene Blutuntersuchungen und eine Knochenmarkpunktion in Narkose notwendig. Eine Ultraschalluntersuchung oder eine Computertomographie kann die betroffenen Organe abklären.

Symptome

Typische Beschwerden sind Leistungsminderung, längeres Fieber, nächtliches Schwitzen, Müdigkeit, Beinschmerzen, Gewichtsverlust, Blutarmut mit Blässe und Schwindel. Eine vermehrte Blutungsneigung etwa als Nasenbluten ist möglich. Auch Infekte können gehäuft auftreten. Die Lymphknoten und die Leber können vergrößert sein.

Therapie

Akute Leukämien müssen intensiv therapiert werden. Die akute Leukämie wird mit verschiedenen Intervallen einer Chemotherapie behandelt, anschließend gibt man eine Erhaltungstherapie über ein bis zwei Jahre. Zusätzliche Bestrahlungen können nötig sein.

Auch die Transplantation von Knochenmark kann erforderlich sein. Die Ergebnisse haben sich in den letzten Jahren stark verbessert.

Prognose

Die Prognose hängt vom Alter der Patienten, der Art der Leukämie und der Verfügbarkeit einer Knochenmarktransplantation ab. Die Heilungsrate liegt bei Kindern über 80 Prozent. Unbehandelt führt die akute Leukämie meist zum Tod. Ist ein Kind über fünf Jahre beschwerdefrei, kann man mit großer Wahrscheinlichkeit von einer vollständigen Heilung ausgehen.

Lordose ➡ Knochen und Gelenke

Lungenentzündung

Die Lungenentzündung ist eine Entzündung des Lungengewebes und der Atemwege. Ursache ist meist eine Infektion durch Viren, Bakterien oder Pilze, aber auch chemische Reize oder immunologische Reaktionen können eine Lungenentzündung auslösen. Die Übertragung der Erreger erfolgt meist durch Tröpfcheninfektion.

Symptome

Typische Symptome sind Fieber, schnelles Atmen, Husten mit grünlichem Auswurf, Brustschmerzen, Trinkunlust und reduzierte Nahrungsaufnahme.

Diagnose

Die Diagnose beruht auf der Krankengeschichte, der körperlichen Untersuchung und unter Umständen einer Röntgenaufnahme. Die Untersuchung des Auswurfs oder eine Blutuntersuchung kann notwendig sein.

Therapie

Die Behandlung besteht in der Regel in einer ambulanten Antibiotikagabe. Wenn der Verlauf schwer ist, kann auch eine stationäre Behandlung notwendig werden. Die Dauer der antibiotischen Therapie beträgt üblicherweise eine Woche. Die Prognose ist gut, und die Lungenentzündung heilt folgenlos aus. Bei Grunderkrankungen oder Komplikationen wie einem Abszess oder der Beteiligung anderer Organsysteme kann der Verlauf erschwert werden.

Vorbeugung

Gegen wichtige Erreger wie Pneumokokken ist eine Impfung möglich; auch die Impfung gegen Influenza kann einer Lungenentzündung vorbeugen.

Madenwürmer ➟ Wurmerkrankungen

Magersucht ➟ Untergewicht

Mandelentzündung

Die Gaumenmandeln (Tonsillen) liegen zwischen den vorderen und hinteren Gaumenbögen. Ein Teil der Mandeln ist bei offenem Mund erkennbar, der überwiegende Anteil ist aber nicht zu sehen. Die Rachenmandel (Adenoide) ist weiter hinten am Übergang von der Nasenhöhle zum Rachen im Rachendach lokalisiert. Rachenmandeln und Gaumenmandeln sind als Teil des lymphatischen Rachenrings unter anderem für die Erregerabwehr und die Immunabwehr in dieser Region verantwortlich.

Zwischen dem dritten und siebenten Lebensjahr, also im Vorschulalter, kommt es bei vielen Kindern zu einer Schwellung »des lymphatischen Rachenringes«, also der Gaumenmandeln oder auch der Rachenmandeln (Adenoide, »Polypen«). Die genaue Ursache ist unbekannt, wahrscheinlich wird die Neigung dazu vererbt. Hinzu kommen wiederkehrende Infekte der oberen Luftwege in diesem Alter. In der Regel geht diese Vergrößerung nach dem siebenten Lebensjahr langsam wieder zurück.

Mit dieser Vergrößerung können gerade im Kindesalter allerdings Probleme verbunden sein: Die Tonsillektomie (Entfernung der Rachenmandeln) ist die zweithäufigste Operation im Kindesalter und kommt im Erwachsenenalter weit weniger häufig vor. Sie macht ein Viertel der von einem HNO-Chirurgen durchgeführten Operationen aus.

Die Rachenmandeln (Polypen, Adenoide)

Rachenmandeln können – vor allem im Alter von etwa vier bis fünf Jahren – vergrößert sein. Durch die damit verbundene Behinderung der Nasenatmung schnarchen die Kinder häufig und atmen durch den Mund. Die Kinder sind in der Regel unausgeschlafen, da die Nachtruhe kontinuierlich gestört ist.

Unmittelbar neben der Rachenmandel liegt der Eingang zum Mittelohr. Ist er durch die Größe der Rachenmandeln verlegt, so kann sich hinter dem Trommelfell Flüssigkeit ansammeln. Das kann zu Hörstörungen oder wiederkehrenden Infektionen des Mittelohres führen.

Die Rachenmandeln bilden sich im Lauf des Volksschulalters langsam wieder zurück.

Entscheidend für die Frage, ob eine Operation nötig ist oder nicht, ist die Stärke der Beschwerden (nächtliches Schnarchen, Mundatmung, häufige Mittelohrentzündung, Hörstörung). Der HNO-Arzt kann den Nasenrachenraum mit speziellen Optiken einsehen, um zusätzliche Information zu gewinnen.

Die Operation

Rachenmandeln werden heutzutage in Vollnarkose entfernt, den entsprechenden Eingriff nennt man Adenotomie. Die Ausschälung wird mit einem speziellen Instrument über den mit einem Mundsperrer geöffneten Mund vorgenommen. Eine Wundnaht erfolgt bei dem nur wenige Minuten dauernden Eingriff nicht.

Zusätzliche Eingriffe (Paukenröhrchen, Paracentese)

Manchmal ist es notwendig, zusätzlich nach einem kleinen Schnitt im Trommelfell (Paracentese) Flüssigkeit aus dem Ohr abzusaugen, die sich im Mittelohr wegen des fehlenden Druckausgleiches beim Schluckakt im Nasen-Rachen-Raum langsam angesammelt hat. Dieser Mittelohrerguss ist für das schlechtere Hören der Kinder verantwortlich, da die Trommelfelle bei Beschallung nicht ausreichend schwingen können.

In fünf bis zehn Prozent der Fälle ist der Mittelohrerguss derart zäh-viskös eingedickt, dass man das Sekret nicht komplett aus dem Mittelohr absaugen kann. In solchen Fällen ist die Einlage eines Paukenröhrchens erforderlich, das sich nach zwei bis drei Monaten spontan abstößt. Damit ist gewährleistet, dass das Mittelohr dauerhaft belüftet wird und sich die luftgefüllten Zellen im Raum hinter dem Mittelohr (Warzenfortsatz) in ausreichendem Maße ausbilden können. Durch diese Paukendrainage lassen sich die früher gefürchteten chronischen Mittelohreiterungen mit andauerndem Trommelfelldefekt und Knocheneiterung vermeiden.

Die Kinder dürfen je nach Typ des Paukenröhrchens auch durchaus schwimmen, da die Öffnung der Paukenröhrchen so klein ist, dass Wasser kaum ins Mittelohr eindringen kann.

Risiken der Operation

Durch den Mundsperrer können sich speziell bei Kindern manchmal Milchzähne lockern. Nach einer Rachenmandelentfernung können die Kinder – allerdings sehr selten – nachbluten. Es können Schluckstörungen und Schmerzen auftreten. Kinder müssen deshalb nach der Operation häufig zum Trinken angeregt werden.

Üblicherweise wird der Eingriff während eines mehrtägigen Krankenhausaufenthaltes vorgenommen. Liegen keine wesentlichen Vorerkrankungen oder Störungen der Blutgerinnung vor, so kann der Eingriff auch ambulant erfolgen. Werden sowohl Rachen- als auch Gaumenmandeln entfernt (Adenotomie in Verbindung mit Tonsillektomie), so wird meist ein stationärer Aufenthalt empfohlen.

Nachbehandlung

Für mindestens zwei weitere Wochen sollten körperliche Anstrengung, heißes Duschen, Baden oder Haarewaschen vermieden werden, also Tätigkeiten, die die Blutfülle im Kopf vermehren. Jeder mit einer Anstrengung verbundene Blutdruckanstieg könnte zu einer Nachblutung führen.

Die Gaumenmandeln (Tonsillen)

Speziell bei Kindern muss das Für und Wider einer Tonsillenentfernung sorgfältig abgewogen werden. Wichtige Kriterien sind u. a. die Größe der Tonsillen (Atemhindernis) und das Aussehen der Mandeln (Vernarbungen, Oberflächenrelief) sowie die Häufigkeit antibiotikapflichtiger Entzündungen.

Behandlung

Eine akute Angina (gerötete, eitrig-belegte Tonsillen, Fieber, Halsschmerzen) wird meist mit Penicillin erfolgreich behandelt.

Es gibt drei sichere Gründe für eine Operation: zum einen die Häufigkeit, wenn ein Patient vier- bis sechsmal pro Jahr eine penicillinpflichtige Angina durchgemacht hat oder wenn sich ein Mandelabszess entwickelt hat. Schließlich ist eine Tonsillektomie (Entfernung der Mandeln) indiziert, wenn die Gaumenmandeln aufgrund von bestimmten Laborwerten als eitriger Herd (Fokus) angesehen werden müssen und entsprechende Beschwerden in den Nieren oder Gelenken verursachen (Rheuma u. a.). In seltenen Fällen ist allein durch die Größenzunahme der Tonsillen eine Ausschälung empfehlenswert, damit der Schluckakt wieder freier möglich ist.

Bevorzugt wird die Entfernung in Vollnarkose. Bei Kindern vor dem sechsten Lebensjahr ist man mit der Operation besonders zurückhaltend. Auch eine Teilentfernung (Tonsillofomie) ist möglich.

Operationsrisiken

Das entscheidende Risiko bei der Tonsillektomie ist die Möglichkeit einer Nachblutung. Üblicherweise tritt sie am ersten oder zweiten Tag nach der Operation oder aber am fünften und sechsten Tag auf. Gelegentlich wird eine Nachblutung auch nach mehreren Wochen beobachtet. Bei kleineren Blutansammlungen genügt es, durch Anlegen einer Eiskrawatte reflektorisch die Blutfülle zu reduzieren. In Einzelfällen muss allerdings eine Blutstillung in Narkose vorgenommen werden. Operationsbedingte Zahnschäden kommen sehr selten vor. Schluckstörungen oder Schmerzen nach dem Eingriff werden regelmäßig beobachtet. Sie verschwinden jedoch individuell nach einigen Tagen oder auch Wochen.

Eine Infektion ist wegen des offenen Wundgebietes möglich und wird mit Antibiotika behandelt. Selten kann es dazu kommen, dass sich bei einem Patienten eine Veränderung der Stimme einstellt (Näseln).

Die Tonsillekomie wird manchmal ambulant durchgeführt; kleine Kinder oder Patienten mit besonderen Risiken werden üblicherweise stationär aufgenommen. Der stationäre Aufenthalt kann wegen des Maximums der Nachblutung am fünften und sechsten Tag bis zu sechs Tage dauern.

Nachbehandlung

Die operierten Patienten bevorzugen in den ersten Tagen meist kalte Getränke und weiche Nahrung. Diese werden empfohlen, da eine Blutung weniger wahrscheinlich ist als bei harter Nahrung. Für mindestens zwei weitere Wochen sollten körperliche Anstrengung, heißes Duschen, Baden oder Haarwäsche vermieden werden, also Tätigkeiten, die die Blutfülle im Kopf vermehren. Jeder mit einer Anstrengung verbundene Blutdruckanstieg kann zu einer Nachblutung führen.

Kinder dürfen nach der Entlassung unter keinen Umständen alleine zu Hause gelassen werden, da im Falle einer Nachblutung der unverzügliche Transport in die Klinik gewährleistet sein muss. Sie sollten darauf achten, dass die Kinder sich nicht zu sehr anstrengen oder vorzeitig herumtoben.

Psychologische Überlegungen

Sowohl bei Gaumenmandel- als bei Rachenmandel-Operation (und weiteren Operationen) sollte neben den medizinischen Kriterien hinsichtlich des Zeitpunkts der Operation auch die Entwicklung des Kindes nach psychologischen Überlegungen berücksichtigt werden. Um das vierte Lebensjahr verarbeiten Kinder entwicklungsbedingt einen operativen Eingriff besonders angstbesetzt. Besteht medizinisch eine Wahlmöglichkeit, sollte eine Operation erst knapp vor Schuleintritt durchgeführt werden. Jede Operation sollte in kindgerechter Sprache und eventuell mit Bilderbüchern mit dem Kind gut vorbereitet werden. Das Vor- und Nachspielen mit Puppen und Teddys, gegebenenfalls mit Ärztespielzeug, erleichtert dem Kind die Verarbeitung der Operation. Die Mitaufnahme eines Elternteils im Krankenhaus reduziert Ängste ebenfalls.

Misshandlung und Missbrauch bei Kindern

Allein in Österreich rechnet man nach seriösen Schätzungen mit etwa 100.000 Misshandlungsfällen pro Jahr, die einer psychotherapeutischen Behandlung bedürfen. In fast 80 Prozent der Fälle stammen die Täter aus der eigenen Familie, und nur etwa zwei Drittel der Betroffenen kommen wirklich zu einem Arzt. Von Misshandlungen sind zumeist Kinder zwischen null und vier Jahren betroffen, beim sexuellen Missbrauch überwiegt die Gruppe der Zehn- bis Sechszehnjährigen.

Unter einer körperlichen Misshandlung versteht man eine gewaltsame, nicht unfallbedingte vorübergehende oder bleibende Schädigung (Verletzung) durch aktives Handeln oder durch Unterlassung einer Hilfeleistung.

Am häufigsten finden sich bei körperlicher Kindesmisshandlung stumpfe Gewalteinwirkungen. Typische Beibringungsarten sind unter anderem Ziehen am Ohr und an den Haaren, Schläge auf den Kopf, Kneifen, kräftiges Zupacken, Schläge mit der flachen Hand und/oder der Faust, Stockschläge oder Schläge mit anderen Gegenständen, Fußtritte, Fallenlassen und das Gegen-eine-Wand-Werfen.

Misshandlungsbedingte Knochenbrüche betreffen in der Mehrzahl jüngere Kinder (bis zu drei Jahren). Kindliche Knochen brechen oft nur unter erheblicher Gewalteinwirkung, da diese noch biegsam sind. Insbesondere bei Säuglingen können knöcherne Verletzungen symptomarm oder symptomlos verlaufen, sodass diese den pflegenden Personen, aber auch den betreuenden Ärzten zunächst verborgen bleiben können. Daher kommt der Röntgenuntersuchung große Bedeutung zu.

Da die falschpositive Diagnose einer Kindesmisshandlung dramatische Folgen für die betroffene Familie haben kann, müssen mögliche Differentialdiagnosen wie bestehende Grunderkrankungen bedacht werden. Zu unterscheiden ist anhand des Verletzungsmusters stets, ob es sich um unfallbedingte oder um beigebrachte Verletzungen handelt. Diese Unterscheidung erfolgt anhand von Verletzungscharakteristika.

Auf Kindesmisshandlung verdächtige Befunde sind Verletzungen unterschiedlichen Alters; zudem ist die Plausibilität des angegebenen Hergangs bei Unfällen zu prüfen; inwieweit die Verletzungen durch den angegebenen Unfallmechanismus entstanden sein konnten. Oftmals ist es leichter, eine angegebene Version auszuschließen, als eine sichere Antwort darauf zu finden, wie die Verletzung entstanden ist.

Beim sexuellen Missbrauch handelt es sich um eine Handlung am Kind, die der Befriedigung eines Erwachsenen dient. Die Handlung entspricht nicht dem körperlichen, seelischen oder geistigen Entwicklungsstand des Kindes. Auch eine verbale Belästigung gehört zur sexuellen Gewalt.

Beim sexuellen Missbrauch ist mit einer sehr hohen Dunkelziffer zu rechnen, Experten schätzen, dass in Österreich pro Jahr zwischen 10.000 und 25.000 Kinder betroffen sind, überwiegend sind es Mädchen.

Die Kehrseite der Dunkelziffer ist die Panikmache, wenn vorschnell ein sexueller Missbrauch unterstellt wird, manchmal mit schwerwiegenden Folgen für die Betroffenen.

Aber ohne die gravierende Problematik des Missbrauchs zu schmälern, muss erwähnt werden, dass auch Kinder sexuelle Phantasien haben. Die unterscheiden sich zwar deutlich von denen der Erwachsenen, dennoch kann es auch Ausdruck einer normalen Sexualneugierde sein, die Kinder zu manchen Äußerungen veranlassen kann. Im Zweifelsfall holen Sie sich professionelle Unterstützung.

Was tun?

Sollten Sie den Verdacht haben, dass Ihr Kind körperlich misshandelt oder sexuell missbraucht wird bzw. wurde, sollten Sie sich über die weiteren Vorgehensweisen informieren. Hierfür stehen Ihnen Kinderarzt, Kinderschutzzentren, Krankenhäuser mit spezieller Kinderschutzgruppe sowie die Jugendämter zur Verfügung. Oberstes Gebot ist es, alles zum Schutze des Kindes und seiner weiteren Entwicklung zu tun. Auch vorschnelle (oft aus Angst heraus) und folglich unprofessionelle Vorgehensweisen können dem Kind schaden. Daher ist jedem Familienmitglied bei Verdacht auf körperliche oder sexuelle Gewalt zu raten, sich an eine der oben genannten Stellen zu wenden und sich hinsichtlich der weiteren Vorgehensweisen Unterstützung zu holen. Zu einem späteren Zeitpunkt kann, sofern nötig, auch das Kind dort vorgestellt werden. Dies ist aber nie der erste Schritt und stellt für die Kinder oft eine Belastung dar. An diesen Spezialeinrichtungen kann der Verdacht durch behutsame Untersuchungen, die von geschultem Personal vorgenommen werden, erhärtet oder entkräftet werden. Tatsächlich bestätigt oder ausgeschlossen werden kann er nur in seltenen Ausnahmefällen. Zudem werden Eltern-Kind-Interaktionen beobachtet und analysiert.

Kommt der Täter aus der Familie, kann es drei Lösungswege geben:
♦ Der Täter muss die Familie verlassen.
♦ Das Kind kommt in einem Pflegeplatz unter.
♦ Kind und Täter bleiben in der Familie, und es kommt zu Kontrollen durch Ärzte und Jugendamt.

Die Erfahrung zeigt aber leider, dass die meisten Täter innerhalb der Familie ungeschoren bleiben, weil die Handlungen von anderen Familienmitgliedern gedeckt oder zumindest toleriert werden. Und das betroffene Kind schweigt, aus Angst oder Schamgefühl.

Vorbeugung

Es ist bekannt, dass Kinder mit gutem Selbstvertrauen, einer gesunden Gesamt-persönlichkeit, stabilen, vertrauensvollen Beziehungen zu ihren Bezugspersonen, die daher auch »nein« sagen können, seltener Opfer von Missbrauch werden bzw. sich bei Vorliegen eines entsprechenden Falles leichter anderen anvertrauen und das Trauma besser verarbeiten können.

Mittelohrentzündung

Hinter dem Trommelfell liegt das Mittelohr, in dem sich die Gehörknöchelchen Hammer, Amboss und Steigbügel befinden. Das Mittelohr ist über einen Gang (die sogenannte Ohrtrompete, Tuba auditiva) mit dem Rachen verbunden und kann unter bestimmten Umständen von Entzündungen betroffen sein.

Ursache

Einer Mittelohrentzündung geht meist ein Virusinfekt der oberen Luftwege wie beispielsweise ein Schnupfen voraus. Die Krankheitserreger können über diese Ohrtrompete aus dem Nasen-Rachen-Raum in das Mittelohr gelangen und dort eine Entzündung auslösen. Durch diese Infektion kann es zu Schleimhaut-schwellungen kommen, die die Belüftung des Mittelohres verringern. Es entste-hen ein Unterdruck und ein Erguss im Mittelohr, der eitrig werden kann. Die Mittelohrentzündung tritt häufig im Kleinkindalter auf, weil Kleinkinder noch eine kurze, aber weite Ohrtrompete haben und Keime so leichter ins Mittelohr eindringen können. Die Erkrankung kann schon bei Säuglingen vorkommen, besonders häufig tritt ist sie aber im Vorschulalter zwischen dem vierten und sechsten Lebensjahr auf.

Die bakterielle Mittelohrentzündung (Otitis media akuta) wird überwiegend durch Pneumokokken, Streptokokken, Haemophilus influenzae und Staphylo-kokken verursacht. Auch eine große Zahl von Viren kann eine Mittelohrentzün-dung verursachen, häufig in Verbindung mit einem Infekt der oberen Luftwege. Die virale Infektion kann alleine auftreten oder eine bakterielle Infektion begüns-tigen.

Symptome

Starke pulsierende Ohrenschmerzen entstehen durch die Flüssigkeit im Mittelohr, die gegen das Trommelfell drückt. Die Schmerzen enden rasch, wenn das Trommelfell einreißt und das Sekret abfließen kann. Dieser Einriss verheilt meistens innerhalb von ein bis zwei Wochen. Zu den Beschwerden gehören Allgemeinsymptome wie Fieber, Kopfschmerzen, Abgeschlagenheit, Appetitlosigkeit und Unruhe. Eine vorübergehende Schwerhörigkeit kann vorkommen. Auch Übelkeit und Erbrechen können auftreten. Babys zupfen sich immer wieder am Ohr, weinen und trinken weniger.

Bei der bakteriellen Mittelohrentzündung kann es in den darauf folgenden drei bis acht Tagen zu einem spontanen Trommelfelldurchbruch mit Austritt von Eiter kommen. Anschließend klingen Schmerzen und Fieber ab.

Der Erguss besteht durchschnittlich drei Wochen länger als die eigentliche Entzündung. Bleibt eine Schwerhörigkeit über diesen Zeitraum hinaus bestehen, sollte der Hals-Nasen-Ohren-Arzt das Ohr genauer untersuchen.

Diagnose

Hinweisend sind die Vorgeschichte und die typischen Beschwerden. Besonders wichtig ist die Untersuchung des Trommelfells mit einem Otoskop, um das Trommelfell direkt einzusehen. Bei der optischen Untersuchung des Gehörgangs und des Trommelfells findet sich ein gerötetes, verschwommenes Trommelfell, das sich vorwölbt. Nach einigen Tagen kann aus einem Loch im Trommelfell Eiter austreten. Im Laufe von zwei bis drei Wochen verschwindet die Rötung, und das Trommelfell normalisiert sich wieder, die kleine Perforation heilt ab.

Die Krankheitserreger können durch eine Untersuchung des entzündlichen Sekretes im Mittelohr in der Regel nach Entleerung durch das Trommelfell (Perforation) identifiziert werden.

Die Trommelfellbeweglichkeit kann mit einer Tympanometrie überprüft werden, um einen sogenannten Paukenerguss (Flüssigkeitsansammlung im Mittelohr) zu erkennen.

Therapie

Abschwellende Nasentropfen führen zu einer besseren Belüftung des Mittelohres und begünstigen den Abfluss des Sekretes. Schmerzmedikamente, die auch das Fieber senken, gibt es für Säuglinge und Kinder auch als Zäpfchen oder Saft wie etwa Ibuprofen (Nureflex).

Eine antibiotische Behandlung kann notwendig sein, vor allem bei Kindern mit schweren Allgemeinerkrankungen, während der ersten zwei Lebensjahre, bei

wiederholt auftretenden Mittelohrentzündungen und bei schweren Krankheitsverläufen. Meist verwendet man ein Breitband-Antibiotikum, das gegen die häufigsten Erreger einer Mittelohrentzündung wirksam ist. Obwohl die Beschwerden meist nach ein bis zwei Tagen abklingen, sollten Antibiotika über sieben bis
zehn Tage gegeben werden, um eine komplette Ausheilung zu erreichen. Greift
die Entzündung auf den Warzenfortsatz über, kann eine Operation erforderlich
werden.

Eine Bestrahlung mit Rotlicht sowie Zwiebelwickel können bei einer akuten
Mittelohrentzündung helfen, die Beschwerden zu lindern. Eine Mütze oder ein
Stirnband sind als Schutz vor Kälte und Zugluft zu empfehlen; Wasser sollte nicht
ins Ohr gelangen.

In schweren Fällen, wenn die Mittelohrentzündung immer wiederkehrt, wird
ein kleines Röhrchen in das Trommelfell eingesetzt (Paukenröhrchen). Die Flüssigkeit kann dadurch abfließen, und das Mittelohr wird wieder ausreichend belüftet.

Komplikationen

Zu den seltenen, aber schwerwiegenden Komplikationen gehört die Entzündung
des hinter dem Ohr gelegenen Warzenfortsatzes (Mastoiditis), wenn die Entzündung auf den Schädelknochen hinter dem Ohr übergeht. Es wird dann eine sehr
schmerzhafte teigige Schwellung hinter dem Ohr sichtbar und die Ohrmuschel
steht ab.

Eine entzündliche Beteiligung des Innenohrs und Gleichgewichtsorgans kann
sehr selten zu bleibendem Hörverlust und Schwindel führen.

Als sehr seltene Komplikation kann eine Gehirnhautentzündung auftreten;
selten sind eine Gesichtsnervenlähmung, Sepsis oder eine Sinusvenenthrombose
möglich.

Häufige Mittelohrentzündungen können zu Vernarbungen des Trommelfells
und Verwachsungen im Bereich der Gehörknöchelchen führen und eine bleibende Hörstörung (Schallleitungsschwerhörigkeit) zur Folge haben. Bei wiederkehrenden Mittelohrentzündungen kann ein bleibender Defekt im Trommelfell entstehen.

Risikofaktoren

Akute Mittelohrentzündungen treten vor allem in den Wintermonaten auf.
Grunderkrankungen wie eine Gaumenspalte, Funktionsstörungen der Ohrtrompete und ein geschwächtes Immunsystem begünstigen die Entstehung von Mittelohrentzündungen.

Tritt eine Mittelohrentzündung bereits im ersten Lebenshalbjahr auf, kann sich diese später wiederholen. Die Verwendung eines Schnullers gilt als begünstigend für Ohrenentzündungen. Stillen reduziert die Häufigkeit des Auftretens.

Vorbeugung

Mittelohrentzündungen sind oft nicht zu verhindern. Meist kommt es mit dem Eintritt in den Kindergarten zu einer gewissen Häufung von banalen Infektionen, darunter auch Ohrenentzündungen. Daher kommt es in diesem Alter gehäuft zu Infekten. Bis zu zehn fieberhafte Infekte pro Jahr beim Kindergartenkind können als normal erachtet werden.

Eine Impfung gegen einzelne Erreger wie Pneumokokken und Haemophilus influenzae kann einen Teil der Infektionen verhindern. Stillen stärkt im Allgemeinen das Immunsystem und schützt so vor Infekten, auch zuckerfreier Kaugummi hat einen schützenden Effekt.

Im Kindesalter können Operationen wie eine Entfernung einer vergrößerten Rachenmandel, ein Trommelfellschnitt (Parazentese) und die Verwendung von Paukenröhrchen zu einer Besserung wiederholter Mittelohrentzündungen führen. Bei bestehender Trommelfellperforation ist beim Duschen und Baden ein Ohrenschutz zu empfehlen.

Reinigen Sie das Ohr Ihres Kindes nur außen und verwenden Sie keine Wattestäbchen im Ohr, sondern lassen Sie Ohrenschmalzpfropfen vom Kinderarzt oder HNO-Arzt entfernen.

Verwechslung

Die Mittelohrentzündung wird mitunter mit einer Otitis externa verwechselt, einer Außenohrentzündung, die häufiger bei Badeurlauben auftritt (siehe unter Außenohrentzündung).

Mittelohrkatarrh, Paukenerguss

Diese nicht eitrige Entzündung tritt oft im Rahmen von Erkältungen auf. Es kommt zu einem Sekretstau im Mittelohr; wenn er nicht abfließen kann, folgt daraus ein Mittelohr- oder Paukenerguss. Es kann dabei zu bleibenden Hörschäden kommen.

Symptome

Ihr Kind hört auf beiden Ohren nur schwer, leidet unter Taubheitsgefühl und chronischem Schnupfen.

Therapie

Ein Arztbesuch ist unbedingt angezeigt. Meist heilt der Paukenerguss von selbst ab. Abschwellende Nasentropfen, Inhalieren, Infrarotbestrahlungen und Kaugummi-Kauen (zuckerfrei!) können aber hilfreich sein. In schwierigeren Fällen kann ein HNO-Arzt das Sekret absaugen.

Mongolenfleck (Sakralfleck)

Eine lila-blaue Verfärbung der Haut, die im unteren Rückenbereich auftritt, wird Mongolenfleck oder Sakralfleck genannt. Der Begriff bezeichnet ein bläuliches Muttermal. Diese harmlose Ansammlung von Pigmentzellen verblasst meist nach vier bis acht Jahren oder spätestens bis zur Pubertät. Der Name Mongolenfleck leitet sich davon ab, dass er bei Asiaten, aber auch bei dunkelhäutigen Menschen überaus häufig auftritt. Der Mongolenfleck ist völlig harmlos und benötigt keine Therapie.

Morbus Crohn ⇥ Durchfallerkrankungen im Kindesalter

Morbus Down, Trisomie 21

Diese häufigste angeborene Chromosomenanomalie kann nicht medikamentös behandelt werden. Morbus Down ist bereits unmittelbar nach der Geburt anhand bestimmter äußerlicher Merkmale wie breiter Schädel, weit auseinanderstehende Augen mit schrägen Lidspalten usw. erkennbar.

Betroffene Kinder entwickeln sich geistig und körperlich langsamer als gesunde Kinder, weisen oft eine schlaffe Muskulatur und in 50 Prozent der Fälle auch einen Herzfehler auf. Ihre Infektanfälligkeit ist größer und die Lebenserwartung verringert.

Allerdings sind mongoloide Kinder sehr anhänglich und können mit einer frühzeitig einsetzenden speziellen Förderung und einem guten familiären Umfeld durchaus in die Lage versetzt werden, ein einigermaßen eigenständiges Le-

ben zu führen. Manche können sogar einer leichten beruflichen Tätigkeit nach-
gehen und alle wichtigen alltäglichen Verrichtungen selbst organisieren. Anderen gelingt dies aber nicht. Für die Kinder ist es aber in jedem Fall das Beste,
wenn sie in der eigenen Familie mit entsprechendem Umfeld (Schule usw.) und
nicht in einem Heim aufwachsen können.

Morbus Scheuermann ➡ Knochen und Gelenke

Mumps ➡ Klassische Kinderkrankheiten

Mutter-Kind-Pass

Viele Entwicklungsstörungen und Erkrankungen sind zu verhindern, wenn sie
rechtzeitig erkannt werden. In Österreich gibt es seit 1974 den Mutter-Kind-Pass,
der eine entscheidende Hilfe zur Früherkennung und Frühbehandlung darstellt.
Die finanzielle Zuwendung für die Teilnahme an den Untersuchungen wurde leider weitgehend abgeschafft, in der Folge ist es zu einem Rückgang der Mutter-Kind-Pass-Untersuchungen gekommen, vor allem bei größeren Kindern.

Da die Früherkennung von Erkrankungen und Entwicklungsstörungen ein
entscheidender Faktor für die Gesundheit ist, ist die zeitgerechte Durchführung
der Untersuchungen von großer Wichtigkeit.

Zur Förderung und Erhaltung der Gesundheit von Mutter und Kind wird ein
kostenloses Untersuchungsprogramm für die Schwangere sowie für das Kind bis
zu seinem fünften Lebensjahr angeboten. Das Programm umfasst unter anderem
allgemeine Checks des Gesundheitszustandes, Hüftultraschall-, Augen- und
Hals-Nasen-Ohren-Untersuchungen. Die Ergebnisse werden im Mutter-Kind-
Pass eingetragen.

Wenn bis zum Ende des ersten Lebensjahres des Kindes alle vorgesehenen
Untersuchungen absolviert werden, besteht Anspruch auf eine Bonuszahlung.

In Deutschland gibt es für schwangere Frauen den Mutterpass, der alle wichtigen Gesundheitsdaten der werdenden Mutter umfasst. Kindervorsorgeuntersuchungen werden in das sogenannte Kinder-Untersuchungsheft eingetragen.
Mehrere deutsche Bundesländer haben inzwischen zwar ein verbindliches Ein-
lade- und Meldewesen zur Vorstellung zu den Untersuchungen beschlossen, in
der Praxis bestehen aber keine Möglichkeiten, Eltern dazu zu verpflichten, die
vorgesehenen Untersuchungen auch durchführen zu lassen. Die Kosten für die

Kindervorsorgeuntersuchungen werden größtenteils von den Krankenkassen übernommen.

Untersuchungen in den ersten Tagen

Die ersten Tage nach der Geburt sind für den Säugling besonders kritisch. Das Baby muss sich an die neue Umgebung anpassen. Nach der Durchtrennung der Nabelschnur wird das Neugeborene nicht mehr von der Mutter versorgt. Es muss nun selbstständig atmen, und der Kreislauf stellt sich um. Die ersten Minuten und Stunden sind eine besonders empfindliche Phase. Die Erstuntersuchung direkt nach der Geburt deckt mögliche Anpassungsstörungen an die neue Umwelt auf, die schnell behandelt werden können. Deshalb wird diese Untersuchung in den ersten 24 Stunden nach der Geburt durchgeführt. Die zweite Untersuchung wird bei Krankenhausgeburten als Entlassungsuntersuchung zwischen dem dritten und dem zehnten Tag als ausführliche Basisuntersuchung vorgenommen, wobei besonders auf eventuelle Missbildungen geachtet wird.

Die erste Untersuchung

Diese Untersuchung findet üblicherweise in den ersten 24 Stunden nach der Geburt statt. Nach der Entbindung überprüft der Kinderarzt die Körperfunktionen des Babys und verschafft sich einen ersten Eindruck von seinem Gesundheitszustand. Dazu gehören Atmung, Herzschlag, Reflexe, Muskelspannung und Hautfarbe des Säuglings (das sogenannte APGAR-Schema wird gleich nach der Geburt durch den Geburtshelfer oder die Hebamme beurteilt). Es wird der Reifezustand des Kindes beurteilt. Der Arzt beobachtet, wie aktiv das Kind ist, wie es sich bewegt und wie es reagiert. Die erste Untersuchung liefert Anhaltspunkte, ob das Neugeborene medizinische Hilfe benötigt. Das Neugeborene wird gewogen, seine Körperlänge und sein Kopfumfang gemessen. Der Puls in den Leisten zeigt, ob das Herz das Blut normal in den Körper pumpt. Mit einem Stethoskop prüft der Arzt die Herzfunktion, die Herzgeräusche und die Belüftung der Lunge. Die Beobachtung des Brustkorbs während der Atmung gibt Aufschluss über die Lungentätigkeit. Der Arzt untersucht außerdem, ob Missbildungen vorliegen oder ob der Säugling sich bei der Geburt verletzt hat.

Besitzt die Mutter eine Blutgruppe mit negativem Rhesusfaktor (rh-negativ) oder Blutgruppe 0, wird bei dem Kind nach der Geburt Blut abgenommen, um ebenfalls eine Blutgruppenbestimmung durchzuführen. Hat das Kind einer rh-negativen Mutter eine Rh-positive Blutgruppe, wird der Mutter eine Spritze zur sogenannten Anti-D-Prophylaxe verabreicht.

Die Untersuchung in der ersten Lebenswoche

Sie wird zwischen dem dritten und zehnten Lebenstag meist noch in der Entbindungsklinik durchgeführt. Nachdem sich das Neugeborene an die neue Umgebung angepasst hat, kontrolliert der Arzt umfassend die Funktionen der verschiedenen Organe. Dazu gehören die Neugeborenenreflexe und die kindlichen Bewegungen. Der Arzt testet, ob Herz und Lunge normal arbeiten und ob die Verdauung funktioniert. Die Kontrolle der Herztöne ist bei dieser Untersuchung besonders wichtig. Herzgeräusche, die auf einen Herzfehler hindeuten können, sind so frühzeitig zu erkennen.

In dieser Untersuchung wird auch die Ausbildung des Hüftgelenks mittels Ultraschall beurteilt. Alle Messungen werden im Mutter-Kind-Pass dokumentiert.

Aus der Ferse des Babys wird Blut entnommen, um mögliche Stoffwechselstörungen frühzeitig zu diagnostizieren.

Der Arzt empfiehlt, Ihrem Kind täglich Vitamin-D-Tropfen zu geben, um Rachitis vorzubeugen.

Außerdem werden Themen besprochen, die in den nächsten Wochen auf die Eltern des Neugeborenen zukommen werden: häusliche Pflege, Haut- und Popflege, die Neugeborenengelbsucht, Baden, Nabelpflege (auch die Frage, wie Sie sich verhalten, wenn dieser abfällt), Stillen und Flaschennahrung, die ersten Spazierfahrten, Bekleidung, Sicherheit im Auto und Schlafgewohnheiten.

Die zweite Untersuchung

Das ist die erste Untersuchung, bei der Sie Ihr Kind selbst zum Arzt bringen müssen. Die zweite Untersuchung findet zwischen der vierten und sechsten Lebenswoche statt. Sie ist eine erweiterte Basisuntersuchung. Der Arzt wiederholt alle Messungen aus den ersten beiden Untersuchungen: Größe, Ernährungszustand und Gewicht, Kopfumfang, Reflexe und Reaktionen auf bestimmte Reize, Bewegungen und Kopfhaltung. Er prüft, ob sich Ihr Kind altersgerecht bewegt, ob Ihr Kind z.B. in Bauchlage den Kopf zur Seite neigen oder sich in Rückenlage hin und her drehen kann. Der Arzt testet auch Augenreaktionen, Hörvermögen und Sprachentwicklung. Neben der körperlichen Untersuchung kontrolliert der Arzt, welche Laute Ihr Baby von sich gibt, ob es als Antwort lächelt, wenn es angesprochen wird (Sozialverhalten), und ob es mit den Augen Gegenstände fixiert und verfolgt, die man ihm zeigt (Spielverhalten). Diese Tests spielen ebenfalls in allen folgenden Untersuchungen eine wichtige Rolle. Der Arzt prüft des Weiteren, ob eine eventuelle Neugeborenengelbsucht vollständig zurückgegangen ist. Falls die Hüften Ihres Kindes zuvor noch nicht vollständig entwickelt waren, wird die Ultraschalluntersuchung wiederholt. Ihr Kind wird außerdem auf Stoffwechselstörungen und angeborene, genetisch bedingte Fehler untersucht sowie orthopädisch genau beurteilt. Auch Ihre eigenen Beobachtungen sind wichtig! Meistens stellt Ihnen der Arzt einige Fragen: ob Ihr Kind an Gewicht zunimmt, ob es regelmäßig und zügig trinkt, ob es zwischen den Mahlzeiten schläft und ob es viel schreit oder stark schwitzt. Der Arzt wird jetzt auch mit Ihnen die Impfungen besprechen. Die erste Schluckimpfung gegen Brechdurchfall (Rotavirus) kann bereits ab der sechsten Lebenswoche gegeben werden.

Die dritte Untersuchung

Die dritte Untersuchung Ihres Babys findet zwischen dem dritten und fünften Lebensmonat statt. Bei dieser Untersuchung geht es darum, gezielt mögliche Koordinations- und Haltungsstörungen, die vom Gehirn ausgehen, aufdecken zu können. Dabei überprüft der Arzt die Kopfkontrolle, indem er das Kind an beiden Händen vom Liegen zum Sitzen hochzieht und testet, ob es den Kopf halten kann. Außerdem beobachtet er, ob das Kind in Bauchlage den Kopf frei halten kann. Es wird geprüft, ob Ihr Baby nach etwas greifen kann, ob es Gegenständen oder Personen nachblickt, es spontan lächelt und Laute formt. Das Kind wird körperlich untersucht, und der Arzt vertieft die Eindrücke, die er aus den ersten Untersuchungen gewonnen hat. Er misst wiederum Gewicht, Körper und Kopfumfang und überprüft die Reflexe. Der Arzt bespricht mit Ihnen alle Fragen zum Themenkreis Schlaf- und Ernährungsprobleme. Es gibt einige Fragen, die Sie als Eltern dem Arzt am besten beantworten können. So wird der Arzt Sie sicher fragen, ob Sie Ihr Kind ausschließlich stillen oder zufüttern oder ob Ihr Kind zurücklächelt, wenn Sie es anlächeln, und ob es den Kopf Geräuschen zuwendet. Aus dem täglichen Umgang wissen Sie auch, ob Ihr Kind beispielsweise zum Erbrechen neigt oder ob es andere Auffälligkeiten gibt. Im Rahmen dieser Vorsorgeuntersuchung bekommt das Baby meist seine ersten Impfungen (Rotavirus, Diphtherie, Tetanus, Keuchhusten sowie Haemophilus influenzae Typ b, Kinderlähmung, Hepatitis B, Pneumokokken). Nach vier Wochen werden die Impfungen nach aktuellem Impfplan wiederholt.

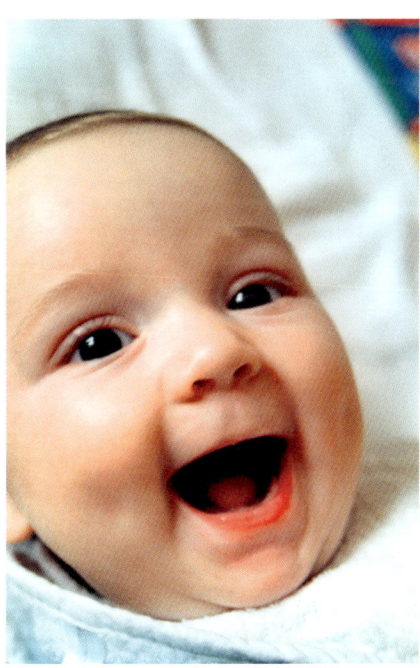

Die vierte Untersuchung

Wenn Ihr Kind etwa ein halbes Jahr alt ist, beginnt es, körperlich rasche Fortschritte zu machen. Auch die Interaktion zwischen Eltern und Kind wird komplexer und immer intensiver. Wichtige Aspekte dieser Untersuchung, die zwischen dem siebenten und neunten Lebensmonat stattfindet, sind die Bewegungsmöglichkeiten und die Geschicklichkeit Ihres Kindes. Der Arzt prüft, ob Ihr Kind Bewegungsstörungen hat: ob es sich in Bauchlage mit den Händen abstützen und den Kopf in jeder Körperlage sicher halten kann, ob es mit beiden Händen gezielt greifen kann und Gegenstände von einer in die andere Hand geben kann oder ob es beim Hochziehen mithilft, wenn man ihm zwei Finger hinhält. Die körperliche Untersuchung beinhaltet wieder die Messung des Körpergewichts, der Körpergröße und des Kopfumfangs. Die geistige Entwicklung Ihres Kindes lässt sich anhand verschiedener Reaktionen beobachten, z.B. anhand des Blickkontakts oder der Reaktionen auf verschiedene Geräusche. Getestet wird auch das Hörvermögen. Der Arzt spricht mit Ihnen über die Entwicklung Ihres Kindes, Ernährung und Schlafgewohnheiten. Sie sollten dem Arzt Ihre Beobachtungen mitteilen, z.B. darüber, ob Ihr Kind mit seinen Füßen spielt, ob es sich allein vom Rücken auf den Bauch dreht oder ob es nach herumliegenden Gegenständen greift. Der Arzt überprüft anhand des Impfbuches, ob die vorgesehenen ersten drei Impfungen des ersten Lebensjahres erfolgt sind, und vervollständigt diese gegebenenfalls.

Die fünfte Untersuchung

Die fünfte Untersuchung findet zwischen dem zehnten und vierzehnten Lebensmonat statt. Besondere Aufmerksamkeit richtet der Arzt auf die neuen Fähigkeiten Ihres Kindes, z.B. auf das Krabbeln, auf freies Sitzen, das Hochziehen an

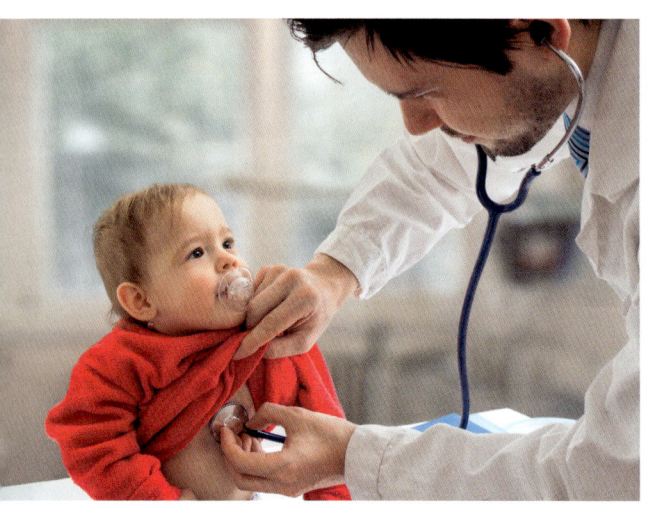

Gegenständen, um zu stehen, und die ersten Gehversuche. Wichtig ist auch, wie sich die Sinne und die Sprache Ihres Kindes entwickeln, ob es z.B. Silbenverdoppelungen (Dada) bildet und Sprachlaute imitiert. Der Arzt beobachtet, wie das Kind mit Spielsachen umgeht, er prüft, ob es das Greifen mit Daumen und Zeigefinger beherrscht (»Pinzettengriff«) und ob es Gegenstände untersucht (schüttelt, tastet, damit klopft etc.).

Der Arzt begutachtet, wie sich die äußeren Geschlechtsorgane entwickeln.

Außerdem werden die üblichen Messungen durchgeführt, Reflexe, Reaktionen sowie Herz- und Atmungsfunktion überprüft. Hals, Nase und Ohren werden untersucht. Der Arzt testet auch das Gehör: Er versucht festzustellen, ob sich das Kind bestimmten Geräuschquellen zuwendet.

Alle Kinder, die bislang noch nicht auf feinwinkliges Schielen oder Fehlsichtigkeit untersucht wurden, also Kinder ohne erhöhtes Risiko, sollten im Rahmen dieser Untersuchung augenärztlich untersucht werden.

In der Regel bekommen Kinder zwischen dem sechsten und dem zwölften Lebensmonat ihre ersten Zähne (dies verläuft sehr unterschiedlich). Der Arzt beobachtet, wie das Zahnen verläuft. Ihr Kinderarzt erkundigt sich auch, ob die Karies- und Rachitisprophylaxe mit Fluorid und Vitamin D regelmäßig durchgeführt wurde und wie es mit dem Zähneputzen und der Zahnhygiene aussieht.

Der Arzt überprüft den Impfkalender auf mögliche Lücken und vervollständigt die Grundimpfungen. Das Baby bekommt mit 14 Monaten die erste Impfung gegen Mumps, Masern und Röteln, die aber nicht gleichzeitig mit den Wiederholungsimpfungen stattfinden soll.

Die sechste Untersuchung

Die sechste Untersuchung findet nach etwa zwei Jahren zwischen dem 22. und 26. Lebensmonat statt. Die letzte Untersuchung liegt nun ein Jahr zurück. Da Kinder im Laufe des zweiten Lebensjahrs große Entwicklungsschritte machen, wird nun getestet, ob sich Ihr Kind altersgemäß entwickelt hat. Körpergewicht, Körperlänge und Kopfumfang werden gemessen. Die körperliche Untersuchung soll zeigen, ob Ihr Kind Fehlbildungen der Wirbelsäule, einen Beckenschiefstand, X- bzw. O-Beine oder eine Fehlstellung der Füße aufweist. Sie sollten auf richtiges Schuhwerk achten (siehe unter Kinderschuhe). Geprüft wird auch, ob Ihr Kind alleine gehen, rennen, sich bücken und wieder aufrichten kann (Motorik, Gang und Haltung). Kann Ihr Kind Treppen steigen, wenn es sich am Geländer festhält, und kann es frei vorwärts und rückwärts gehen? Der Arzt untersucht Hals, Nase und Ohren und prüft die Herz- und Lungentätigkeit. Besonderes Augenmerk richtet sich auf die Entwicklung der Sinne. Der Arzt testet, ob Ihr Kind richtig sehen und hören kann (Reaktion auf eine Geräuschquelle). Der Arzt spricht Ihr Kind während der Untersuchung direkt an, um zu beurteilen, wie es spricht, wie es Gesprochenes versteht und ob es auf einfache Fragen reagiert. Der Arzt fragt Sie nach Verhaltensauffälligkeiten wie z.B. Schlaf- und Sprachstörungen: Schläft Ihr Kind nachts durch oder wird es häufig wach? Kann es Sätze mit zwei Worten bilden? Ferner wird Ihr Arzt nach Wutanfällen, Ernährung und nach der Aktivität Ihres Kindes fragen. Wichtig ist auch das Spielverhalten: Versteckt Ihr Kind z.B. Gegenstände, imitiert es alltägliche Handlungen, und beherrscht es einfache Rollenspiele? Wie steht es mit der Nahrung (auch dem Essen von Süßigkeiten), dem Zähneputzen und der Fluoridprophylaxe gegen Karies? Sind alle Impfungen abgeschlossen und im Impfpass eingetragen? Auch eine eigene augenärztliche Untersuchung ist vorgesehen.

Die siebente Untersuchung

Die siebente Untersuchung findet zwischen dem 34. und 38. Monat statt. Das Kind ist jetzt drei Jahre alt und hat in den letzten Monaten viele Entwicklungsschritte durchlaufen. Der Arzt untersucht Ihr Kind von Kopf bis Fuß, bestimmt das Gewicht, misst die Körperlänge und den Kopfumfang. Geprüft werden grob- und feinmotorische Fähigkeiten. Eventuelle Haltungsschäden muss man so früh wie möglich erkennen. Der Arzt testet, wie gut Ihr Kind hören und sehen kann. Falls Ihr Kind noch nicht bei einem Zahnarzt war, achtet der Kinderarzt besonders auf Karies und Zahnverfärbungen. Es werden außerdem versäumte Impfungen nachgeholt.

Wichtig ist auch, was Sie selbst an Ihrem Kind beobachten und welche Besonderheiten Ihnen auffallen.

Die achte Untersuchung

Die achte Untersuchung findet zwischen dem 46. und 50. Monat statt. Geprüft werden grob- und feinmotorische Fähigkeiten: die körperliche Geschicklichkeit (z. B., ob es auf einem Bein stehen kann), Koordination sowie Gang und Haltung Ihres Kindes. Eventuelle Haltungsschäden muss man so früh wie möglich erkennen. Der Arzt testet, wie gut Ihr Kind hören und sehen kann. Die Sehleistung kann anhand von Bildtafeln überprüft werden. Sprachentwicklung, Selbst-

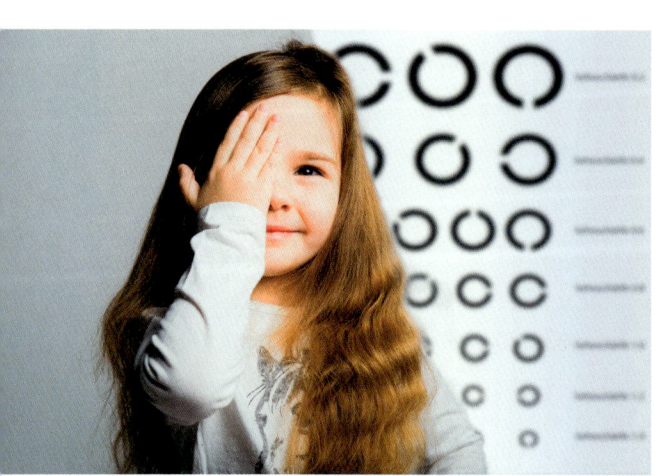

ständigkeit und Kontaktfreudigkeit sind weitere Prüfungspunkte. Der Arzt bespricht mit Ihnen Verhaltensauffälligkeiten wie z.B. Einnässen, Einkoten, Trotzanfälle, mangelnde Konzentrationsfähigkeit, Aggressivität, Durchschlafstörungen, nicht altersgemäße Sprache. Auch Störungen der Aussprache (Stammeln, Poltern) oder Stottern (zwischen dem dritten und fünften Lebensjahr kann es normal sein) sollten besprochen werden.

Wichtig ist auch, was Sie selbst an Ihrem Kind beobachten und welche Besonderheiten Ihnen auffallen. Hier eine Frageliste, die Sie sich als kleine Hilfe beantworten können:

♦ Kann Ihr Kind ganze Sätze und »Ich-Sätze« bilden?

♦ Spricht es seinen Vor- und Nachnamen aus?

♦ Wie spielt es, spielt es mit anderen Kindern, und wie ist sein Sozialverhalten?

♦ Kann es alleine essen, und beginnt es, sich alleine anzuziehen?

♦ Wie ist sein Schlafverhalten? Schläft es nachts durch?

♦ Hat Ihr Kind seine Trotzphase schon hinter sich?

♦ Falls Ihr Kind in den Kindergarten geht: Geht es gerne dorthin, oder hat es Schwierigkeiten, sich von den Eltern zu trennen? Wie ist sein Verhältnis zu anderen Kindern?

Die neunte Untersuchung

Die neunte Untersuchung findet um den fünften Geburtstag herum statt und schließt die Mutter-Kind-Pass-Reihe ab. Geprüft werden grob- und feinmotorische Fertigkeiten, vor allem aber die kognitiven Fähigkeiten des Kindes.

Auch das Sozialverhalten wird überprüft, da der Schuleintritt in absehbarer Zeit bevorsteht. Sollten die Kinder nachts noch nicht trocken sein, kann die Möglichkeit einer entsprechenden Therapie besprochen werden. Auch die Impfungen werden auf ihre Vollständigkeit hin überprüft.

Nabel beim Neugeborenen

Der Bauchnabel eines Neugeborenen kann leicht von Krankheitserregern befallen werden und sollte daher trocken gehalten werden. Bis zum Abfallen des Nabelstumpfes sollten Sie Ihr Baby auch nicht baden.

Mitunter kann der Nabel in den ersten 14 Tagen nach Abfallen des Nabelstumpfes leicht bluten. Das ist normal und muss nicht behandelt werden. Lediglich mit dem Baden sollte noch gewartet werden.

Mitunter kann ein noch nicht vollständig abgeheilter Nabel zu wuchern beginnen. Dann bildet sich ein Nabelgranulom, ein nässendes rosarotes Knötchen, das im Nabel bzw. aus ihm heraus wächst. Ihr Kinderarzt kann das Granulom dann wegätzen.

Wenn ein Nabel eitert, müssen Sie sofort Ihren Kinderarzt aufsuchen. Eiter ist ein Zeichen, dass eine Infektion vorliegt, und wenn Bakterien durch den Nabel in den Körper eindringen, kann es schlimmstenfalls zu einer Blutvergiftung kommen. Gegebenenfalls wird Ihr Arzt eine antibiotikahaltige Salbe verschreiben.

Nabelbruch

Ursache

Nabelbrüche (lat. Hernia umbilicalis et paraumbilicalis) treten häufig bereits direkt nach der Geburt im Säuglingsalter auf. Bei den meisten Babys handelt es sich um eine angeborene Lücke im Bereich der Eintrittspforte der Nabelschnur. Ursache ist die noch nicht vollständig ausgebildete Bauchwand im Bereich des Bauchnabels. Ist diese Lücke etwa fingerkuppengroß, so kann der Darm hindurchtreten und wölbt den Hautnabel sichtbar vor. Liegt nur eine sehr kleine Öffnung vor, dann tritt kein äußerlich sichtbarer Nabelbruch auf.

Symptome

Wichtigstes Symptom ist eine sichtbare weiche Vorwölbung im Nabelbereich, die von normaler Haut bedeckt ist und keine Schmerzen verursacht. Sie tritt häufiger bei Frühgeborenen auf. Der Nabelbruch bei Säuglingen geht selten mit Beschwerden einher. Bei größeren Kindern kann ein leichter, kurzzeitiger ziehender Schmerz beim Hinlegen oder Aufstehen auftreten.

Durch Schreien oder Husten sieht man den Bruch stärker. Oft verschwindet er in der Nacht, wenn sich die Bauchmuskulatur des Säuglings wieder entspannt. Das Abtasten des Bruchsacks reicht meist für die Diagnose eines Nabelbruchs aus. Gelegentlich kann zusätzlich eine Ultraschalluntersuchung erforderlich sein.

Therapie

Ein Nabelbruch muss bei Säuglingen nur selten operiert werden. Die meisten Nabelbrüche verschließen sich bis zu einem Alter von eineinhalb Jahren von selbst dadurch, dass sich die Bauchmuskeln beim Aufrichten des Kindes verstärken. Nabelbrüche können sich sehr häufig bis zum zweiten, manchmal bis zum fünften Lebensjahr verkleinern bzw. schließen. Eine mögliche Darmeinklemmung, die gefährlich sein könnte, kommt überaus selten vor.

Bauchbinden oder Pflaster sind nutzlos und reizen nur die Haut.

Eine Operation wird empfohlen bei großem Bruch (Durchmesser über 2 cm) oder wenn nach dem zweiten Lebensjahr keine Rückbildung sichtbar ist. Wenn der Bruch so groß ist, dass sich besonders nach dem Trinken Darmschlingen in dem Bruchsack verfangen und dadurch sichtlich Schmerzen auslösen, kann man auch

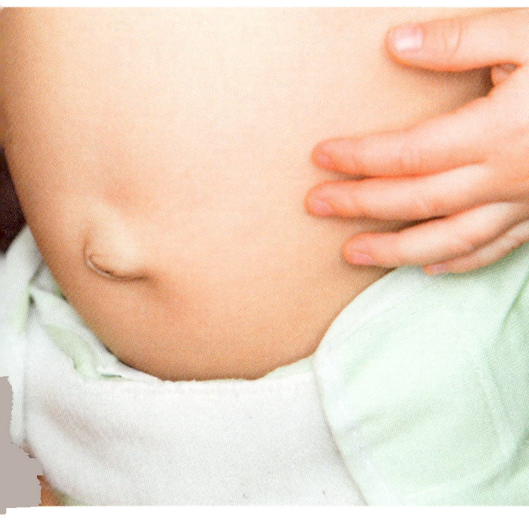

den Verschluss empfehlen. Auch aus eher kosmetischen Gründen, wenn bei älteren Kindern ein sichtbar vorgewölbter Nabel vorliegt, kann operiert werden.

Die Operation

Dies stellt einen Routineeingriff dar. In Vollnarkose wird die Lücke der Bauchdecke verschlossen. Der Hautschnitt wird mit einer intrakutanen, also nicht sichtbaren Naht verschlossen. Es resultiert eine kleine linienförmige Narbe, die man nach sieben bis neun Monaten kaum bzw. nicht mehr sieht. Die Operation dauert ca. 15 Minuten und ist für das Kind kaum eine Belastung.

Nabelbrüche können übrigens durch nachträgliches Auseinanderweichen des Bindegewebes auch bei Erwachsenen auftreten. In diesem Fall ist wegen des höheren Risikos des Einklemmens von Eingeweiden eine Operation häufig notwendig. Die oftmals angebotenen Nabelbinden oder -pflaster nutzen nichts.

Nahrungsmittelallergie ➡ Allergien; Durchfallerkrankungen im Kindesalter

Nasenbluten

Nasenbluten ist meist harmlos und entsteht, wenn ein Blutgefäß der Nasenschleimhaut platzt, meist im vorderen Teil der Nase. Nasenbluten kommt bei Kindern sehr häufig vor.

Ursachen

Häufige Ursachen sind Nasenbohren, Schnäuzen, ein Schlag auf die Nase. Auch trockene Schleimhaut und manche Medikamente können Nasenbluten auslösen. Manchmal tritt es ohne besonderen Grund auf. Sehr selten besteht eine andere Grunderkrankung wie etwa eine Störung der Blutgerinnung.

Therapie

Das Blut sollte nach außen abfließen, da es sonst zu Übelkeit kommen kann. Man kann die Nasenflügel fünf bis zehn Minuten zusammenpressen und einen kalten Umschlag in den Nacken legen; durch die Kälte verengen sich die kleinen Gefäße, und die Blutung wird gestoppt.

Bei stärkerem Nasenbluten kann der Arzt eine Nasentamponade anlegen, die auf das beschädigte Gefäß drückt. Unter Umständen wird das blutende Gefäß verätzt. Liegt eine Grundkrankheit wie etwa Bluthochdruck oder eine Gerinnungsstörung vor, muss diese behandelt werden.

Verwenden Sie zur Vorbeugung Luftbefeuchter und vermeiden Sie häufiges und heftiges Nasenputzen.

Nasennebenhöhlenentzündung

Die Nasennebenhöhlen, also die Kieferhöhlen, Stirnhöhlen, Siebbeinzellen sowie die Keilbeinhöhle können sich im Rahmen von Infekten entzünden. Auslöser sind meist Verstopfungen des Ausführungsgangs der Nebenhöhlen.

Jede Erkältung kann auch Auswirkungen auf die Nebenhöhlen haben, auch eine Zahnwurzelentzündung kann unter Umständen zu einer Kieferhöhlenentzündung führen.

Bei der Geburt sind nur die Siebbeinzellen ausgebildet. Kleinkinder können also noch keine Nebenhöhlenentzündung entwickeln, bei Beteiligung der Siebbeinzellen spricht man von einer Ethmoiditis. Diese muss in der Regel antibiotisch therapiert werden. Die Entwicklung der Stirnhöhlen beginnt erst nach dem ersten Lebensjahr, noch im sechsten Lebensjahr sind sie etwa 1 cm im Durchmesser. Die Keilbeinhöhle beginnt sich nach dem dritten bis sechsten Lebensjahr zu entwickeln. Die Kieferhöhlen entwickeln sich erst mit dem Durchbruch der bleibenden Zähne ab dem siebenten Lebensjahr, da der Oberkiefer ja zuerst die Zahnanlage der zweiten Zähne enthält.

Symptome

Typische Symptome einer Nasennebenhöhlenentzündung sind klopfende Schmerzen im Gesicht oder seltener im Hinterkopf. Die Schmerzen verschlimmern sich bei Kopfneigung. In den meisten Fällen bestehen Schnupfen, Fieber und ein herabgesetzter Allgemeinzustand.

Diagnose

Die Diagnose wird anhand der Symptome und der Vorgeschichte gestellt. Selten ist eine Nasenspiegelung oder eine Röntgenaufnahme notwendig. Besteht der Verdacht auf Komplikationen oder liegt ein chronischer Verlauf vor, ist es notwendig, eine Computertomographie der Nasennebenhöhlen durchzuführen.

Therapie

Man verwendet abschwellende Nasentropfen, um die Ausführungsgänge der Nasennebenhöhlen frei zu machen. Bei Fieber kann ein Antibiotikum notwendig sein. Selten ist bei einer ausgeprägten Entzündung ein operativer Eingriff in lokaler Betäubung notwendig, um den Eiter zu entleeren.

Bei chronischen Entzündungen müssen die verschlossenen Nebenhöhlen durch eine in Allgemeinnarkose durchgeführte Operation geöffnet werden. In seltenen Fällen kann die Entzündung auch die Knochen, das Auge oder die Gehirnhaut befallen.

Nägelbeißen

Nägelbeißen ist eine häufige, als schlechte Angewohnheit bezeichnete Symptomatik vieler Kinder. Dieser destruktive Vorgang äußert sich im Beißen, Abnagen, Kauen und zum Teil Essen der Fingernägel. Vor allem Schulkinder, mit einem Häufigkeitsgipfel zwischen dem achten und elften Lebensjahr, manchmal auch Vorschulkinder und Jugendliche oder Erwachsene beißen häufig an ihren Nägeln. Die meisten bemerken gar nicht mehr, dass sie gerade Nägel beißen. Das Verhalten kann in Druck- und Spannungssituationen ausgelöst und verstärkt werden. Als typische Spannungssituationen zeigen sich vor allem Zeiten vermehrten Anpassungsdrucks auf das Kind durch emotionale, intellektuelle oder soziale Anforderung in bestimmten Lebensphasen. Es ist eine Form der Selbstberuhigung und/oder Abfuhr aggressiver Spannungen. Weder das Nägelbeißen selbst noch die abgebissenen Fingernägel sind besonders attraktiv, trotzdem ist es eine Symptomatik, die zu den harmloseren zählt. Häufig, aber nicht immer verschwindet das Symptom mit der Pubertät. Manche Jugendliche versuchen dann zumindest aus ästhetischen Gründen das Nägelbeißen zu beenden. Ist der innere Druck aber zu groß, so gelingt dies nicht. Sprechen Sie in jedem Fall mit Ihrem Kind über mögliche Stress- und Belastungssituationen und vermeiden Sie in jedem Fall das Zurechtweisen des Nägelbeißers.

Wenn das Kind so intensiv an den Nägeln beißt, dass die Fingerkuppen blutig werden und/oder das Nagelbett zerstört wird, und kommen andere Verhaltensauffälligkeiten wie z.B. Kontaktschwierigkeiten, Haarereißen oder anderes hinzu, dann liegt oft eine gravierendere innere Spannung und Belastung zu Grunde, und Sie sollten psychologische/psychotherapeutische Unterstützung einholen.

Helfen Sie Ihrem Kind dabei, Stresssituationen zu bewältigen. Keinesfalls sollten Sie zu Bestrafungen greifen, um das Abgewöhnen zu forcieren, dadurch kann diese Verhaltensweise eher noch verstärkt werden.

Am Markt gibt es zahlreiche Tinkturen für die Finger, die schlecht schmecken und die das Beißen verhindern sollen. Vorsicht: Meistens ist der Erfolg sehr gering. Eher wird das Kind eine andere Technik finden, um sich zu beruhigen – wie zum Beispiel Nasenbohren oder Sonstiges. Letztlich ist Nägelbeißen ein Symptom, das, wenn es unterdrückt wird, in anderer Form wieder herauskommt.

Nesselausschlag (Urticaria)

Eine Nesselsucht kann zahlreiche Ursachen haben und tritt in unterschiedlichen Formen auf. Eine Vielzahl von Reizen wie Wärme, Kälte, Nahrungsmittel, Medikamente, Chemikalien, Licht, Druck auf die Haut oder hormonelle, virale, bakterielle oder psychische Faktoren spielen eine Rolle. In etwa 80 Prozent aller Fälle kann kein konkreter Auslöser gefunden werden.

Ursache
Kontakt mit bestimmten Stoffen und Allergenen kann eine Substanz (Histamin) freisetzen, die eine Reaktion mit Erweiterung der Blutgefäße und Juckreiz auslöst. Auslöser sind Nahrungsmittel, Medikamente, Insektenstiche, Pflanzen, Chemikalien, Kälte oder Wärme sowie Stress.

Symptome
Kennzeichnend sind der starke Juckreiz und typische Hautveränderungen (ein rötlicher Ausschlag unterschiedlicher variierender Größe, der bald danach wieder verschwindet). Dauert der Ausschlag länger als einen Monat oder kommt er immer wieder, handelt es sich um einen chronischen Nesselausschlag.

Therapie

Die Behandlung besteht in der Gabe bestimmter Medikamente (Antihistaminika), die diese Reaktion stoppen können. Selten sind andere Medikamente bis hin zu Kortison erforderlich. Kann ein Auslöser gefunden werden, sollte er fortan vermieden werden. Bei konkretem Verdacht ist ein Allergietest hilfreich.

Neugeborenengelbsucht

Bei vielen Neugeborenen fällt in den ersten Lebenstagen eine gelbliche Verfärbung der Haut auf, verursacht durch eine verzögerte Ausscheidung des Bilirubins. Diese »natürliche« Neugeborenengelbsucht (Ikterus neonatorum) ist bis zu einem bestimmten Grad völlig ungefährlich und bedarf auch keiner Behandlung. Dieser Ikterus neonatorum ist das bei weitem häufigste Anpassungsphänomen bei Neugeborenen, wobei bis heute keine endgültige Übereinstimmung besteht, ab welchem Bilirubinspiegel ein Ikterus überhaupt Krankheitswert besitzt. Man erkennt den Ikterus an der unterschiedlich intensiven Gelbfärbung der Haut und der Augen durch die Einlagerung von Bilirubin, mit steigendem Bilirubinspiegel werden viele Kinder auch apathisch und trinken schlecht.

Ursache

Bilirubin ist ein gelbbrauner Gallenfarbstoff, der ein Abbauprodukt des roten Blutfarbstoffs (Hämoglobin) ist. Dieses Bilirubin wird in der Leber in eine besser lösliche Form übergeführt und zu 99 Prozent von der Leber in den Darm ausgeschieden; Darmbakterien verändern das Molekül noch weiter. Eine Gelbsucht entsteht, wenn die Bilirubin-Konzentration im Blut zu sehr ansteigt; bei Neugeborenen vor allem aus der noch verminderten Fähigkeit der Leber, das entstehende Bilirubin abzubauen.

Erkrankungen, die den Neugeborenenikterus verstärken oder seine Ursache sein können, sind u. a. ausgeprägte Kephalhämatome (Blutergüsse am Kopf), Frühgeburtlichkeit, eine Blutgruppenunverträglichkeit mit dem Blut der Mutter, eine Unterfunktion der Schilddrüse, angeborene Erkrankungen oder bestimmte Infektionen wie Hepatitis.

Symptome

Ein gewisses Maß an Gelbfärbung tritt bei fast allen Neugeborenen auf. Gestillte Kinder haben in der Regel höhere Bilirubinwerte, trotz der langen Dauer dieser

Gelbsucht besteht üblicherweise kein Grund zum Abstillen. Bei stärker erhöhten Werten kann es zum Auftreten von Symptomen kommen. Es fällt eine gelbliche Verfärbung der Haut und der Bindehaut auf, die Babys trinken schlecht, sind apathisch, die Reflexe funktionieren nur abgeschwächt. In der weiteren Folge können sich in überaus seltenen Fällen auch Schäden des Gehirns (Kernikterus) entwickeln. Diese neurologischen Auffälligkeiten kommen bei reifen gesunden Neugeborenen ohne Hämolyse überaus selten vor, und weltweit wurden seit Beginn der 90er Jahre des letzten Jahrhunderts nur sieben Fälle von Kernikterus beschrieben.

Diagnose

Die Bilirubinkonzentration kann durch eine Blutuntersuchung oder einen Hauttest gemessen werden. Die transkutane Bilirubinbestimmung (Hauttest) ist als Screeninginstrument etabliert, um bei Neugeborenen die Zahl der Blutentnahmen zu reduzieren. Durch die transkutane Bilirubinbestimmung konnte die Zahl kapillärer Blutentnahmen um bis zu 79 Prozent gesenkt werden. Zahlreiche Studien haben eine hohe Korrelation zwischen den Gesamtbilirubinkonzentrationen und den transkutanen Bilirubinwerten nachgewiesen, obwohl beide Methoden unterschiedliche Parameter erfassen: Die transkutane Bilirubinbestimmung misst die Gelbfärbung der Haut, die Laboruntersuchung die Bilirubin-Konzentration im Blut. Unter Umständen sind einige zusätzliche Untersuchungen notwendig, um seltene angeborene Erkrankungen auszuschließen.

Normalwerte bei reifen Neugeborenen:

Neugeborene 1. Tag < 4,0 mg/dl

Neugeborene 2. Tag < 9,0 mg/dl

Neugeborene bis 5. Tag < 15 mg/dl

Therapie

Die meisten Kinder mit physiologischem Ikterus bedürfen keiner spezifischen Behandlung. Eine gute Stillbetreuung, ausreichende Wärmeversorgung, frühes Füttern und ausreichende Flüssigkeits- und Nährstoffzufuhr wirken sich positiv auf die Bilirubinwerte aus. Häufiges Stillen bzw. ausreichende Milchzufuhr führt zur Anregung des Darmes und damit zu einer schnelleren Ausscheidung des Bilirubins. Viel Sonnenlicht ist auch hilfreich, um den Abbau zu unterstützen.

Das erhöhte Bilirubin lässt sich entweder durch Fototherapie, Blutaustauschtransfusion oder Medikamente zur Induktion der Glukuronyltransferase verringern. Die Fototherapie ist die häufigste Behandlungsmaßnahme auf einer Neugeborenenstation; etwa 50 Prozent der in eine Kinderklinik verlegten Neugeborenen werden damit behandelt. Die Fototherapie ist relativ einfach durch-

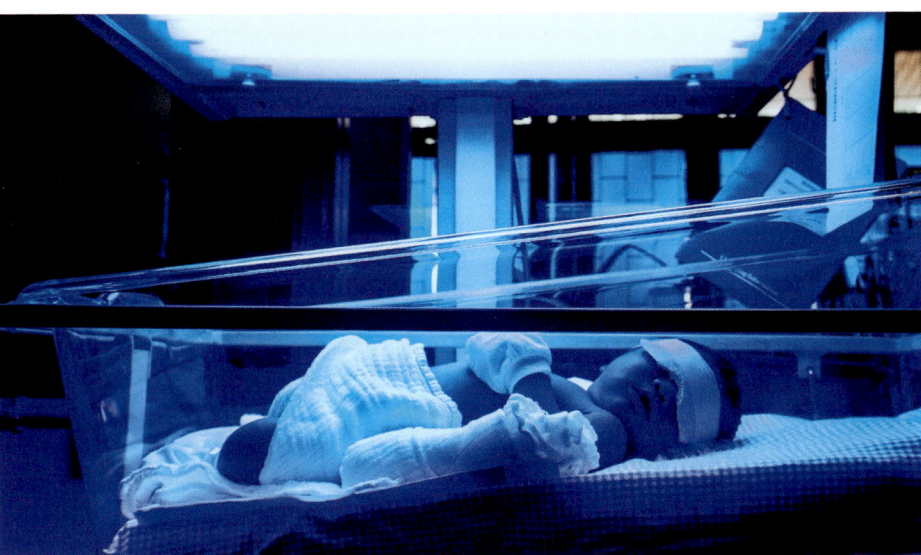

zuführen, vergleichsweise risikoarm und nachweislich wirksam. Bestimmte Wellenlängen im blauen Bereich des Lichtes wandeln das in der Haut vorhandene Bilirubin in wasserlösliche Formen um, die dann mit dem Urin ausgeschieden werden können. Bei sehr schweren Formen des Ikterus oder bei sehr schnellem Bilirubinanstieg kann auch ein Blutaustausch nötig sein.

Vorbeugung

Gegen den physiologischen Ikterus stehen keine prophylaktischen Maßnahmen zur Verfügung. Jede Änderung des normalen kindlichen Verhaltens, sei es eine herabgesetzte oder schlaffe Muskelspannung, Trinkunlust sowie unerklärliches Schreien, sollte aber jedenfalls Grund sein, das Kind rechtzeitig einem Kinderarzt vorzustellen. Im Fall einer Rhesusunverträglichkeit steht die sogenannte Anti-D-Prophylaxe zur Verfügung.

Innerhalb von 24 bis 72 Stunden nach der Geburt eines Rh-positiven Kindes werden dabei der rh-negativen Mutter Anti-D-Antikörper injiziert, um die Gefahr einer verstärkten Gelbsucht bei einer eventuell folgenden Schwangerschaft zu minimieren.

Prognose

Der physiologische Neugeborenenikterus ist ungefährlich. Ist eine andere Krankheit Ursache für die Neugeborenengelbsucht, so richten sich die Heilungschancen nach der Beherrschbarkeit dieser Erkrankung. Eine sehr hohe Bilirubinkonzentration kann ohne Behandlung aber gefährlich sein.

Neurodermitis

Neurodermitis (atopisches Ekzem, atopische Dermatitis oder endogenes Ekzem) ist eine häufige Hauterkrankung aus der Gruppe der Atopien (mit Allergien assoziierte Krankheiten).

Trockene Haut mit zeitweise starkem Juckreiz ist typisch, das Krankheitsbild kann aber je nach Patient und Alter sehr unterschiedlich verlaufen. Im Säuglingsalter zeigt sie sich vor allem an den Wangen als Rötung, manchmal mit gelblich-bräunlichen Krusten, aber auch an Armen und Beinen oder am Körper (Rumpf). Ab dem zweiten Lebensjahr treten die Veränderungen meist als trockene Stellen an Ellbeugen und Kniekehlen sowie am Nacken und an den Handgelenken auf. Man sieht oft deutliche Kratzeffekte bis zu blutenden Hautläsionen.

Die Ursache ist noch weitgehend unbekannt, wahrscheinlich spielen mehrere Faktoren auf Basis einer erblichen Veranlagung zusammen. In den meisten Fällen bessert sich die Erkrankung mit zunehmendem Lebensalter, ein Teil der Patienten kann aber eine andere Erkrankung des atopischen Formenkreises (z.B. Asthma) entwickeln.

Häufigkeit

Etwa 2,5 Prozent der Bevölkerung sind betroffen, Schulkinder bis zu 10 Prozent. Laut einer deutschen Studie liegt das Risiko für ein Neugeborenes, Neurodermitis zu bekommen, in Familien ohne Hinweise auf Allergiegefährdung bei etwa 10 Prozent, bei einem erkrankten Elternteil bei 15 Prozent und wenn beide Elternteile erkrankt sind, bei etwa 45 Prozent.

Man nimmt heute an, dass Gene zu einer Atopieveranlagung führen können und letztendlich Umweltfaktoren darüber entscheiden, ob aus einer Veranlagung eine Erkrankung wird. Die Wahrscheinlichkeit, dass die Mutter Neurodermitis vererbt, ist etwas höher als beim Vater.

Neurodermitis ist aber keine Allergie, da es im Regelfall keine klaren auslösenden Allergene gibt wie beispielsweise beim allergischen Asthma.

Risikofaktoren

Die Ernährung der Mutter während der Schwangerschaft hat keinen Einfluss auf den Verlauf einer Neurodermitis, sehr wohl aber die Ernährung der Mutter während der Stillzeit und die Ernährung des Säuglings während des ersten Lebensjahres. Rauchen während der Schwangerschaft und Stillzeit gilt als Risikofaktor, ebenso klimatische Bedingungen und psychische Faktoren.

Allergien in der Familie spielen eine Rolle, häufiger betroffen sind Kinder in kleineren Familien (ein oder zwei Kinder), Kinder älterer Mütter und aus höheren sozialen Schichten. Es gibt Hinweise darauf, dass das seltenere Auftreten von Infektionserkrankungen in den ersten Lebensjahren das Immunsystem in Richtung Allergie verlagert und so die Zunahme atopischer Erkrankungen fördert.

Neurodermitis und Impfungen

Impfungen verschlechtern Neurodermitis nicht und können die Erkrankung auch nicht auslösen. Bei akuten Entzündungen sollte die Impfung jedoch verschoben werden.

Symptome

Im Vordergrund stehen der zeitweise starke Juckreiz und eine trockene Haut. Im Säuglingsalter sieht man vor allem an Wangen und am behaarten Kopf, bei Schüben am ganzen Gesicht und Rumpf Rötungen mit Bläschen und Krusten. Durch das Kratzen kommt es zu entzündlich-nässenden Ekzemen mit Kratzspuren. Bei Kindern sind typischerweise Ellbeugen und Kniekehlen sowie der Nacken betroffen. Die Erkrankung verläuft schubweise, Auslöser sind psychische Belastungen, Wetterveränderungen, Reaktionen auf Waschmittel oder Nahrungsmittel, wie z.B. Nüsse, Milch etc. Eine Besserung ist oft bei Klimawechsel (Gebirgsklima über 1.500 m oder Meeresklima) möglich.

Verlauf

Bei einem Großteil der betroffenen Kinder verschwinden die Hautveränderungen bis zum Erwachsenenalter wieder. Mit einer längeren Krankheitsdauer muss aber beim Vorhandensein einer erblichen Belastung, einem Beginn der Erkrankung vor dem dritten Lebensmonat, bei schwerwiegendem Verlauf oder bei Auftreten von Allergien gerechnet werden.

Komplikationen

Vor allem Infektionen der offenen Hautstellen mit Bakterien (Staphylokokken) oder mit Herpes (Ekzema herpeticatum) führen zu Komplikationen.

Ernährung bei Neurodermitis

Die Stillzeit

Stillen ist die beste Ernährung für Säuglinge, auch zur Vorbeugung der Entstehung von Neurodermitis. Es sollte in Familien mit Allergiebelastung wenn möglich mindestens vier, besser aber sechs Monate ausschließlich gestillt werden.

Wenn das nicht möglich ist, sollte Babynahrung mit dem Zusatz HA (hypoallergen) verwendet werden.

Allergie auf Muttermilch

Muttermilch löst keine Allergie aus. Es kann aber sein, dass die stillende Mutter Stoffe mit der Nahrung oder durch Medikamente zu sich nimmt, die in die Milch übergehen und beim Säugling zu Reaktionen führen können, beispielsweise Kuhmilch oder Zitrussäfte.

Die Ernährung der stillenden Mutter

In der Stillzeit benötigt der Körper viel Energie, es sollte also auf eine Gewichtsreduktion während der Stillzeit verzichtet und auf eine ausgewogene, vitaminreiche Ernährung geachtet werden.

Vermeiden Sie aber hochallergene Nahrungsmittel wie zum Beispiel Kuhmilch, Fisch, Meeresfrüchte, Nüsse oder rohe Hühnereier.

Nach dem sechsten Monat

Nach dem sechsten Lebensmonat kann man Beikost anbieten. Geben Sie neue Nahrung einzeln und im Abstand von mehreren Tagen, damit Sie sehen, ob Ihr Kind das neue Lebensmittel verträgt.

Im ersten Lebensjahr sollte Ihr Kind keine Kuhmilch erhalten, achten Sie aber auf ausreichende Kalziumzufuhr, zum Beispiel durch kalziumreiches Mineralwasser.

Hochallergene Nahrungsmittel wie Fisch, Eier, Nüsse und Zitrusfrüchte sollte man erst nach dem ersten Geburtstag anbieten.

Ab dem ersten Lebensjahr

Es gibt keine generelle Neurodermitisdiät, achten Sie aber besonders auf Unverträglichkeiten und besprechen Sie die Ernährung mit Ihrem Kinderarzt. Sinnvoll ist es, die Wirkung bestimmter Nahrungsmittel auf die Haut zu beobachten, z.B. Zitrusfrüchte, Obstsäfte und Gewürze. Auch eine ausreichende Flüssigkeitsmenge spielt eine wichtige Rolle, da die Schweißabgabe bei Neurodermitis gestört ist.

Hautpflege

Neurodermitishaut braucht besondere Pflege. Die Haut ist trocken, juckt, und der Fettsäuremantel ist dünn, weshalb die Rückfettung der Haut von besonderer Bedeutung ist. Kratzende und zu warme Kleidung (z.B. aus Wolle) sollte gemieden und beim Waschen kein Weichspüler verwendet werden.

Tipps

- ◆ Der pH-Wert der Pflegemittel sollte möglichst dem der Haut entsprechen und bei etwa 5,5 liegen.
- ◆ Nehmen Sie sich für die Hautpflege Zeit.
- ◆ Behandeln Sie nicht jede Körperregion gleich.
- ◆ Verwenden Sie mehrmals täglich rückfettende Salben.
- ◆ Fette Cremes und Salben sollten Sie nur auf die betroffenen Hautstellen auftragen.
- ◆ Tragen Sie die Präparate nicht zu dick auf.
- ◆ Regelmäßiges Nägelschneiden ist wichtig.
- ◆ Beachten Sie die Ablaufdaten der Pflegeprodukte.
- ◆ Bei einem nässenden oder eitrigem Ekzem sollten Sie den Arzt aufsuchen.
- ◆ Erklären Sie Ihrem Kind die Hauterkrankung so gut wie möglich.
- ◆ Bei Schmerzen helfen kalte Umschläge mit schwarzem Tee oder sanftes Klopfen auf die schmerzende Haut.
- ◆ Achten Sie auf mögliche Auslöser.
- ◆ Kleinkinder können in der Nacht Baumwollfäustlinge tragen.
- ◆ Bettwäsche mit Baumwollfüllung ist besser verträglich.
- ◆ Die Raumtemperatur sollte etwa 20 °C betragen, die Luftfeuchtigkeit mindestens 55 Prozent.
- ◆ Suchen Sie Kontakt zu Selbsthilfegruppen.
- ◆ In Problemsituationen sollten Sie auch professionelle psychologische Unterstützung in Anspruch nehmen, da die Situation zu einer großen Belastung für die ganze Familie werden kann.

Das Baden

Üblicherweise bessert sich der Hautzustand, wenn die Kinder nicht mehr als zweimal pro Woche gebadet werden und die Wassertemperatur nicht über 36 °C liegt. Baden Sie etwa zehn Minuten lang und verwenden Sie Badezusätze wie z.B. Mandelöl. Man kann aber auch einen Esslöffel kaltgepresstes Olivenöl mit einem viertel Liter Milch mischen und ins Badewasser geben – bitte Vorsicht bei Milchallergie oder Unverträglichkeit. Trocknen Sie die Haut nach dem Baden vorsichtig ab und cremen Sie anschließend mit Fettcreme ein.

Der Juckreiz

Der oft sehr starke Juckreiz selbst kann durch Maßnahmen wie Kälte (feuchte Umschläge mit zum Beispiel schwarzem Tee oder Zinnkraut), Verwendung von rückfettenden Cremes und durch juckreizstillende Medikamente gelindert wer-

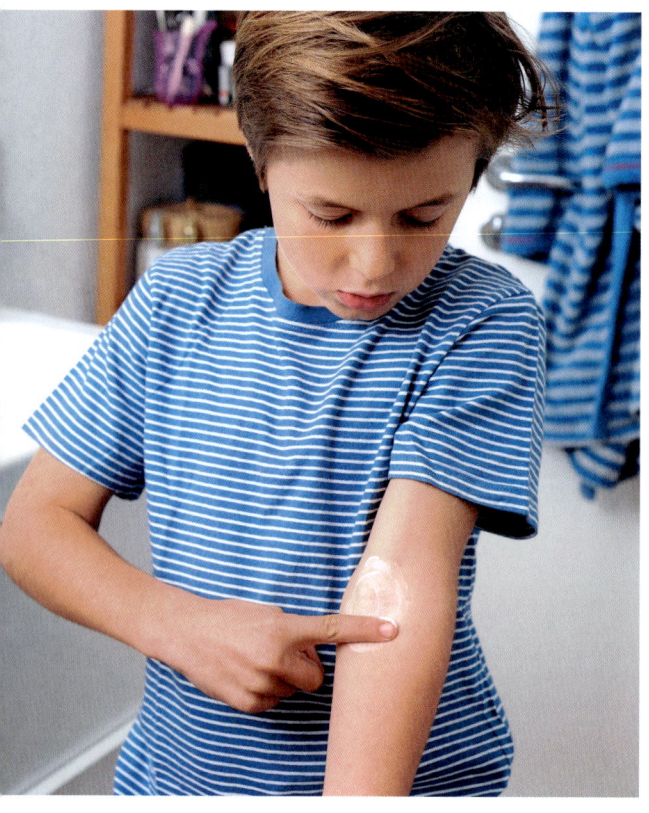

den. Auch bestimmte durchblutungs-
verändernde Umschläge etwa mit Tannosynt helfen gut.

Verwenden Sie Kleidung aus Baumwolle und achten Sie darauf, dass die
Raumtemperatur nicht zu hoch ist. Eine
Möglichkeit zur Abkühlung ist eine mit
Eiswürfeln gefüllte Sprühflasche. Eine
spezielle Bekleidung enthält Silberfäden,
die die Entzündungsreaktion günstig
beeinflussen.

Behandlung

Die Behandlung von Neurodermitis ist
schwierig, weil die unterschiedlichen
Auslöser und Hauttypen kein einheitliches Therapieschema zulassen. Basis der
Therapie ist die Hautpflege.

Im Folgenden erhalten Sie einen kurzen Überblick über verschiedene Therapien (für die Einteilung der Behandlung
kann man sich ein Stufenprogramm zurechtlegen, wobei man bei Verschlimme-
rung jeweils eine Stufe hinaufsteigt):

♦ 1. Stufe: Cremen und Salben (z.B. Ultrabas/Ultrasicc) mit einer fettigen
Grundlage für die tägliche Basispflege der Haut. Diese Salben dienen der
Basispflege und enthalten im Prinzip kein Medikament. Auch im Intervall
schöner Haut sollte weitergecremt werden.

♦ 2. Stufe: Salben mit einer speziellen Fettgrundlage (z.B. Nachtkerzenölsal-
be oder Mandelölsalbe) bei sehr trockener und rissiger Haut mit Rötungen, eventuell auch feuchte Umschläge bei nässender Haut.

♦ 3. Stufe: Kortisonfreie entzündungshemmende Salben bei stärkerem Juckreiz und beginnenden Schüben. Folgende Präparate sind erhältlich:

– Cardiospermum: Die Pflanze Cardiospermum hat eine kortisonähn-
liche Wirkung und lindert den Juckreiz. Es sind keine wesentlichen
Nebenwirkungen bekannt.

– Farbstoffe: Verschiedene medizinische Farbstoffe können bei Neurodermitis und auch bei Hautinfektionen eingesetzt werden. Der Nachteil ist, dass die Haut entsprechend gefärbt wird.

- Harnstoff: Harnstoffhaltige Cremes helfen bei der Behandlung trockener Haut. Sie verbessern die Fähigkeit der Haut, Wasser zu binden, lindern den Juckreiz und sind gut verträglich. Der Einsatz von Harnstoff hat aber nichts mit der Gabe von Eigenurin zu tun.

- Ichthyol: Ichthyol besteht aus Schwefelsalzen und wird aus Schieferöl gewonnen. Es wirkt sowohl juckreizstillend als auch entzündungshemmend, riecht aber nach Teer.

- Tacrolimus (Präparat Protopic) bzw. Pimecrolimus (Präparat Elidel) sind Substanzen, die vom Pilz Streptomyces produziert werden und für die Behandlung erhältlich sind. Beim Auftragen brennt die Haut kurz, danach verschwindet jedoch der Juckreiz. Erste europäische Studien zeigen, dass bei Patienten mit mittlerer bis schwerer Neurodermitis bereits innerhalb von drei Tagen signifikante Verbesserungen zu verzeichnen sind. Am Ende einer dreiwöchigen Behandlung konnte im Mittel eine Verbesserung der Hautzustände um bis zu 83 Prozent erreicht werden. Tacrolimus war gut verträglich, und es ist vor allem ein Kortison sparender Effekt zu erwarten.

♦ 4. Stufe: Kortisonsalben (z.B. Präparat Advantan) werden bei akuten Entzündungen eingesetzt. Sie sollten aber möglichst gering dosiert und so kurz wie möglich eingesetzt werden. Kortison ist im akuten Stadium der Erkrankung ein wichtiges Therapeutikum, da es rasch die Entzündung hemmt, allerdings sind die eventuellen Nebenwirkungen zu beachten. Kortison kann nur die ablaufende Entzündungsreaktion beeinflussen, nicht aber den Auslöser bekämpfen, wie zum Beispiel eine allergische Reaktion oder psychischen Stress. Nebenwirkungen (vor allem älterer Präparate) sind eine Verdünnung der Haut, eine Erweiterung der kleinen Blutgefäße, eine Verstärkung des Haarwachstums, eine Veränderung der Verteilung des Fettgewebes und eine erhöhte Infektionsanfälligkeit. Die neuen Salben sind aber gut verträglich. Studien haben ergeben, dass etwa 100 Gramm kortisonhaltige Salbe (Klasse 1) im Jahr unbedenklich aufgetragen werden können. Wenn Sie zeitweise Kortisonsalben verwenden müssen, sollten Sie einen Kalender über die Häufigkeit der Anwendung führen.

Juckreizstillende Medikamente

Vor allem abends kann die Verwendung von Antihistaminika als Tropfen (z.B. Fenistil) den Juckreiz lindern. Umschläge mit kühlem Schwarztee oder Gerbstoffen (Phenol-Methanalharnstoff) helfen gut.

Phytotherapie
Bei der Phytotherapie werden pflanzliche Extrakte als Medikament, Umschlag, Tee oder Diät angewendet.

Nachtkerzen- und Borretschsamenöl
Natürliche Gamma-Linolensäure ist in hohen Konzentrationen zum Beispiel in Nachtkerzen- oder Borretschsamenöl enthalten. Besonders im frühen Kindesalter spielt es in der Hautpflege eine große Rolle. Gamma-Linolensäure kann auch in Form von Kapseln eingenommen werden.

Eichen- und Buchenrinde
Die Extrakte der Rinde von Eiche und Buche hemmen Entzündungen und lindern den Juckreiz. Außerdem werden Infektionen mit Hautbakterien besser vermieden.

Ringelblume
Die Blüten von Ringelblumen wirken entzündungshemmend, allerdings kommt es nicht selten zu allergischen Reaktionen.

Schwarzer Tee
Schwarzer Tee enthält Gerbstoffe, kann das Eindringen von Bakterien in die Haut vermindern und hilft auch bei Juckreiz gut (kalt!).

Tannosynt
Tannosynt enthält den Gerbstoff Phenol-Methanalharnstoff und ist auch antibakteriell wirksam.

Teer
Teer ist eine sehr komplexe Natursubstanz und ein gutes Mittel in der Behandlung der Neurodermitis. Teer hemmt Entzündungen und verhindert Verdickungen der Haut, wird aber durch Geruch, Farbe und Verfärbung der Wäsche als störend empfunden.

Murmeltierfett und Nerzöl
Murmeltierfett enthält natürliches Kortison, so dass es bereits nach einer einwöchigen Behandlung zu einer Verdünnung der Haut kommen kann. Aus diesem Grund ist es nicht ungefährlich.

Alternative Therapien

Es werden zahlreiche alternativmedizinische Maßnahmen angeboten, die man ergänzend einsetzen kann. Allerdings sollte man auch der Alternativmedizin genauso kritisch gegenüberstehen wie der Schulmedizin und bei ausbleibendem Erfolg die Behandlung überdenken. Im Folgenden ein kurzer Überblick über häufig angewandte Therapien.

Akupunktur

Die Wirkungsweise der Akupunktur beruht darauf, dass die oberflächlichen Körperschichten wie Haut und Muskulatur mit den inneren Organen in Beziehung stehen. Mit dünnen Nadeln werden die Akupunkturpunkte gestochen und damit die den Hautstellen zugeordneten Organe beeinflusst, »der freie Fluss der Lebenskraft wiederhergestellt«. Bisher gibt es keine wissenschaftliche Untersuchung, die einen Hinweis auf die Wirksamkeit bei Neurodermitis im Kindesalter zeigen konnte, allerdings gibt es dokumentierte Berichte über deutlich gebesserte Einzelfälle.

Homöopathie

Die Homöopathie beruht auf der Annahme, dass sich Krankheiten heilen lassen, wenn dem kranken Organismus in ganz geringen Mengen die Stoffe zugeführt werden, die in einer höheren Dosierung beim Gesunden ähnliche Symptome hervorrufen (Ähnliches mit Ähnlichem heilen).

In der klassischen Homöopathie sind bereits zahlreiche Studien durchgeführt worden, die bei einer zusammenfassenden Bewertung (Meta-Analyse) eher positive als negative Ergebnisse zeigten. Homöopathie ist daher als Ergänzung einer umfassenden Neurodermitistherapie geeignet.

Symbioselenkung

Bei der Symbioselenkung wird davon ausgegangen, dass im Darm eines Patienten mit Neurodermitis eine Überwucherung mit Pilzen oder Bakterien vorliegt. Eine Veränderung der Darmbesiedlung mit für den Patienten günstigen Keimen soll die Neurodermitis kurieren. Diese Theorie konnte aber in der Praxis nicht wirklich bestätigt werden.

Urintherapie

Eigenurin wird auch in der Neurodermitisbehandlung eingesetzt, um die Abwehrreaktionen des Körpers zu stärken und den Harnstoffanteil zu erhöhen. Der Nachweis, dass Eigenurin innerlich angewendet das Immunsystem des Körpers stärkt, fehlt aber völlig, daher ist davon auch abzuraten.

Elektroakupunktur nach Voll

Im Körper kommt es ständig zu sehr kleinen elektrischen Spannungsänderungen, die an der Körperoberfläche gemessen werden können. Bei der Elektroakupunktur hält der Patient eine Elektrode, während mit einer zweiten Elektrode die Akupunkturpunkte stimuliert werden. Eine Wirkung dieses Verfahrens konnte bei Neurodermitis bislang nicht belegt werden.

Kinesiologie

Die Kinesiologie basiert auf der Vorstellung, dass Störungen im Energiefluss des Körpers (z.B. durch Allergene) zu Veränderungen in der Muskelspannung führen können. Es gibt aber oft keine Übereinstimmungen solcher »Allergietests« mit den Beschwerden des Patienten.

Bioresonanztherapie

Die Bioresonanztherapie unterscheidet im Menschen zwischen gesunden und kranken Schwingungen, wobei ein eigenes Gerät die krankhaften Schwingungen löschen soll. Oft zeigen verschiedene Untersucher aber auch verschiedene Resultate an. Erfolge gab es nur in Einzelfällen. In der Therapie der Neurodermitis spielt die Bioresonanz keine ernst zu nehmende Rolle.

Psychische Aspekte

Verschlechterungen der Neurodermitis können in Phasen psychischer Belastung gehäuft auftreten, aber auch die Erkrankung selbst bringt Belastungen mit sich, da die Kinder die Erfahrung machen, dass die Berührung der Haut schmerzhaft sein kann. Kinder, die früh Neurodermitis entwickeln, drücken Gefühle wie Traurigkeit oder Schmerz oft durch Beschäftigung mit der Haut aus. Auch die mit der relativ aufwändigen Pflege des Kindes verbundene Belastung der Eltern spielt eine große Rolle. Nicht unterschätzt werden darf, dass die tägliche Neurodermitispflege eine manchmal unangenehme bis schmerzhafte Erfahrung und Belastung der Beziehungsgestaltung darstellen kann. Neben der Verwendung von möglichst nicht brennenden Salben sollte auch auf den sensiblen, behutsamen Umgang beim Eincremen der schmerzenden Haut geachtet werden. Über die Haut nimmt das Baby die zärtlichen, liebevollen Berührungen auf, die zu den positiven Beziehungskreisläufen beitragen können, aber auch Schmerzen. Neurodermitispatienten haben keine »besondere Persönlichkeitsstruktur«, die die Krankheit begünstigt. An Neurodermitis erkrankte Kinder sind genauso intelligent wie Kinder mit gesunder Haut.

Die Zusammenhänge zwischen Psyche und Haut sollte man im Einzelfall mit einem Kinderpsychologen besprechen.

Nierenentzündung

Eine Entzündung der Nieren ist bei Kindern oft die Folge einer vorangegangenen anderen Erkrankung, wie beispielsweise eine Halsentzündung oder Scharlach. In diesem Fall sind die Erreger meist Streptokokken oder Viren, betroffen sind Kinder zwischen dem zweiten und zwölften Lebensjahr. Auch ein unbehandelter Harnwegsinfekt kann dazu führen.

Symptome

Typische Symptome einer Nierenentzündung sind mäßiges bis hohes Fieber, Kopfschmerzen, Übelkeit, ein blutig-brauner Urin, mitunter Gesichtsödeme sowie Schmerzen in der Nierengegend bis zur Leiste.

Therapie

Nierenentzündungen verlaufen häufig unkompliziert, die Therapie ist aber langwierig. Ihr Kind muss für etwa zwei bis drei Wochen das Bett hüten und erhält je nach Ursache Antibiotika oder andere Medikamente. Weitere vier bis sechs Wochen ist Schonung angesagt, sodass ein Schulkind etwa zwei Monate nicht am Unterricht teilnehmen kann. Und erst nach sechs Monaten kann es wieder am Sportunterricht teilnehmen. Zudem kann eine Nierenschonkost erforderlich sein. Die Nierengegend sollte warm gehalten werden. In schweren Fällen wird eine Gewebeprobe (Biopsie) entnommen.

Notfall ➠ Erste Hilfe

O-Beine ➠ Knochen und Gelenke

Ohr, abstehendes

Abstehende Ohren sind eine durchaus häufig vorkommende angeborene Deformität, die Ursache liegt in einer Fehlentwicklung des Ohrknorpels. Die Ohrmuschel steht ab, und das Ohr wirkt schalenförmig. Am rückwärtigen Teil des Ohres findet sich ein Hautüberschuss. Abstehende Ohren führen für viele Kinder zu psychischen Problemen, da sie von ihren Spiel- oder Schulkameraden gehänselt werden können. Jugendliche fühlen sich oft minderwertig, und so wächst der

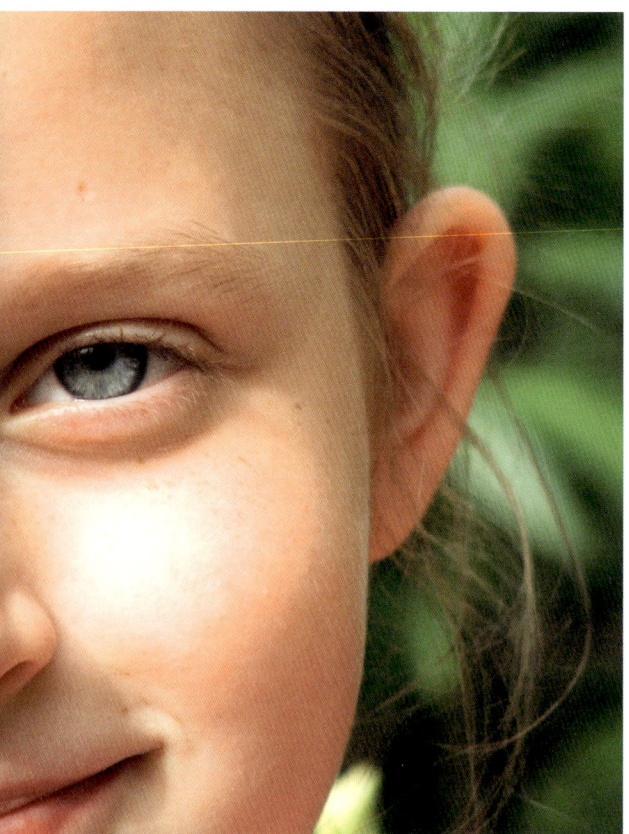

Wunsch nach einer Korrektur, die operativ leicht möglich ist. Mit Komplikationen ist bei diesem Eingriff kaum zu rechnen.

Versuche, die abstehende Ohrmuschel mit Pflastern oder Klebestreifen zu fixieren, sind sinnlos und führen nur zu einer Hautreizung.

Therapie

In vielen Fällen ist die operative Korrektur der einzig sinnvolle Weg. Der ideale Operationszeitpunkt liegt einerseits zwischen dem elften und zwölften Lebensjahr des Kindes, da dann der Eingriff bereits in Lokalanästhesie durchgeführt werden kann und keine Vollnarkose notwendig ist. Zudem ist ab diesem Zeitpunkt auch kein wesentliches Ohrwachstum mehr zu erwarten, womit die Narbe klein bleibt. Die Operation kann aber auch je nach Befund bereits im fünften bis sechsten Lebensjahr erfolgen. In diesem Fall muss der Eingriff bei Kindern in Allgemeinnarkose erfolgen. Dabei wird der Hautüberschuss entfernt und der Ohrknorpel geformt. Die Knorpelformung betrifft die Bildung einer schönen Falte (Anthelix). Die Hautöffnung erfolgt an der Hinterseite des Ohres.

Ohrenschmerzen

Klagt Ihr Kind über Ohrenschmerzen, liegt häufig eine Mittelohrentzündung vor (siehe S. 271). Weitere Ursachen können eine Entzündung des äußeren Gehörgangs (siehe S. 55), ein Ekzem im Gehörgang, vielleicht auch ein Fremdkörper im Ohr oder eine Verstopfung mit Ohrenschmalz sein. Bringen Sie Ihr Kind jedenfalls baldmöglichst zum Arzt, der die Ursache abklären kann und eine entsprechende Behandlung einleiten wird.

Operation und Klinikaufenthalt bei Kindern

In Österreich werden pro Jahr etwa 20.000 Kinder operiert, der Großteil dieser Eingriffe erfolgt in Vollnarkose. Etwa jedes zweite Kind muss irgendwann im Laufe seines Lebens ins Krankenhaus. Wenn möglich, ist eine gute Vorbereitung wichtig, da diese Situation für das Kind selbst, aber auch für die Familie eine beträchtliche Belastung darstellt.

Vor dem Krankenhausaufenthalt

Wird ein Kind krank oder ist eine Operation erforderlich, ist eine gute Planung wichtig. Die Aufnahme sollte auf einer Kinderabteilung erfolgen, Kinder auf Erwachsenenstationen sollten die Ausnahme darstellen. Mittlerweile ist es weitgehend üblich, dass Eltern gemeinsam mit ihrem Kind ins Krankenhaus aufgenommen werden können, sofern die Bettenkapazität es zulässt. Üblicherweise wird die Mitaufnahme von Begleitpersonen bei Säuglingen, noch nicht schulpflichtigen, schwer kranken oder chronisch kranken Kindern bevorzugt behandelt.

Information des Kindes

Grundsätzlich kann ein informiertes Kind besser mit einer Erkrankung und den notwendigen Eingriffen umgehen, weil es weiß, was mit ihm passiert. Wie genau Kinder Bescheid wissen wollen, ist jedoch ganz unterschiedlich. Phantasien über das Ungewisse bereiten oft viel mehr Angst. Manche Kinder begnügen sich auch mit den wichtigsten Informationen. Ein Kind sollte aber nicht mit komplizierten Details überfordert werden. Meist wird durch die Art der Fragen des Kindes ohnehin klar, was es wissen möchte. Die Antworten sollten jedenfalls ehrlich sein, Kinder merken recht schnell, wenn ihnen wichtige Information vorenthalten werden. Besichtigen Sie mit Ihrem Kind eventuell das Krankenhaus vor der Aufnahme.

Die Ernährung

Es gibt die Empfehlung, bestimmte Nahrungsmittel wie Auberginen oder Tomaten einige Tage vor einer Operation zu meiden, da die darin enthaltenen chemischen Stoffe, die Glykoalkaloide, die Wirkung von Narkosemitteln verlängern können. Setzen Sie zwei Wochen vor einer Operation nach Rücksprache mit dem Arzt auch alle pflanzlichen Heilmittel ab, besonders Johanniskraut, Ginkgo, Ginseng, Echinacea, Kava, Baldrian und Knoblauch können Probleme bei einer Operation verursachen. Oft glauben Eltern, dass pflanzliche Mittel grundsätzlich unschädlich sind, und sie vergessen daher, eine Einnahme dem Anästhesisten bekannt zu geben.

Befunde

Sie benötigen eine kinderärztliche Freigabe, um sicherzustellen, dass Ihr Kind keinen akuten Infekt hat, und auch eine aktuelle Blutabnahme. Sollte Ihr Kind krank werden oder aus irgendeinem anderen Grund den Operationstermin nicht einhalten können, verständigen Sie das Krankenhaus bitte rechtzeitig.

Die Aufnahme im Krankenhaus

Die Aufnahme im Krankenhaus kann unterschiedlich verlaufen – je nachdem, ob es sich um eine geplante Operation oder einen akuten unvorhersehbaren Eingriff handelt. Geht es um eine geplante OP, wie zum Beispiel die Entfernung der Mandeln, haben Sie und Ihr Kind Zeit, sich auf den Krankenhausaufenthalt vorzubereiten, indem Sie z.B. gemeinsam entsprechende Bücher ansehen. Müssen Sie und Ihr Kind jedoch akut ins Krankenhaus, fällt diese Vorbereitungsphase weg.

Fragen Sie jedenfalls nach einem Mutter-Kind-Zimmer!

Folgende Dinge sollten zur Aufnahme mitgebracht werden:

- Alle Unterlagen, die Sie zur Vorbereitung bekommen haben.
- Alle Laborbefunde und Röntgenbefunde.
- Die Freigabe Ihres Kinderarztes.
- Die Zustimmung zur Operation und der damit verbundenen Anästhesie.
- Unterlagen über frühere Erkrankungen des Kindes.
- Ein Ausweis Ihres Kindes (Geburtsurkunde/Reisepass).
- Der Mutter-Kind-Pass.
- Der Impfpass.
- Persönliche Artikel des Kindes wie Hausschuhe, Zahnbürste und Zahnpasta, Lieblingsspielzeug, Puppe, Teddy, Foto von den Eltern etc.
- Wenn Sie beim Kind bleiben: Nachtwäsche, Bademantel, Hausschuhe, Handtücher, Waschzeug.
- Regelmäßig eingenommene Medikamente (leere Packungen mitbringen).
- Falls vorhanden, ein Blutgruppenausweis.
- Falls vorhanden, ein Allergiepass.

Die Vorbereitung auf eine Operation

Das Vorbereitungsgespräch

Dieses Prämedikationsgespräch ist die Vorbereitung auf die Narkose, es soll Ihnen Informationen über die Narkose und dem Arzt Informationen über eventuelle Risiken vermitteln. Die Eltern sollen alle wichtigen Informationen über ihr Kind weitergeben, ob bisherige Narkosen gut vertragen wurden oder Allergien bekannt sind. Je besser Sie informiert sind, umso problemloser wird der Klinikaufenthalt verlaufen. Fragen Sie genau nach dem Ablauf der Narkose.

Nüchtern vor dem Eingriff

Bei Patienten mit vollem Magen besteht ein erhöhtes Risiko, bei einer Narkose zu erbrechen. Aus diesem Grund sollte der Magen möglichst leer sein. Da aber auch Magensäure erbrochen werden kann, sollte auch Kaugummikauen oder Bonbonlutschen vermieden werden. Die Empfehlungen der amerikanischen Gesellschaft für Anästhesie (www.asahq.org) verlangen einen Nahrungsverzicht zwischen zwei und vier Stunden vor einer Narkose für klare Flüssigkeiten (Wasser oder Tee). Säuglinge sollten bis zu vier Stunden vor einer Narkose nicht mehr mit Muttermilch gestillt werden, können aber dann bis zu zwei Stunden vor der Narkose noch etwas Tee oder Wasser erhalten. Bei Schulkindern, Jugendlichen und Erwachsenen werden im Allgemeinen vier bis sechs Stunden Nüchternheit vor einer Narkose empfohlen. Anders müssen verunfallte Kinder beurteilt werden, hier wäre es gefährlich, eine Nüchternheit abzuwarten. Manche Eingriffe (z.B. Brüche der oberen Extremität) können auch in Regionalanästhesie vorgenommen werden.

Die Prämedikation

Es ist üblich, vor der eigentlichen Narkose ein beruhigendes Medikament als Zäpfchen, als Saft oder als Tablette zu geben. Ziel dieser Prämedikation ist die Reduktion von Ängsten im Zeitraum vor der Narkose. Die Kinder werden meist innerhalb einer halben Stunde müde und dann in den Operationssaal gebracht. In vielen Kliniken ist es möglich, dass die Eltern bei ihrem Kind bleiben können, bis es richtig schläft.

Die Narkoseeinleitung

Bei der Maskeneinleitung wird auf Mund und Nase eine dicht sitzende Beatmungsmaske aufgesetzt, und die Kinder atmen Narkosegase ein. Erst wenn das Kind eingeschlafen ist, wird eine Vene punktiert, und es werden weitere Narkosemedikamente gespritzt. Bei der intravenösen Narkoseeinleitung wird die Vene gleich zu Beginn der Narkoseeinleitung punktiert und darüber die Narkosemedikamente gegeben.

Die operative Versorgung

Gerade die Kinderchirurgie hat sich während der letzten Jahre zu einem eigenen spezialisierten Fachgebiet entwickelt. Behandelt werden Kinder bis zum 18. Lebensjahr, wenn das Wachstum abgeschlossen ist. Die moderne Narkose ist ein sehr sicheres Verfahren geworden, schwere Zwischenfälle betragen weniger als 0,01 Prozent. Auch Bluttransfusionen werden bei kinderchirurgischen Operationen selten benötigt.

Die Aufwachphase

Die Aufwachphase verläuft bei jedem Kind unterschiedlich, die meisten Kinder wachen ruhig und schmerzfrei auf, manche sind aber auch unruhig und brauchen die Anwesenheit der Eltern zur Beruhigung. Schmerzstillende Medikamente werden üblicherweise verordnet. Von der Art der Operation ist der Zeitpunkt des ersten Trinkens abhängig.

Nach der Operation

Viele Eingriffe sind auch mit einer Einschränkung der Ernährung verbunden. Nach Darmoperationen sollten blähende oder stopfende Speisen gemieden werden, bei Polypen- oder Mandel-Operationen heiße oder scharf gewürzte Speisen. Fragen Sie nach einem Ernährungsplan für Ihr Kind nach der OP.

Die Nahtentfernung wird üblicherweise ca. sechs bis zwölf Tage nach der Operation durchgeführt. Der Entlassungsbericht ist zur Information des Haus- bzw. Kinderarztes gedacht und soll eine sinnvolle Weiterbehandlung ermöglichen.

Nach dem Krankenhaus

Die Rückkehr nach Hause ist nicht immer einfach, da das Kind das Erlebte verarbeiten muss. Es empfiehlt sich, auch die Rückkehr gut vorzubereiten. Oft verhalten sich Kinder im Krankenhaus ruhig und angepasst, und zu Hause werden dann Gefühle wie Ärger und Frustration gezeigt. Oft machen die Kinder in ihrer Entwicklung auch einen Schritt zurück. Das sind völlig normale Reaktionen.

Besonders schlimm ist es natürlich, wenn Kinder nach einer Operation aus unterschiedlichen Gründen nicht mehr alles so können wie zuvor. Besonders bei schwer oder chronisch erkrankten Kindern kann hier der Austausch mit anderen Betroffenen oder einer psychologischen Einrichtung helfen.

Die psychische Belastung

Es gibt je nach Alter des Kindes Unterschiede im Umgang mit der eigenen Erkrankung. Bei Säuglingen und Kleinkindern steht die Trennung von den Eltern im Vordergrund, bei Kindergartenkindern, mit einem Höhepunkt um das vierte Lebensjahr, steht die körperliche Verlust- und Verletzungsangst im Vordergrund; bei Schulkindern eher die Angst vor ärztlichen Eingriffen und Operationen an sich. Ab dem etwa zehnten Lebensjahr können Überlegungen zu Erkrankungen auf einer logischen Ebene angestellt werden. Aber auch die Eltern kranker Kinder sind durch ein Gefühl der Hilflosigkeit und des Ausgeliefertseins in einer Ausnahmesituation.

Auch nach dem Klinikaufenthalt werden bei den Kindern damit in Zusammenhang stehende Reaktionen beobachtet, vor allem sogenannte regressive Verhaltensweisen (wieder Bettnässen, am Daumen lutschen oder den Schnuller fordern). Dazu kommen oft auch praktische Probleme wie Fehlzeiten in der Schule oder Bewegungseinschränkungen. Manche Kinder werden nach Operationen besonders brav und angepasst, da sie die Operation als Strafe erlebt haben und nun Angst vor weiteren Strafen haben.

Tipps

♦ Lassen Sie sich, wenn es Ihnen möglich ist, mit Ihrem Kind gemeinsam in der Klinik aufnehmen. Sollte das nicht möglich sein, halten Sie die Dauer des Klinikaufenthalts so kurz wie möglich, je jünger das Kind ist.

♦ Bereiten Sie Ihr Kind so gut Sie können und altersentsprechend auf den Eingriff und Verlauf des Aufenthalts vor. Kinderbücher sind dabei oft eine gute Hilfestellung. Wenn Sie unsicher sind, wie Sie es Ihrem Kind erklären sollen, holen Sie sich unterstützende Informationen von den in den meisten Kliniken vorhandenen Psychologen.

♦ Vor- und Nachspielen mit Teddy oder Puppe und eventuell einem Spielzeugärztekoffer erleichtern Ihrem Kind die Verarbeitung der Operation.

♦ Erkundigen Sie sich, ob die Operation zum vorgeschlagenen Zeitpunkt medizinisch notwendig ist oder auch zu einem anderen Zeitpunkt durchgeführt werden kann. Medizinisch nicht eindeutig begründete Operationen sollten wenn möglich nicht um das vierte Lebensjahr durchgeführt werden, da hier die Angstbewältigung für das Kind am schwierigsten ist.

Chronisch kranke Kinder

Chronisch kranke Kinder müssen sich intensiver mit ihrer Krankheit auseinandersetzen und sollten dabei entsprechende Unterstützung – auch professioneller psychologischer Art – erhalten. Auch die Beschwerden, oftmals auch Schmerzen, sowie spezielle Therapieanforderungen und auch Rückschläge im Verlauf stellen eine große Belastung dar.

Körperliche Aktivität

Nach einer Operation benötigt man Schonung. Es kommt auf die Art des Eingriffes an, was erlaubt ist. Besorgen Sie sich auch ein entsprechendes Attest für eine eventuelle Sportbefreiung. Üblicherweise ist zwei Tage nach der Nahtentfernung das Duschen erlaubt.

Die Geschwister

Muss ein Kind operiert werden, bedeutet das auch für die Geschwister eine große Veränderung. Es ist weniger Zeit für sie da, und viele Geschwisterkinder reagieren darauf mit auffälligem Verhalten. Wichtig wäre es, dass eine wichtige Bezugsperson für das Kind/die Kinder erhalten bleibt.

Tarife und Kosten

Für Ihren Aufenthalt in der Klinik wird eine Gebühr berechnet, deren Höhe davon abhängig ist, ob Sie nur übernachten und sich selbst verpflegen oder ob Sie mit voller Verpflegung untergebracht werden. Die Kosten variieren in den Bundesländern. Der Krankenhaustarif für Kinderbegleitung in Wien ist beispielsweise bis zum vollendeten dritten Lebensjahr kostenlos, ab dem vierten Lebensjahr werden zwischen 24,42 und 57,56 Euro pro Tag berechnet.

Pankreasinsuffizienz ➡ Durchfallerkrankungen im Kindesalter

Pavor nocturnus (Nachtschreck)

Unter dem Nachtschreck versteht man wiederkehrendes nächtliches Erwachen mit einem heftigen Keuchen oder lautem Weinen und Schreien. Der Pavor nocturnus kommt bei bis zu fünf Prozent aller Kinder vor, meist zwischen dem vierten und dem zwölften Lebensjahr. Jungen sind häufiger betroffen.

Mitunter ist er mit einer fiebrigen Erkrankung verbunden. Das Kind kann dann unter Umständen sogar die eigenen Eltern nicht erkennen bzw. fürchtet es sich vor ihnen, was für viele Eltern ein schockierendes Erlebnis darstellt.

Symptome

Der Nachtschreck beginnt in der ersten Nachthälfte, etwa zwei bis drei Stunden nachdem das Kind eingeschlafen ist. Meist beginnt es mit Wimmern oder Keuchen, oft mit einem heftigen Weinen und Schreien und geht mit schwerer ängstlicher Erregung einher. Danach folgt starke Unruhe mit Schweißausbrüchen und Verwirrtheit. Die Kinder werden nicht richtig wach und erinnern sich später nicht an das Geschehen. Die Attacken selbst gehen aber meist schnell vorbei. Die Betroffenen leiden häufig außerdem an Bettnässen. Eine familiäre Häufung ist möglich.

Therapie

Beruhigen Sie Ihr Kind, auch wenn es darauf nicht reagiert. Es ist wichtig zu wissen, dass dieses Phänomen in der Situation harmlos ist, Ihrem Kind dabei nichts geschehen kann, auch wenn die Symptomatik mitunter für die Eltern sehr beunruhigend aussieht. Tritt diese Symptomatik, die von normalen Albträumen zu unterscheiden ist, in wiederkehrender gehäufter Form auf, sollten Sie psychologische/psychotherapeutische Unterstützung einholen. Pavor zählt zu den Schlafstörungen, und Ängste bilden den Hintergrund. Eventuell können pflanzliche Mittel wie Baldrianpräparate eingesetzt werden; Beruhigungsmittel sind zu vermeiden. Zur Vorbeugung kann man für beruhigende Rituale vor dem Schlafengehen und ausreichende Schlafzeit sorgen.

Pfeiffersches Drüsenfieber (Mononukleose)

Das Pfeiffersche Drüsenfieber wird durch einen Virus aus der Herpesgruppe (Epstein-Barr-Virus) ausgelöst; meist ist das Kind im Alter zwischen 4 bis 15 Jahren betroffen. Die Krankheit hinterlässt eine lebenslange Immunität. Eine Häufung ist zwischen April und Juni bzw. im Herbst zu erwarten. Das Virus wird über Speichel übertragen.

Symptome

Typisch für die Krankheit sind schmerzhaft geschwollene Lymphknoten vor allem am Hals, aber auch an anderen Lokalisationen. Halsschmerzen mit einem grauen Belag an den Mandeln, Fieber, Müdigkeit, Bauchschmerzen und ein Hautausschlag sind charakteristisch. Viele Kinder haben gar keine Symptome. Die Erkrankung dauert zwischen zwei Wochen und einigen Monaten.

Die Diagnose kann durch eine Blutuntersuchung bestätigt werden.

Therapie

Eine ursächliche Therapie ist nicht möglich, man behandelt mit reichlich Flüssigkeit, fiebersenkenden Medikamenten und körperlicher Schonung. Das Antibiotikum Ampicillin soll nicht verwendet werden, da danach eine typische Hautreaktion auftreten kann.

Komplikationen

Komplikationen sind selten, gelegentlich kann es zu einer Gelbsucht kommen. Eine Zweitinfektion mit Bakterien ist sehr selten möglich, ebenso ein Milzriss. Veränderungen der Blut bildenden Zellen und eine Entzündung des Herzmuskels sind äußerst selten.

Pilzerkrankungen ➡ Hauterkrankungen bei Kindern

Prellungen und Zerrungen

Durch Überlastung oder einen Sturz können die Gelenkbänder überdehnt werden.

Symptome

Im betroffenen Gelenk kommt es zu einem stechenden Schmerz, es folgt eine Schwellung, und die Haut verfärbt sich. Die Bewegung des Gelenks ist eingeschränkt.

Therapie

Stellen Sie das Gelenk ruhig und lagern Sie es hoch. Eine schmerzstillende Salbe und kalte Umschläge/Kompressen (ca. 30 Minuten auflegen, aber immer mit einem Tuch zwischen Haut und Kältequelle) lindern die Beschwerden. Gegebenenfalls können Sie das Gelenk auch bandagieren.

Sind die Schmerzen stark oder Verletzungszeichen sichtbar, gehen Sie in jedem Fall zum Arzt, denn es könnte sich um einen Bänderriss, eine Kapselverletzung oder einen Knochenbruch handeln.

Pronatio dolorosa ➡ Knochen und Gelenke

Pseudoallergien ➡ Allergien

Pubertas praecox

Das vorzeitige Auftreten sekundärer Geschlechtsmerkmale wird als Pubertas praecox bezeichnet. Gemeinhin sieht man die unteren Altersgrenzen bei Mädchen unter acht Jahren, bei Jungen unter neun Jahren, eine Neudefinition wird aber diskutiert, da der Pubertätsbeginn allgemein immer früher einsetzt. Von der Pubertas praecox sind Mädchen bis zu zehnmal häufiger betroffen als Jungen.

Hauptproblem der jedenfalls zu behandelnden Pubertas praecox ist der damit einhergehende Minderwuchs des Kindes, da sich die Wachstumsfugen der Knochen vorzeitig schließen.

Die Medizin kennt einerseits die echte bzw. zentrale Pubertas praecox, die durch hormonelle Ursachen ausgelöst wird. Wodurch dies geschieht, ist unbekannt, allerdings lassen sich bei etwa 20 Prozent der betroffenen Mädchen und 50 Prozent der betroffenen Jungen Läsionen im zentralen Nervensystem nachweisen. Auch Tumore können als Auslöser in Frage kommen.

Andererseits gibt es die Pseudopubertas, auch periphere Pubertas praecox genannt. Sie beruht auf einer Überproduktion von Steroidhormonen.

Besteht der Verdacht auf eine Pubertas praecox, wird man zunächst einen hormonbildenden Tumor nachweisen bzw. ausschließen, wonach sich die weitere Behandlung richtet. Wird ein Tumor entdeckt, muss dieser chirurgisch bzw. radio- und chemotherapeutisch behandelt werden. Hormongaben können zudem eine Funktionsruhe der Hypophyse bewirken.

Rauchen

Die meisten Raucher erinnern sich an ihre erste Zigarette. Geschmeckt hat sie oft nicht, und den meisten ist es auch schlecht gegangen. Denn der Körper hat noch anders reagiert. Wenn sie sich ans Rauchen gewöhnt haben, behaupten viele Raucher, dass ihnen die Zigarette (und vor allem »ihre« Marke) schmeckt.

Vorbilder prägen

Das Vorbild der Eltern ist sehr wichtig für die Einstellung des Kindes. Denn schon ganz kleine Kinder ahmen das Verhalten der Erwachsenen nach. In dieser Experimentierphase werden Bleistifte oder Stöckchen zur Zigarette.

Die erste richtige Zigarette probieren Heranwachsende meist aus Neugier, Experimentierfreude oder eben aus dem Wunsch heraus, es den anderen gleichzutun. Später dann, weil sie dazugehören, in der Clique anerkannt sein wollen. Manche lassen es dann wieder, aber viele rauchen weiter.

Die Entscheidung, ob jemand Raucher wird oder Nichtraucher bleibt, fällt im Allgemeinen im Alter von 14 bis 16 Jahren. Denn immer häufiger ergeben sich nun Gelegenheiten zu rauchen: Mitschüler, ältere Bekannte oder Familienangehörige bieten Zigaretten an. Der soziale Druck der Freunde wirkt. Hat man erst einmal mit dem Anbieten von Zigaretten Erfolg in der Clique oder beim Flirt – Zigaretten scheinen geradezu ideal zu sein, um mit einem/r anderen ins Gespräch zu kommen –, könnte eine wichtige Barriere gefallen sein.

Zigaretten sind auch geeignet, Zeit zum Überlegen zu gewinnen oder nach einer Anstrengung zu entspannen. Sie bieten die Chance, sich an etwas festzuhalten, Unsicherheit zu überspielen. So geht es »Zug für Zug« in den regelmäßigen Zigarettenkonsum.

Auf einmal stellen Raucher fest, dass sie immer wieder zur Zigarette greifen (müssen). In dieser Phase – der Stabilisierungsphase – wird die Wirkung des Nikotins zunehmend wichtiger. Zu Anfang erklären Raucher, dass sie natürlich jederzeit aufhören können, dass sie es aber gar nicht wollen. Jedenfalls jetzt nicht, hier nicht und heute nicht. Außerdem würde ihnen die Zigarette schmecken. Sie sind bereits mehr oder weniger abhängig.

Ein 50 Jahre alter Raucher, der seit dem 12. Lebensjahr raucht, hat rund 250.000 Zigaretten geraucht, dabei 3.500 Gramm Teer und 300 Gramm Nikotin aufgenommen (die Nikotinmenge reicht aus, um 5.000 Menschen zu töten) und für diese Droge rund 79.000 € bezahlt.

Das Passivrauchen

Besonders betroffen sind die Kinder rauchender Eltern. Sie können sich nicht zur Wehr setzen, sie müssen mitrauchen. Es sei denn, die Eltern rauchen nicht dort, wo sich ihre Kinder aufhalten. Das gleiche Problem haben natürlich Paare, wenn einer der Partner nicht raucht. Am Arbeitsplatz setzen sich zunehmend Nichtraucherschutz-Regelungen durch.

Schon das Kind im Mutterleib »raucht« mit. Wenn die Mutter selbst Raucherin ist, nimmt das Kind durch den gemeinsamen Blutkreislauf alle Tabakschadstoffe auf. Die Folge: Beeinträchtigungen der geistigen und körperlichen Entwicklung. Kinder von Raucherinnen haben bei der Geburt im Durchschnitt 100 bis 300 Gramm weniger Gewicht als Kinder von Nichtraucherinnen. Auch besteht ein höheres Frühgeburts- und Missbildungsrisiko. Kinder erkranken wesentlich häufiger an Entzündungen der Atemwege und der Lunge, wenn sie rauchenden Eltern und Erziehern ausgesetzt sind. Die Beschwerden von Asthmakranken und Allergikern können ebenfalls durch Tabakrauch erheblich zunehmen.

Die Schadstoffe

Beim Verbrennen einer Zigarette entwickeln sich ungefähr zwei Liter Rauch. Dieser enthält neben Nikotin, Kohlenmonoxid und Teer noch eine Vielzahl (über 300) chemischer Verbindungen, teils in fester Form, teils als Gas. Darunter sind Stoffe wie Ammoniak, Blausäure, Stickoxide, Acrolein, Toluol, Pyridin, Blei und Zink. Als Krebs erregend werden vor allem die Bestandteile Nitrosamine, Vinychlorid, Hydrazin, Benzo(a)pyren und Nickel angesehen. Begründeter Krebsverdacht besteht unter anderem bei Formaldehyd, Anilin und Cadmium. Über 40 Krebs erzeugende Stoffe sind in der Zigarette nachgewiesen. Rauchen verursacht Schäden am Gefäßsystem und ist somit an der Verengung und Verkalkung der Blutgefäße (Ateriosklerose) beteiligt.

Hauptstrom und Nebenstrom

Der Raucher selbst nimmt vom Rauch seiner Zigarette nur rund ein Viertel direkt auf, den sogenannten Hauptstromrauch, der zum Teil anschließend wieder ausgeatmet wird. Der größere Teil des Rauchs zieht zwischen den Zügen von der glimmenden Zigarettenspitze in die Umgebung. In diesem Nebenstromrauch, dem Raucher und Nichtraucher ausgesetzt wird, finden sich zahlreiche Schadstoffe in wesentlich höherer Konzentration als im Hauptstromrauch. Bis zu 130-mal stärker ist hier die Konzentration an Krebs erzeugenden Substanzen. Bei einigen Stoffen wie Formaldehyd, Stickoxiden und Nitrosaminen muss mit Belastungen des Passivrauchers gerechnet werden, die der Belastung des Aktivrauchers entsprechen.

Nikotin

Nikotin ist ein hoch wirksames Gefäßgift. Raucher regulieren ihren Nikotingehalt im Blut durch die Häufigkeit und Tiefe des Inhalierens. Sinkt der Nikotinspiegel, wird erneut geraucht, um ihn wieder hochzutreiben. Beim Übergang auf eine leichtere Zigarettenmarke inhalieren Raucher oft tiefer oder rauchen mehr, um den Nikotinspiegel in gewohnten Höhen zu halten. Beim Inhalieren erreicht das Nikotin das Gehirn innerhalb von Sekunden. Es wirkt in kleinen Mengen anregend, aber auch beruhigend und kann vorübergehend Müdigkeit, Unlust- und Hungergefühle beseitigen. Raucher empfinden subjektiv, dass in monotonen Situationen eine oder mehrere Zigaretten ein Absinken der Leistung verhindert. Bei Stress oder starker Anspannung empfinden sie durch das Rauchen einen dämpfenden Effekt. Unter anderem deswegen greifen »Stress-Raucher« zur Zigarette.

Teer

Teer ist im Rauch in winzigen Partikeln enthalten, die sich mit jedem Zug aus der Zigarette in den Atemwegen und der Lunge absetzen. Nur ein geringer Anteil wird wieder ausgeschieden. Wer täglich ein Päckchen Zigaretten raucht, nimmt pro Jahr eine Tasse Teer auf.

Luftröhre und Bronchien sind mit Flimmerhärchen ausgestattet, die verhindern, dass in der Atemluft vorhandene Staubteilchen in die Lunge gelangen. Man kann die Flimmerhärchen mit einem Fließband vergleichen, das die eingedrungenen Schadstoffe wieder nach draußen befördert. Dieser Mechanismus wird durch den Tabakteer lahmgelegt. Die Flimmerhärchen werden bewegungsunfähig und später sogar zerstört. So wird die Selbstreinigung der Atemwege praktisch ausgeschaltet. Die Schmutzstoffe können sich nun ungehindert auf den Schleimhäuten ablagern. Da sie ein idealer Nährboden für Bakterien und Viren sind, kommt es leicht zu Entzündungen. Durch Husten versucht der Körper, die liegengebliebenen Schmutzstoffe loszuwerden. Jeder starke Raucher kennt den morgendlichen Reizhusten. Aus all diesen Schädigungen entwickelt sich oft eine chronische Bronchitis.

Kohlenmonoxid

Raucher geraten bei körperlicher Anstrengung leichter außer Atem als Nichtraucher. Die Ursache hierfür ist vor allem das Kohlenmonoxid. Dieses giftige Gas gelangt zum größten Teil über die Lungenbläschen ins Blut. Dort wird es anstelle des Sauerstoffs an die roten Blutkörperchen gebunden. Es wird weniger Sauerstoff transportiert. Das Einatmen größerer Mengen Kohlenmonoxid bei starken Rauchern ruft deshalb Sauerstoffmangel in Geweben und Organen hervor. Dadurch entstehen Durchblutungsstörungen.

Die gesundheitlichen Folgen

Rauchen ist die wichtigste individuell vermeidbare Ursache für vorzeitiges und gehäuftes Auftreten von Krankheiten, Invalidität und Tod.

Einige wichtige gesundheitliche Auswirkungen des Rauchens:

- eine allgemein erhöhte Krankheitshäufigkeit,
- Bronchitis, Emphysem (Lungenblähung),
- Herz-Kreislauf-Krankheiten (Herzinfarkt, Gehirnschlag, Raucherbein),
- Lungenkrebs und verschiedene andere Krebsarten,
- Magen-Schleimhaut-Entzündungen, Magen- und Zwölffingerdarmgeschwüre.

Rauchen steht zudem bei einer Vielzahl anderer Krankheiten im Verdacht, sie zu verursachen oder an der Entstehung beteiligt zu sein.

Krebs

Lungen- und Bronchialkrebs gilt als die Raucherkrankheit schlechthin. Bei der männlichen Bevölkerung in Deutschland ist er die häufigste Krebsform. Nach internationalen Erfahrungen muss angenommen werden, dass 85 Prozent aller Krebstoten Raucher waren.

Die Chance, Lungenkrebs fünf Jahre zu überleben, liegt bei etwa zehn Prozent, weil Lungenkrebs in der Regel zu spät erkannt wird und dann nur noch schwer zu behandeln ist. Das heißt, nur 10 von 100 Lungenkrebskranken überleben die nächsten fünf Jahre.

Auch das Risiko, an anderen Krebsformen zu erkranken, ist bei Rauchern größer als bei Nichtrauchern. Rauchen begünstigt die Entstehung von Mundhöhlen-, Kehlkopf- und Speiseröhrenkrebs, Bauchspeicheldrüsen-, Nieren- und Blasenkrebs. Gefährdet sind alle Teile des Körpers, die direkt oder indirekt mit den Krebs erzeugenden Stoffen im Tabakrauch in Berührung kommen.

Herz- und Kreislaufkrankheiten, Herzinfarkt

Rauchen ruft akut eine Verengung der Blutgefäße, ein Ansteigen des Blutdrucks und eine Erhöhung der Herztätigkeit hervor. Langfristig schädigt es das Gefäßsystem und fördert die Gefäßverkalkung (Arteriosklerose), die häufig Gefäßverschluss zur Folge hat. Betroffen sein können die Arterien des Herzens, des Gehirns und der Gliedmaßen. Das Risiko, eine Erkrankung der Herzgefäße zu erleiden, wird zu 25 Prozent durch das Rauchen bedingt.

Für den vorzeitigen Tod vieler Raucher durch Herzinfarkt ist das Rauchen ein Risikofaktor unter mehreren. Allerdings ein sehr wichtiger Risikofaktor. Die Gefahr, an einem Herzinfarkt zu sterben, ist für Raucher etwa doppelt so hoch wie für Nichtraucher. Wird das Rauchen mit weiteren gesundheitsgefährdenden Lebensgewohnheiten kombiniert (z.B. hoher Blutdruck, Übergewicht, hoher Alkoholgenuss, Stress, Bewegungsmangel), können sich die Risikofaktoren gegenseitig verstärken. Bei Frauen steigt das Infarktrisiko durch die Einnahme der Pille nochmals stark an. Herzinfarkte vor dem 40. Lebensjahr betreffen fast ausschließlich Raucher.

Raucherbein

Man versteht darunter Gefäßverengungen und -verschlüsse der Beinarterien, die zu heftigen Schmerzen, unter anderem beim Gehen, führen. Die Erkrankung tritt nach dem 40. Lebensjahr wesentlich häufiger auf. Im Ruhezustand reicht die Durchblutung meist noch aus. Beim Gehen ist der Sauerstoffbedarf jedoch erhöht, und ein plötzlich auftretender Schmerz zwingt den Kranken zum Stehenbleiben.

Wer dieses Alarmzeichen nicht ernst nimmt und beim ersten Auftreten von Schmerz unterhalb der Kniekehlen nicht sofort das Rauchen einstellt, muss mit größeren Beschwerden und ernsthaften Gesundheitsgefahren rechnen.

Chronische Bronchitis, Emphysem

Raucher leiden häufig an Erkrankungen der Atemwege mit Husten und Auswurf. Diese Symptome verschwinden jedoch oder nehmen ab, wenn das Rauchen aufgegeben wird. Häufig kommt zur chronischen Raucherbronchitis eine Lungenblähung (Emphysem) hinzu. Bei dieser Krankheit wird im Spätstadium jeder Atemzug zu Qual, weil beim Ausatmen, das nur mit Anstrengung möglich ist, nicht die gesamte verbrauchte Luft aus der Lunge ausgestoßen wird. Die Lungenbläschen werden dadurch niemals ganz geleert, sie vergrößern sich und können sogar platzen, wenn ihre feine Außenhaut sich nicht weiter dehnen kann. Im weiteren Verlauf wird das engmaschige Netz des Lungengewebes immer gröber, und die Zahl der funktionsfähigen Lungenbläschen nimmt ab. Damit verringert sich die Lungenoberfläche und die Möglichkeit, Sauerstoff aufzunehmen.

Patienten mit diesem Leiden müssen schneller atmen und können in schweren Fällen nur durch Sauerstoff aus Atemgeräten überleben.

Weitere gesundheitliche Folgen

- Raucher und insbesondere Raucherinnen sind anfälliger für Knochenschwund (Osteoporose).
- Während chirurgischer Eingriffe gibt es bei Rauchern mehr Komplikationen mit der Atmung.
- Raucher haben häufiger Zahnfleischerkrankungen.
- Die Haut leidet durch das Rauchen. Sie wird schlecht durchblutet, sieht grau und großporig aus und altert rascher.

♦ Es gibt Hinweise, dass Raucherinnen früher ins Klimakterium kommen.

♦ Besonders gefährlich ist das Rauchen bei gleichzeitiger Einnahme der Pille: Durch diese Verbindung wird die Gefahr eines Herzinfarktes oder einer Thrombose um ein Mehrfaches erhöht.

Wirtschaftsfaktor Rauchen

Rauchen ist kein billiges Vergnügen. Wer täglich eine Schachtel Zigaretten für sieben Euro raucht, gibt im Jahr über 2.500 € aus.

Wer aufhören möchte

Hilfe gibt es z.B. bei den anonymen Nikotinikern in Wien.

Die Rückfallquote ist jedoch enttäuschend hoch: Rund zwei Drittel der Aufhörwilligen geben innerhalb von drei Monaten auf. Der Höhepunkt der Entzugserscheinungen (z.B. Unruhe, Gereiztheit, Konzentrationsstörungen, Kopfschmerzen, Schwindel, Schlafstörungen) wird nach drei bis vier Tagen erreicht, innerhalb von drei bis vier Wochen klingen diese Symptome langsam ab, die Gewichtszunahme kann allerdings bis zu sechs Monate anhalten.

Es gibt unterstützende Maßnahmen, so z.B. das Nikotinpflaster, das man in der Apotheke erhält, um die körperlichen Entzugserscheinungen zu dämpfen. Psychologische Unterstützung kann beim Entwöhnen eine hilfreiche Maßnahme sein.

Reiseapotheke für Reisen mit Kindern

Eine gut ausgestattete Reiseapotheke ist im Urlaub mit Kindern sehr hilfreich, man sollte zumindest für eine einfache Erstversorgung ausgerüstet sein, falls ein Arzt nicht gleich erreichbar ist.

Welche Medikamente gehören in die Reiseapotheke?

♦ Alle Dauermedikamente Ihres Kindes,

♦ Fieberthermometer,

♦ Medikamente je nach dem Alter Ihres Kindes, beispielsweise:
   – gegen Durchfall (z.B. Bioflorin),
   – gegen Verstopfung (z.B. Neda Fruchtwürfel),
   – gegen Säuglingskoliken (z.B. SAB simplex Tropfen),
   – gegen Fieber und Schmerzen (z.B. Mexalen-Saft),

- Hustensaft,
- Nasentropfen (z.B Fentrinol) im Handgepäck bei Flügen für den Druck-ausgleich,
- Augentropfen (z.B. Refobacin),
- Ohrentropfen (z.B. Otalgan),
- evtl. antiallergische Medikamente auf Anraten des Kinderarztes,

♦ Desinfektionsmittel für Wunden, Wundsalbe,

♦ Verbandmaterial und Pflaster,

♦ Insektenschutz und Insektenmilch (z.B. Autan), evtl. Fliegengitter, gegen Stiche ein Antihistamingel (z.B. Fenistilgel),

♦ Sonnenschutz.

Säuglinge im ersten Lebensjahr sollten nicht der direkten Sonne ausgesetzt sein, schützen Sie Ihr Kind mit einem Sonnenschirm und einer Sonnencreme mit hohem Lichtschutzfaktor. Verwenden Sie für Ihr Kind einen Sonnenhut und versuchen Sie, die Mittagsonne zu vermeiden.

Verwenden Sie eine wasserfeste Sonnencreme etwa eine halbe Stunde vor dem Baden.

Anforderungen an ein Sonnenschutzmittel

Achten Sie auf einen hohen Lichtschutzfaktor, auf Schutz vor UV-A- und UV-B-Strahlen. Besonders geeignet sind Produkte mit Mikropigmenten. Es gibt Produkte, die nur einmal täglich aufzutragen sind (z.B. Daylong), wodurch der dauerhafte Schutz erhalten wird.

Vergessen Sie den Lippenschutz nicht.

Bei Sonnenbrand

♦ Keine weitere Sonnenbestrahlung!

♦ Feuchte, kühlende Umschläge.

♦ Kühle und entzündungshemmende Cremes und Lotionen auftragen.

♦ Sonnenbrände größeren oder schwereren Ausmaßes müssen ärztlich behandelt werden.

Wichtige Tipps

♦ Zäpfchen können in größerer Hitze leicht aufweichen und dann unbrauchbar werden.

♦ Bei Dauermedikamenten Ihrer Kinder achten Sie auf einen ausreichenden Vorrat, falls etwas verloren geht.

♦ Setzen Sie die Apotheke nicht starker Hitze oder Kälte aus.

- ◆ Achten Sie darauf, wichtige Medikamente im Handgepäck zu haben, bei Flüssigkeiten evtl. mit ärztlicher Bestätigung.
- ◆ Achten Sie auf die kindersichere Verwahrung der Medikamente!
- ◆ Überprüfen Sie Ihren Krankenversicherungsschutz vor der Reise!
- ◆ Beachten Sie die Impfempfehlungen für das jeweilige Reiseland und die Grundimpfungen!

Allgemeine Empfehlungen

Besprechen Sie die Reise mit Ihrem Kinderarzt, ob es besondere Maßnahmen für das Zielland gibt, die empfehlenswert sind.

Nehmen Sie das Lieblingsspielzeug oder Kuscheltier Ihres Kindes mit, um die Umstellung auf die fremde Umgebung zu erleichtern.

Bei Flugreisen halten Sie in der Start- und Landephase idealerweise für das Kind etwas zum Trinken bereit, um den Druck auf die Ohren zu lindern.

Reisen mit Kindern

Eine gute Vorbereitung ist für den erholsamen Urlaub mit Kindern wesentlich.

Die Reise mit dem Auto

Achten sie auf altersentsprechende Kindersitze oder Babyschalen; dabei muss vor allem auf die Kopfstabilisierung geachtet werden, auch in seitlicher Richtung. Überprüfen Sie auch die korrekte Fixierung des Kindersitzes im Auto auf eventuelle Schäden. Achten Sie auf regelmäßige Pausen, womöglich mit Kinder- und Freizeiteinrichtungen in sicherem Abstand zur Straße, oder verlegen Sie die Fahrt in die Schlafenszeit des Kindes. Bringen Sie zusätzlich sonnenabweisende Einrichtungen im Fond des Wagens an.

Die Reise mit dem Flugzeug

Die Luft im Flugzeug ist trocken, und es kann zu Husten führen, eventuell kann ein mitgebrachter hustendämpfender Saft hilfreich sein. In der Start- und Landephase sind abschwellende Nasentropfen zur Verhinderung von Ohrenschmerzen ratsam, da der Druckausgleich zu einem unangenehmen Gefühl im Ohr führen kann. Als Alternative sind Maßnahmen wie Trinken oder Kaugummikauen geeignet, wodurch die sogenannte Eustachische Röhre zwischen Rachenraum und Mittelohr geöffnet werden soll. Neugeborene sollten in den ersten 14 Lebenstagen nicht fliegen, nachdem sich Probleme mit dem Druckausgleich ergeben können und das Kind dadurch unruhig werden kann. Besonders belastend sind der Start und die Landung.

Prinzipiell sollten Sie Langstreckenflüge mit Klein- und Vorschulkindern überdenken, da sich nach ein bis zwei Stunden oftmals bei den Kindern die erste Ungeduld einstellt, da der Bewegungsdrang nur schwer unterdrückt werden kann. Oder Sie fliegen zur Schlafenszeit der Kinder, also in der Nacht. Ein Baby ist in dieser Hinsicht problemloser.

Durchfallerkrankungen

Etwa die Hälfte der Kinder, die in eine tropische Destination reisen, bekommen einen Reisedurchfall. Vorsicht ist vor allem bei Kindern unter drei Jahren geboten, hier ist von Destinationen mit niedrigem hygienischen und medizinischen Standard abzuraten. In dieser Altersgruppe wird viel in den Mund genommen, die Kinder haben oft Infekte. Zudem können Durchfälle gerade in dieser Altersgruppe sehr schnell zu hohen Flüssigkeitsverlusten führen, die gelegentlich sogar eine Klinikaufnahme erfordern. Denken Sie bitte an das offene Wasser, aber auch die Eiswürfel, die hohe Keimzahlen aufweisen können. Vorsicht ist auch bei offenem Speiseeis geboten, Obst sollten Sie schälen, Salate besser meiden. Auch auf nicht zur Gänze gekochte Eier sollten Sie verzichten, Fleisch sollte gut durchgebraten sein.

Unfallverhütung am Urlaubsort

Verletzungen entstehen häufiger in Stressmomenten, erklären Sie Ihren Kindern altersbezogen die örtlichen Gegebenheiten und vor allem jene Stelle, wo sie wieder sicher zusammentreffen können (z.B. Rezeption). Die Unfallverhütung auf Spielplätzen gilt besonders, wenn Ihr Kind in ungewohnter Umgebung mit einem sozusagen »neuen« Spielplatz konfrontiert wird.

Lassen Sie Kinder zur Vermeiden von Ertrinkungsunfällen nie unbeobachtet im Wasser. Ertrinken kann man auch im seichtesten Wasser; hilfreich sind Schwimmflügel (Mehrkammersysteme) bzw. Badeanzüge, in denen sich Styropor-Auftriebskörper befinden. Ungünstig können Schwimmreifen sein, die z.B. in den Fuß-Knie-Bereich abgleiten können. Selbstverständlich muss für einen ausreichenden Sonnenschutz gesorgt sein; Säuglinge unter einem Jahr sollten überhaupt keiner direkten Sonnenbestrahlung ausgesetzt sein. Kinder, und hier besonders die hellhäutigen, sind empfindlich gegenüber der UV-Strahlung (A-, besonders C-Strahlen), und es kann zum Sonnenbrand kommen.

Oftmals weisen auch Spielplätze nicht die gängigen Sicherheitsstandards auf. Die häufigsten Unfälle entstehen auf der Schaukel (30 %), gefolgt von der Rutsche (20 %) sowie den Klettergeräten (13 %). Als Verletzungen überwiegen Prellungen oder Verstauchungen (34 %), gefolgt von Hautwunden (24 %), seltener aber auch Knochenbrüche (25 %).

Erste Hilfe bei Kindern

Befassen sie sich auch mit den Erste-Hilfe- bzw. Wiederbelebungsmaßnahmen beim Kind. Kinder haben z.B. eine viel höhere Herzschlagfrequenz als Erwachsene, ein Umstand, der bei der Herzmassage beachtet werden muss.

Impfungen

Fragen Sie Ihren Kinderarzt nach den Impfempfehlungen für das geplante Reiseziel und überprüfen Sie bitte auch die Routine-Impfungen. Bei Fernreisen erhalten Sie zusätzliche Informationen auf der Internetseite www.impf.at.

Wichtige Telefonnummern für den Rücktransport im Notfall
Flugeinsatzstelle des österreichischen BM f. Inneres: +43 17 77
Ambulanz Flugdienst Tyrol Air Ambulance: +43 512 22 422 100
Internationaler Flugrettungsdienst: +43 2742 / 4911
Austrian Air Ambulance-Ärzteflugambulanz: +43 140 144

Verkehrsclubs:
D: ADAC   +49 89 76 76 76
A: ÖAMTC   +43 125 120 00
CH: VCS   +41 848 801 803

Ringelröteln ➡ Klassische Kinderkrankheiten

Röteln ➡ Klassische Kinderkrankheiten

Scharlach ➡ Klassische Kinderkrankheiten

Scheidenentzündung im Kleinkindesalter

Eine Vulvitis ist eine Entzündung des äußeren Scheidenbereichs bei Mädchen. Kennzeichnend sind Juckreiz, Rötung, Schwellung und Schmerzen. Weitere Symptome können ein weißlich-gelblicher Ausfluss und Harndrang sein. Diese Entzündungen kommen im Kleinkindesalter häufig vor.

Im Bereich des Genitales und in der Windelregion können Stuhlkeime vorkommen, die manchmal zu einer Entzündung führen. Wichtig ist es, eine gute Reinigung vorzunehmen und auf Hygiene zu achten. Achten Sie bei älteren Kindern auf entsprechendes Sauberkeitstraining. Wichtig ist es, auch die Scheide äußerlich mit einem weichen Papier abzutupfen. Feuchte Unterhosen sollten regelmäßig gewechselt, nach dem Stuhlgang muss immer von vorne nach hinten gereinigt werden.

Überprüfen Sie eventuell, ob im Kindergarten andere Hygienesysteme (kratziges WC-Papier) in Verwendung sind als zu Hause. Bei der Behandlung der Vulvitis steht die Bekämpfung der Pilz- oder bakteriellen Infektion an erster Stelle. Die Therapie kann durch Sitzbäder positiv unterstützt werden. Die Sitzbäder werden als angenehm empfunden und führen rasch zu einer Linderung der Rötung und des unangenehmen Juckreizes.

Schiefhals (Torticollis)

Ein Schiefhals entsteht durch die Verkürzung eines der symmetrischen Halsmuskeln (Musculus sternocleidomastoideus). Erste Anzeichen für einen Schiefhals bemerkt man bereits kurz nach der Geburt, spätestens während des ersten Lebensmonats: Die betroffene Halsseite ist geschwollen, das Baby hält den Kopf schief. Auffällig ist auch, dass der Säugling fast nur an einer Brust trinken will. Zur Behandlung wird eine physikalische Behandlung empfohlen; die Prognose ist generell sehr gut.

Die Häufigkeit beträgt etwa 0,3 bis 2,0 Prozent aller Neugeborenen, Mädchen sind häufiger betroffen als Jungen. Unbehandelt können sich weitere Störungen wie z.B. Skoliose (= Verkrümmung) der Halswirbelsäule entwickeln. Der Schiefhals tritt häufiger nach einer schwierigen Geburt, einer Beckenendlage und bei Erstgeborenen auf. Möglicherweise spielt auch eine genetische Komponente eine Rolle. Durch Dehnung und Überstreckung von Kopf und Hals während eines länger dauernden Geburtsvorgangs könnten Fasern des Muskels überdehnt werden; es bildet sich ein Bluterguss, und der Muskel kann sich verkürzen. In der Folge kann es zu einer Verformung des Kopfes kommen.

Eine physikalische Behandlung ist umso wirksamer, je früher sie begonnen wird. Die Lagerung des Babys sollte auf der Seite oder auf dem Rücken erfolgen, nicht in Bauchlage. Lagerungstechniken und Dehnungsübungen stehen im Vordergrund, die Behandlung kann zu Hause erfolgen.

Ältere Kinder müssen neurologisch abgeklärt werden.

Schielen ➞ Augenerkrankungen

Schimmelpilzallergie ➞ Allergien bei Kindern

Schlafprobleme des Babys

Mein Kind will nicht einschlafen! Das Problem kennen viele leidgeprüfte junge Eltern.

Was kann ich tun?

Schlaf ist die natürliche Erholungsphase für Körper und Geist. Er entspannt und schafft neue Energien. Das Gehirn verarbeitet während des Schlafs die verschiedenen Eindrücke und Erlebnisse des Tages, unter anderem, indem es Träume produziert. So müde, abgespannt und gestresst man nach einer Nacht mit zu wenig Schlaf sein kann, so ausgeruht, erholt und voller Energie ist der Mensch nach einer gut durchgeschlafenen Nacht. Dies gilt für Erwachsene, Kinder und Säuglinge gleichermaßen. Daher ist es in jeder Hinsicht sinnvoll, wenn Eltern darauf bedacht sind, dass ihr Baby viel und gut schläft. Der Schlaf ist für das allgemeine Befinden des Babys von großer Wichtigkeit. In der Nacht werden mehr Wachstumshormone freigesetzt als tagsüber. Der Schlaf ist also auch für das Wachstum und die Entwicklung des Kindes von Bedeutung.

Wie viel Schlaf sollte ein Kind bekommen?

Das Schlafbedürfnis Neugeborener ist sehr unterschiedlich, sie können bis zu 16 Stunden täglich schlafen. Anfangs wachen sie meist alle zwei bis drei Stunden auf, um zu trinken. Ab einem Alter von etwa vier Monaten verlängern sich die Schlafperioden eines Säuglings. Bis zum Alter von etwa einem Jahr schlafen Babys in der Regel bis zu sechs Stunden durch. Kleinkinder im Alter von einem bis fünf Jahren schlafen etwa zwölf Stunden. Kinder im Vorschulalter können immer noch einen Schlafbedarf von zehn bis zwölf Stunden aufweisen. Schulkinder haben ein Schlafbedürfnis von zehn Stunden. Im Prinzip gilt dies bis zum Erwachsenenalter. Schlafbedürfnis, Schlaf- und Tagesrhythmus sind höchst individuelle Eigenschaften. Schläft Ihr einjähriges Kind nur etwa zehn von 24 Stunden und ist ansonsten gesund und fröhlich, dann fehlen ihm die zwei Stunden Differenz zum Durchschnitt sicher nicht. Bevor Sie sich über den von der Norm abweichenden Schlafrhythmus ihres Kindes Sorgen machen, vergleichen Sie diesen mit den Schlafgewohnheiten naher Verwandter oder mit Ihrem eigenen als Kind. Es kann sein, dass sich hier Ähnlichkeiten feststellen lassen.

Mein Baby wacht in zweistündigen Intervallen auf, was kann ich tun?

Ein Neugeborenes hat einen erhöhten Nahrungsbedarf und wacht ganz natürlich – auch nachts – alle zwei bis drei Stunden auf, um zu trinken. Normalerweise verlängern sich die Schlafintervalle mit der Zeit. Ab einem Alter von etwa fünf Monaten ist Stillen in der Nacht eigentlich nicht mehr nötig. Viele Säuglinge mögen jedoch am liebsten nachts gestillt werden. Möchten Sie Ihr Baby in der Nacht nicht mehr stillen (in der Regel lässt sich dieser Wunsch erst umsetzen, wenn das Baby älter als fünf Monate ist), können folgende Rituale hilfreich sein: Machen Sie kein Licht an, wenn das Baby aufwacht. Spielen Sie nicht mit ihm und sprechen Sie so wenig wie möglich bzw. nur leise zum Beruhigen mit ihm. Ist das Baby nass, wickeln Sie es mit so wenig Aufwand wie möglich. Es ist von Vorteil, dem Baby gar nicht erst beizubringen, dass man zum Einschlafen unbedingt die Brust oder ein Fläschchen braucht. Dies mag etwas hart klingen, aber es bewirkt, dass das Baby sich schnell daran gewöhnt, dass die Nacht zum Schlafen da ist.

Mein Baby weint nachts, soll ich es schreien lassen?

Nein! Ein Baby, das schreit, braucht seine Eltern. Allein Ihre Anwesenheit gibt Ihrem Baby Geborgenheit. Oft reicht es, wenn Sie es ein wenig streicheln und beruhigend mit ihm sprechen, damit es sich geborgen fühlt. Ein weinendes Kind braucht die Gewissheit, dass es nicht allein ist. Wenn ein Kind schreit, bedeutet das nicht zwangsläufig, dass es unbedingt etwas zu essen braucht oder unterhalten werden muss. Gehen Sie aber auf alle Fälle sicher, dass Ihr Baby nicht schreit, weil es krank ist oder Schmerzen hat.

Wie kriege ich mein Baby dazu durchzuschlafen?

Schlafen ist ein sensibler Vorgang, der sehr störanfällig ist. Es ist Ihnen sicher vertraut, dass Sie in entspannten Zeiten besser schlafen als beispielsweise vor einem aufregenden Ereignis am nächsten Tag. Beim Baby kommt dazu, dass sich der gesamte Schlaf-wach-Rhythmus erst langsam herausbildet. Daher muss man bei Schlafproblemen auch die psychische Seite mit berücksichtigen. Ein Baby, das nicht schlafen kann und sehr häufig erwacht, hat ein Problem damit, loszulassen und quasi sich selbst überlassen zu sein – mit der Welt seiner Vorstellungen, Träume und inneren Vorgänge, getrennt vom Wachzustand und seinen Bezugspersonen.

Im Allgemeinen fühlt es sich durch Wärme, Ruhe, Weichheit und vielleicht einen Schnuller, eine Schmusewindel, einen Finger zum Lutschen o. Ä. geborgen, da dies das Baby an Eigenschaften seiner Bezugspersonen erinnert. Familiäre Krisen, Paarprobleme, Trauer, psychische Probleme eines Elternteils, aber auch Schwierigkeiten im Zusammenspiel zwischen Eltern und Baby können sich auf das Schlafverhalten des Babys auswirken und zu Schlafproblemen führen. Nicht selten kommen mit der Geburt eines Kindes auch alte eigene schwierige Themen wieder an die Oberfläche. Die Probleme und Ängste des Babys, wenn sie einige Zeit andauern, können wiederum Ängste bei den Eltern auslösen. Dies geschieht unweigerlich, da die Eltern die Mitteilung des Babys, dass etwas nicht in Ordnung ist, auch verstehen. Manchmal reagieren Babys aber auch auf die Ängste der Eltern mit Unbehagen, das sich auch in Schlafstörungen auswirken kann. Manche Babys sind auch einfach überreizt von zu vielen Eindrücken und können nicht zur Ruhe kommen. Je jünger das Baby, umso weniger Reize auf einmal kann es aufnehmen und gut verarbeiten, ohne damit überfordert zu sein. Frühchen haben damit besondere Probleme. Holen Sie sich in all diesen Fällen unbedingt professionelle Unterstützung bei einschlägigen Beratungsstellen für Eltern und Säuglinge. Es wäre nicht günstig, das Baby zum Durchschlafen nur trainieren zu wollen und ein Problem im Hintergrund – die eigentliche Ursache – außer Acht zu lassen.

Manchmal ist einem als Elternteil gar nicht so bewusst, worin die Problematik liegt, und es kann erst im Gespräch mit einer außen stehenden Fachkraft klarer werden. Erfahrungsgemäß sind oft schon einige wenige Gespräche hilfreich, um Entlastung zu bringen, was sich wiederum positiv auf das Schlafverhalten selbst auswirkt.

Wenn keine Hintergrundproblematik vorhanden ist, können Sie natürlich auch einiges selbst versuchen, behalten Sie aber stets im Auge, dass die Befindlichkeit im Hintergrund einen viel höheren Stellenwert hat als das reine Verhalten, auf das Sie Einfluss haben können.

Wenn Sie selbst eine Umstellung versuchen möchten, sollten Sie sich darüber klar werden, ob sie beide dazu bereit sind. Legen Sie fest, wann Sie mit einer Umgewöhnung beginnen werden. Bereiten Sie sich vor: Die Vorbereitung ist wichtig,

damit Sie nicht nach der ersten Nacht aufgeben. Sprechen Sie sich als Eltern un-
tereinander ab, wie Sie die Sache angehen wollen, wer was übernimmt. Gehen Sie
eventuell vorübergehend gleichzeitig mit Ihrem Baby zu Bett, um selbst genügend Ruhe zu bekommen. Beginnen Sie mit den kleinstmöglichen Mitteln. Wenn
das Baby erwacht, streicheln Sie es sanft, decken Sie es gut zu und geben Sie ihm
seinen Schnuller, sofern es einen nimmt, und reden Sie leise und beruhigend mit
ihm. Machen Sie jedoch kein Licht und unterhalten Sie es nicht. Geben Sie Ihrem
Baby, falls nötig, ein wenig Wasser zu trinken. Dies hat zwei Funktionen. Zum
einen signalisieren Sie dem Baby, dass es nachts nichts zu essen gibt, dass es aber
Wasser bekommen kann. Zum anderen gibt es Ihnen die Gewissheit, dass Ihr
Kind nicht durstig ist. Grundsätzlich ist es von Vorteil, Ihr Baby stets im Bettchen
zu beruhigen und so minimale Interventionen wie möglich zu setzen. Beruhigendes Sprechen hat aber immer seinen Platz!

Denken Sie daran, die Nacht für Ihr Baby so ruhig und wenig interessant wie
irgend möglich zu gestalten. Bedenken Sie bei allen Vorgehensweisen stets, dass
das nächtliche Abstillen, das oft an ein besseres Durchschlafen gekoppelt ist, sehr
stark von Ihrer inneren Haltung abhängt. Manche Mütter wollen sich noch nicht
von Ihrem Baby trennen, obwohl sie auch gerne durchschlafen möchten. Unklare
Signale nimmt Ihr Baby wahr und reagiert darauf. Wichtig ist, dass es für Sie als
Eltern passt. Unter einem Jahr besteht nicht unbedingt ein Grund, das Durchschlafen und nächtliche Abstillen um jeden Preis zu forcieren. Etwa um das erste
Jahr herum sollte Ihr Baby aber abgestillt werden.

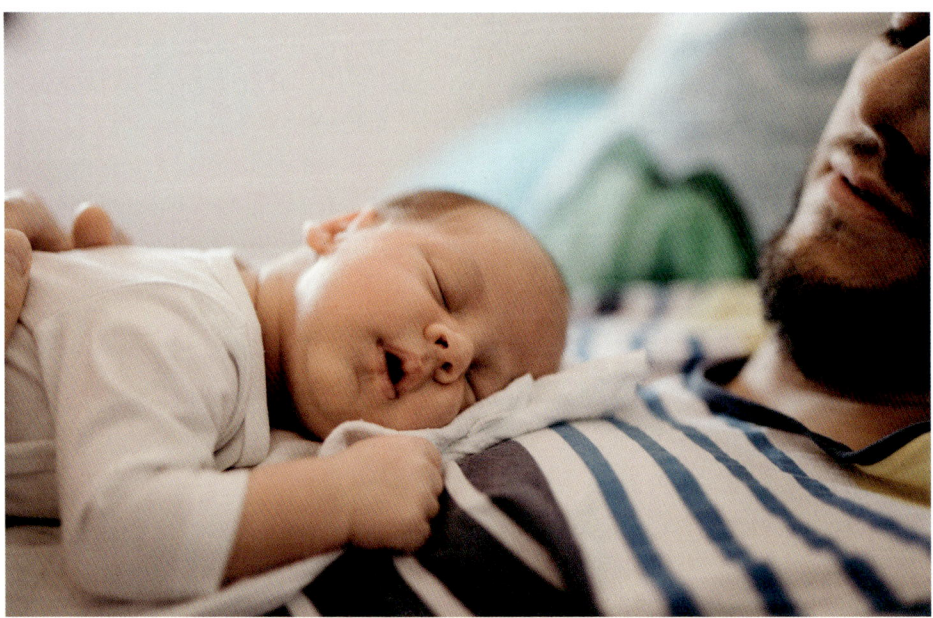

Mein Baby will nur in meinem Bett (ein-)schlafen!

Es ist ganz natürlich, dass ein Kind sich im Bett der Eltern am wohlsten fühlt. Hier findet es Wärme, Geborgenheit und Nähe. Es ist aber nicht unbedingt notwendig, diese Geborgenheit und Wärme in Ihrem elterlichen Bett zur Verfügung zu stellen. Geborgenheit, Weichheit und Wärme kann genauso gut in einem Bettchen neben den Eltern, vielleicht auch mit einer in der ersten Zeit heruntergenommenen Seitenwand des Gitterbettes hergestellt werden. Hat sich Ihr Kind erst einmal daran gewöhnt, in Ihrem Bett zu schlafen, kann es sehr schwer sein, ihm dies wieder abzugewöhnen. Falls Ihr Baby bereits im Elternbett gelandet ist, ist es ausgesprochen wichtig, sich über alle Konsequenzen abzusprechen. Finden alle Beteiligten es gemütlich – und wie lange noch? Was ist mit dem Sexualleben der Eltern? Ist überhaupt Platz genug für drei? Wird das Baby nur vorgeschoben, und gibt es möglicherweise andere Gründe, weshalb Sie Ihr Sexualleben hinten anstellen? Sex in Anwesenheit auch eines schlafenden Babys sollte man generell möglichst vermeiden. Die starke Erregung im Raum kann das Baby nicht zuordnen und nicht gut verarbeiten, wodurch es zu Unruhezuständen kommen kann. Wechseln Sie besser in ein anderes Zimmer. Was ist, wenn ein weiteres Kind kommt und das Kind noch im Elternbett schläft? Ein Kompromiss kann sich insofern anbieten, als Sie das Kinderbett direkt neben Ihr Bett stellen. So hat das Kind die Eltern zumindest in greifbarer Nähe.

Können alle Kinder durchschlafen?

Einige Kinder schlafen erst ab einem Alter von anderthalb Jahren eine ganze Nacht durch, ganz egal, was die Eltern auch ausprobieren. Die meisten Babys lernen dies jedoch schneller. Bis etwa zum Schulalter (und seltener auch danach) wachen viele Kinder gelegentlich noch nachts auf und brauchen manchmal nochmals Unterstützung, um wieder einschlafen zu können. Das kann sein, weil sie schlecht geträumt haben, krank sind, Angst bekommen haben oder Ähnliches. Begleiten Sie Ihr Kind dann wieder in sein Bett, trösten und beruhigen Sie es. Größere Kinder sollten keinesfalls einen Stammplatz im Elternbett haben.

Schläft mein Baby vielleicht nicht, weil es krank ist?

Sind Sie besorgt, weil Ihr Baby nicht oder schlecht schläft, oder haben Sie den Verdacht, dass etwas nicht in Ordnung ist? Dann sollten Sie Ihr Baby von einem Kinderarzt untersuchen lassen. Babys können eventuell auf Grund von Ohrenschmerzen, Dreimonatskoliken, Erkältungen, Husten oder anderen Krankheiten schlecht oder gar nicht schlafen. Bevor Sie die Einschlafschwierigkeiten des Kindes behandeln, sollten Sie natürlich sicher sein, dass Ihrem Baby sonst nichts fehlt.

Ratschläge

- Verbinden Sie das Schlafenlegen Ihres Kindes mit etwas Gemütlichem. Singen Sie ihm etwas vor, ziehen Sie die Spieluhr auf, massieren Sie es, baden Sie es vor dem Zubettgehen usw.
- Halten Sie feste Bettgehzeiten ein.
- Bringen Sie Ihr Kind nie »zur Bestrafung« ins Bett.
- Bringen Sie Ihr Kind stets zu Bett, bevor es übermüdet ist und buchstäblich vor Müdigkeit umfällt.
- Ihr Kind muss nicht sofort einschlafen. Lassen Sie das Kind im Bett zur Ruhe kommen.
- Wiegen wirkt in der Regel schlaffördernd.
- Dämpfen Sie das Licht oder löschen Sie es ganz beim Zubettgehen.
- Dämpfen Sie das generelle Aktivitätsniveau der Familie, d. h., drehen Sie den Fernseher oder die Musik leiser, dämpfen Sie Unterhaltungen ein wenig.
- Ist Ihr Kind nachts unglücklich, nehmen Sie es nicht hoch, sondern bleiben Sie nur bei ihm, bis es zur Ruhe kommt. Lassen Sie es sich nicht in den Schlaf weinen. Ein weinendes Kind muss immer getröstet werden!
- Das Kind ins Bett der Eltern zu nehmen kann dazu führen, dass Sie ihm dies später wieder abgewöhnen müssen. Andererseits ist es eine effektive Methode, Ihr Kind zum Einschlafen zu bringen.

Schnuller

Nuckeln und Saugen sind angeborene Verhaltensweisen. Auf Ultraschallbildern kann man sehen, dass Kinder im Mutterleib schon ab dem fünften Schwangerschaftsmonat am Daumen lutschen. Bereits Minuten nach der Geburt saugen Babys kräftig an der Brust, wenn sie zum ersten Stillen angelegt werden. Die meisten – wenn auch durchaus nicht alle – Kleinkinder haben über die Nahrungsaufnahme hinaus ein ausgeprägtes Saugbedürfnis. Durchschnittlich 60 bis 80 Prozent aller Kinder in den Industrieländern bekommen dafür zwischen ihrem ersten und sechsten Lebensmonat einmal einen Schnuller angeboten.

Die Geschichte des Schnullers

Die Verwendung von Saughilfen ist weltweit verbreitet, und die Geschichte lässt sich weit zurückverfolgen. Die ältesten erhaltenen Vorläufer des Schnullers stammen aus Ägypten und sind etwa 4.500 Jahre alt. Es handelte sich dabei um soge-

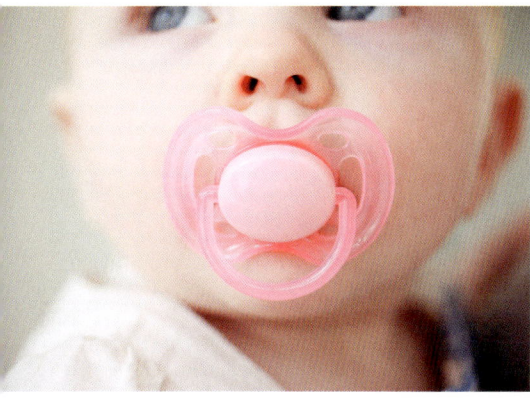

nannte Saugtöpfe, die weniger der Nahrungszufuhr als vielmehr der Beruhigung der Kinder durch Befriedigung des Saugbedürfnisses dienten. Auch im klassischen Altertum dürfte die Verwendung von Schnullern weit verbreitet gewesen sein, es wurden zahlreiche kleine, mit Henkeln versehene Tierchen – z.B. Frösche – gefunden, die im Gesichtsbereich kleine Öffnungen aufwiesen. Diese Figuren wurden den Kindern um den Hals gehängt und mit Honig gefüllt. Bis ins Mittelalter waren diese Saugtierchen auch im deutschen Sprachraum bekannt. In anderen Kulturkreisen wurden auch feste Nahrungsmittel wie zum Beispiel Fische oder Fleischstücke verwendet, an denen Kinder stundenlang saugen konnten. In weiterer Folge wurden auch sogenannte Lutschbeutel verwendet, also Stofflappen, die mit einem Mus aus Mehl, Brot und Honig gefüllt waren. Gebräuchlich war auch der Zusatz von Mohnköpfen oder Alkohol. Natürlich war dies mit erheblichen Gesundheitsrisiken verbunden. Erst mit dem Aufkommen des Gummisaugers im vorigen Jahrhundert war ein Schnuller im heutigen Sinn bekannt.

Ein Schnuller kann den Stillerfolg möglicherweise beeinträchtigen. Deshalb rät beispielsweise die internationale Still-Organisation »La Leche Liga« stillenden Müttern generell von der zu frühen Einführung des Schnullers ab. Eine schweizerische Studie konnte allerdings keinen negativen Effekt des Schnullers auf den Stillerfolg nachweisen.

Plötzlicher Kindstod und Schnuller

Untersuchungen aus Neuseeland und England sprechen vorsichtig von einem »möglichen schützenden Effekt« des Schnullers: Es gibt Hinweise, dass die Häufigkeit von SIDS bei Schnullerkindern geringer sein könnte als bei Kindern, die keinen Schnuller hatten.

Hygiene

Viele Mütter schlecken den Schnuller ab, bevor sie ihn dem Baby geben – aus Hygienegründen. Damit können aber Pilze (vor allem Soor) von der Mutter auf das Kind übertragen werden. Zwar ist das Risiko nicht besonders hoch, besser ist es dennoch, den Schnuller oder andere Gegenstände, die das Baby in den Mund nimmt, eher abzuwaschen.

Woran ist ein guter Schnuller zu erkennen?

♦ Der Schnuller soll in Form und Größe für den Mund Ihres Kindes geeignet sein.

♦ Der Schnuller hat eine dem Gaumen angepasste Form, also ein abgeflachtes, weiches Saugteil an beiden Seiten und eine schmale Auflage für die Kieferleisten und die Lippen.

♦ Optimal sind Löcher im sogenannten »Schild«.

♦ Ein guter Schnuller verfügt auch über einen Ring, an dem der Schnuller an Babys Jäckchen angebunden werden kann, sodass er nicht dauernd auf den Boden fällt.

Wann soll der Schnuller verwendet werden?

♦ Geben Sie Ihrem Kind den Schnuller nur dann, wenn Sie sicher sind, dass es auch wirklich den Schnuller will. Vielleicht soll ein anderes Bedürfnis gestillt werden.

♦ Der Schnuller sollte eher selten und möglichst kurz gegeben werden, das Saugbedürfnis ist häufig schon nach wenigen Minuten gestillt.

♦ Nehmen Sie den Schnuller nach dem Einschlafen aus dem Mund Ihres Kindes. Viele Kinder spucken den Schnuller von selbst nach ca. 20 Minuten Tiefschlaf aus.

♦ Sprechen sollte Ihr Kind besser ohne Schnuller.

♦ Liegen in der Wohnung mehrere Schnuller griffbereit herum, so wird Ihr Kind dazu verführt, den Schnuller öfter zu verwenden, als es vielleicht notwendig ist. Ein Schnuller sollte ausreichend sein. Manche Kinder tragen mehrere Schnuller mit sich herum.

Was ist der Unterschied zwischen Silikon- bzw. Latex-Schnullern?

Die modernen Schnuller bestehen entweder aus Silikon oder aus Naturkautschuklatex. Beide Materialien haben ihre Vor- und Nachteile:

Latex ist im Vergleich zu Silikon wesentlich reiß- und zugfester und damit besonders geeignet für Kinder, die schon Zähne haben. Einem Latex-Sauger können sie damit nicht so schnell Schäden zufügen. Latex ist aber nicht so hitzebeständig wie Silikon. Durch Sonneneinstrahlung und häufiges Auskochen wird der Latexsauger schneller porös.

Silikon ist weicher und eventuell angenehmer für das Baby als Latex. Silikon ist weniger elastisch als Latex und reißt sehr schnell ein, wenn sich erst mal ein Riss gebildet hat. Dann können auch Stücke abbrechen und vom Kind verschluckt werden.

Latex hat eine bräunliche Färbung, Silikon dagegen ist durchsichtig.

Schadstoffe im Schnuller?

PVC oder flüchtige Schadstoffe sind in Saugern nicht enthalten. In Silikonschnullern wurde in einer Untersuchung lösliches Platin gefunden, theoretisch könnten dadurch bei gefährdeten Kindern Allergien ausgelöst werden. Ein Krebs erregender Zusatz (MBT) ist auf dem deutschsprachigen Markt nicht mehr erhältlich. Allerdings sollten Sie bei Auslandsreisen genug Reserveschnuller mitnehmen, denn nicht überall – auch nicht in ganz Europa – hat sich dieser Standard durchgesetzt.

Eine aktuelle Untersuchung von Global 2000 hat in Babyschnullern verschiedener Marken geringe Mengen der Substanz Bisphenol A nachgewiesen, die eine hormonelle (östrogenartige) Wirkung haben kann. Bisphenol A wurde vor allem im Schild des Schnullers und geringfügig auch im Sauger gefunden. Diese Substanz ist ein zugelassener Ausgangsstoff in der Kunststoffherstellung, für den bestimmte Grenzwerte von der EFSA (European Food Safety Authority) mit aktuell 50 ug pro Kilogramm Körpergewicht festgelegt sind.

Es ist nicht bekannt, ob die Substanz von Kindern, die Schnuller verwenden, auch tatsächlich in relevanter Dosis aufgenommen wird. Das österreichische Gesundheitsministerium hat dazu festgestellt, dass es keinen Rückschluss darauf gibt, ob und wie viel von dieser Substanz beim Lutschen überhaupt von den Kindern aufgenommen wird, und eine Prüfung angeordnet.

Bisphenol A (BPA) steht im Verdacht, gesundheits- und erbgutschädigend zu sein. Es stört nicht nur die Sexualentwicklung, sondern auch die Gehirnentwicklung bei Mäusen und Vögeln in entsprechend hohen Dosen.

Wie die Europäische Behörde für Lebensmittelsicherheit bestätigt, sind Materialien und Lebensmittel bei Einhaltung des Grenzwertes für den Menschen sicher. Diese Meinung teilt auch das deutsche Bundesinstitut für Risikobewertung und als vergleichbare Einrichtung in Österreich die AGES (Österreichische Agentur für Gesundheit und Ernährungssicherheit).

Welche Schnullergröße ist passend?

Meist sind die Schnullergrößen in drei Stufen gestaffelt:

- ♦ für Kinder von ein bis sechs Monaten,
- ♦ von 6 bis 18 Monate,
- ♦ ab 18 Monate.

Sie können sich auch ziemlich sicher auf die Reaktion Ihres Kindes verlassen – wenn ihm der Schnuller nicht passt, wird es ihn ablehnen.

Wie reinige ich einen Schnuller?

Es gibt drei übliche Methoden, um einen Schnuller zu reinigen.

- ♦ Auskochen: Bringen Sie in einem kleinen Topf Wasser zum Kochen und legen Sie die Schnuller hinein. Achtung: Der Schnuller muss komplett von Wasser bedeckt sein, deshalb sollten Sie vorher die Luft aus den Hohlräumen drücken und ihn dann vollständig untertauchen.

- ♦ Für die Schnullerdesinfektion mit heißem Dampf benötigen Sie ein spezielles Gerät, das Sie im Baby-Fachhandel bekommen: den Vaporisator. Der heiße Wasserdampf desinfiziert gründlich, und das Gerät schont durch seine integrierte Zeitschaltung das Material. Wenn man Schnuller nämlich zu lange erhitzt, werden sie schnell klebrig und porös.

- ♦ Bei der Kalt-Desinfektion werden die Schnuller in eine Lösung gelegt, der vorher eine Chemikalie zugefügt wurde, die die Keime abtötet. Das Problem bei dieser Methode: Chemische Rückstände können sich am Schnuller anlagern und so vom Baby aufgenommen werden.

Welches Zubehör ist sinnvoll?

Schnullerketten sind eine praktische Erfindung. Aber: Schnullerketten sollten nicht selbst gebastelt werden – es gibt die Gefahr, dass das Kind sich bei Überlänge stranguliert. Ketten, die Sie im Handel kaufen können, unterliegen strengen Normen, was Länge und Material betrifft. Meist bestehen sie aus Holz oder Plastik, haben Verschlüsse, die man an der Kleidung des Kindes befestigt, und sie sind nie länger als 22 cm.

Wichtig ist, darauf zu achten, dass sich aus der Kette keine kleinen Einzelteile lösen können, deshalb sollten Sie sie auch unbedingt entsorgen, wenn sie beschädigt ist. Außerdem ist für die Aufbewahrung des Schnullers ein sauberer Behälter von Vorteil, vor allem, wenn man unterwegs ist.

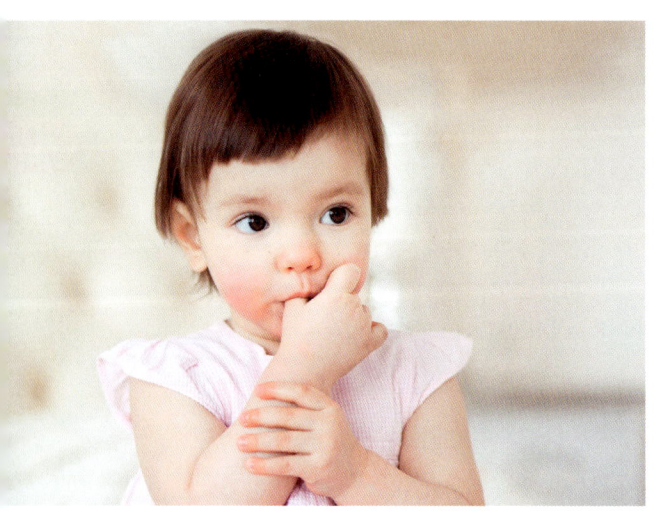

Schnuller oder Daumen?

Da der Daumen hart und nicht kiefergerecht geformt ist, entstehen durch das Daumenlutschen mit der Zeit Zahnfehlstellungen und schwer korrigierbare Fehlbildungen am Kiefer. Es wird daher empfohlen, den Schnuller vorzuziehen: Das weiche Material und seine optimal angepasste Form (an beiden Seiten abgeflacht) sollen diese Risiken minimieren.

Zahnfehlstellungen bei Schnullerkindern

Überbisse, Kreuzbisse und offene Bisse, vorstehende Eckzähne und Verschiebungen der Backenzähne kommen bei langjährigen Schnullerkindern häufiger vor als bei Kindern, die nicht lutschen. Bis sich der Kiefer durch die Verwendung eines Schnullers verschiebt, dauert es aber seine Zeit: laut einer skandinavischen Studie zwei Jahre, bis sich Veränderungen am Oberkiefer, und drei Jahre, bis sich Veränderungen am Unterkiefer zeigen.

Das Abgewöhnen des Schnullers

Zwischen dem zweiten und dritten Lebensjahr sollte das Kind – so die Empfehlung von Kieferorthopäden – lernen, auf den Schnuller zu verzichten. Bis zu diesem Zeitpunkt kann das Wachstum des kindlichen Kiefers eventuelle Schäden nämlich noch ausgleichen, danach nicht mehr.

Berücksichtigen Sie neben den kieferorthopädischen Aspekten aber auch, ob von der momentanen Lebenssituation und Entwicklung her gerade ein günstiger Zeitpunkt zum Abgewöhnen des Schnullers vorliegt. Belastende Lebensveränderungen wie z.B. Geburt eines Geschwisterchens, Operation, Umzug, Verlust einer Bezugsperson etc. sind keine günstigen Zeitpunkte, um den Schnuller abzugewöhnen. Setzen Sie dies dann entweder davor oder danach an.

In der Regel ist das Abgewöhnen ein schwieriges Unterfangen. Als Hilfen bieten sich Geburtstage oder Weihnachten an, wobei der Schnuller sozusagen eingetauscht werden kann. Er kann aber auch zu anderen Zeitpunkten gegen ein Geschenk für »Große« eingetauscht werden. Auch feierliche Zeremonien, in deren Verlauf das gute Stück im Garten vergraben wird, sind oft erfolgreich. Die rabiateste Methode ist das stückchenweise Abschneiden der Schnullerspitze – irgendwann vergeht der Spaß am Nuckeln von selbst. Allerdings ist es wesentlich besser, wenn das Kind den Schnuller aktiv hergibt. Schwieriger ist das Abgewöhnen bei Kindern, die an den Daumen lutschen, das kann bis ins Schulalter dauern. Manchen Eltern fällt es besonders schwer, ihrem Kind den Schnuller abzugewöhnen. Neben den kieferorthopädischen Gründen ist aber auch von entwicklungspsychologischer Seite aus ein überlanger Schnullergebrauch zu vermeiden. Sie halten das Kind unnötig lange in einer jüngeren Entwicklungsphase fest und blockieren seine Weiterentwicklung.

Ein Schnuller kann hilfreich sein, unbedingt notwendig für das Wohl des Babys ist er aber nicht!

Schnupfen bei Säuglingen

Schon allein durch die Enge der Nasengänge beim Säugling kann es durch eine Vielzahl von Reizen, wie z.B. Kälte, Staub, trockene Luft oder Viren, zu einer Behinderung der Nasenatmung kommen.

Die verstopfte Nase macht dem Baby vor allem deshalb zu schaffen, weil die Atmung zu diesem Zeitpunkt noch ausschließlich durch die Nase geschieht. Das Baby kann Mühe beim Trinken haben, unruhig sein, eine röchelnde Atmung haben, schlecht einschlafen oder nachts häufiger aufwachen.

Heizungsluft trocknet die Nase aus

Die trockene Luft in überheizten Räumen setzt die Abwehrkräfte der Nasenschleimhaut herab. Die Nasenschleimhaut muss feucht sein, damit sie ihre wichtigen Aufgaben, besonders die der Fremdkörperabwehr, wahrnehmen kann. Die Innenwand der Nase wird von einer Schleimhaut überzogen, an deren Oberfläche Flimmerhärchen sitzen, die sich rhythmisch in Richtung Nasenloch bewegen. Wird Luft eingeatmet, so filtern die Flimmerhärchen gröbere Staub- und Dreckpartikel, aber auch Viren und Bakterien aus dem Atemstrom heraus und befördern sie durch die gegenläufige Flimmerrichtung wieder in Richtung Außenwelt.

Die Schleimhaut des Atemwegtraktes ist also die erste Barriere bei der Bekämpfung von eindringenden Bakterien und Viren. Durch die Arbeit der Flimmerhärchen und die ständige Flüssigkeitsausscheidung wird die Atemluft außerdem gereinigt, angefeuchtet und erwärmt. Ist dieser Reinigungsmechanismus gestört, bleiben die Schnupfenviren an der Schleimhaut haften und fangen an, sich zu vermehren.

Neben trockener Heizungsluft beeinträchtigen auch Zigarettenrauch, schlechte Luftqualität, z.B. Schadstoffe wie Formaldehyd, Schwefeloxid und Stickoxide, sowie eine zu geringe Flüssigkeitsaufnahme die Schleimhautfunktion.

Gegen die trockene Luft in beheizten Räumen hilft eine einfache Maßnahme: Hängen Sie nasse Handtücher über den Heizkörper oder verwenden Sie einen Luftbefeuchter. Regelmäßiges Lüften erhöht nicht nur den Sauerstoffgehalt, sondern auch die Luftfeuchtigkeit im Raum.

Nasentropfen auf der Basis von physiologischer Kochsalzlösung oder verdünntem Meerwasser sind zur Anfeuchtung der trockenen Nasenschleimhaut gut geeignet.

Was passiert bei einem Schnupfen?

Es gibt über 200 verschiedene Schnupfenviren, die durch Tröpfcheninfektion (Niesen oder Sprechen einer erkrankten Person) übertragen werden können. Besonders leicht siedeln sich die Viren auf einer vorgeschädigten Nasenschleimhaut an, wie das z.B. bei trockener Raumluft oder bei Unterkühlung der Fall sein kann. In der Regel klingt der Schnupfen nach einigen Tagen von alleine wieder ab. Im ungünstigen Fall jedoch können sich die Viren von der Nasenschleimhaut auf Rachen oder Bronchialschleimhaut ausbreiten.

Außerdem können sich auf der durch Viren geschwächten Schleimhaut und durch den schlechteren Sekretabfluss leicht Bakterien ansiedeln. Manchmal wird bei den größeren Kindern aus einem Schnupfen eine Nebenhöhlenentzündung (Sinusitis) mit Druckgefühl oder Schmerzen in den Kieferhöhlen. Es kann auch zu einer Mittelohrentzündung kommen.

Neben der Virusinfektion gibt es auch noch andere Ursachen für eine verstopfte oder laufende Nase; vor allem bei größeren Kindern Heuschnupfen oder auch ein sogenannter trockener Arzneimittelschnupfen durch dauernde, regelmäßige Anwendung von Nasentropfen.

Unter Umständen kann es aber auch zu Komplikationen kommen: Ein viraler Infekt der Nasenschleimhaut kann sich ausbreiteten und Erkrankungen vor allem der oberen und unteren Atemwege nach sich zieht. Es kann zu Entzündungen des Mittelohrs und der Bronchien kommen. Das Freihalten der Nasenatmung bei Infekten des oberen wie auch unteren Atemwegtraktes ist eines der wichtigsten Prinzipien jeder Behandlung.

Schnupfentherapie bei Babys und Kleinkindern

Säuglinge atmen normalerweise nur durch die Nase. Erst allmählich entwickelt sich die Fähigkeit, auch durch den Mund zu atmen. Wenn es durch einen Schnupfen zu einem geringfügigen Anschwellen der Nasenschleimhäute kommt, wird aufgrund der anatomischen Besonderheiten (enge Nasengänge) bei Säuglingen und Kleinkindern die Nasenatmung erheblich behindert.

Was Sie tun können:

◆ Die Kinder viel trinken lassen, um den Schleim zu verflüssigen.

◆ Die Raumluft anfeuchten, damit die Schleimhäute nicht austrocknen.

◆ Säuglingen helfen Nasentropfen aus physiologischer Kochsalzlösung.

◆ Man kann einige Tropfen Muttermilch in die Nase tropfen, da in der Muttermilch eine hohe Konzentration von Antikörpern enthalten ist.

◆ Man kann die Körperabwehr durch Homöopathika (z.B. Sambucus) unterstützen.

- Bei stark verstopfter Nase sollte man abschwellende Nasentropfen verabreichen, denn Säuglinge bekommen bei schlechter Nasenatmung Schwierigkeiten mit dem Trinken.
- Gute Erfolge sind schon durch die regelmäßige Entfernung des Schleims aus der Nase zu erreichen: Nasenspülungen mit Salzwasser (physiologische Kochsalzlösung) gelten als ein gutes Mittel, um Säuglingsnasen von Schleim und Krankheitserregern zu befreien. Verwenden Sie nach der Gabe der Kochsalztropfen eine Pipette, um das Sekret aus der Nase zu entfernen. Vor allem wird die Funktion der Flimmerhärchen auf der Nasenschleimhaut, die für den Abtransport des Nasenschleims samt Schadstoffen und Krankheitserregern sorgen, durch die isotone Kochsalzlösung bzw. durch entsprechend verdünntes Meerwasser wiederhergestellt. Hingegen sei vor ätherischen Ölen (insbesondere Menthol oder Kampfer) zu warnen, bei Anwendung im frühen Kindesalter könnten Reizungen der Atemwege nicht ausgeschlossen werden.
- Gefäßverengende Nasentropfen oder Nasensprays bewirken ein rasches Abschwellen der Nasenschleimhaut. Es gibt sie in schwächeren Dosierungen auch schon für Säuglinge und Kleinkinder. Sie dürfen jedoch nur sparsam und nicht länger als eine Woche angewendet werden. Bei langfristigem Gebrauch kann es zu einem arzneimittelbedingten Anschwellen der Nasenschleimhaut kommen, was wiederum zum weiteren Gebrauch der Tropfen verleitet. Als Alternative gibt es auch homöopathische Nasentropfen (mit Euphorbium). Bei allergischem Schnupfen helfen vorbeugend Nasentropfen mit z.B. Cromoglicinsäure.
- Man kann auch eine Heilsalbe zur Pflege des äußeren Nasenbereichs auftragen, wenn dieser entzündet ist.

Wann Sie zum Arzt müssen

Wenn die Beschwerden nicht nachlassen oder andere Beschwerden (wie z.B. Ohrenschmerzen oder Fieber) hinzukommen, müssen Sie mit Ihrem Kind zum Arzt.

Vorbeugung

- Kinder sollten zu erkrankten Personen Abstand halten.
- In geheizten Räumen sollten Sie für ausreichende Luftfeuchtigkeit sorgen.
- Voll gestillte Kinder sind weniger krankheitsanfällig.

Schreibabys

Heftiges Schreien tritt bei etwa 10 bis 30 Prozent aller gesunden Neugeborenen in den ersten Lebenswochen auf.

Definition

Als Schreibabys bezeichnet man nach Wessel Babys, die an mehr als drei Stunden pro Tag, an mehr als drei Tagen pro Woche und seit mehr als drei Wochen schreien. Meist wird der Begriff erst ab einem Alter von sechs Wochen mit dieser Definition verwendet.

Das Schreien bei Babys und ihre Bedürfnisse

Natürlich weinen alle Neugeborenen und Babys. Jedes Baby hat in unterschiedlicher Ausprägung anfangs Schwierigkeiten, sich an die neuen Bedingungen in der Welt zu gewöhnen. Im Mutterbauch hatte es konstante Körpertemperatur, lag eng zusammengehalten im Fruchtwasser, die Schwerkraft spielte keine Rolle, es hatte gedämpfte Geräusche, abgedunkeltes Licht, keinen Hunger oder Ausscheidungsdrang. Die Umstellungen sind also enorm!

Auch das Verdauungssystem muss sich erst auf die Ernährung umstellen, wodurch es in den ersten Wochen manchmal auch vermehrt zu Koliken kommen kann. Gleichzeitig führt auch das starke Schreien selbst zum Schlucken von Luft, wodurch wiederum Koliken begünstigt werden können. Mittlerweile ist von der Säuglingsforschung aber geklärt, dass die Koliken nicht die Ursache der Unruhe bei Schreibabys darstellen.

Ein Baby ist oft noch nicht annähernd in der Lage, mit der Regulation der neuen Anforderungen selbst zurechtzukommen, und schreit in Zuständen, wo es dafür Hilfe und Regulationsunterstützung benötigt.

Die erste Zeit mit einem Neugeborenen ist für fast alle Eltern nicht nur eine Zeit des Glücks und der Freude, sondern auch eine Zeit der besonderen Anstrengung und Herausforderung. Sowohl die Eltern (vor allem bei einem ersten Baby) als auch das Baby selbst müssen sich auf die neue Situation einstellen und einander erst kennenlernen. Viele Eltern sind überrascht, dass ihnen ihr Neugeborenes noch fremd ist, das ist aber völlig normal. Um das Schreien eines Babys differenzieren zu lernen und herauszufinden, welches Bedürfnis das Baby gerade hat, braucht es auf Seiten der Eltern viel Geduld auch mit sich selbst und Zuversicht. Weinen und Schreien ist eine bedeutungsvolle Kommunikation, die aufgenommen und gehört werden will, was oft gar nicht so einfach ist.

Ein schreiendes Baby erzeugt in uns Erwachsenen einen enormen Stress, der schwer zu ertragen ist. Das Baby hat aber vor allem in der ersten Zeit nur dieses eine Ausdrucksmittel zur Verfügung. Es ist noch nicht in der Lage, Sinneseindrücke und Gefühlszustände alleine zu verarbeiten. Ein schreiendes Baby bringt sein ganzes Elend in einer sehr archaischen Form zum Ausdruck, das macht es für uns »Zuhörer« auch so schwer erträglich. Allerdings ist gerade das ruhige Aufnehmen des Babykummers, das Aushaltenkönnen des Schreiens – ohne selbst dabei in Panik zu geraten – und der Versuch, Abhilfe zu Schaffen sowohl mit tröstenden Worten als auch mit nötigen Handlungen (Stillen, Tragen, Kosen, Wickeln …), die Voraussetzung dafür, dass das Baby nicht seinen unerträglichen Gefühlszuständen selbst überlassen bleibt. Mit der Zeit lernt das Baby über die guten tröstenden Erfahrungen mit den Bezugspersonen, die ihm beim Regulieren seiner Zustände helfen, sich auch selbst besser regulieren zu können. Die Vorstellung, dass Hilfe da ist, wenn sie gebraucht wird, dass Kummer geteilt werden kann und man als Baby damit nicht alleine zurechtkommen muss, ist eine Erfahrung, die letztlich dazu führt, dass das Baby immer weniger beim Schreien außer sich gerät beziehungsweise sich rascher wieder beruhigen kann.

So unterschiedlich und individuell Babys im Einzelnen sein mögen, gibt es doch auch allgemeine Bedürfnisse, die sich mit »halten«, »füttern« und »sauberhalten« zusammenfassen lassen.

Ein Baby braucht Halt

Das Baby braucht einen sicheren Halt auf allen Ebenen.

Es muss sicher getragen und warm gehalten werden. In der Gebärmutter wurde es fest umschlossen gehalten, nach der Geburt müssen die Eltern diesen Halt zur Verfügung stellen. Manche Babys rutschen in einem Bettchen so lange, bis sie an der Begrenzung anstoßen. Neugeborenen kann man ein zusätzliches Nestchen der Umhüllung zur Verfügung stellen.

Babys haben eindeutig Ängste davor, auf den Boden zu fallen, und müssen daher festgehalten werden. Neben diesem handfesten Halt im wahrsten Sinne des Wortes benötigt es aber genauso, wenn nicht noch viel mehr, den seelischen Halt. Es braucht die Sicherheit der verlässlichen und prompten Hilfe, wenn es danach verlangt, und es braucht das »innere Getragenwerden«, also einen Zustand der Bezugspersonen, in dem das Baby in Gedanken getragen werden kann, mit dem Baby geredet wird und über seine Zustände nachgedacht wird, ohne dass die Bezugsperson selbst die Fassung verliert.

Hier sei auch zu erwähnen, dass es zur Liebe dem Baby gegenüber auch gehört, dass man auf dieses manchmal auch wütend sein darf. Ein Baby kann die Eltern bis an die eigenen Grenzen fordern, da ist Wut durchaus legitim. Gestehen Sie sich diese Gefühle zu, aber handeln Sie so, dass Sie dem Baby Ihre Wut nicht zu spüren geben. Auch dieser Halt ist wichtig!

Ein Baby muss gefüttert werden

Keineswegs ist jedes Schreien mit Füttern zu beantworten. Es ist anfangs noch nicht leicht herauszufinden, ob ein Baby aus Hunger weint oder anderen Kummer hat. Das Füttern oder Stillen eines Babys kann für beide Seiten eine sehr lustvolle und erfüllende Erfahrung sein. Das Baby erfährt mit dem Füttern den Rückgang seiner unerträglichen Hungergefühle und macht eine befriedigende Erfahrung. Es trinkt dabei aber nicht nur die Milch und genießt diese, sondern genießt ebenso den Kontakt zur fütternden Person und die befriedigende Beziehung. Gibt es Probleme beim Füttern, ist dies für die meisten Eltern eine enorm belastende Situation, die mit großen Ängsten einhergeht.

Ein Baby muss gewickelt werden

Das Saubermachen eines Babys nimmt im Tagesablauf von Eltern viel Zeit in Anspruch. Das Lindern von körperlichen unangenehmen Zuständen, wenn das Baby nass, kalt oder wund ist und davon befreit wird, geht mit seelischem Wohlbefinden einher. Körperliches und Seelisches ist bei Babys noch untrennbar verbunden.

Unterstützung

Um all diese Bedingungen einem Baby zur Verfügung stellen zu können, brauchen aber auch die Eltern, und hier in der ersten Zeit besonders die Mütter (bzw. die Hauptbezugsperson), viel Halt und Unterstützung von außen. Die Geburt eines Babys bringt oft alte, längst vergessen geglaubt Probleme wieder an die Oberfläche. Aber auch akute Krisen wie ein Trauerfall, Paarkonflikte oder auch der nicht ausreichende äußere Halt durch Partner, Familie oder Freunde können dazu führen, dass die Eltern mit ihren eigenen Sorgen beschäftigt sind. Dann können sie diesen Halt auch nicht in entsprechender Form dem Baby zur Verfügung stellen. Das Schreien kann dann häufig zu einer so großen Belastung der Bezugspersonen werden, dass diese auch selbst außer sich geraten können. Daraus ergibt sich ein Teufelskreis. Das Baby schreit immer mehr und kann durch die Bezugspersonen immer weniger getröstet werden. Das ist für Eltern auch kränkend und ängstigend, und sie fühlen sich in ihrer elterlichen Kompetenz in Frage gestellt. Nicht selten erzeugt das eine schwer kontrollierbare Wut auf das Baby, die wiederum mit Schuldgefühlen einhergeht und die Lage weiter verschlimmern kann. Im schlimmsten Falle kann es sogar zu Misshandlungen durch Schütteln oder Schlagen kommen.

Lassen Sie es nicht so weit kommen!! Holen Sie sich rechtzeitig professionelle Unterstützung in dafür vorgesehenen Einrichtungen. Viele Kinderkliniken und Beratungsstellen bieten eigene Schreiambulanzen an. Oft helfen bereits einige wenige Gespräche, um eine deutliche Entlastung zu bewirken, so dass Sie als Eltern wieder Ihre elterlichen Kompetenzen zurückerlangen. Wenn das Schreien für Sie eine Belastung darstellt, auch wenn es noch nicht den Kriterien eines Schreibabys entspricht, holen Sie sich Hilfe, sobald Sie darunter leiden.

Schulangst und Schulphobie

Angst gehört zum Leben und ist ein natürlicher Mechanismus, um uns vor Gefahren zu schützen. Sie kann aber auch zu einem Problem werden, beispielsweise im Zusammenhang mit der Schule. Neueren Untersuchungen zufolge leiden 20 Prozent aller Schüler unter Schulangst, und das nicht selten bereits in der Volksschule. Mädchen sind davon häufiger betroffen als Jungen.

Formen

Zu unterscheiden ist zwischen Schulängsten und Schulphobien.

Schulängste stehen mit Prüfungen in Zusammenhang oder zeigen sich als Versagensängste, bei denen es sich um reale Befürchtungen aufgrund von Lernschwächen, Teilleistungsstörungen oder körperlichen Defiziten handelt. Es kann sich auch um phantasierte Gefühle des Unvermögens handeln, die Teil einer anderen psychischen Problematik darstellen. Zudem können Schulängste dann auftreten, wenn die tatsächlichen Leistungsfähigkeiten nicht den Anforderungen entsprechen, die Eltern aber sich vom Kind die Erfüllung dieser Erwartungen wünschen. In diesem Falle gerät das Kind in einen Konflikt zwischen Leistungsversagen und Ängsten vor Liebesverlust.

Kinder mit Schulphobien haben Angst, die Schule zu besuchen, obwohl kein objektiver Grund zu erkennen ist. Oft bleiben sie wochen- oder sogar monatelang der Schule fern, wenn keine wirksame Behandlung erfolgt. Somatische Beschwerden wie Leib- oder Kopfschmerzen ohne organische Ursache sind häufige Begleiterscheinungen, die das Fernbleiben von der Schule auch scheinbar rechtfertigen.

Erkennen der Schulangst und Schulphobie

Da kein Kind wie das andere ist, äußert sich Schulangst individuell recht unterschiedlich. Die Schulphobie ist mit häufigem Fernbleiben von der Schule gekoppelt.

Die häufigsten Symptome, die bei beiden Formen in unterschiedlicher Ausprägung auftreten können, sind:

- häufig Schmerzen im Bauch- und Magenbereich, oft verbunden mit Übelkeit und Erbrechen, eventuell auch Essstörungen,
- andauernde Müdigkeit, Konzentrations- und Lernstörungen,
- Schlafstörungen, möglicherweise Albträume,
- bestimmte Verhaltensauffälligkeiten wie Trödeln auf dem Weg zur Schule, aggressives Verhalten, Nägelbeißen, wieder Einnässen.

Gründe

Schulangst hat verschiedene Gründe. Das Kind kann sich überfordert fühlen oder sich auch vor bestimmten Lehrern und deren Umgang mit Kindern fürchten, sie kann aus einem schlechten Klassenklima resultieren, aus einem Außenseitertum, einem Schulwechsel, aber auch mit dem Elternhaus zusammenhängen (häufig besteht dabei ein hoher Erwartungsdruck der Eltern, dem das Kind nicht entspricht, es kann aber auch der Verlust eines Elternteils eine Rolle spielen oder eine ungenügend vollzogene Trennung von der Bezugsperson). Schulangst kann aber auch die Folge einer nicht erkannten Teilleistungsstörung sein oder in bestimmten Entwicklungsphasen des Kindes – etwa Pubertät – entstehen. Ebenso kann es phantasierte Gefühle vom Unzureichendsein umfassen und Teil einer anderen psychischen Störung darstellen. Letztlich sind die Hintergründe im Einzelfall zu klären.

Schulphobien, also die Koppelung mit dem tatsächlichen häufigen Fernbleiben von der Schule, haben einen anderen Hintergrund. Hier handelt es sich um versteckte Trennungsängste des Kindes, wobei die körperliche Symptomatik der Vermeidung der Trennung dient. In der Regel herrscht eine starke und enge ängstliche Bindung an die Mutter oder auch den Vater vor. Die Schule hat lediglich eine Stellvertreterfunktion. Meist ist dem Kind die Trennungsangst nicht bewusst, und es spürt nur die körperlichen Beschwerden von Bauch- und Kopfschmerzen.

Strategien

Eltern sollten jedenfalls ihre eigenen Erziehungsstrategien überprüfen und über die Ängste mit ihrem Kind ins Gespräch kommen. Gelingt es den Eltern nicht, dem Kind zu helfen, was bei Schulphobien fast immer der Fall ist, bietet sich eine professionelle psychologische/psychotherapeutische Betreuung unter Einbeziehung der Eltern an.

Schulfähigkeit

Per Definition zeichnet sich Schulreife dadurch aus, dass ein Kind in Gemeinschaft Gleichaltriger in der Lage ist, sich durch planmäßige Arbeit Wissen anzueignen. Das Kind soll also aufgrund seines körperlichen, emotionalen, sozialen und geistigen Entwicklungsstandes am Unterricht in der Klassengemeinschaft ohne Überforderung teilnehmen können.

Körperliche Fähigkeiten sind:

♦ Steuerung und Beherrschung des eigenen Körpers,
♦ Selbständigkeit in der Alltagsroutine,
♦ längeres Stillsitzen (überschaubare Aufgabe beenden),
♦ gewisse Balancefähigkeit (10 Sekunden auf einem Bein stehen, auf Band gehen),
♦ Nachahmen von Bewegungen,
♦ feinmotorische Bewegungskontrolle (richtige Bleistifthaltung, gesteuerte Linienführung, wirklichkeitsgerechte, detailreiche Abbildungen),
♦ gezielte Anspannung und Entspannung.

Die emotional-sozialen Fähigkeiten umfassen:

♦ mehrstündige Trennung von Familie ohne Angst und Unbehagen (Kindergartenerfahrung ist günstig),
♦ gewisse Distanz zu Fremden,
♦ Eingliederung in größere Gemeinschaft, Zurückstellen eigener Bedürfnisse,
♦ Rücksichtnahme,
♦ Selbstständigkeit (selbstverantwortliches Erledigen von »fremdgestellten Aufträgen«),
♦ Verständnis und Akzeptieren von Regeln (Gesellschaftsspiele),
♦ willkürliche Aufmerksamkeitszuwendung,
♦ Arbeitshaltung: Ausdauer, Konzentration, Sorgfalt (Spiele, die über Anstrengung zu Erfolg führen, z.B. Puzzle, sortieren; Lernfreude fördern über Erfolgserlebnisse, Anerkennung und Wertschätzung, Grenzen und Konsequenzen erfahren lassen).

Erwartete kognitive Fähigkeiten sind:

♦ Wahrnehmung: Phantasie und Wirklichkeit unterscheiden, realistische Einstellung zur Umwelt entwickeln, Farben, Formen und Geräusche unterscheiden, Größen und Mengenverhältnisse unterscheiden, Durchgliederung/analytische Auffassung vorhanden, Symbolverständnis vorhanden, optische Differenzierung und grafische Nachahmung möglich.

♦ Vorstellung: Phantasie im Rollenspiel.

♦ Wiedererkennen, Merkfähigkeit, Gedächtnis: nachsprechen und -erzählen, optisches Differenzieren und Merken, zeitliche Beziehungen einprägen.

♦ Denken: schlussfolgerndes Kombinieren, Kritikfähigkeit (verbale, optische Sinnwidersprüche).

♦ Sprache: Abbau der Sprachscheu, Anhören, Verstehen, nacherzählen, Erweiterung des Wortschatzes und der Sprachflüssigkeit.

Für die weitere Entwicklung des Kindes ist der richtige Zeitpunkt zum Schuleintritt von elementarer Bedeutung, dem trägt aber der Staat insofern keine Rechnung, weil das Schuleintrittsalter per Gesetz und damit unabhängig von den individuellen Bedürfnissen des Kindes festgelegt ist.

Fehlende Reife zeigt sich dann oft erst in den ersten Unterrichtswochen.

Schweinegrippe

In Mexiko wurden die ersten Fälle der Schweinegrippe beim Menschen registriert, die teils zu schweren Lungenentzündungen führten.

Was ist die Schweinegrippe?

Schweine-Influenza (Schweinegrippe) ist eine durch Influenzaviren (Influenza-Subtyp A/H1N1) verursachte Grippe bei Schweinen; die Erkrankungsrate bei Schweinen ist mitunter hoch. Bei diesbezüglichen Erkrankungen dürfte es sich um eine neue Variante handeln, die Weltgesundheitsorganisation spricht von einem möglichen »neuen Subtyp« des bekannten Schweineinfluenza-Erregers H1N1, der als A/H1N1 bezeichnet wurde.

Schweineinfluenza-Viren infizieren Menschen normalerweise nicht, vereinzelt traten Infektionen bei Menschen auf, die direkten Kontakt zu Schweinen hatten. Mensch-zu-Mensch-Übertragungen sind aber grundsätzlich möglich. 2009 wurden in Mexiko mehrere hundert Erkrankungen bei Menschen festgestellt; ebenso einige in den USA. Mexico City hat 20 Mio. Einwohner, dort wurden innerhalb eines Monats 854 Fälle gemeldet. In Spanien kamen drei Menschen in Quarantäne, die aus Mexiko zurückgekehrt waren. In Frankreich wurden vier Menschen unter Beobachtung gestellt, die ebenfalls in Mexiko waren. Weitere Verdachtsfälle gab es in Israel und Neuseeland. Das amerikanische Zentrum für Seuchenkontrolle bestätigte 20 Fälle von Schweinegrippe.

Die WHO hat die Erkrankung aufgrund der raschen Ausbreitung als Pandemie bezeichnet.

Symptome

Die Symptome der Schweine-Influenza sind der Grippe sehr ähnlich. Teilweise hohes Fieber, Müdigkeit, Appetitlosigkeit, Husten, Halsschmerzen, Übelkeit, Erbrechen und Durchfall.

Übertragung

Schweineinfluenza-Viren können direkt vom Schwein zu Mensch, aber auch umgekehrt übertragen werden. Auch eine Mensch-zu-Mensch-Infektion ist als Tröpfchen-Infektion, zum Beispiel beim Husten oder Niesen, möglich. Durch den Verzehr von Schweinefleisch kann man nicht erkranken.

Diagnose

Die Verdachtsdiagnose wird klinisch gestellt. Zunächst gibt die Vorgeschichte erste Hinweise, beispielsweise ein Aufenthalt in einer Region mit Vogelgrippe. Die körperliche Untersuchung kann weitere typische Zeichen zeigen.

Das Virus kann mit Schnelltests nicht nachgewiesen werden. Ein Rachenabstrich, Nasenabstrich oder Blut kann an das virologische Institut eingeschickt werden.

Behandlung

Die Neuraminidasehemmer Oseltamivir (Tamiflu) und Zanamivir sind wirksam, dieses Medikament verleiht im Gegensatz zu einer Impfung aber keinen dauernden Schutz. Tamiflu kann sowohl vorbeugend als auch therapeutisch nach erfolgter Infektion eingenommen werden. Bei einer therapeutischen Verwendung muss die Einnahme so früh wie möglich nach Auftritt der ersten Symptome erfolgen.

Vorbeugung

Grundsätzlich werden folgende Schutzmaßnahmen empfohlen:
  ♦   Es gibt einen Impfstoff gegen H1N1.

- Regelmäßiges Händewaschen schützt vor Übertragung von Grippeviren.
- Ungewaschene Hände sollten weder Augen, Nase noch Mund berühren.
- Bedecken Sie Mund und Nase, wenn Sie husten oder sich schnäuzen, und verwenden Sie Papiertaschentücher.
- Vermeiden Sie den Kontakt mit erkrankten Menschen.
- Wenn Sie bei sich grippeähnliche Symptome bemerken, suchen Sie umgehend einen Arzt auf und vermeiden Sie den Kontakt mit Gesunden, um andere nicht anzustecken.

Die Impfung

Die europäische Zulassungsbehörde EMEA hat insgesamt drei gegen das neue H1N1-Virus wirksame Impfstoffe zugelassen. In Österreich kommt die zugelassene Arzneispezialität Celvapan zum Einsatz.

Celvapan enthält keine Adjuvantien und Konservierungsmittel, insbesondere kein Thiomersal und keine Nanopartikel, und ist daher gut verträglich. Der Impfstoff ist auch für Kinder ab dem sechsten Lebensmonat und für Schwangere zugelassen. Zur Erreichung eines vollen Impfschutzes sind gemäß der aktuellen Zulassungsbedingungen zwei Teilimpfungen mit je 7,5 µg Wirkstoff in einem Mindestabstand von drei Wochen erforderlich.

Schwerhörigkeit – Vorbeugung bei Neugeborenen

Eine relevante Hörschädigung kommt bei etwa ein bis zwei von 1.000 Neugeborenen vor, in Österreich sind etwa 100 Säuglinge pro Jahr betroffen.

Eine möglichst frühe Diagnose ist entscheidend für die weitere Prognose. Je später die Hörstörung erkannt wird, umso nachteiliger ist es für die Entwicklung sowohl der Sprache als auch der sozialen Fähigkeiten. Daher wurde ein generelles Neugeborenen-Hörscreening in Österreich eingeführt, eine Vorsorgeuntersuchung für alle Neugeborenen. Wenn nötig, kann frühzeitig eine entsprechende Behandlung mittels Hörgerät oder Cochlear-Implantat angeboten werden.

Als Methode werden zurzeit die otoakustischen Emissionen (OAE) durchgeführt. Otoakustische Emissionen sind Töne, die aus dem Ohr herauskommen. Diese Töne werden von den Haarzellen des Innenohres gebildet und über das Mittelohr fortgeleitet. Sie treten bei allen Wirbeltieren auf und haben nichts mit

Ohrensausen zu tun. Otoakustische Emissionen messen diesen Schall mittels sehr kleiner Mikrophone. Die Funktion von Mittelohr und Innenohr kann damit sehr gut erfasst werden. Diejenigen Kinder, bei denen OAEs ableitbar sind, haben keinen Verdacht auf eine Hörstörung. Bei Kindern, deren OAEs nicht ableitbar sind, liegt nur in etwa 20 Prozent tatsächlich eine Hörstörung vor. Eine weitere Abklärung ist notwendig, oftmals ist einfach noch etwas Fruchtwasser im Ohr.

Sollte sich der Verdacht bestätigen, wird eine entsprechende frühe Förderung einschließlich Hörgerät angeboten.

Sehnenscheidenentzündung

Vor allem Schulkinder leiden gar nicht so selten unter Schmerzen im Handgelenk, verursacht durch zu häufige Arbeit am Computer. Nachts können die Beschwerden zunehmen. Bleibt die Entzündung unbehandelt, drohen chronische Schmerzen und eingeschränkte Beweglichkeit.

Therapie
Bei akuten Sehnenscheidenentzündungen helfen Kälteanwendungen (Cool-Pack, Kompressen usw.), da sie schmerzlindernd und entzündungshemmend sind. Die Anwendung sollte zumindest 15 Minuten dauern. Bei starken Schmerzen kann eine Ruhigstellung durch Bandagieren oder mittels Gipsschiene notwendig sein. Um ein Karpaltunnelsyndrom auszuschließen, sollte jedes Kind mit starken Schmerzen im Sehnenbereich zum Arzt.

Selbstmord

Immer wieder kommt es zu Pressemeldungen über Selbstmorde bei Jugendlichen. Eltern, Lehrer, Mitschüler stellen sich dann oft die Frage, ob man die Tat nicht hätte verhindern können. Jugendliche Selbstmordversuche werden vermutlich zu zwei Drittel von Mädchen unternommen, dennoch gelingt Jungen die Tat weit öfter – vermutlich greifen sie zu »geeigneteren Mitteln«. In Deutschland weisen Jugendliche die höchste Suizidrate in der Bevölkerung auf. Suizidraten unterliegen starken kulturellen Schwankungen zwischen einzelnen Ländern.

Gründe

In der Regel lassen sich drei wesentliche Gründe anführen:

- ♦ ein Krisenanlass,
- ♦ die soziale Situation,
- ♦ die subjektive individuelle Krisenanfälligkeit.

Der letzte Ausweg, sich selbst das Leben zu nehmen, entsteht dabei meist nicht plötzlich, sondern ist das Ende einer Entwicklung des Jugendlichen. Er sieht für seine Probleme keine Lösung, fühlt sich in die Enge getrieben, überfordert, und es entsteht dann auch der Gedanke an Selbstmord. Ein unmittelbarer Anlass genügt dann, um die Tat auszulösen.

Anlass beziehungsweise Auslöser kann letztlich jedes krisenhafte Ereignis sein, das das Kind/den Jugendlichen in eine psychische Notlage bringt. Dies kann das schulische Umfeld genauso betreffen wie das familiäre oder partnerschaftliche/intime. Schlechte Schulnoten, Konflikte mit Mitschülern und Lehrern, daneben finden sich als auslösende Faktoren häufig Partnerschaftskonflikte bzw. Trennungen, sexueller Missbrauch, Geldprobleme oder familiäre Probleme verbunden mit mangelnden familiären Problemlösestrategien und geringer Fähigkeit zur verbalen Kommunikation.

Amerikanische Studien legen zudem nahe, dass Ichbezogenheit ebenfalls eine Rolle spielt: Jugendliche kommen nicht damit zurecht, dass sie nicht alles erreichen bzw. bekommen, was sie sich wünschen. Die subjektive Krisenanfälligkeit bzw. Persönlichkeit/psychische Verletzbarkeit mit oder ohne psychischer Grunderkrankung des Jugendlichen muss bedacht werden. Ein akutes Überforderungserleben wird dann kritisch, wenn zu den wichtigen Bezugspersonen keine tragfähige Beziehung besteht. Schwer traumatisierte Jugendliche (z.B. nach sexuellem Missbrauch, Misshandlungen) haben ein 4-fach höheres Risiko, an einem Suizid zu versterben, als nicht traumatisierte. Neben dem »Bilanz-Suizid« kommt es aber im Jugendalter auch immer wieder zu impulsiven Kurzschlusshandlungen mit tödlichem Ausgang.

Nicht unterschätzt werden darf die ansteckende Wirkung suizidaler Impulse unter Jugendlichen, die einem nahestehenden suizidalen Freund oder einem Idol, das sich umgebracht hat, nacheifern, da sie darin die ersehnte Problemlösung erhoffen. In diesem Zusammenhang sind auch Internetforen zu sehen, die einen solchen suizidalen Sog auslösen können. Gleichgesinnte schließen sich zusammen, motivieren einander und entwickeln eine hohe Ansteckungsgefahr. Wie dramatisch diese ansteckende Wirkung bei Suiziden ist, zeigen folgende Studien aus Wien von der Forschungsgruppe um G. Sonneck, in denen durch das Nichtveröffentlichen von U-Bahn-Suiziden in den Medien ein nachhaltiger Rückgang dieser Suizide von

80 Prozent dokumentiert wird. Das greift auch umgekehrt: Erscheinen in den Medien vermehrt Berichte von positiv bewältigten Lebenskrisen am Beispiel von Einzelschicksalen, mit denen man sich identifizieren kann, so sinkt die Suizidrate.

Suizidalität ist stets ein komplexes und aus vielen Faktoren bestehendes Geschehen. Die Kinder oder Jugendlichen befinden sich in einer extremen psychischen Notlage mit heftigsten Gefühlen von Verzweiflung, Sinnlosigkeit, Hoffnungslosigkeit und Ausweglosigkeit.

Symptome

Es ist nicht leicht, die psychische Krise eines Jugendlichen zu erkennen. Dennoch gibt es einige körperliche Beschwerden, die Ausdruck einer Krise sein können und daher als »Alarmsignale« gelten können:

- Schlaflosigkeit,
- Magen- und Darmbeschwerden,
- Kopfschmerzen,
- Niedergeschlagenheit,
- Gewichtszunahme oder -abnahme,
- Müdigkeit.

Deutliche Verhaltensänderungen sind auch von Eltern oder Mitschülern beobachtbar. Dazu zählen:

- geändertes Essverhalten,
- Veränderung von typischen Alltagsgewohnheiten,
- Vernachlässigung von Freunden, Familie oder sonst geliebten eigenen Interessen,
- Konzentrations- und Leistungsschwankungen,
- Änderung der sozialen Stellung innerhalb der Klasse,
- Dinge, die der Jugendliche besonders geliebt hat, werden verschenkt,
- möglicherweise gänzlich unerwartete, plötzliche Verhaltensänderungen wie Weglaufen von zu Hause, Abbruch der Schule usw.,
- Interesse an religiösen Gruppen bzw. Sekten,
- Drogenmissbrauch,
- Rückfall in kindliche Verhaltensweisen bis hin zu Bettnässen,
- gefühlsmäßige Einengung des Jugendlichen, die sich darin äußert, dass er gefühlsmäßig nicht mitgeht, unerreichbar scheint,
- eventuell Selbstmordandrohungen. Da bekannt ist, dass den meisten erfolgten Selbstmorden eine Selbstmordandrohung vorausging, ist diese Ankündigung zu 100 Prozent ernst zu nehmen! Es ist ein leider sehr verbreiteter Irrtum, dass jemand, der einen Suizid ankündigt, diesen nicht vollzieht.

Bei diesen oder ähnlich gelagerten Symptomen muss umgehend gehandelt werden. Eltern sollten sich sofort an psychologische Beratungsstellen, den Schularzt oder eine entsprechende medizinische Einrichtung wenden. Hilfe ist hier nur durch professionelle Einrichtungen möglich. In manchen Fällen ist auch eine stationäre Aufnahme unumgänglich!

Trotz aller Dramatik muss ergänzt werden, dass nicht jeder Suizidgedanke eines Jugendlichen, wenn er nicht in Kombination mit oben genannten Faktoren steht, pathologisch sein muss. Da das Jugendalter sich auch mit der Sinnfrage wesentlich auseinandersetzen muss, sind Suizidgedanken eine häufige Folge daraus und werden nicht zwangsläufig umgesetzt.

SIDS – der plötzliche Kindstod

Unter der Bezeichnung SIDS fasst man alle plötzlichen und unerklärlichen Todesfälle gesunder Säuglinge ohne erkennbaren Auslöser, meist während des Schlafes, zusammen, bei denen sich auch nach genauer Untersuchung der Umstände keine Ursache finden lässt. Mittlerweile sind aber dafür eine Reihe von Risikofaktoren bekannt, wie das Schlafen in Bauchlage, bei dessen Vermeidung das Risiko deutlich verringert werden kann.

Definition

Die Diagnose plötzlicher Kindstod oder SIDS (Abkürzung für Sudden Infant Death Syndrome) kann nur gestellt werden, wenn alle bekannten und möglichen anderen Ursachen ausgeschlossen worden sind. Daneben gibt es das sogenannte ALTE (Apparently Life-Threatening Event, früher auch Near-SIDS), ein durch rechtzeitiges Eingreifen verhinderter Kindstod.

Häufigkeit

Etwa ein Promille aller Lebendgeborenen sind betroffen, Jungen etwas häufiger als Mädchen. SIDS stellt nach der Neugeborenenperiode die häufigste Todesursache im ersten Lebensjahr dar, wenngleich die absolute Häufigkeit bezogen auf alle Lebendgeborenen gering ist.

In den letzten Jahren ist allerdings ein deutlicher Rückgang durch wirksame Vorsorgemaßnahmen zu beobachten. Noch immer ereignen sich österreichweit aber etwa 40 derartige Todesfälle pro Jahr. Durch die konsequente Vermeidung bekannter Risikofaktoren müsste ein weiterer Rückgang möglich sein.

Besonders häufig betroffen sind Säuglinge zwischen dem zweiten und vierten Lebensmonat und in den Wintermonaten; rund 90 Prozent der Fälle treten im ersten Lebenshalbjahr auf.

Ursachen

Bereits seit mehr als hundert Jahren wird nach den möglichen Ursachen dafür gesucht. Wahrscheinlich sind mehrere Faktoren am Zustandekommen dieses schrecklichen Ereignisses beteiligt. Man vermutet als wichtigsten Faktor eine Unreife des Atemantriebes, die in Verbindung mit anderen Faktoren zum Auftreten von SIDS führen kann.

Symptome

Die Symptome entsprechen einem Herz-Kreislauf-Stillstand; das Kind wird meist bewusstlos, blass bis leicht bläulich, schlaff und mit veränderter Atmung im Bettchen aufgefunden.

Diagnostik

Bei gefährdeten Kindern (siehe Risikogruppen) kann im Schlaflabor (Polysomnographie) durch die simultane Aufzeichnung verschiedener Parameter wie Puls, EKG, EEG, nasaler Luftstrom, Brustkorbbewegungen am schlafenden Kind eine SIDS-Gefährdung festgestellt werden. Bei manchen Kindern können weiterführende Untersuchungen wie Langzeit-EKG, Röntgen, Ösophaguskontrastdarstellung, Schädelultraschall etc. zum Ausschluss anderer Grunderkrankungen notwendig sein.

Therapie

Während einer lebensbedrohlichen Krise sind Wiederbelebungsmaßnahmen wie Mund-zu-Mund-Beatmung wichtig; oft sind jedoch das Wecken des Kindes und dessen Stimulation ausreichend.

Risikogruppen

- Säuglinge, die bereits eine Episode von ALTE durch rechtzeitiges Eingreifen überstanden haben.
- Das Risiko ist um etwa das Zweieinhalbfache in Familien erhöht, in denen bereits SIDS-Fälle (etwa bei Geschwistern) aufgetreten sind.
- Kinder, bei denen im Schlaflabor Atemunregelmäßigkeiten festgestellt wurden.
- Kinder drogenabhängiger Mütter.

- Kinder mit starkem Untergewicht bei der Geburt.
- Der früher oft genannte Risikofaktor Frühgeburt taucht in neuen Studien nicht mehr als eigener Faktor auf. Bei Frühgeborenen, die mit einem Geburtsgewicht unter 1.500 Gramm auf die Welt gekommen sind, besteht nur bei zusätzlichen Erkrankungen (z.B. Lungenkrankheiten) ein erhöhtes Risiko.
- Auch eine verlangsamte Erweckbarkeit aus dem Schlaf, auffallende Bewegungsarmut und hohes, schrilles Schreien sollen mit einem erhöhten Risiko verbunden sein.

Vorbeugung

Seitdem die Bauchlage beim Schlafenlegen des Säuglings als Risikofaktor erkannt und nicht mehr empfohlen wurde, konnte die Häufigkeit des plötzlichen Kindstods um über 50 Prozent gesenkt werden.

Es sind verschiedene Risikofaktoren bekannt, die das Auftreten eines plötzlichen Kindstods begünstigen:

- Säuglinge sollten im ersten Lebensjahr in Rückenlage schlafen. Die Bauchlage und möglichst auch die Seitenlage sollte man vermeiden, da sie weniger stabil ist und sich einige Kinder möglicherweise in die Bauchlage rollen können. Gemäß einer Umfrage im Raum Bern werden noch immer etwa 60 Prozent der Kinder auf die Seite gelegt.
- Der Kopf des Babys sollte nicht durch Bettzeug bedeckt werden können. Es wird empfohlen, den Säugling so zu legen, dass die Füße am Bettende anstehen, um so ein Rutschen unter die Bettdecke zu vermeiden.
- Babys sollten nicht auf weichen Unterlagen oder mit Kopfpolster schlafen.
- Säuglinge sollen im elterlichen Schlafzimmer, aber im eigenen Bett schlafen.
- Säuglinge und Kinder sollten sowohl vor als auch nach der Geburt in einer rauchfreien Umgebung aufwachsen. Rauchen in der Schwangerschaft beeinträchtigt die Entwicklung des Babys und stellt ein Risiko für den plötzlichen Säuglingstod dar.
- Raumtemperatur und Bettdecke sollten so gewählt werden, dass es für das Kind angenehm ist, d. h. weder zu warm noch zu kalt. Nach dem ersten Lebensmonat benötigt ein Baby in der Wohnung im Prinzip nicht mehr Bekleidung als ein Erwachsener. Zum Schlafen genügen eine Windel, ein Schlafanzug und eine dünne Decke. Die ideale Raumtemperatur liegt bei etwa 18 Grad. Wärmedecken sind für Babys nicht geeignet.
- Achten Sie auf versehentlich mögliche Strangulationen durch Schnüre oder Ketten und auf sichere Gitterabstände (4,5 bis 7,5 cm) des Gitterbettes.

- Wenn möglich, sollte länger als zwei Monate gestillt werden.
- Impfungen haben keinen Zusammenhang mit der Häufigkeit des plötzlichen Kindstodes. Eine Studie aus Schweden berichtet nach einer Abnahme der Impfhäufigkeit gegen Keuchhusten über einen Anstieg der SIDS-Rate. Nach Vorziehen dieser Impfung vom dritten auf den zweiten Lebensmonat ging die SIDS-Rate wieder zurück.
- Schnuller dürften einen positiven Effekt haben, also eine Gefährdung des Kindes vermindern.
- Eine Schlafüberwachung durch einen Heimmonitor ist nur bei ausgewählten Risikokindern sinnvoll. Die Effektivität des Monitorings ist unbewiesen, da auch moderne Geräte mit intelligenten Algorithmen in der Überwachung Lücken zeigen.
- Eltern sollten in der Herzmassage und Mund-zu-Mund-Beatmung unterrichtet und geübt sein.
- Eine routinemäßige Untersuchung im Schlaflabor wird nicht empfohlen, sondern sollte sich auf Risikogruppen beschränken.
- Der plötzliche Kindstod ist nicht ansteckend.
- Gehen Sie regelmäßig zu den Mutter-Kind-Pass-Untersuchungen!

Neuere Theorien zur Ursache

- Eine Studie der Universität von Manchester nennt ein bestimmtes Bakterium (Helicobacter pylori) als möglichen Cofaktor.
- Eine Innsbrucker Forschergruppe hat einen möglichen Zusammenhang zwischen jener Atemschwäche, die zum plötzlichen Kindstod führt, und der angeborenen Überaktivität eines bestimmten Ionenkanals (SK3) in Nervenzellen entdeckt.
- Gebrauchte Matratzen waren nach einem Bericht von Forschern aus Glasgow im »British Medical Journal« möglicherweise mitverantwortlich für den plötzlichen Kindstod. Besonders deutlich zeigte sich der Zusammenhang, wenn die Matratzen nicht innerhalb der eigenen Familie »vererbt« worden waren, sondern von anderen Familien weitergegeben wurden. Im Verdacht standen Bakterien, die in gebrauchten Matratzen in hohen Konzentrationen vorkommen. Diese Untersuchung konnte noch nicht bestätigt werden.
- Eine spezielle Herzrhythmusstörung (verlängertes QT-Syndrom) wird gehäuft bei SIDS-Opfern vermutet. Überlegungen zu Gemeinsamkeiten mit diesem so genannten Long-QT-Syndrom bieten sich also an. Bei positiver Familienanamnese (SIDS oder QT-Syndrom) erscheint es demnach sinn-

voll, EKG-Untersuchungen vorzunehmen und gegebenenfalls eine Therapie einzuleiten.

♦ Eine Bonner Medizinergruppe hat Herzgewebeproben untersucht und konnte bei SIDS-Patienten verstärkt Enteroviren nachweisen (Coxsackie-Viren, Parvovirus B19). Von Enteroviren weiß man, dass sie Herzmuskelentzündungen und Herzrhythmusstörungen hervorrufen können.

Wann soll man den Kinderarzt kontaktieren?

♦ Wenn eine Mutter-Kind-Pass-Untersuchung fällig ist.

♦ Wenn das Baby Krankheitszeichen zeigt (z.B. bei Fieber, Durchfall, Atemnot ...).

♦ Wenn das Baby um den Mund oder im gesamten Gesicht blau wird, im Schlaf ungewöhnlich stark schwitzt oder auffallend blass ist.

♦ Wenn Sie bei Ihrem Baby im Schlaf Atempausen über 15 Sekunden beobachten sollten.

♦ Wenn das Baby häufig erbricht oder Probleme beim Trinken hat.

♦ Wenn Sie einen anderen Grund zur Beunruhigung haben.

Der Monitor

Überwachungsgeräte, die lediglich die Atmung, nicht aber die Herzfrequenz erfassen, sind als SIDS-Vorbeugung nicht geeignet, da sie eine nicht vorhandene Sicherheit versprechen. Voraussetzung für das Monitoring ist eine gute Schulung der Eltern und eine kontinuierliche Betreuung durch die SIDS-Beratungsstellen.

Wann muss ein Monitor verwendet werden?

♦ Nach ALTE (wenn keine therapierbare Ursache gefunden wurde).

♦ Ehemalige Frühgeburten mit Lungenerkrankung und Sauerstoffabhängigkeit (vorrangig Pulsoximeter).

♦ Früh- und Neugeborene, die zum Zeitpunkt der Entlassung noch eine auffällige Atmung haben.

Wann kann ein Monitor verwendet werden?

♦ Bei einem SIDS-Geschwister in einer Familie.

♦ Bei Frühgeborenen unter 1.500 g Geburtsgewicht.

♦ Bei Säuglingen drogenabhängiger Mütter.

♦ Bei Krankheitsbildern, die mit einer Störung der Atmung einhergehen, um eine Verschlechterung des klinischen Zustandes rechtzeitig erkennen zu können.

♦   Zur Diagnosestellung (z.B. mittels Speichermonitoren).

♦   Auf Wunsch der Eltern.

Monitortipps

Die folgenden Tipps stellen Empfehlungen dar; bei Problemen sollten Sie sich an Ihren betreuenden Arzt wenden!

♦   Stellen Sie bei jedem Alarm zuerst fest, dass bei dem Baby kein ernsthafter Zwischenfall vorliegt.

♦   Lesen Sie sich die Gebrauchsanweisung Ihres Monitors gut durch und bestehen Sie auf einer exakten Schulung.

♦   Die Hautstellen, auf denen selbstklebende Elektroden platziert werden sollen, bitte nicht eincremen, nicht einölen und nicht einpudern.

♦   Elektroden sollten bei warmem Wetter kühl gelagert werden, da die Funktionstüchtigkeit sonst relativ rasch nachlässt.

♦   Wechseln Sie bei Unverträglichkeitsreaktionen häufig die Stellen der Elektroden oder wechseln Sie auf eine andere Herstellerfirma.

♦   Der Monitor sollte nicht auf Fernsehern, Computern oder anderen strahlenden Geräten stehen.

♦   Lassen Sie bei häufigen Alarmen einen Arzt die Grenzwerte überprüfen.

♦   Die Elektroden sollten in ausreichendem Abstand kleben.

♦   Ein Nachtlicht in der Nähe des Babybettes erleichtert im Alarmfall die Beobachtung des Säuglings.

♦   Um einer eventuellen Strangulationsgefahr vorzubeugen, sollte bei Säuglingen das Elektrodenkabel unter einem Arm oder einem Hosenbein aus der Strampelhose herausgeleitet werden.

Die Kampagne »Sicheres Schlafen«

Mit dem Ziel, die SIDS-Inzidenz in Wien weiter zu senken, haben die Wiener Kinderkliniken eigene SIDS-Beratungsstellen eingerichtet. Die Plakattexte »Ich mag Rückenlage«, »Ich stehe auf rauchfrei« usw. sollen signalisieren, dass das Eingehen auf ganz natürliche Bedürfnisse von Säuglingen Leben retten kann. Es wurden in Wien vier SIDS-Beratungsstellen an den Wiener Kinderkliniken (Kinderklinik AKH Wien, Preyer'sches Kinderspital im SMZ Süd, Kinderklinik Glanzing im Wilhelminenspital) eingerichtet, die für Fragen zur Verfügung stehen.

In der Steiermark konnten durch Einführung eines SIDS-Fragebogens zum Herausfinden der Risikogruppen die SIDS-Todesfälle um 50 Prozent reduziert werden, die jedoch vor allem aus der Gruppe kamen, die durch den Fragebogen nicht erfasst wurde.

Danach

Wenn ein zuvor offensichtlich gesundes Baby unerwartet stirbt, ist das Ereignis ein furchtbarer Schock für alle Beteiligten. Die Eltern können sich schuldig fühlen; manchmal wird die Schuld auch beim Partner oder beim betreuenden Kinderarzt gesucht. Schuldgefühle sind eine ganz natürliche Reaktion, auch wenn sie völlig unbegründet sind. SIDS ist ein schicksalhaftes Ereignis.

Die hinterbliebenen Geschwister sollten jedenfalls unabhängig von ihrem Alter über das Ereignis aufgeklärt werden. Eltern, die ihr Kind durch SIDS verloren haben, sind doppelt belastet: Da die Todesursache keine natürliche ist, wird eine Befragung der betroffenen Eltern durch die Exekutive durchgeführt, und es wird eine Untersuchung durch Ärzte an einem gerichtsmedizinischen Institut durchgeführt. Das ist natürlich eine schreckliche Vorstellung für die Eltern. Aber nur durch diese Vorgangsweise ist es möglich, eine genaue Diagnose zu erstellen und dadurch die Möglichkeit zu bekommen, Vorkehrungen im Interesse der Angehörigen treffen zu können (zum Beispiel, um eine andere Ursache wie ansteckende Infektionskrankheiten oder angeborene Stoffwechselstörungen ausschließen zu können).

Bitte wenden Sie sich im Falle eines derartigen tragischen Ereignisses an eine Selbsthilfegruppe oder ein Zentrum für SIDS-Vorsorge. Informationen finden Sie beispielsweise hier:

- ♦ Gemeinsame Initiative Plötzlicher Säuglingstod e. V. Deutschland www.geps.de / www.sids.de
- ♦ SIDS Austria   www. sids.at
- ♦ Elternvereinigung SIDS   Schweiz   www.sids.ch

Skoliose ⇒ Knochen und Gelenke

Sonnenallergie ⇒ Allergien bei Kindern; Sonnenschutz für Kinder

Sonnenbrand ⇒ Sonnenschutz für Kinder

Sonnenschutz für Kinder

Die empfindliche Haut von Kindern bietet wenig Schutz vor direktem Sonnenlicht und ist erst mit circa sechs Jahren mit der eines Erwachsenen vergleichbar. Ein Sonnenbrand ist für Kinder besonders gefährlich, da er die Haut auch langfristig schädigen kann. Kinder benötigen daher einen besonders guten Sonnenschutz. Kleinkinder soll man gar nicht der prallen Sonnenstrahlung aussetzen.

Die Haut der Kinder

Die Haut der Kinder hat nur einen schwach ausgeprägten Eigenschutz, die Produktion des braunen Hautfarbstoffes Melanin ist noch gering. Der Säureschutzmantel und die Aktivität der Talgdrüsen sind noch sehr schwach ausgeprägt. Es besteht daher eine gesteigerte Empfindlichkeit gegenüber UV-Strahlen. Kinderhaut ist auch dünner als die von Erwachsenen. Umso wichtiger ist es, die Haut vor der gefährlichen UV-Strahlung zu schützen. Die Eigenschutzzeit von Kinderhaut beträgt nur fünf bis zehn Minuten, danach droht bereits ein Sonnenbrand. Lichtschäden summieren sich im Laufe des Lebens. Kinder sind der Sonne generell viel häufiger ausgesetzt als Erwachsene. Man nimmt an, dass man bis zu seinem 18. Lebensjahr 80 Prozent der UV-Strahlenbelastung des ganzen Lebens bekommt.

Der Aufenthalt in der Sonne

Die Sonne ist lebenswichtig für Kinder, sie fördert die Bildung von Vitamin D, das Kalzium in der Nahrung verwertet und für den Knochen sehr wichtig ist. Zur Vorbeugung eines Vitamin-D-Mangels reichen in den Sommermonaten täglich aber etwa 15 Minuten indirekte Sonneneinstrahlung völlig aus. Die Sonne wirkt positiv auf die Psyche und löst Reaktionen aus, die den Stoffwechsel anregen. Untersuchungen haben aber auch gezeigt, dass Erwachsene, die an einer besonders bösartigen Form des Hautkrebses, dem Melanom erkrankt sind, in jungen Jahren besonders häufig übermäßiger Sonnenbestrahlung ausgesetzt waren. Man sollte daher darauf achten, dass Kinder nie einen Sonnenbrand bekommen. Ein guter Sonnenschutz ist daher wesentlich. Auch Wolken oder Sonnenschirme lassen immer noch einen Teil der UV-Strahlung durch. Eine Sonnencreme mit hohem Lichtschutzfaktor sollte also unbedingt verwendet werden.

Auch die Augen brauchen Sonnenschutz, es gibt gute Sonnenbrillen auch schon für Kleinkinder. Wählen Sie eine, die UV-Strahlen optimal filtert und gut sitzt. Die Glasfarbe hat keinen Einfluss auf den Strahlenschutz, dunkle Gläser sind lediglich angenehmer bei greller Sonne. Verwenden Sie auch Langarmkleidung. Diese ist auch ein guter Schutz gegen Insektenstiche!

Sonnencremes für Kinder

Kindersonnencremes ziehen schneller ein, enthalten weniger Duftstoffe und haben einen hohen Lichtschutzfilter. Die Cremes sind meist fetthaltiger als die für Erwachsene, und die Lichtschutzfaktoren sind besonders hoch, meist zwischen

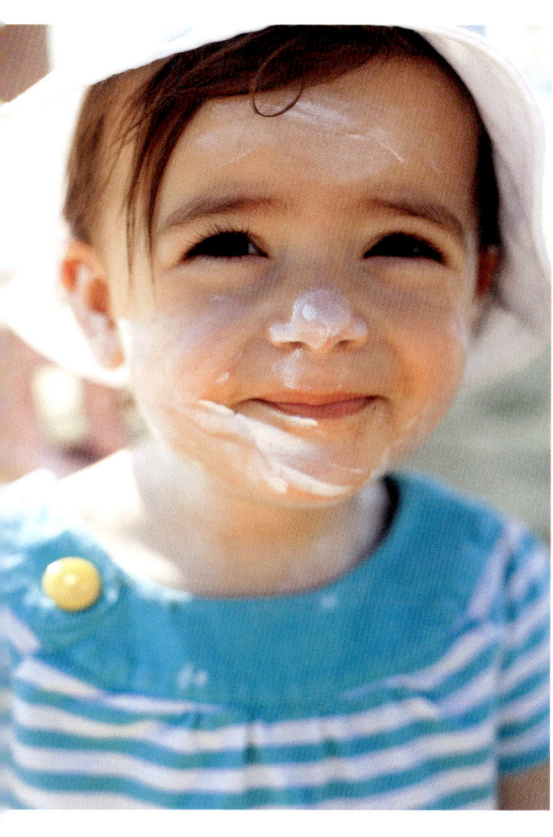

18 und 35. Es gibt Sonnencremes mit mineralischen und synthetischen Sonnenschutzfiltern. Mineralischer Sonnenschutz ist ein physikalischer Filter, der die UV-Strahlen reflektiert. Synthetischer Sonnenschutz besteht aus chemischen Substanzen, UV-Strahlen werden absorbiert und in Wärme umgewandelt.

Das Verbrauchermagazin »Ökotest« hat die Produkte unter die Lupe genommen und fand teilweise auch bedenkliche Inhaltsstoffe. Die Tester kritisierten vor allem allergieauslösende Duftstoffe und polyzyklische Moschusverbindungen, die im Verdacht stehen, die Leber zu verändern. Unter den chemischen UV-Filtern gab es einige, die Allergien auslösen und wie Hormone wirken. »Ökotest« empfiehlt daher einen mineralischen Sonnenschutz. Deshalb lohnt ein Blick auf die Inhaltsstoffe: Gut sind Titaniumoxid und Zinkoxid, weil sie sofort wirken.

Bei Verwendung einer mineralischen Sonnencreme kann man sofort in die Sonne gehen, die UV-Strahlen werden gleich reflektiert. Bei synthetischen Lichtschutzfaktoren sollte man etwa 30 Minuten warten. Nach etwa zwei Stunden sollte man nachcremen. Der Lichtschutzfaktor eines Sonnenschutzmittels gilt immer für den ganzen Tag. Nachcremen verlängert die Zeit daher nicht, in der man sich der Sonne aussetzen kann.

Die meisten heutigen Sonnencremes sind ausreichend wasserfest, dennoch sollte man nach jedem Baden das Eincremen wiederholen. Wenn Ihr Kind das Eincremen nicht mag, können Sie auch ein farbiges Sonnenspray versuchen.

Neurodermitis und Sonnenschutz

Zu empfehlen sind Produkte mit mineralischem Lichtschutz. Diese Produkte enthalten mineralische Pigmente, die sich auf die Haut legen und nicht in diese eindringen. Sollten Sie unsicher sein, welches Präparat für Ihr Kind am besten ist, fragen Sie Ihren Kinderarzt. Es gibt spezielle Präparate für sensitive Haut.

After-Sun-Lotionen

After-Sun-Lotionen sind auch für Kinder zu empfehlen, sie enthalten pflanzliche Öle und werden leicht von der Haut aufgenommen, zudem enthalten After-Sun-Lotionen hautberuhigende Inhaltsstoffe.

Gefahren eines längeren Aufenthaltes in der Sonne

Bei einem Erwachsenen kann bereits nach 10 bis 15 Minuten Mittagssonne ein Sonnenbrand auftreten. Kinder sollten schon früh lernen, wie man mit Sonne umgeht, damit der richtige UV-Schutz als Erwachsener selbstverständlich wird. Achten Sie auf Ihre Vorbildwirkung!

Sonnenbrand

Die UV-Strahlen der Sonne können zu Hautrötungen führen, aber auch die DNA schädigen. Je nach Hauttyp wird die Haut nach dem Sonnenbad rot, schwillt an und schmerzt bei der leichtesten Berührung. Je nach der Strahlenintensität können sich Blasen bilden, und die Haut kann sich später abschälen. Bei ganz schwerem Sonnenbrand kann es sogar zum Blutdruckabfall, Schwächegefühl und Ohnmacht kommen.

Kompressen mit kaltem Wasser können helfen, auch zwei, drei Tage danach kann die gerötete Haut durch feucht-kühle Auflagen beruhigt werden. Der Sonnenbrand klingt nach wenigen Tagen von alleine ab, wenn weitere Sonneneinstrahlung vermieden wird. Allerdings kann es Wochen dauern, bis die Haut vollständig regeneriert ist. Wenn sich die Haut nach einem Sonnenbrand abgeschält hat, ist die neu gebildete Haut dünn und besonders empfindlich für UV-Strahlen. Setzen Sie diese Hautbereiche keinesfalls direktem Sonnenlicht aus, bevor die Haut sich vollständig regeneriert hat.

Gegen die Schmerzen bei Sonnenbrand kann auch ein Schmerzzäpfchen – nach Absprache mit dem Kinderarzt – sinnvoll sein. Bei stärkerem Sonnenbrand sollte der Arzt aufgesucht werden!

Sonnenallergie

Nicht hinter jedem Ausschlag nach Sonneneinstrahlung steckt eine Sonnenallergie. Es gibt auch einfach Hitzepickel durch das Schwitzen, es bilden sich winzige helle Bläschen oder rote Pünktchen. Am besten sorgt man mit weiter, luftdurchlässiger Kleidung vor.

Etwa 10 bis 20 Prozent der Bevölkerung leiden tatsächlich an einer Sonnenallergie. Typisch hierfür ist, dass nach der Sonneneinstrahlung an den nicht bedeckten Köperstellen stark juckende, kleine Pusteln oder Bläschen auftreten. Betroffen sind eher Menschen mit lichtempfindlicher heller Haut.

Die wichtigste Grundregel zur Vorbeugung lautet, die Haut äußerst vorsichtig an die Sonne zu gewöhnen und ein spezielles Sonnenschutzmittel zu verwenden, das sowohl UV-B- als auch UV-A-Strahlen abschirmt. Zusätzlich kann man mit Medikamenten der Entstehung einer Sonnenallergie vorbeugen. Um die Beschwerden zu lindern, empfiehlt sich ein kühlendes Gel, das als Wirkstoff ein juckreizstillendes Antihistaminikum enthält.

Flüssigkeitszufuhr

Kinder, die schwitzen, müssen auch trinken: Stellen Sie immer genügend Getränke bereit, am besten Wasser, ungesüßte Frucht- oder Kräutertees. Stillkinder sind mit Muttermilch ausreichend versorgt, Sie können sie einfach häufiger anlegen. Beobachten Sie Ihr Kind: Ein roter Kopf, Übelkeit oder starke Unruhe beim Kind könnten erste Anzeichen einer Überhitzung sein, man sollte sofort in den kühlen Schatten.

Tipps

♦ Kinder sollten die Mittagssonne generell meiden.

♦ Säuglinge und Kleinkinder sollen überhaupt nicht in die direkte Sonne.

♦ Kleidung stellt den besten Sonnenschutz dar, Kopfbedeckung nicht vergessen!

♦ Vermeiden Sie Sandalen – es ist wichtig, dass der Fußrücken ausreichend geschützt ist.

♦ Suchen Sie einen Schattenplatz auf, sobald Sie die ersten Zeichen eines Sonnenbrandes bemerken.

♦ Auch unter bewölktem Himmel kann ein Sonnenbrand entstehen, denn Wolken bieten keinen vollständigen UV-Schutz.

♦ Kinder sollten eine Sonnenbrille mit UV-Filter tragen.

♦ Tragen Sie die Sonnencreme rechtzeitig auf und erneuern Sie den Schutz regelmäßig.

♦ Wenn Sie die Sonnencreme mehrmals auftragen, erhöht sich deshalb nicht die Zeit, in der Ihr Kind geschützt ist.

♦ Ziehen Sie wasserfeste und mineralische Sonnencremes vor.

♦ Nach dem Sonnenbaden ist es empfehlenswert, eine After-Sun-Lotion aufzutragen.

- Gehen Sie mit gutem Beispiel voran! Wenn Sie sich selbst regelmäßig eincremen und zu bestimmten Zeiten die direkte Sonne meiden, steigen die Chancen, dass Ihre Kinder dem folgen.
- Wählen Sie einen hohen Sonnenschutzfaktor. Je höher Sie sich im Gebirge bzw. je näher Sie sich am Äquator aufhalten, umso höher sollte der Lichtschutzfaktor sein.
- Sorgen Sie dafür, dass Ihr Kind unter keinen Umständen einen Sonnenbrand erleidet!

Spannungskopfschmerz ➟ Kopfschmerz und Migräne bei Kindern

Spondylolyse ➟ Knochen und Gelenke

Spulwürmer ➟ Wurmerkrankungen

Stillen

Stillen ist das Beste fürs Baby und meist auch das Angenehmste für die Mutter. In den ersten Wochen stillen nahezu alle Frauen. Doch danach nimmt die Stillhäufigkeit ab: Nur zehn Prozent aller Kinder erhalten in den ersten fünf bis sechs Lebensmonaten nichts anderes als Muttermilch.

Zu Beginn

Wenn Sie Ihr Baby stillen wollen, informieren Sie sich schon vor der Geburt. Befragen Sie Ihren Arzt oder Ihre Hebamme oder – besser noch – Freundinnen oder Frauen aus Ihrem Bekanntenkreis, die schon Kinder gestillt haben. Sie können auch Bücher oder Zeitschriften lesen oder Informationen aus dem Internet holen. Als Lektüre eignet sich besonders gut »Das Stillbuch« von Lothrop. Manche Frauen müssen in der Schwangerschaft ihre Brustwarzen vorbereiten, sodass das Stillen dann besser oder überhaupt klappen kann. Besonders Flach- oder Hohlwarzen benötigen dies; aber auch sonst ist eine Vorbereitung der Brustwarzen sinnvoll, damit Sie nicht das Stillen aufgrund schmerzender Brustwarzen aufgeben müssen.

Das Stillen beginnt unmittelbar nach der Geburt. Es ist mittlerweile üblich, das Neugeborene gleich nach der Geburt der Mutter auf den Bauch zu legen. Dies ist der erste Nahkontakt und für das Stillen sehr wichtig. Im Anschluss an die Ge-

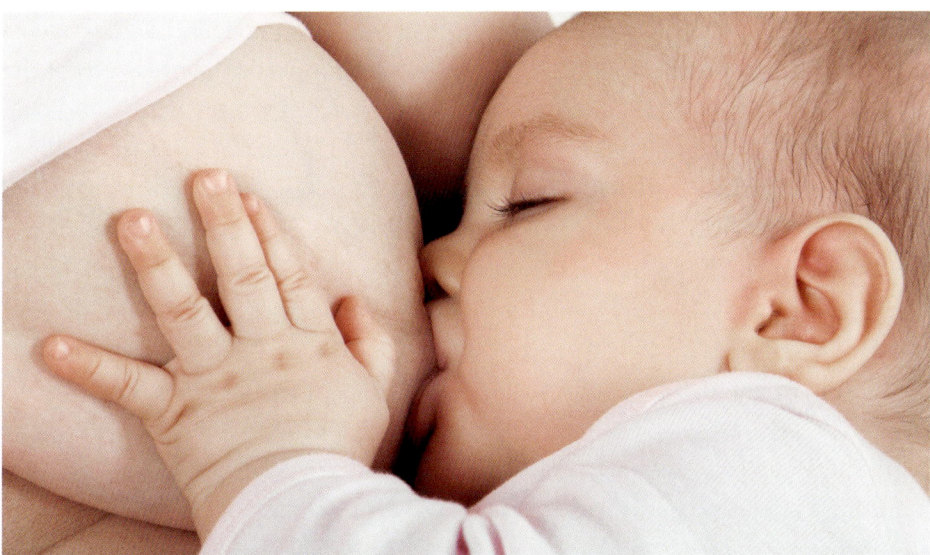

burt ist das Kind meist wach und sucht eifrig nach der Brustwarze, um zu saugen. Hilft man dem Neugeborenen, indem man es sanft unter den Fußsohlen unterstützt, kann es vom Bauch der Mutter an die Brust robben. Hier sucht es eifrig nach der Brustwarze und saugt, sobald es sie findet.

Es ist wichtig, die Brust bald zu stimulieren, da die Milchmenge davon abhängt, wie oft das Baby saugt.

Die Zusammensetzung der Muttermilch

Nach der Geburt, wenn Sie Ihr Baby anlegen, erhält es eine gelbe, dickflüssige Muttermilch, das Kolostrum (Vormilch). Es enthält im Vergleich zur reifen Muttermilch mehr Proteine und Mineralien, weniger Fett, jedoch mehr fettlösliche Vitamine und IgA. Das IgA kleidet die Darmwand aus und schützt so, gemeinsam mit anderen Immunfaktoren, Ihr Neugeborenes.

Je öfter Sie in den ersten Tagen Ihr Baby anlegen, umso schneller bildet sich die sogenannte Übergangsmilch. Die Übergangsmilch entsteht während des 7. bis 14. Lebenstages Ihres Babys. In dieser Zeit ändert sich auch schon die Zusammensetzung der Muttermilch zum ersten Mal. Der Gehalt an Proteinen und der Immunglobulinen sinkt, der Fett- und der Milchzuckergehalt (Laktose) in der Muttermilch steigt an.

Die reife Muttermilch (sogenannte Frauenmilch) wird im Anschluss gebildet. Der Hauptbestandteil dieser Muttermilch ist Wasser. Zu Beginn der Stillmahlzeit ist die Muttermilch durstlöschend, der nachfolgende Anteil ist kalorienhaltig und sättigend. Ihr Baby sollte also so lange an einer Brustseite trinken, bis es ausreichend Kalorien zu sich genommen hat. Trinkt es nur kurz, dann ist der Hunger auch noch nicht gestillt. Während eines heißen Sommertages wird es öfter für kurze Zeit bei Ihnen trinken, um den Durst zu stillen. Sie brauchen dann keine zusätzliche Flüssigkeit (Tee oder Wasser) zu geben. Die Muttermilch für Frühgeborene enthält mehr Eiweiß als die Muttermilch von voll ausgetragenen Säuglingen. In der Zeit des eigentlichen Geburtstermins passt sich der Eiweißgehalt der »reifen Muttermilch« an.

Wie legt man das Baby an?

Es ist wichtig, gut und entspannt zu sitzen. Ihr Rücken und Ihre Arme sollten gut unterstützt sein. Das Baby sollte mit seinem Bauch an Ihrem Bauch anliegen, und sein Kopf sollte ein wenig nach hinten gebeugt sein. So bleibt seine Nase frei. Die meisten Säuglinge saugen eifrig, sobald sie die Brustwarze an ihrer Wange spüren.

Reagiert Ihr Kind nicht oder ist es schläfrig, kann man den Saugreflex stimulieren, indem man dem Baby sanft mit der Fingerspitze über die eine Wange und die Lippen streicht. Das Baby dreht daraufhin den Kopf zur gestreichelten Seite und sucht mit offenem Mund die Brust. Es ist sehr wichtig, nicht über beide Wangen zu streichen, da dies das Baby verwirrt. Wenn Sie das Gefühl haben, dass das Kind langsam trinkt oder beim Stillen einschläft, können Sie es so stimulieren. Das Baby sollte so lange wie möglich an der ersten Brust saugen, bevor man zur anderen wechselt.

Nimmt das Baby die Brust richtig an?

Um richtig saugen zu können, muss das Baby die Brustwarze richtig im Mund haben, und zwar die ganze Brustwarze und den dunklen Ring, der sie umgibt. Ist dies nicht der Fall, kann das Baby kein Vakuum zwischen seiner Zunge und dem weichen, hinteren Teil des Gaumens erzeugen.

Saugt das Baby nur am äußersten Teil der Brustwarze, kann es die Brust nicht vollends entleeren, und die Brustwarze wird wund. Um das Baby erneut anzulegen, stimulieren Sie es leicht mit dem kleinen Finger am Mundwinkel, hierdurch lässt es von der Brust ab. Lassen Sie es seinen Mund weit öffnen (streichen Sie ihm leicht über die Wange) und legen Sie es erneut an.

Wie kriegt man das Baby dazu, von der Brust abzulassen?

Es ist eine gute Idee zu üben, wie man Pausen beim Stillen einlegt. Zieht man das Baby einfach weg, während es saugt, werden die Brustwarzen schnell sehr wund. Stattdessen kann man sanft den kleinen Finger in Babys Mundwinkel einführen. Hierdurch hebt man das Vakuum im Mund des Kindes auf, und es öffnet reflektorisch den Mund.

Wie funktioniert die Milchproduktion?

Die Menge der produzierten Milch hängt davon ab, wie häufig das Baby gestillt wird. Das Stillen bewirkt, dass Hormone von der Hirnanhangdrüse der Mutter freigesetzt werden. Sie heißen Oxytozin und Prolaktin. Oxytozin bewirkt, dass die Milchdrüsen sich zusammenziehen und die Milch so durch die Milchgänge in Babys Mund fließt. Viele Frauen spüren hierbei ein Prickeln oder Drücken in der Brust, meist zu Beginn des Stillens. Prolaktin ist für die Menge der produzierten Milch verantwortlich. Je öfter das Baby saugt, desto mehr Prolaktin wird freigesetzt und dadurch mehr Milch produziert. Es ist also durchaus steuerbar, wie viel Milch man hat, je nachdem, wie oft man stillt. Es dauert allerdings einige Tage bis Wochen, bis sich die Balance der beiden Hormone Oxytozin und Prolaktin eingestellt hat.

Wie sehe ich, ob mein Baby genügend Milch bekommt?

Einige gute Richtlinien hierzu sind folgende:

- ◆ Das Baby nässt täglich sechs bis acht Windeln gut durch.
- ◆ Das Baby nimmt gut zu.
- ◆ Das Baby trinkt in zwei- bis dreistündigen Intervallen oder mehr.
- ◆ Das Baby sieht gut aus, hat eine gesunde Farbe und ist kräftig.
- ◆ Die Milchproduktion hat nichts mit der Größe der Brüste zu tun, da sowohl kleine als auch große Brüste so gut wie gleich viele Milchdrüsen enthalten. Es ist die Menge des Fettgewebes, die den Größenunterschied ausmacht.

Schadstoffe in der Muttermilch

Es herrscht eine gewisse Verunsicherung darüber, in welchem Ausmaß Schadstoffe aus der Umwelt über die Ernährung der Mutter in die Muttermilch gelangen. Muttermilch ist »trotz einer gewissen vorhandenen Schadstoffbelastung« noch immer die beste Ernährung eines Säuglings. Viele wichtige Bestandteile der Muttermilch sind künstlich nicht herstellbar. Dennoch ist sicherlich eine Belastung gegeben, durch Umweltschadstoffe ebenso wie durch Genussmittel (Kaffee oder Rauchen der Mutter).

Versuchen Sie, sich vollwertig zu ernähren und während der Stillzeit möglichst nicht zu rauchen sowie übermäßigen Genuss von Alkohol oder Koffein zu vermeiden. Es besteht für stillende Frauen die Möglichkeit, ihre Muttermilch auf mögliche Schadstoffe hin untersuchen zu lassen. Auskünfte hierzu erteilen die Gesundheitsämter.

Wie kriege ich mehr Milch?

Der beste Rat ist häufiges Stillen. Das Baby sollte so lange trinken, wie es will. Auch Ausruhen und Entspannen ist wichtig, vor allen Dingen, wenn Sie meinen, Ihre Milchproduktion nimmt ab. Es ist günstig, etwa alle zehn Minuten die Brust zu wechseln, um das Baby zu stimulieren. Ist es schläfrig, sollte es beim Stillen wach gehalten werden. Geben Sie bei jedem Stillen beide Brüste, hierdurch gehen Sie sicher, dass Ihr Baby alle Milch bekommt, die zur Verfügung steht, und gleichzeitig regen Sie so Ihre Milchproduktion an. Stillen ist und bleibt das Beste für Ihr Kind.

Gibt man Saft, Brei oder Flaschenmilch zu, wird das Baby schneller satt und verliert die Lust zu saugen. Darüber hinaus kann die Flasche das Baby verwirren, da die Saugtechnik bei Brust und Flasche nicht die gleiche ist. Braucht Ihr Baby extra Flüssigkeit, geben Sie ihm abgekochtes Wasser oder Fencheltee. Denken Sie auch an sich selbst. Sie sind es, die die Milch produziert, ernähren Sie sich daher gesund und trinken Sie reichlich, z.B. Wasser oder Saft. Trinken Sie etwas, während Sie stillen. Entspannen Sie sich und gönnen Sie sich Pausen. Ihre Milchproduktion funktioniert besser, wenn Sie entspannt und ausgeruht sind. Schläft Ihr Baby, sollten auch Sie sich ausruhen.

Muss ich stillen?

Nicht alle Mütter haben den Wunsch, ihr Baby zu stillen. Sie sind deshalb keine schlechteren Mütter! Stillen ist ein so intimer und enger Vorgang, dass sich keine Mutter gegen ihren Willen dazu zwingen sollte. Ein so inniger und gleichzeitig erzwungener und unglücklicher Vorgang ist weder für die Mutter noch für das Kind gut. Viel wichtiger ist, trotz vieler Vorteile des Stillens, dass das Füttern für beide Beteiligten in einer angenehmen Atmosphäre stattfindet und nicht mit Krampf.

Das Abstillen

Viele Babys können problemlos abgestillt werden. Manchen Müttern und Babys fällt dies aber auch sehr schwer. Als Richtwert gilt, dass spätestes mit sechs Monaten zugefüttert und spätestens um den ersten Geburtstag abgestillt sein sollte. Ein Kind, das zu laufen beginnt und in der Lage ist, das Familienessen mitzuessen, muss nicht mehr gestillt werden. Im Gegenteil, Sie blockieren Ihr Kind eher in seinen voranschreitenden Entwicklungstendenzen. Zudem ist häufig damit eine Schlafproblematik gekoppelt, die viele Mütter schon sehr erschöpft. Wird ein Baby aber bis zu einem Jahr gestillt, fällt die nun anstehende Trennung von dieser sehr intimen Beziehung oft beiden schwer. Viele Mütter argumentieren, dass das Kleinkind sich gegen das Abstillen wehrt und sie es folglich nicht abstillen können. Hier ist zu fragen, was die Mutter daran hindert, ihrem Kind diese durchaus oft nicht leichte Trennung zuzumuten. Oft können die Väter hier zur Unterstützung sehr wichtig und hilfreich sein. Gelingt dies nicht, reichen auch einige wenige klärende Gespräche mit Psychologen/Psychotherapeuten zu diesem Schwerpunkt aus, um die Problematik zu entschärfen. Leider sind Stillgruppen, die beim Stillen meist eine ausgezeichnete Unterstützung bieten, beim Abstillen manchmal eher wenig hilfreich, da sie oft den Standpunkt vertreten, dass Kinder auch weit über das zweite Lebensjahr hinaus gestillt werden können. Entwicklungspsychologisch ist davon eindeutig abzuraten.

Storchenbiss und Blutschwamm (Hämangiom)

Beinahe jedes zweite Neugeborene weist in den ersten Lebensmonaten einen roten, scharf begrenzten Hautfleck meist im Bereich des Kopfes auf. Dabei handelt es sich in der Regel um ein sogenanntes Feuermal (Naevus flammeus), das im Volksmund auch »Storchenbiss« genannt wird. Meistens vergeht diese Hautrötung von selbst im ersten Lebensjahr. Nicht verwechselt werden sollte er mit dem Hämangiom (Blutschwamm), einem gutartigen Gewächs der Blutgefäße, das nicht flach ist, sondern meist etwas über das Hautniveau herausragt.

Der Storchenbiss

Ein Storchenbiss ist ein roter Hautfleck, der meist am Hinterkopf, seltener auf der Stirn oder an den Augenlidern eines Säuglings auftritt. Daher der Name, es sieht aus, als hätte der Storch das Kind mit dem Schnabel hier gehalten. Ursache dieser Flecken sind erweiterte Blutgefäße, typisch ist die Intensivierung der Farbe bei verstärkter Durchblutung wie durch Aufregung oder beim Schreien. Der Storchenbiss verschwindet in aller Regel von selbst bis zum ersten Geburtstag.

Das Hämangiom

Ein Hämangiom, auch als Blutschwamm bezeichnet, ist ein gutartiger Tumor der Blutgefäße, der in verschiedenen Formen auftreten kann. Man unterscheidet zwischen einzelnen Hämangiomen und der Hämangiomatose, bei der mehrere Hämangiome gleichzeitig vorkommen. Hämangiome können überall auftreten und erscheinen meist als bläuliche bis rötliche Verfärbung. Sie kommen an der gesamten

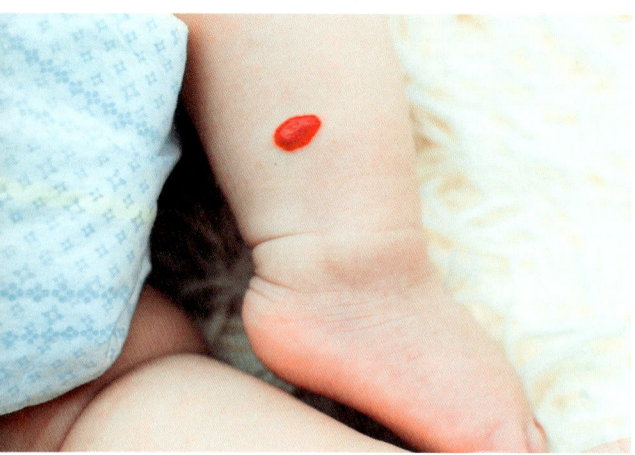

Körperoberfläche, vor allem jedoch an Kopf und Hals und auch an inneren Organen (hier vor allem in der Leber vor).

Hämangiome sind meist angeboren, zeigen unterschiedliche Wachstumstendenzen und bilden sich zum Teil von alleine wieder zurück. Ab wann es zu einer Spontanrückbildung kommen wird, lässt sich allerdings in keinem Fall sicher vorhersagen. Selbst mehrere Hämangiome am selben Kind verhalten sich individuell unterschiedlich.

Häufigkeit

Hämangiome kommen durchaus häufig (1 auf 200 Geburten) vor. 30 Prozent sind bereits bei der Geburt vorhanden, 70 Prozent entwickeln sich in den ersten vier Lebenswochen. Üblicherweise wächst ein Blutschwamm in den ersten Lebensmonaten und bildet sich dann von selbst zurück. Mehr als 70 Prozent der kapillären Hämangiome verschwinden bis zum 10. Lebensjahr vollständig.

Ursachen

Die Ursachen für die Entstehung von Hämangiomen sind unbekannt, eine hormonelle Steuerung wird vermutet, auch genetische Faktoren scheinen eine Rolle zu spielen. Vor einigen Jahren konnten immunhistochemisch Wachstumsfaktoren nachgewiesen werden, deren Stellenwert noch nicht endgültig feststeht.

Symptome

Allgemein verursachen Hämangiome, bis auf kosmetische Beeinträchtigungen, keine Beschwerden. Eine seltene Sonderform des Blutschwamms, das Kasabach-Merritt-Syndrom, bei dem es zu riesigen Hämangiomen kommt, betrifft überwiegend Frauen. Hier kann sich eine Blutgerinnungsstörung entwickeln.

Therapie

Üblicherweise ist keine Therapie erforderlich, da der Spontanverlauf gutartig ist und nach Therapie häufiger Komplikationen (Narbenbildungen) auftreten können. Auf jeden Fall sollte bei einer sichtbaren Größenzunahme stets ein Facharzt konsultiert werden.

An kosmetisch ungünstigen Stellen kann das Hämangiom mittels Kältebehandlung (Kryotherapie), Operation oder Laser (gepulste Farbstofflaser (Dye-Laser) oder auch für tiefer gelegene Hämangiome der NdYAG-Laser) behandelt werden. Eine Strahlentherapie ist grundsätzlich abzulehnen. Vorteilhaft ist die Laserbehandlung aufgrund des besten kosmetischen Ergebnisses. Von Nachteil ist, dass die Behandlung in der Regel in mehreren Sitzungen durchgeführt werden muss, damit es nicht durch eine zu hohe Energiedichte zu Verbrennungen kommt. Für den NdYAG-Laser ist aufgrund seiner größeren Eindringtiefe und damit verbundenen Schmerzhaftigkeit die Behandlung in Narkose erforderlich.

Als Ausnahmetherapieform der Hämangiome ist die systemische medikamentöse Behandlung mit Kortison oder Interferon anzusehen.

Propranolol – eine neue Therapie

Eine Zufallsbeobachtung veranlasste Christine Léauté-Labrèze und ihr Team vom Kinderkrankenhaus Bordeaux, Propranolol für die Behandlung von Hämangiomen zu untersuchen.

Die im Vergleich zu anderen Behandlungsmethoden sensationellen Therapieresultate von Propranolol haben weltweit großes Aufsehen erregt. Zahlreiche internationale Zentren für vaskuläre Anomalien im Kindesalter haben seither diese neue Therapiemodalität mit Propranolol für problematische Hämangiome übernommen und erfolgreich angewendet. Publizierte Daten sind dazu aktuell aber erst wenige vorhanden.

Folgendes ist gesichert:

1. Indikationen
- ◆ Große Hämangiome im Gesichtsbereich,
- ◆ Hämangiome mit problematischer Lokalisation (Augen, Nase, Lippen, Ohren, Genitalbereich),
- ◆ große segmentale Hämangiome am Stamm und an Extremitäten.

2. Zeitpunkt des Therapiebeginns
- ◆ So früh wie möglich während der Proliferationsphase.

3. Kontraindikationen
- ◆ Frühgeborene vor Erreichen des errechneten Geburtstermins,

- Neugeborene in den ersten beiden Lebenswochen,
- angeborene Herzfehler mit Kontraindikation einer Betablockertherapie,
- Säuglinge mit Episoden obstruktiver Bronchitis,
- ZNS-Erkrankungen,
- eingeschränkte Nierenfunktion.

4. Dosis von Propranolol

- Am ersten Behandlungstag: 1 mg/kg/d in 3 Einzeldosen,
- ab dem zweiten Behandlungstag: 2 mg/kg/d in 3 Einzeldosen.

Vorbeugung

Der Entstehung von Hämangiomen kann bisher nicht vorgebeugt werden.

Stottern

Unter Stottern versteht man Unterbrechungen des Sprechablaufs mit Wiederholungen von Lauten. Man unterscheidet zwischen tonischen, klonischen und kombiniert tonisch/klonischen Formen. Beim tonischen Stottern werden Atmung, Stimme und Artikulation gepresst und blockiert. Beim klonischen Stottern kommt es zur Unterbrechung mit Wiederholungen von Einzellauten, Silben oder Worten, besonders am Wortanfang. Sekundär treten häufig Atemverschiebungen, Schmatz-Schluckgeräusche, Flickworte, Mitbewegungen von Gesicht und Extremitäten, vegetative Symptome wie Schweißausbruch, Erröten und eine unregelmäßige Atmung auf.

Etwa ein Prozent der Erwachsenen stottern, Kinder deutlich häufiger, nämlich zwei bis vier Prozent, wobei Jungen häufiger betroffen sind als Mädchen. Kinder, die stottern, haben eine völlig normale Intelligenz.

Meistens beginnt es im Alter zwischen zwei und fünf Jahren. Im Zuge des Spracherlernens stottern viele Kinder im Rahmen einer Übungsphase, da beim Sprechen bis zu 100 Muskeln koordiniert werden. In dieser Zeit spricht man auch von einem Entwicklungsstottern, das noch keinen Krankheitswert hat und meist spontan verschwindet. Weitere Zeitpunkte der Entstehung sind die Einschulung und die Zeit der Pubertät.

Der Verlauf ist individuell sehr unterschiedlich, bei Kindern verschwindet Stottern in etwa 80 Prozent der Fälle wieder; Auslöser sind Nervosität und emotionaler Stress. Obwohl Konstitution und Vererbung die Wahrscheinlichkeit für das Stottersymptom erhöhen, ergibt sich daraus alleine kein Stottern. Willentlich lässt sich das Stottern nicht beeinflussen. Dem Stottern liegt häufig ein meist unbewusster innerer Konflikt zu Grunde.

Therapieempfehlung

Es empfiehlt sich eine Kombination aus logopädischer Behandlung und Psychotherapie. Das Erlernen einer neuen Sprechweise und die Einübung der Mundmotorik bei der logopädischen Behandlung werden oft mit Hilfe von Übungen aus der Gesangstechnik gefördert. Psychotherapeutisch geht es um die Bearbeitung der dahinterliegenden Konflikte, welche das Sprechen blockieren. Interessant ist etwa, dass beim Schimpfen und Singen das Stottern meist ausbleibt. Stottern kann oft nicht ganz geheilt werden, allerdings können durch eine Therapie deutliche Verbesserungen erreicht werden.

Stress

Bereits über 70 Prozent der Sieben- bis Elfjährigen und über 80 Prozent der Zwölf- bis Sechszehnjährigen berichten laut einer Studie aus dem Jahr 1990 über Stresserlebnisse. So schockierend diese Zahlen klingen, so alarmierend ist die Reaktion der Kinder. Sie glauben nämlich überwiegend, dass dagegen gar nichts getan werden kann.

Auslöser

Der häufigste Stressauslöser im Kindesalter ist die Schule, wobei die Lernanforderungen, Hausübungen, Schularbeiten und der Erwartungsdruck der Eltern als primäre Stressfaktoren gelten. Daneben hat sich in den letzten Jahren durch das vergrößerte Freizeit- und zusätzliche Ausbildungsangebot eine weitere Stressform bei Kindern etabliert: der Freizeitstress. Denn nicht wenige Kinder oder Jugendliche haben neben Schule und Hausaufgaben auch noch diverse andere Angebote inner- und außerhalb der schulischen Leistungspalette »abzuarbeiten«: Fußballtraining, Tanzschule, Musikschule, Tennis und so weiter, die Nachmittage und Wochenenden füllen. Also Aktivitäten, die nur noch wenig Platz für Freizeit, Freunde oder Ruhepausen lassen.

Als weitere Stressfaktoren gelten Konflikte mit Geschwistern, Freunden oder den eigenen Eltern. Hält der Stress dauerhaft an, kann er chronisch werden und zu ernsten gesundheitlichen Auswirkungen führen.

Symptome

Die häufigsten Symptome sind Kopf- und Bauchschmerzen, Schwindel, Übelkeit, Appetitlosigkeit, Schlafstörungen oder Erschöpfungszustände.

Strategien gegen Stress

Sie können Ihrem Kind vor allem dadurch helfen, dass Sie

♦ akzeptierend und einfühlsam sind und Ihr Kind nicht mit überhöhten Erwartungen und Wünschen unter Druck setzen,

♦ Ihrem Kind zeigen, wie es Probleme lösen kann,

♦ die Lern- und Schulleistungen gegebenenfalls verstärken helfen sowie überlegen, ob die entsprechenden Leistungsanforderungen tatsächlich den Möglichkeiten des Kindes entsprechen oder nur den elterlichen Ehrgeiz befriedigen sollen,

♦ Ihr Kind immer wieder motivieren und unterstützen,

♦ Ihrem Kind ein Vorbild sind und Stress ebenfalls gut bewältigen können bzw. sich selbst nicht überfordern.

Wichtigstes Instrument zur Umsetzung dieser Ziele ist zunächst die Erziehung. Durch einen liebevollen, anerkennenden Umgang mit Ihrem Kind fördern Sie dessen Selbstbewusstsein. Ein intaktes soziales Netz als ruhender Pol ist ebenso wichtig. Das soll einerseits die Familie sein, betrifft aber auch die Pflege von Freundschaften des Kindes. Gönnen Sie Ihrem Kind bei Bedarf auch mehr Ruhepausen und Freiräume. Mehr als zwei Tage pro Woche sollten nicht unbedingt mit zusätzlichen Lern- und Ausbildungsprogrammen angefüllt sein. Wichtig ist auch die regelmäßige körperliche Bewegung des Kindes. Sport ist dabei sicherlich gut, aber achten Sie darauf, dass dieser in erster Linie ohne Leistungsdruck (häufig im Verein) möglich ist.

Es müssen aber nicht immer äußere Stressoren sein, die Ihr Kind belasten. Auch innere Konflikte, die sich an äußeren Ereignissen festmachen, spielen eine Rolle. Wenn Sie merken, dass Sie selbst Ihr Kind nicht ausreichend unterstützen können, scheuen Sie sich nicht, professionelle Unterstützung in Form von Erziehungsberatung, psychologischer Diagnostik bzw. Psychotherapie in Anspruch zu nehmen.

Stromunfall

Stromunfälle passieren zumeist im Haus, wenn Kinder mit elektrischen Geräten hantieren oder in ungesicherte Steckdosen greifen. Tritt ein derartiger Fall ein, unterbrechen Sie sofort die Stromzuleitung (Sicherung herausnehmen, Stecker ziehen). Meist geht die Sache glimpflich aus, es kann aber zu Verbrennungen kommen, die ärztlich versorgt werden sollten. Möglich sind aber auch Herzrhythmusstörungen und Bewusstlosigkeit. Das Fatale daran: Ein Kreislaufstillstand ist auch noch bis zu 24 Stunden nach dem Unfall möglich, selbst wenn das Kind bis dahin keinerlei Symptome gezeigt hat. Daher sollten Sie Ihr Kind nach einem Stromunfall auf jeden Fall zu einem Arzt bringen.

Sturz-Unfälle

Mit der Erweiterung des Aktionsradius im Zuge des Wachstums ist auch eine Verschiebung der Unfallschwerpunkte verbunden. Schwerwiegende Sturzunfälle im Haus passieren etwa im Zusammenhang mit Treppen und Hochbetten; der Fenstersturz stellt ein seltenes Ereignis mit aber oft schweren Folgen dar. 2008 wurden in Österreich neun Fensterstürze dokumentiert, wobei vier tödlich ausgingen. Die Überlebenschance eines solchen Sturzes nimmt mit der Sturzhöhe rapide ab.

Zieht man alle Zahlen in Betracht, zeigt die Erfahrung, dass bei Fensterstürzen mit einer Todesrate von rund 44 Prozent zu rechnen ist, d.h., beinahe jeder zweite Fenstersturz endet tödlich.

Die Hälfte der Fensterstürze passiert, wenn sich Kinder alleine im Raum aufhalten. Bei jedem dritten Unfall haben die Kinder mit Freunden gespielt. Die Höhe, aus der Kinder stürzen, hat einen wichtigen Einfluss auf die Schwere der Verletzungen. Rund drei Viertel der Kinder stürzen aus dem dritten Stockwerk oder darunter.

Besonders gefährdet sind laut einer aktuellen Studie die drei- bis fünfjährigen Kinder und hier wiederum vor allem Jungen – Mädchen sind nur zu einem Drittel betroffen. Die Hälfte aller Unfälle ereignet sich in Räumen, in denen sich Kinder beim Spielen sehr häufig aufhalten. Die Jahreszeit spielt ebenfalls eine bedeutende Rolle – neun von zehn Fensterstürzen ereignen sich zwischen April und September.

Folgende präventive Maßnahmen werden empfohlen:
♦ Sicherungen für Fenster und Balkontüren,
♦ keine Sessel, Tische etc. in der Nähe von Fenstern,
♦ Kinderbetten nicht unter das Fenster stellen.

Teilleistungsstörungen und umschriebene Entwicklungsrückstände

Umschriebene Leistungsdefizite, die bei sonstiger körperlicher, intellektueller und psychischer Gesundheit auftreten, nennt man Teilleistungsstörungen. Diese können ein breites Spektrum umfassen: Sprach- und Sprechstörungen, Störungen des Lesens und Rechtschreibens, Rechenstörungen oder Störungen der motorischen Funktionen, andere Lernschwächen, die nicht durch eine generelle intellektuelle Behinderung oder durch eine inadäquate schulische Betreuung erklärt werden können.

Ursache kann sein, dass einige Bereiche der Wahrnehmung noch nicht altersentsprechend entwickelt sind, die Entwicklung ist in jedem Fall mit einem biologischen Reifungsprozess verbunden, wird aber auch von nicht biologischen Faktoren beeinflusst. Diese Defizite lassen sich durch genaue Beobachtung vermuten und werden in der Regel durch weiterführende Diagnostik bestätigt oder ausgeschlossen. Lese- und Rechenschwächen können sich im Schulalter bemerkbar machen.

Die Auswirkungen von Teilleistungsschwächen auf das Verhalten eines Kindes werden oft lange Zeit nicht erkannt und können zu Belastungen des Kindes führen. Die Kinder zeigen auch Verhaltensänderungen.

Zunächst versucht man, die Teilleistungsschwäche diagnostisch abzugrenzen und in der Folge die unterdurchschnittlich entwickelten Fertigkeiten zu fördern. Je jünger die Kinder sind, umso schneller kann man aufbauen. Die Mitarbeit der Eltern ist erforderlich.

Tetanus

Beim Tetanus, dem Wundstarrkrampf, erfolgt die Ansteckung des Kindes durch Verletzungen bzw. kleine Wunden. Unbehandelt führt die Erkrankung zu Muskelkrämpfen, die auch die Atemmuskulatur betreffen können. 20 bis 30 Prozent aller Patienten mit Tetanus versterben. Daher ist die Impfung zu empfehlen (siehe hierzu S. 218).

Tierbisse (Flöhe, Wanzen und Milben)

Infektionen durch Parasiten wie Flöhe, Milben und Wanzen sind selten geworden. Gemeinsam ist ihnen der Juckreiz, und durch Kratzen kann es zu Hautinfektionen kommen.

Milben

Die Krätzmilbe bewegt sich in Gängen unter der Haut, wo das Weibchen seine Eier ablegt. Aus diesen Eiern schlüpfen Larven. Milben verursachen Krätze (Scabies), die von Mensch zu Mensch übertragen wird. Krätze zeichnet sich durch einen starken Juckreiz aus, besonders nachts. Die typischen Milbengänge finden sich zwischen den Fingern, an den Handgelenken, am Nabel und im Genitalbereich. Unter dem Mikroskop kann man die Milben nachweisen. Man behandelt mit speziellen Cremes und Sprays, die die Tiere abtöten. Wesentlich sind Hygienemaßnahmen. Alle Kontaktpersonen müssen untersucht werden.

Flöhe

Der klassische Menschenfloh ist selten geworden, meist sind es Hunde- oder Katzenflöhe, die vorübergehend den Menschen befallen. Flöhe sind wenige Millimeter kleine Tiere, die bis zu 50 Zentimeter springen können. Flöhe stechen meist mehrmals nacheinander. Diese Bissstellen hinterlassen juckende Quaddeln mit einem Einstich in der Mitte, eher an bedeckten Hautstellen. Flöhe können auch als Krankheitsüberträger eine Rolle spielen, etwa als Überträger des Fleckfiebers (Rickettsiose). Die Behandlung besteht in einer Sanierung der Umgebung, also Haustiere entflohen und auch die Wohnräume. Gegen den Juckreiz kann man Medikamente (Antihistaminika) geben.

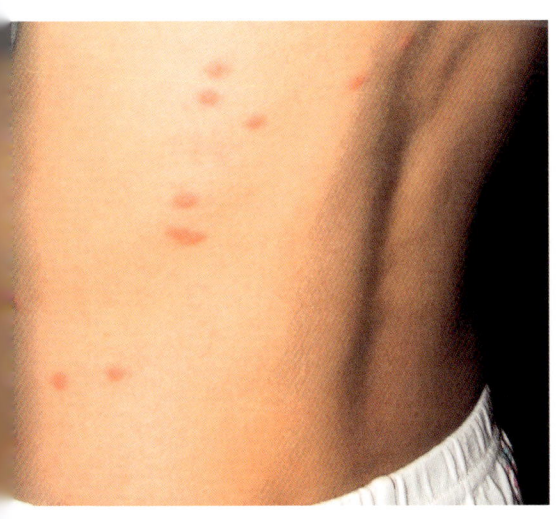

Wanzen

Wanzen sind in Österreich selten geworden. Wanzen sind etwa fünf Millimeter groß und ernähren sich von Blut. Wanzen werden nachts aktiv und beißen eher unbekleidete Hautstellen. Es entstehen juckende Quaddeln. Auch Wanzen können Krankheiten übertragen (z.B. Rückfallfieber, Chagas-Krankheit). Der Wanzenbiss wird auch mit Antihistaminika behandelt, eine Entwesung der Umgebung mit Insektiziden ist notwendig.

Tollwut

Dank der großflächigen Tierimpfungen (Impfköder) kommt Tollwut in Österreich eigentlich nicht mehr vor. Möglich ist aber eine Ansteckung des Kindes auf Urlaubsreisen. Da die Übertragung des Virus von Tieren auf den Menschen durch den Speichel erfolgen kann, ist hier immer eine potentielle Gefahr gegeben. Schärfen Sie Ihren Kindern daher unbedingt ein, auf Urlaubsreisen, vor allem Fernreisen, keine fremden Tiere anzufassen, auch keine Haustiere wie Hunde oder Katzen, bei denen ein Tollwutvirus nicht ausgeschlossen werden kann.

Kommt es dennoch dazu, dass Ihr Kind von einem verdächtigen Tier gebissen wurde, sollten unbedingt innerhalb von 24 Stunden ärztliche Maßnahmen ergriffen werden (Impftherapie). Als Erstmaßnahmen kommen in Frage:

- Schmutz und Verunreinigungen aus der Wunde entfernen,
- Wunde unter fließendem Wasser (am besten abgefülltes Wasser) ausspülen und mit Seife auswaschen,
- eventuell mit einer Alkohollösung oder einer entsprechenden Wundsalbe desinfizieren.

Bleibt Tollwut bis zum eigentlichen Ausbruch der Krankheit unbehandelt, kommt es in so gut wie allen Fällen zum Tod des Patienten. Eine Impfung ist möglich.

Trauer im Kindes- und Jugendalter

Trauer ist die gesunde, lebensnotwendige, kreative Reaktion auf Verlust- und Trennungserlebnisse.

Grundsätzlich tritt ein Trauerprozess bei jedem Verlust ein, sofern er nicht blockiert wird und scheinbar keine Trauer entsteht. Er hat entsprechend des Ereignisses, des Alters und der Reife des Kindes sowie vorangegangener Verlustvorerfahrungen und dem Ausmaß an hilfreicher Unterstützung unterschiedliche Intensität und Qualität. Auch der Verlust eines geliebten Haustieres ist nicht zu unterschätzen. Ebenso bringen ein Umzug oder der Kindergartenbeginn Verluste mit sich und ein damit einhergehendes Gefühl von Trauer. Verlust von Großeltern, geliebten Kindermädchen, Verlust durch Scheidung, Tod eines nahen oder fernen Familienmitgliedes stellen große Verluste dar. Den größten Verlust erleiden Kinder, wenn sie ihre wichtigsten Bezugspersonen verlieren, von denen sie emotional und auch existentiell abhängig sind.

Leider wird gerade bei Kindern und Jugendlichen dieser gesunde und heilsame Aspekt der Trauer oft übersehen. Sehr häufig versuchen Erwachsene, Kindern, aber auch Jugendlichen den Prozess der Trauer mit all seinen begleitenden Gefühlen und Handlungen zu ersparen. Das resultiert aus der fälschlichen Annahme, dass Kindern eine Trauer nicht zumutbar ist. Der Prozess der Trauer ist aber eine notwendige und heilsame Verarbeitung von Abschieden und Trennungen. Die Möglichkeit eines Kindes, in seiner Trauer ausreichend begleitet und unterstützt zu werden, kann maßgeblich darüber entscheiden, ob die weitere Entwicklung eines Kindes einen gesunden Verlauf nimmt oder ob durch die Trennung und den Verlust ein krankhafter, die Entwicklung blockierender Verlauf genommen wird. Es muss erwähnt werden, dass Trauer (wie auch bei Erwachsenen) nicht nur ein Gefühl von Traurigkeit umfasst. Trauergefühle umfassen auch die Gefühle Verzweiflung, Wut, Schuldgefühle, traurige Leere und Sehnsucht nach dem Verlorenen.

Kinder und Jugendliche trauern aber anders als Erwachsene und sind dabei, sofern sie die Möglichkeit dazu erhalten, oft auch recht kreativ:

Kinder trauern viel sprunghafter und punktueller als Jugendliche und Erwachsene. Sind sie in einem Moment tieftraurig und weinerlich, geben sie sich im nächsten Moment übertrieben lustig und ausgelassen. Das führt oft zu der irrigen Annahme, dass das Kind gar nicht trauert oder den Verlust gut verkraftet hat. Oft zeigen die Kinder auch in erster Linie Wut und Aggression, also nur einen Ausschnitt der zur Trauer gehörigen Gefühle. Das führt gelegentlich zu Irritationen seitens der Erwachsenen, wenn das Kind gegen die verlorene Person oder auch gegen andere plötzlich wütend reagiert. Es ist wütend, weil es verlassen und im Stich gelassen wurde, und braucht auch für diese Gefühlregungen Verständnis. Kinder halten sich nicht daran, über Tote nur Gutes zu sagen. Dies irritiert Erwachsene oft ebenfalls.

Ein weiterer wesentlicher Bestandteil kindlicher Trauer sind die oft sehr quälenden Schuldgefühle. In Zeiten, in denen das Kind wütend auf die nun verlorene Person oder auch das verlorene Tier war, hatte es schnell mal den Wunschgedanken, er oder sie solle sich doch das Genick brechen oder Ähnliches. Kommt dem Kind dieser Mensch oder dieses Tier dann tatsächlich abhanden, denkt das Kind, das noch in seiner Welt der Allmachtsphantasien gefangen ist, oft, der Verlust ist eingetreten, weil es sich das im Zorn gewünscht hatte, oder auch als Strafe, weil es böse war. Beim Tod von Geschwisterkindern ist dieses Phänomen besonders ausgeprägt, da die Geschwisterbeziehung von sehr viel widerstreitenden Gefühlen geprägt ist.

Häufig reagieren Kinder nach dem Tod einer wichtigen Bezugsperson mit verstärkten Trennungsängsten und der Angst, nun auch noch eine weitere Bezugsperson zu verlieren. Kinder suchen stets ein Erklärungsmodell für den Verlust. Erhalten sie keine adäquaten Informationen (und manchmal selbst dann), denken sie sich in ihren Phantasien Zusammenhänge aus und sind dann von diesen fest überzeugt.

Kinder beschäftigen aber auch sehr stark scheinbar banale, aber für das Kind existentielle Fragen. Beispielsweise nach einer Scheidung, bei wem es wohnen und wie oft es den anderen Elternteil sehen wird. Oder beim Tod der Mutter, wer nun für das Kind kochen wird, und vieles mehr. Häufig wird der/die Verlorene auch nachträglich sehr idealisiert, und es sind starke Wiedervereinigungswünsche vorhanden. Manchmal wünschen sich Kinder dann, selbst auch tot zu sein, in

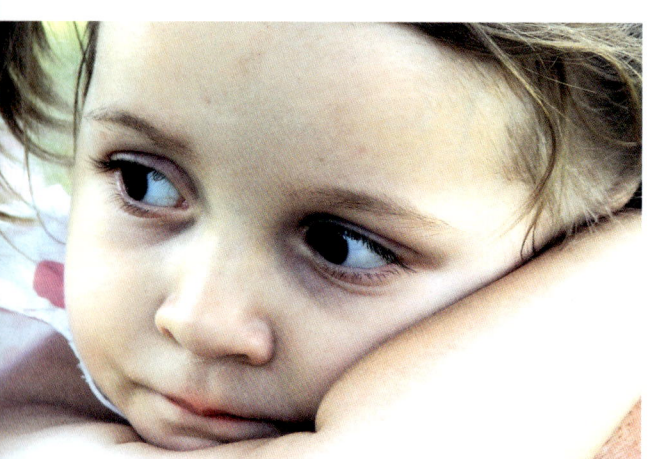

der Idee, dann wieder bei der geliebten vermissten Person sein zu können. Dies wird manchmal durch Erzählungen der Erwachsenen verstärkt, wodurch das Kind glaubt, die geliebte Person lebt nur an einem anderen Ort weiter, und dort möchte es nun durch Tod auch hinkommen.

Ebenfalls nicht selten reagieren Kinder auf den Verlust einer nahestehenden Person mit psychosomatischen Beschwerden wie Bauchschmerzen oder Kopfschmerzen, Schlaf-Ess-Verdauungsstörungen, vermehrte Anfälligkeit für Infekte, Bettnässen oder generell ein Zurückfallen auf eine frühere Entwicklungsstufe. Je besser die Trauer psychisch verarbeitet werden kann und das Kind auch mit jemandem darüber sprechen kann, umso weniger ist es nötig, den Körper sprechen zu lassen. Manche Kinder wünschen sich vom Verstorbenen noch etwas, was sie für sich behalten können. Beispielsweise eine Haarlocke von der verstorbenen Mama o. Ä. Das mag für Erwachsene manchmal makaber erscheinen, hilft Kindern aber in der schwierigen Phase ein Stück weiter.

Jugendliche trauern nochmals anders

Jugendliche reagieren oft mit Ablenkung, übertriebener Unterhaltung, lauter Musik, Abenteuerlust, extremer sportlicher Betätigung u. Ä. Das nicht Wahrhabenwollen der eigenen heftigen Gefühle führt bei Jugendlichen häufig zu vorübergehenden psychosomatischen Beschwerden.

Sie wollen oft alleine mit ihren Verlusterlebnissen fertig werden, ziehen sich zurück, kapseln sich ab und ziehen das Gespräch mit gleichaltrigen Jugendlichen vor. Dies ist einerseits zu respektieren und bedarf gleichzeitig viel an Feinfühligkeit, diese Jugendlichen in ihrer Trauer nicht alleine zu lassen, ihnen zu signalisieren, dass man zur Verfügung steht, sollten sie doch etwas wissen oder reden wollen, und dass man Verständnis für ihre Gefühlslage signalisiert. Häufig ist der Verlust einer nahen Bezugsperson für Jugendliche der Auslöser für eine schwere Sinnkrise, die häufig mit Suizidgedanken einhergeht. Die Gefahr einer Suchtentwicklung ist in Trauerzeiten deutlich erhöht. Umso wichtiger ist es, die Jugendlichen in dieser Zeit nicht ganz zu verlieren, auch wenn sie sich zurückziehen! Jugendliche verweigern manchmal das Begräbnis, was von Erwachsenen manchmal als Missachtung empfunden wird. Jugendliche lehnen sich aber oft gegen gesellschaftliche Konventionen auf, erleben Begräbnisse manchmal als »falsch« und gestalten ihre eigenen ganz persönlichen Trauerfeierlichkeiten in völlig anderem Rahmen, von welchen die Erwachsenen häufig gar nichts erfahren.

Als vorübergehende Reaktion sind alle beschriebenen Phänomene Teil einer gesunden und kreativen Verarbeitung von Verlusterlebnissen. Sie sind nur dann als problematisch zu sehen, wenn sie stagnieren. Kinder und auch Jugendliche brauchen Erwachsene an ihrer Seite, die ihnen helfen, den Verlust betrauernd verarbeiten zu können. Trauerarbeit ist ein individuelles Geschehen, das sehr unterschiedlich ablaufen kann. Wichtig ist es, die Gefühle von Verzweiflung, Wut, Schuldgefühl und trauriger Leere bei den Kindern und Jugendlichen (und falls Sie als Erwachsene ebenfalls betroffen sind, natürlich auch Sie bei sich) zulassen und verstehen zu können.

Die Entwicklung des Todeskonzepts im Kindesalter

Auch wenn es weit mehr Ursachen für Verluste gibt als nur den Verlust durch Tod, stellt dieser doch eine besondere, weil endgültige Verlusterfahrung dar. Die Erkenntnisse über den Tod sind nicht angeboren, sondern werden erworben. Die kindliche Neugierde umfasst auch die Phänomene des Sterbens und des Todes. Das Todeskonzept der verschiedenen Altersstufen entwickelt sich als Teil der allgemeinen geistigen und psychischen Reife und ist durch die Besonderheiten des kindlichen Denkens und Fühlens bestimmt. Elterliche Einstellungen, Kultur, Religion sowie konkrete Beobachtungen und Todeserfahrungen des Kindes haben Einfluss darauf. Im Allgemeinen kann man von folgendem Entwicklungskonzept ausgehen, auch wenn dieses Schwankungen unterliegt:

- Bis zum zweiten Lebensjahr beschäftigen sich Kinder noch nicht mit dem abstrakten Phänomen Sterben oder Tod. Es mangelt an Abstraktionsvermögen und Zeitvorstellung. Allerdings sind Trennungen für sie etwas sehr Bedrohliches, in diesem Alter sind Verluste von nahen Bezugspersonen daher besonders gravierend.

- Im dritten Lebensjahr beginnt eine vage Todesvorstellung, wobei der Tod nichts Endgültiges hat, jederzeit widerrufbar ist und dem Schlaf gleichgesetzt wird. Der Tod bedeutet für sie Abwesenheit für kurze Zeit.

- Mit vier Jahren ist der Tod etwas Graduelles, man kann z.B. auch nur »ein bisschen tot sein«. Kinder beginnen aber viele Fragen über den Tod zu stellen. Tod ist allerdings etwas, was anderen zustößt, nicht ihnen selbst.

- Mit fünf und sechs Jahren besteht ein etwas detaillierteres Konzept. Es wird verstanden, dass Tod eine Form von Ende darstellt. Er ist aber immer noch nicht endgültig und zeitlich begrenzt. Denken Sie an die Schießspiele der Kinder, wo jemand totgeschossen wird, um im nächsten Moment wieder lebendig zu sein. Der Tote lebt auch für sie noch. Sterben heißt umfallen, vergraben werden. Es werden erste Zusammenhänge zwischen Krankheit, Alter und Tod hergestellt. Tod ist Bestrafung, nichts Natürliches. Ängste, verstümmelt oder umgebracht zu werden, Geschichten toter Kinder oder Tiere bedrücken Kinder in diesem Alter oft.

- Im Volksschulalter etwa von sechs bis acht Jahren verändert sich das Todeskonzept abermals. Der Tod wird zunehmend als Person phantasiert. Wie in den Sagen geht der Tod umher und fängt Menschen. Erstmals wird der Tod nun als endgültiges, nicht rückgängig zu machendes Ereignis verstanden, das alle Lebewesen betrifft. Er wird als Trennung auf immer mit dem zugehörigen Verlustschmerz verbunden.

- Mit etwa neun Jahren begreift das Kind, dass der Körper nicht die Seele ist, diese auch getrennt werden können und der menschliche Körper sich zersetzt. Es weiß auch um sein eigenes Sterben, zeigt aber kein besonderes Interesse daran.
- Mit etwa 14 Jahren gleicht die Todesvorstellung in etwa jener von Erwachsenen.

Häufig gestellte Fragen angesichts eines Todesfalls oder sonstiger Trennungserfahrungen

Soll ich mein Kind über den Todesfall informieren?

Jedes Kind hat ein Recht darauf, über den Tod und Verlust eines Menschen offen und ehrlich informiert zu werden. Das stellt die Grundbasis dar, um einen gesunden Trauerprozess durchlaufen zu können. Nehmen Sie sich Zeit und suchen Sie einen ruhigen Moment, um Ihr Kind über den Todesfall zu informieren. Kein Mensch ist gerne der Überbringer der Todesnachricht, schon gar nicht einem Kind gegenüber. Eltern neigen bekanntlich dazu, Ihren Kindern Unangenehmes ersparen und Ihnen bestenfalls Halbwahrheiten erzählen zu wollen. Kinder nehmen aber Informationen auf vielen Ebenen gleichzeitig wahr. Sie verstehen, was mit Mutter und Vater los ist, sie spüren es durch Stimmungslage, Gesichtsausdruck, vielsagende Blicke, plötzlich leise tuschelnde Gespräche etc. Kinder nehmen winzige Einzelheiten wahr. Kinder verstehen daher viel mehr, als Erwachsene meist glauben. Sie verstehen auch, dass sie nicht verstehen und merken sollen, und wollen ihre Eltern nicht enttäuschen. Mit den eigenen Gefühlsregungen und Verwirrungen bleiben sie dann allerdings ganz alleine.

Haben Sie Mut, über die heikelsten Fragen zu sprechen. Auch wenn Sie Fehler machen, was am meisten zählt, ist, das Gefühl zu vermitteln, dass man das Kind in dieser Situation nicht alleine lässt und dass man es ehrlich meint. Nur dann kann Ihr Kind Vertrauen haben und sich mit seinen schmerzlichen Gefühlen an Sie wenden und nur dann ist es mit seiner Trauer nicht alleine. Wenn Sie sich überfordert fühlen, nehmen Sie professionelle Unterstützung in Anspruch.

Wie soll der Alltag meines Kindes nach einem Todesfall aussehen, soll ich es in Kindergarten oder Schule schicken?

Grundsätzlich gilt, dass die routinemäßige Fortsetzung der Alltagsgepflogenheiten einem Kind Halt und Sicherheit geben kann. Das Leben geht schließlich auch nach einem tragischen Verlust weiter, und das wird auch mit der Fortsetzung des

Alltags dem Kind vermittelt. Zumindest das ist also für das Kind gleichgeblieben. Will Ihr Kind aber z.B. bei einer Begräbnisvorbereitung o. Ä. mit dabei sein und einmal nicht in Schule oder Kindergarten gehen, sollten Sie darauf natürlich Rücksicht nehmen.

Soll mein Kind zum Begräbnis mitkommen?

Man soll Kindern die Möglichkeit zur Verabschiedung bieten, das ist eine notwendige Voraussetzung, um den Verlust bewältigen zu können. Ob Sie Ihr Kind zum Begräbnis mitnehmen, ist nicht pauschal zu beantworten. Kinder zu fragen kann eine Möglichkeit sein. Allerdings kann man so fragen, dass das Kind vermittelt bekommt, es soll besser nicht mitkommen, oder aber so, dass es unbedingt mitkommen soll.

Eine gute Haltung besteht darin, das Kind unter bestimmten Voraussetzungen selbstverständlich mitzunehmen, aber es nicht dazu zu zwingen, wenn es deutlich signalisiert, dies nicht zu wollen. Wenn Sie Ihr Kind mitnehmen, und dies gilt grundsätzlich und umso mehr, je jünger das Kind ist, benötigt es einen »Kümmerer«. Die Trauerstimmung bei einem Begräbnis hat eine Kraft, die Kinderseelen überschwemmen kann, wenn die ihm nächsten Menschen selbst mit Tränen und Schluchzen beschäftigt sind. Es benötigt daher einen ebenfalls vertrauten Erwachsenen, der vom Todesfall nicht ganz so hinweggespült wird und dem Kind gefühlsmäßigen Halt und Sicherheit bieten kann sowie sich gewachsen fühlt, allfällige Fragen geduldig zu beantworten.

Sollte Ihnen das nicht möglich sein und Sie auch selbst von Ihrer Trauer in einer Form überwältigt sein, dass Sie Ihrem Kind keinen Beistand leisten können, oder wenn sich das Kind oder der Jugendliche gegen das Begräbnis wehrt, nehmen Sie es besser nicht mit. Sie können auch nach dem Begräbnis mit dem Kind gemeinsam den Friedhof aufsuchen, um auf diese Weise eine Verabschiedung herzustellen. Das ist meist eine weniger aufgewühlte Gesamtsituation. In vielen Fällen ist diese Variante dem Begräbnis vorzuziehen.

Soll ich mein Kind zu den Krankenbesuchen eines todkranken Menschen ins Krankenhaus mitnehmen?

Auch diese Frage ist nicht pauschal zu beantworten. Auch hier gilt in erster Linie wieder die seelische Verfassung der sie begleitenden Personen, ähnlich wie beim Begräbnisbesuch. Ist ein Erwachsener dabei, der die Gefühlsregungen des Kindes erfassen und all seine Fragen ruhig beantworten kann, ist es manchmal sehr wichtig und für das Kind hilfreich, den Kontakt zur todkranken Mutter, zum todkranken Vater, zu todkranken Geschwistern aufrechterhalten zu können und langsam in einen Abschiedsprozess einsteigen zu können. Sie sollten es dem Kind auch nicht verbieten, wenn es einen Klinikbesuch machen möchte. Nicht dabei sein sollte es in Momenten höchster Intimität oder wenn dem Patienten Schmerz zugefügt werden muss. Andere Szenen, beispielsweise eine Intensivstation an sich, sind unter den Umständen einer guten Begleitung Kindern durchaus zumutbar, wenn sie dadurch Gelegenheit haben, eine für sie sehr wichtige Bezugsperson nochmals zu sehen, wenn sie sonst keine Verabschiedungsmöglichkeit mehr hätten. Ist die Überforderung für alle Beteiligten zu groß, erzählen Sie dem Kind von der kranken Bezugsperson, lassen Sie es eine Zeichnung machen oder, sofern es schon schreiben kann, einen Brief schreiben. Auf diese Weise kann es aus der Distanz ebenfalls in einen Abschiedsprozess eintreten.

Wie soll ich die Fragen meines Kindes beantworten?
Kinder haben im Zusammenhang mit dem Tod viele Fragen. Sind Sie für die Fragen Ihres Kindes offen und hellhörig, wird Ihr Kind diese auch stellen. Wenn es merkt, dass Sie selbst darüber nicht gerne sprechen, stellt es die Fragen auch nicht und bleibt damit umso mehr alleine.

Der goldene Weg ist ein offenes vertrauensvolles Gespräch: zuhören, hinhören. Jeder Mensch, auch Kinder, signalisiert, wenn seine Fragen ausreichend beantwortet sind. Manchmal stellen Kinder auch für Erwachsene peinliche Fragen, welche aber aus ihrer Art des Denkens und Fühlens logisch erscheinen. Beispielsweise kann ein Kind plötzlich fragen, wann denn die todkranke Person nun endlich sterben wird. Oder beim Begräbnis der Großmutter, ob sie ihm jetzt eine Geschichte vorlesen kann. Gehen Sie auf die Fragen ein, soweit Sie es können. Wenn Ihnen das selbst gerade zu viel ist, können Sie dem Kind sagen, dass Sie das ein anderes Mal mit ihm besprechen. Dies sollten Sie dann aber auch tatsächlich tun! Eine Schlüsselinformation für Kinder ist, dass ein Körper, wenn er einmal tot ist, keinen Schmerz mehr fühlt und keine Nahrung mehr benötigt. Mit dieser Gewissheit fallen viele Sorgen, die sich Kinder über die Begrabenen machen, weg. Erzählen Sie keine Unwahrheiten, wie beispielsweise, dass der Tote nur schläft. Dies bereitet Kindern beim eigenen Einschlafen enorme Ängste und ist nicht selten der Ursprung von Schlafstörungen nach Todesfällen. Was Sie nicht wissen, können Sie dem Kind auch so sagen beziehungsweise auch mitteilen, was Sie oder andere Menschen glauben. Wichtig ist, das Gespräch über die verlorene Person lebendig zu halten, auch Fotos anzusehen und mit dem Kind immer wieder über diesen Menschen zu sprechen.

Soll ich nach dem Verlust eines für mein Kind wichtigen Menschen, der nicht verstorben ist, den Kontakt in anderer Form aufrechterhalten?
Sofern Sie dazu die Möglichkeit und die Bereitschaft haben, sollten Sie den Kontakt unbedingt aufrechterhalten.

Und dies umso mehr, je wichtiger die verlorene Person für das Kind war. Diese Frage stellt sich manchmal nach Trennungen der Eltern oder beim Weggang eines geliebten Kindermädchens oder beim Umzug in eine andere Stadt. Selbst beim entwicklungsbedingten Abschied aus dem Kindergarten lieben es Kinder, die Kindergartenbetreuerin auch als Grundschulkind noch gelegentlich besuchen gehen zu können.

Wie gehe ich mit dem Tod von Haustieren um?
Haustiere haben für Kinder oft eine sehr große Bedeutung, sie zeigen sich quasi immer verständnisvoll und sind nicht selten ein guter konstanter Seelentröster. Sie sind nie enttäuscht und schimpfen nicht. Kinder haben zu Tieren eine noch viel innigere Beziehung als Erwachsene. Der Verlust eines Haustieres ist für Kinder oft ein sehr schmerzliches Ereignis. Eltern wissen das und versuchen gelegentlich, den Kindern diesen Schmerz zu ersparen. Immer wieder kommt es vor, dass ein verstorbener Hamster oder ähnliche Tiere stillschweigend ersetzt werden und die Erwachsenen dann glauben, dass die Kinder dies nicht bemerken. Kinder passen sich dieser Lüge und Verleugnung oberflächlich aber meistens an und bestärken die Eltern in ihrem Glauben. Kinder sind aber sehr feinsinnige Wesen, die deutlich mehr wahrnehmen, als viele Erwachsene denken. Für die Kinder stellt dies eine äußerst schwierige Situation dar. Sie erleben, dass sie etwas nicht bemerken dürfen, und wollen die geliebten Bezugspersonen nicht enttäuschen. Manchmal entsteht auch eine Verwirrung in der eigenen Realität. Sie erleben aber den Betrug und verlieren das Vertrauen in die Bezugspersonen. Mit ihrer Trauer über das geliebte Tier bleiben sie zudem völlig allein.

Nehmen Sie sich daher Zeit und passen Sie einen ruhigen Moment ab, um Ihr Kind über den Tod des Tieres zu informieren. Gehen Sie auf seine Fragen so gut Sie können ein und seien Sie respektvoll mit seinen Gefühlsreaktionen. Gestalten Sie ein Abschiedsritual. Sofern das Kind dies möchte, soll es sich das verstorbene Tier zum Verabschieden auch nochmals ansehen dürfen. Kleine Tiere können Sie im Garten oder Wald begraben und mit einem Stein oder Hölzchen das Grab gestalten. Größere Tiere dürfen nicht frei begraben werden. Sie können aber eine kleine Gedenkstätte errichten, egal ob mit Foto in der Wohnung oder als Ersatzgrab im Freien. Wichtig ist nur, dass es quasi einen für das Kind bekannten Ort gibt. Rituale sind für Kinder sehr hilfreich. Allerdings ersetzen sie nicht das Gespräch über das gestorbene Tier. Das Darüber-sprechen-Können stellt wie beim Tod eines Menschen den wichtigsten Bestandteil der Trauerarbeit dar.

Was erzähle ich einem Kind angesichts eines durch Selbstmord oder Mord verstorbenen Menschen?

Mord oder Selbstmord sind die gravierendsten und furchtbarsten Formen des Todes, die uns auch als Erwachsene zutiefst erschüttern. Aber auch hier gilt dasselbe Prinzip der Ehrlichkeit, da Kinder stets auch die nicht ausgesprochenen Botschaften wahrnehmen und verwirrt sind beziehungsweise nicht selten die wahren Hintergründe bereits wissen, ohne dass dies die Erwachsenen wahrnehmen. Da dies aber ein besonders schwieriger und heikler Bereich ist, ist es günstig, sich hierfür professionelle Unterstützung zu holen, wenn man sich nicht ganz sicher ist, wie man damit umgehen soll. Die Wahrheit kann grundsätzlich hilfreich sein, aber in falscher Form zur falschen Zeit mitgeteilt ist sie durchaus auch schädigend.

Wie soll ich als Elternteil mit meiner eigenen Trauer im Zusammenhang mit meinem Kind umgehen?

Denken Sie daran, dass Sie Ihrem Kind auch ein Vorbild im Umgang mit Trauer sind. Verbergen Sie all Ihre Gefühle, lernt Ihr Kind, dass dies der Umgang mit Trauer ist, und kann ebenfalls nicht zu seinen Gefühlen stehen. Erzählen Sie Ihrem Kind ruhig auch, was Sie fühlen. Innerhalb einer Familie gibt es auch eine gemeinsam getragene Trauer, wo es auch vorkommen darf, dass mehrere gleichzeitig weinen. Aber Vorsicht: Ihr Kind soll nicht als Seelsorger für Sie herhalten. Das würde Ihr Kind enorm überfordern. In schwierigen Situationen wie Begräbnis oder Klinikbesuch stellen Sie, wie bereits beschrieben, einen zusätzlichen »Kümmerer« für Ihr Kind ab, sofern Sie selbst sehr von der Trauer betroffen sind. Wenn Sie merken, dass Sie selbst von der Trauer überwältigt sind und damit nicht gut zurechtkommen, holen Sie für sich selbst Unterstützung, dies entlastet auch Ihr Kind!

Wohin kann ich mich wenden, um Unterstützung nach einem Todesfall für mein Kind zu erhalten?

In vielen Orten wie etwa Wien bieten Kriseninterventionszentren für Erwachsene eine gute Anlaufstelle für akute Krisensituationen. Sie können sich aber auch an niedergelassene Psychotherapeuten wenden oder auch an entsprechende Seelsorgeeinrichtungen, sofern diese auch eine psychotherapeutische Einrichtung angeschlossen haben.

Die Einrichtung »Die Boje« bietet Kindern und Jugendlichen in Krisensituationen Hilfe und Unterstützung nach Trennungs- und Verlusterfahrungen. Auch Eltern können sich Rat und Hilfe holen.

Auch Krankenhäuser haben zuständige Psychologen zur Verfügung.

Tuberkulose

Sie galt fast schon als ausgerottet, kommt seit einigen Jahren aber wieder häufiger vor: Tuberkulose, eine durch das Tuberkelbakterium verursachte Infektionskrankheit, die in erster Linie die Lunge befällt. Bei einer Erstinfektion (durch Tröpfcheninfektion) werden Lungengewebe und Lymphknoten befallen. Zumeist kommt die Krankheit dann aber zum Stillstand. Besondere Symptome zeigen sich nicht, die Krankheit kann aber mit einem eigenen Test nachgewiesen werden, der begleitend zu Vorsorgeuntersuchungen empfohlen wird.

Wurde die Krankheit in diesem Stadium diagnostiziert, wird das Kind einer Antibiotikatherapie unterzogen, die aber zu Hause durchgeführt werden kann.

Vor allem bei Säuglingen und Kleinkindern besteht die Gefahr, dass sich die Bakterien über die Blutbahn verbreiten. Man spricht dann von einer Miliartuberkulose, die in einem Krankenhaus behandelt werden muss.

Bis in die 80er Jahre des letzten Jahrhunderts wurde die Impfung gegen Tuberkulose (BCG Impfung) für alle Neugeborenen empfohlen. Wegen des mittlerweile seltenen Auftretens der Erkrankung und der teilweise schweren Nebenwirkungen der Impfung (BCGitis) ist diese heute nur noch in Einzelfällen anzuraten.

Übergewicht bei Kindern und Jugendlichen

Etwa jeder fünfte Heranwachsende gilt als übergewichtig, und rund sieben Prozent sind sogar als fettsüchtig (adipös) zu bezeichnen. Fettsucht gilt laut Weltgesundheitsorganisation WHO als Krankheit, und die WHO spricht von einer »globalen Epidemie des 21. Jahrhunderts«. Weltweit gelten ebenso viele Menschen als übergewichtig wie unterernährt.

Laut einer Studie der Wiener Sozialmedizinerin Anita Rieder hatten im Jahr 2004 bereits 28 Prozent der österreichischen Jungen zwischen 6 und 18 Jahren Übergewicht, bei den Mädchen in dieser Altersgruppe waren es 25 Prozent. Die Zahl der übergewichtigen Kinder ist in den letzten Jahrzehnten kontinuierlich angestiegen, laut einer Untersuchung aus Halle (Deutschland) hat sich seit 1985 der Anteil der übergewichtigen Jungen mehr als verdoppelt, bei den Mädchen war jedes Dritte zu schwer – vor 15 Jahren war es jedes Neunte. Etwa 40 Prozent der übergewichtigen Kinder haben auch als Erwachsene Übergewicht. Übergewicht hat neben körperlichen auch psychische Folgen und oft auch Ursachen.

Übergewicht im Kindesalter

Gesunde Einjährige haben normalerweise bis zu 30 Prozent Körperfett, und auch bei dicken Kleinkindern (jünger als drei Jahre) besteht noch kein erhöhtes Risiko, dass aus ihnen fettleibige Erwachsene werden. Laut einer Studie von Bill Whitaker aus Cincinnati, bei der 854 Menschen über einen Zeitraum von bis zu 30 Jahren nach der Geburt untersucht wurden, steigt die Wahrscheinlichkeit, auch als Erwachsener übergewichtig zu sein, ab einem Alter von drei Jahren aber an. Übergewichtige Kinder im Alter von sechs bis neun Jahren haben eine Wahrscheinlichkeit von 55 Prozent, dass ihnen eine Zukunft als übergewichtige Erwachsene bevorsteht; im Alter von 10 bis 14 Jahren erhöht sich der Prozentsatz auf 67.

Je später eine Behandlung begonnen wird, umso schwieriger ist sie und umso geringer sind die Erfolgsaussichten.

Definition

Es gibt altersbezogene Normalwerte, die angeben, welche Werte für Größe und Gewicht in welchem Alter normal sind. Gemeinhin wird dazu der so genannte Body-Mass-Index (BMI) verwendet. Der BMI errechnet sich aus dem Körpergewicht in Kilogramm dividiert durch das Quadrat der Körpergröße in Metern. Der Wert für die 90. Perzentile bedeutet beispielsweise, dass 90 Prozent aller Kinder oder Jugendlichen in diesem Alter ein Gewicht unter dem betreffenden Wert haben.

Dieser Wert ist altersabhängig. Die folgende Tabelle zeigt jenen BMI-Wert, der als die altersabhängige Grenze zwischen Normal- und Übergewicht gilt:

Alter	7	8	9	10	11	12	13	14
BMI	18	18	19	20	21	22	23	24

Doch neue Studien zeigten, dass es nicht nur auf das Übergewicht allein ankommt, sondern auch und vor allem auf die Fettverteilung. 50 Prozent der Herz- und Arterioskleroseerkrankten haben nämlich gar kein Übergewicht, aber einen zu großen Taillenumfang. Das innere Bauchfett ist sehr stoffwechselaktiv und produziert unter anderem Fettsäuren, die den Stoffwechsel negativ beeinflussen. Dadurch steigen die Triglyceridwerte und das so genannte »schlechte« LDL-Cholesterin, während das »gute« HDL-Cholesterin sinkt. Die Folgen: Das Risiko für Diabetes, hohen Blutdruck und Herz-Kreislauf-Erkrankungen steigt.

Daher sollte bereits im Kindesalter auch der Bauchumfang im Auge behalten werden. Harald Kritz und Helmut Sinzinger haben aus den derzeit vorliegenden internationalen Daten und eigenen Studien Bauchumfang-Richtwerte für Kinder in Österreich ermittelt:

Bauchumfang in cm/Alter	Ideal	Beobachtung	Risiko
Kindergarten (3 Jahre)	50	51–55	über 55
Schuleintritt (6 Jahre)	55	56–60	über 60
Vor der Pupertät (ca. 12 Jahre)	60	61–70	über 70
18 Jahre weiblich männlich	70 75	71–75 76–85	über 75 über 85

Und so wird gemessen: Ein Maßband wird am Nabeloberrand bzw. an der größten Zirkumferenz (der Stelle mit dem größten Bauchumfang) im Stehen um den nackten Bauch des Kindes gelegt und der ermittelte Wert abgelesen.

Ursachen

Generell entsteht Übergewicht, wenn die Energiezufuhr den Energieverbrauch übersteigt. Die Ursachen sind vielfältig, neben psychischen Faktoren spielen natürlich die Ernährung und das Ausmaß der körperlichen Aktivität eine wesentliche Rolle.

Gerade Jugendliche sind einer massiven Werbung durch die Nahrungsmittelindustrie ausgesetzt. Anita Rieder konnte zeigen, dass Sieben- bis Neunjährige täglich rund eineinhalb Mal mehr Fleisch und Wurst essen, als zu empfehlen ist, während sie nur etwas mehr als halb so viel Obst oder Gemüse essen wie empfohlen.

Chronischer Bewegungsmangel lässt das Körpergewicht kontinuierlich wachsen. Eine Studie der Deutschen Gesellschaft für Ernährung ergab, dass übergewichtige Kinder täglich mehr als zwei Stunden fernsehen. Ausdauertests ergaben eine deutlich reduzierte Kondition im Vergleich zu Werten von Kindern vor 25 Jahren.

Es gibt aber auch Erbanlagen, die Übergewicht begünstigen können. Als diesbezügliche Ursache des Übergewichts werden immer wieder sogenannte »thrifty genes« (»Spar-Gene«) diskutiert. In früheren Zeiten mit wiederkehrenden Hungersnöten hatten Menschen demnach einen genetischen Vorteil, wenn sie bei Nahrungsüberfluss besonders schnell Reserven anlegten.

Auch soziale Ursachen sind bekannt. Laut einer Gesundheitsstudie des Berliner Senats waren im Jahr 2001 etwa doppelt so viele Schulanfänger aus sozial schwächeren Gruppen übergewichtig als Kinder aus Familien mit hohem Sozialstatus.

Was jedoch die Verwertung der Kalorien angeht, gibt es interessanterweise nach einer Untersuchung der US-amerikanischen Mayo Clinic keine nennenswerten Unterschiede zwischen Übergewicht und Normalgewicht, es zeigte sich vielmehr eine ganz andere Komponente: Die schlanken Testesser wurden durch eine hoch kalorische Diät unruhig und aktiv und verbrannten bis zu zwei Drittel der überschüssigen Kalorien, die anderen lagerten sie als Hüftspeck ab.

Laut einer neueren Theorie von Vinod Dhurandhar könnte auch ein Virus eine Rolle spielen, der sogenannte Adenovirus 36 (Ad-36). Dieser Effekt wurde allerdings bisher lediglich bei Hühnern und Mäusen nachgewiesen.

Neben psychischen und sozialen Faktoren, die die Ernährung beeinflussen, und mangelnder Bewegung sowie einer genetisch bedingten unterschiedlichen Anfälligkeit für Übergewicht können auch verschiedene Krankheiten eine Rolle spielen, beispielsweise die der Schilddrüse.

Vielfach unterschätzt werden allerdings noch immer die psychischen Faktoren, die Übergewicht verursachen können. Bei vielen Kindern wirkt Essen als Angstlöser und hilft gegen Stress und Langeweile.

Folgen

Übergewicht kann zu einer Reihe von Folgekrankheiten führen. In den USA verschlingt die Behandlung der Fettsucht bereits sieben Prozent der gesamten Gesundheitsausgaben.

- Das Risiko für hohen Blutdruck ist erhöht. In der Folge kann es zu Ablagerungen kommen, die die Blutgefäße verengen können (Arteriosklerose).
- Ein Schlaganfall wird wahrscheinlicher.
- Ein hohes Körpergewicht erhöht die Gefahr, eine Arthrose zu entwickeln.
- Auch das Diabetes-Risiko steigt: Das Hormon Insulin wird zwar produziert, wirkt aber nicht mehr ausreichend.
- Das Krebsrisiko (für Nierenkrebs) ist erhöht.
- Atemnot und Kurzatmigkeit, das so genannte Schlafapnoesyndrom, können auftreten.

- ◆ Psychische Folgen sind möglich (Depressionen, Minderwertigkeitsgefühle, Isolation durch soziale Ausgrenzung u. Ä.).
- ◆ Soziale Folgen: Laut einer Studie aus Harvard bekommen Übergewichtige pro Jahr 6.700 Dollar weniger Lohn als Schlanke in vergleichbaren Positionen.

Empfohlene Untersuchungen

Übergewicht ist nur in seltenen Fällen Ausdruck einer Grunderkrankung, dennoch sollte sowohl eine laborchemische als auch eine psychologische Untersuchung durchgeführt werden. Man untersucht den Blutdruck, das Gesamtcholesterin, HDL- und LDL-Cholesterin, Triglyzeride (nüchtern) und Schilddrüsenwerte. In Abhängigkeit von der familiären Belastung werden folgende Untersuchungen durchgeführt: Nüchternblutzucker, oraler Glukosetoleranztest, Homocystein, Kreatinin, Elektrolyte und Harnsäure im Serum.

Mit Hilfe einer psychologischen Untersuchung werden die psychischen Hintergründe für das Essverhalten erforscht.

Behandlung

Grundsätzlich sollte jedem übergewichtigen Patienten eine Behandlung ermöglicht werden. Bei übergewichtigen Kindern im Alter zwischen zwei und sechs Jahren kann es ausreichend sein, das aktuelle Gewicht zu halten, das Übergewicht sinkt durch das Wachstum automatisch in einen altersgemäßen Normalbereich. Das Wichtigste ist sicherlich, sich mit dem Thema zu beschäftigen und eine positive Vorbildfunktion darzustellen. Ein wesentlicher Aspekt ist es, frühzeitig zu körperlicher Bewegung anzuregen und die Freude an der Bewegung zu fördern.

Manchmal bedarf es einer Umstrukturierung des familiären Alltagslebens, damit Kinder nicht alleine zu Hause sitzend aus emotionalem Hunger heraus essen. Auch andere Probleme können zu emotionalem Hunger führen, welcher stellvertretend mit Essen »gestillt« wird. Häufig liegen tiefere psychische Störungen hinter dem Essproblem. Dies muss in der psychologischen Diagnostik geklärt werden. Es macht keinen Sinn, in diesem Falle Diäten zu empfehlen beziehungsweise das Essverhalten an den Anfang der Behandlung zu stellen.

In anderen Fällen geht es um die Veränderung von Ernährungsgewohnheiten an sich. Hier beginnt man meist mit einem Ernährungsprotokoll, mit dem man sich bewusst macht, was wirklich gegessen wird. Dieses sollte den Energiegehalt (Kalorien) und die Zusammensetzung der Nahrung beinhalten. In der Folge kann man zwar die Grundzüge seiner Ernährung beibehalten, aber man kann beispielsweise Mengen oder Verhältnisse ändern. Auch ein gemeinsames Kochen mit den Kindern ist sehr hilfreich, damit die Kinder sehen, wie Nahrungsmittel entstehen.

Ein wichtiger Punkt ist die Umstellung der Ernährung auf kalorienreduzierte Mischkost. Man soll sich realistische Ziele setzen, beispielsweise 1 kg im Monat abzunehmen. Auch längerfristige Ziele wie ein Gewichtsziel für das nächste Jahr sind hilfreich. Es ist durchaus sinnvoll, einen Ernährungsplan mit einer Diätologin gemeinsam zu erstellen, auch eine entsprechende psychologische Unterstützung ist empfehlenswert.

Entscheidend ist auch regelmäßige Bewegung, hier vor allem Ausdauertraining. Viele Eltern meinen, dass ihr Kind gar nicht viel isst. Bei genauer Nachfrage stellt sich oft heraus, dass große Mengen an Limonade oder Cola konsumiert werden. Das ideale Getränk ist aber natürlich Wasser.

Gemeinsame Mahlzeiten gehören zu den effektivsten Methoden. Eine Untersuchung aus Israel schulte in einer Gruppe nur die Kinder und in einer anderen nur die Eltern. Das Ergebnis: Das Training der Eltern bewirkte eine stärkere Gewichtsreduktion bei den Kindern als ein alleiniges Training der Kinder selbst.

Für hochgradig übergewichtige Kindern kann man auch eine medikamentöse Therapie in Erwägung ziehen oder sogar einen operativen Eingriff, wie etwa eine Verengung des Mageneingangs (»Gastric Banding«).

Folgende Medikamente wurden zur Gewichtsreduktion ohne großen Erfolg getestet:

- ♦ Xenical bewirkt, dass der Körper etwa ein Drittel der Nahrungsfette nicht verwerten kann. Blähsucht, fette Stühle und manchmal Inkontinenz gehören aber zu den möglichen Nebenwirkungen.
- ♦ Reductil soll im Gehirn (im Hypothalamus) das Gefühl der Sättigung steigern. In klinischen Studien verloren Testpersonen in den ersten zwei bis drei Monaten ungefähr fünf Kilogramm. Dann aber blieb das Gewicht konstant, ehe es 15 Monate später wieder stieg. Aufgrund starker Nebenwirkungen wurden diese sibutraminhaltigen Arzneimittel in allen Industrieländern wieder von Markt genommen.

Eine erfolgreiche Behandlung der extremen Adipositas ist nur in enger Zusammenarbeit zwischen Arzt, Psychologen, Ernährungsfachkraft, Sporttherapeut etc. möglich.

Ernährungstipps

- ♦ Reichlich: Getränke (am besten Wasser oder zuckerfrei) und pflanzliche Lebensmittel.
- ♦ Mäßig: tierische Lebensmittel (fettarme Varianten).

- Sparsam: fett- und zuckerreiche Lebensmittel.
- Die Gewichtsabnahme sollte langsam erfolgen, das ist erfolgreicher als eine Crashdiät (z. B. Ananas- oder Blutgruppen-Diät).
- Ernährungsprotokolle helfen bei der Planung.
- Bevorzugen Sie frisches Obst und Gemüse.
- Essen Sie an zwei bis drei Tagen in der Woche kein Fleisch.
- Die Zufuhr von Kalorien sollte nicht höher sein als der Kalorienverbrauch.
- Kohlenhydrate: fünf bis sechs Gramm je Kilogramm Körpergewicht täglich.
- Fett: 0,8 bis 1 Gramm je Kilogramm Körpergewicht täglich.
- Eiweiß: 0,8 bis 1 Gramm je Kilogramm Körpergewicht täglich.
- Verbote für bestimmte Lebensmittel sollten nicht ausgesprochen werden. Aber bei Süßigkeiten kann man die Mengen reduzieren bzw. auch den Fettanteil verringern.

Wie kann man das Gewicht nach einer Gewichtsreduktion halten?

Oft folgt einer gelungenen Gewichtsreduktion eine noch stärkere Zunahme (Jo-Jo-Effekt), besonders häufig nach einer übermäßig schnellen Gewichtsabnahme. Crashdiäten bringen zwar oft einen raschen Gewichtsverlust, aber das abgenommene Gewicht wird auch schnell wieder zugenommen, wenn man danach zu den alten Ess- und Bewegungsgewohnheiten zurückkehrt. Das einmal erreichte Gewicht zu halten ist aber das eigentliche Ziel. Achten Sie also auf eine langsame Ernährungsumstellung, die auch beibehalten werden kann.

Untergewicht

Viele Eltern machen sich Sorgen, weil ihr Kind vermeintlich nicht genug isst und ihnen zu dünn erscheint. Diese Sorge kann berechtigt sein, denn laut Ernährungsbericht 2000 sind 8 Prozent aller Kinder zwischen 6 und 17 Jahren untergewichtig. Das heißt, sie liegen mehr als 15 Prozent unter ihrem (alters- und größenabhängigen) Referenzgewicht. Allerdings ist die elterliche Sorge auch oft unbegründet, denn im Laufe der Entwicklung können derartige Entwicklungsphasen durchaus normal sein.

Kinder essen nicht immer gleich viel

Kinder, auch gleichen Alters, essen nicht immer gleich viel. Außerdem wechselt die individuelle Menge oft von Tag zu Tag. Dennoch haben viele Kinder, bezogen auf ihr Alter und vor allem ihre Körpergröße, kein ideales Körpergewicht. Die Bewertung, ob ein Kind über- oder untergewichtig ist, darf jedoch nicht als Momentaufnahme erfolgen, da Kinder im Laufe ihrer Entwicklung verschiedene Phasen durchlaufen. Die Proportionen des Körpers verändern sich deutlich vom Baby bis zum Jugendlichen. Einmal dominiert das Längenwachstum, einmal das Breitenwachstum, und dann wieder steht die geistige Entwicklung im Vordergrund. Es ist deshalb wichtig, das Kind immer im Zusammenhang mit seiner Entwicklung über einen längeren Zeitraum zu beobachten.

Die erste Wachstumsphase besteht von der Geburt bis zum Ende des zweiten Lebensjahres, der die erste Streckung etwa zwischen dem vierten und siebenten Lebensjahr folgt. Hier ist das Längenwachstum stärker als die Gewichtszunahme, das Erscheinungsbild der Kinder wirkt dünner und schlanker (Babyspeck verschwindet). Auch etwa um das zehnte Lebensjahr herum wird ein Wachstumsschub verzeichnet, bei dem die Gewichtszunahme geringer als das Größenwachstum ist.

Körpergewicht und Entwicklung

Wenn ein Kind über längere Zeit dünner als seine Altersgenossen ist, muss eine Abklärung möglicher Ursachen erfolgen. Daran angepasst kann man dann versuchen, über eine Umstellung des Ernährungs- und Bewegungsverhalten das Gewicht zu normalisieren.

Ein Normalgewicht lässt sich bei Kindern wegen der unterschiedlichen Wachstumsphasen nicht so leicht definieren wie beim Erwachsenen. Neben komplizierten Formeln geben unter anderem so genannte Wachstums- und Gewichtskurven (Somatogramme) Auskunft über den Entwicklungszustand des Kindes. Diese Kurven sollten von Geburt an über die folgenden Entwicklungsjahre seitens des Kinderarztes geführt werden. Weichen die individuellen Werte eines Kindes über längere Zeit deutlich nach unten von diesem Schema ab, liegt ein behandlungsbedürftiges Untergewicht vor.

Was kann man tun?

Zunächst muss der Hintergrund des Untergewichts geklärt sein.

Über eine absolute Erhöhung der Nahrungsmenge allein ist meist wenig zu erreichen, weil die Kinder einfach nicht »mehr« essen wollen oder können. Große Portionen schrecken sie ab. Bewegung und Spiel in der Gruppe fördern hingegen den Appetit, der mittels vieler kleiner Snacks energiereich gestillt werden kann.

Besonders geeignet sind:

♦ kalorienreiches Obst wie Banane, Weintrauben, Kirschen statt Beeren oder Melone,

◆ Rahmjoghurt statt Magerjoghurt,

◆ Anreicherung der Speisen mit Pflanzenölen/Rahm (Soßen, Suppen),

◆ Käse zum Überbacken,

◆ Milcheis statt Fruchteis,

◆ Getränke kalorienreich (Kakao, Fruchtsäfte pur) gestalten,

◆ Nussnougatcreme, Erdnusscreme als Brotaufstrich,

◆ zum Naschen: Müsliriegel, Fruchtschnitten,

◆ viele kleine Mahlzeiten statt weniger großer,

◆ Abwechslungsreichtum steigert Appetit,

◆ Dekorationen nicht vergessen: Das Auge isst mit!

Manche Kinder können ihre Eltern durch ihr ständiges »Das mag ich aber nicht« zur Verzweiflung treiben. Alle Versuche, eine gesunde Ernährung auf den Tisch zu bringen, scheitern bei diesen kleinen Verweigerern.

Zwingen Sie die Kinder nicht zum Essen! Man sollte vermeiden, dass die Essenssituation zu einem Machtkampf wird. Je mehr Sie Ihrem Kind mit Essen nachlaufen, umso mehr wird es verweigern. Überprüfen Sie, ob es außer dem Essen noch andere gemeinsame Themen gibt oder sich vielleicht zu viel ums Essen dreht. Oft konzentriert sich nämlich die ganze Aufmerksamkeit der Familie nur noch auf dieses Thema.

Magersucht

Mäßiges Untergewicht birgt keine besonderen gesundheitlichen Risiken, wenn es kurzzeitig nach Wachstumsschüben auftritt und das Kind dabei vital wirkt. Ein mögliches schweres Problem stellt die krankhafte Magersucht (Anorexia nervosa) dar, die überwiegend (95 %) bei weiblichen Jugendlichen auftritt. Essensverweigerung – manchmal auch gekoppelt mit Fressanfällen und anschließendem Erbrechen (Bulimia nervosa) – wird zur Erhaltung bzw. Erlangung eines schlanken oder superschlanken Erscheinungsbildes systematisch betrieben. Das kann definitionsgemäß zu einem Mindergewicht von mindestens 15 Prozent unterhalb des Normalgewichts führen, manchmal aber auch einen Gewichtsverlust von bis zu 50 Prozent mit sich bringen. Der Altersgipfel des Krankheitsbeginns liegt bei 14 Jahren, die meisten Erkrankungen liegen zwischen 14 und 18 Jahren. Etwa 10 bis 15 Prozent der betroffenen Mädchen sterben an der Erkrankung. Die Magersucht kann ausgelöst werden, wenn die Mädchen mit einer Diät beginnen, weil sie sich zu dick oder zu weiblich vorkommen. Diät ist aber nicht die Ursache, sondern nur der Auslöser! Die Überzeugung, zu dick zu sein, und die panische Angst vor Gewichtszunahme führen dazu, dass die Patienten immer mehr abnehmen, wobei sich diese Patienten trotzdem stets zu dick erleben, da die Erkrankung mit einer Körperwahrnehmungsstörung gekoppelt ist. Wird auch nur eine Kleinigkeit gegessen, kommt es zu Körpermissempfindungen, der eigene Körper wird danach als extrem dick wahrgenommen. Die Mädchen denken ständig ans Essen, hätten auch Appetit, haben aber panische Ängste vor Gewichtszunahme und runderen weiblichen Formen. Manchmal kochen sie ersatzweise für alle anderen, während sie selbst nichts anrühren. Häufig wird auch übertrieben Sport betrieben, um weiter abzunehmen. Auch Abführmittel werden gelegentlich zusätzlich angewandt. Gelegentlich kommt es bei einer Gruppe auch zu Fressdurchbrüchen mit anschließendem Erbrechen.

Mädchen mit Magersucht zeichnen sich nach außen hin häufig durch viel Fleiß und Ehrgeiz und Zähigkeit aus. Dahinter liegend ist eine Fülle von gravierenden innerpsychischen Problemen zu finden, die mit Eintritt in die Pubertät zum Ausbruch kommen. Die körperlichen Folgeerscheinungen von Magersucht sind Ausbleiben der Monatsblutung, Haarausfall, Blutbildveränderungen, trockene und schuppige Haut, Elektrolytstörungen, Zahnprobleme durch häufiges Erbrechen und vieles mehr.

Starke Gewichtsabnahmen bzw. deutliches Untergewicht in dieser Gruppe sollten daher als Warnzeichen für tiefer liegende Probleme erkannt werden und Anlass für eine frühzeitige psychologische Abklärung sein. Eine psychotherapeutische Behandlung sollte in die Wege geleitet werden. In gravierenden Fällen ist eine stationäre Aufnahme unabdingbar. Die Einbeziehung der Eltern ist in vielen Fällen ebenfalls notwendig.

Untergewicht bei Säuglingen und Kleinkindern als Folge von Fütter-/Ess-/Gedeihstörung

Wie viel soll mein Baby zunehmen?

Die durchschnittliche Gewichtszunahme im ersten Lebensjahr bei gesunden und termingeborenen Neugeborenen liegt nach Erika Nehlsen (IBCLC) bei etwa:

1. Monat 120–200 g/Woche
2. Monat 170–210 g/Woche
3. Monat 150–180 g/Woche
4. Monat 130–160 g/Woche
5. Monat 110–140 g/Woche
6. Monat 100–130 g/Woche
7. Monat 90–130 g/Woche

8. Monat 90–120 g/Woche

9./10. Monat 70– 10 g/Woche

11/12. Monat 60–90 g/Woche

Das stellt lediglich einen groben Richtwert dar.

Diese Gewichtszunahme erfolgt üblicherweise in Schüben. Es kann in einer Woche auch eine geringere Zunahme erfolgen als in einer anderen.

Unter Fütter-/Ess-/Gedeihstörung versteht man Nahrungsverweigerung oder extrem wählerisches Essverhalten, gelegentlich gekoppelt mit Erbrechen im frühen Kindesalter bei angemessenem Nahrungsangebot und derzeitigem Fehlen einer organischen Erkrankung. Die organische Seite sollte stets abgeklärt werden. Es muss nicht immer bereits ein Untergewicht vorliegen. Häufig wird auch nur von einer über einen längeren Zeitraum belasteten Füttersituation berichtet, oder das Kind nimmt nicht gut zu oder sogar etwas ab.

Die Fütterepisoden dauern oft recht lange, und es folgen nur kurze Pausen, bis wieder gefüttert wird. Eine Fütterstörung kann sich bis zur Nahrungsverweigerung ausweiten. Diese Störung erzeugt bei den Eltern enorme Ängste, dass sie ihr Kind nicht ernähren können. Eltern und Kind geraten so in einen Teufelskreis. Je mehr Druck und Ängste seitens der Eltern vorhanden sind, umso stärker wird die Essensverweigerung beim Kind. Vermeiden Sie unbedingt Zwangsfütterungen!

Manchmal, aber nicht immer, geht diesem Problem eine organische Belastung, ein Sondeneingriff oder eine Operation an den an der Nahrungsaufnahme beteiligten Körperzonen voraus.

Suchen Sie umgehend eine dafür zuständige Ambulanz oder Beratungsstelle für Fütterstörungen auf. Oft kann bereits mit wenigen Gesprächen und eventuell gemeinsamen Videoanalysen über das gemeinsame Fütter- und Spielverhalten eine deutliche Entlastung hergestellt werden. Auch gemeinsame stationäre Aufenthalte von Mutter (Eltern) und Kind in speziell dafür vorgesehenen Abteilungen, wo die Essproblematik in diesem Rahmen bearbeitet wird, können hilfreich sein, da im Schutz des stationären Aufenthaltes die Essensverweigerung ihren so bedrohlichen Charakter etwas verliert.

Verdauungsprobleme bei Säuglingen

Der Darm muss sich erst an seine Aufgaben gewöhnen und weist in den ersten Lebensmonaten einige Besonderheiten auf. Unregelmäßigkeiten und unterschiedliche Abstände bei der Darmentleerung sind nicht ungewöhnlich.

Die Stuhlfrequenz, die Stuhlbeschaffenheit, das Aussehen und der Geruch können stark schwanken. Solange keine Begleiterscheinungen wie starke Schmerzen oder Trinkunlust auftreten und sich das Kind sichtbar wohlfühlt, stellt dies keinen Grund zur Sorge dar.

Ursachen

Es gibt unterschiedliche Ursachen für Stuhlunregelmäßigkeiten. Mit zunehmendem Alter des Babys wird die Muttermilch vermehrt für das Wachstum verwertet, für den Stuhl bleibt weniger übrig. Wenn Sie nicht stillen, beachten Sie bitte genau die Zubereitungshinweise auf der Packung! Eine mögliche und leicht behebbare Ursache liegt in einer falschen Zubereitung der Babynahrung.

Ursachen können beispielsweise auch eine Fehlernährung oder kleine Einrisse im After sein. Sehr selten können angeborene Störungen Verstopfung verursachen wie beispielsweise der Morbus Hirschsprung (Nervenstörung des Darmes) oder angeborene Verengungen. Angeborene Defekte sind selten die Ursache, wenn Kinder in den ersten Lebensjahren eine normale Darmentleerung hatten.

Symptome

Symptome einer Verstopfung bei Neugeborenen sind seltene Stuhlentleerungen, Bauchschmerzen, Unruhe, ein harter Stuhl und ein angespannter Bauch. Allerdings ist die Häufigkeit der Stuhlentleerung individuell sehr unterschiedlich. Die Variation reicht zwischen mehrmals täglich bis zu einmal in zwei Wochen.

Therapie

Das Ziel ist es, eine beschwerdefreie Stuhlentleerung zu ermöglichen. Sanfte Bauchmassagen und ein warmes Babybad helfen oft gut. Durch Spezialnahrungen können Babys eine gute Verdauungshilfe bekommen. Als unterstützende Maßnahme ist Milchzucker (Laktulose) sinnvoll. Einläufe (mit z.B. Mikroklist) sollten vermieden werden.

Ernährung

Es gibt spezielle Säuglingsnahrungen, die vom Kinderarzt empfohlen werden können. Säuglingsmilchnahrungen, die auf spezielle Situationen ausgerichtet sind, sind meist in der Apotheke erhältlich.

Besonders für Babys mit träger Verdauung oder hartem Stuhl empfiehlt sich eine Nahrung mit erhöhtem Gehalt an Laktose (Milchzucker), wodurch mehr Wasser im Dickdarm zurückgehalten wird, sodass der Stuhl weicher wird. Zusätzlich fördert Laktose im Dickdarm das Wachstum von günstigen Darmbakterien. Eine besondere Eiweißzusammensetzung kann die Bildung von weicherem Stuhl unterstützen. Beispielsweise sind Novalac V1 (ab Geburt), Novalac V2 (ab dem sechsten Monat) oder Conformil als Dauernahrung für Babys geeignet.

Vergiftungen/Verätzungen

Natürlich sollte man Putzmittel, Alkoholika usw. vor Kindern gut verschlossen halten, dennoch passieren hier immer wieder Unfälle. Das betroffene Kind muss jedenfalls ärztlich untersucht werden. Folgende Erstmaßnahmen sind zu empfehlen:

♦ Bei Vergiftungen mit Putz-, Wasch- und Spülmittel:
Erste-Hilfe-Maßnahmen sind immer von Art der eingenommenen Substanz abhängig; ob es eine Säure, Lauge oder eine schäumende Substanz ist. Genaue Richtlinien erfährt man bei den Vergiftungsinformationszentralen: In Österreich ist landesweit die Einrichtung im Wiener AKH zuständig (Tel.: 01 – 406 43 43). In Deutschland wendet man sich je nach Region an den Giftnotruf Berlin (Tel.: 030 – 19 240), an die Informationszentrale gegen Vergiftungen der Rheinischen Friedrich-Wilhelms-Universität Bonn (Tel.: 0228 – 28 73 211), an das Gemeinsame Giftinformationszentrum der Länder Mecklenburg-Vorpommern, Sachsen, Sachsen-Anhalt und Thüringen in Erfurt (Tel.: 0361 – 73 07 30), an die Informationszentrale für Vergiftungen der Universitätsklinik Freiburg (Tel.: 0761 – 19 240), an das Giftinformationszentrum Nord in Göttingen (Tel.: 0551 – 19 240), an das Informations- und Behandlungszentrum für Vergiftungsfälle an den Universitätskliniken Homburg a. d. Saar (Tel.: 06841 – 19 240), an die Beratungsstelle bei Vergiftungen der Universitätsklinik Mainz (Tel.: 06131 – 19 240), an den Giftnotruf München (Tel.: 089 – 19 240) oder an die Toxikologische Intensivstation Nürnberg (Tel.: 0911 – 39 82 451).
Lassen Sie das Kind Wasser, Tee oder Saft in kleinen Schlucken und Mengen trinken; bei Säuren- und Laugenvergiftungen sollte dies so schnell wie möglich erfolgen. Milch ist kein Gegengift, sondern beschleunigt in manchen Fällen sogar die Giftaufnahme durch den Darm. Versuchen Sie nicht, das Kind zum Erbrechen zu bringen, das sollte – wenn überhaupt – nur von einem Arzt ausgelöst werden. Bewusstlose in Seitenlage bringen, Kopf nach unten gewendet; keine Flüssigkeiten einflößen. Unverzüglich den Notarzt rufen!

◆ Bei Vergiftungen mit Tabak, Medikamenten, Giftpflanzen oder Alkohol:
Mund von allen Resten befreien, dann das Kind zum Erbrechen bringen
(Finger in den Hals stecken) und viel Wasser trinken lassen.

◆ Bei Gasvergiftungen:
Fenster und Türen öffnen, Kind ins Freie bringen. Es soll tief durchatmen.

◆ Vergiftung mit Knopfbatterien:
Sofort in ärztliche Behandlung, damit die Batterie entfernt werden kann,
ehe die Magensäure deren Metallmantel zerstört.

Verätzungen

Bei Verätzungen soll man den Mund ausspülen und in kleinen Schlucken Wasser
geben. Kein Erbrechen herbeiführen.

Bei Laugenverätzungen kann man mit wenig Milch helfen. Auch hier kein Erbrechen herbeiführen.

Bei Hautverätzungen Kleidung entfernen, betroffene Stelle mit Wasser abspü-
len (aber so, dass nicht weitere Hautflächen dabei verätzt werden), Wunde keim-
frei abdecken.

Bei Augenverätzungen nach Möglichkeit versuchen, das Auge etwa fünf Minuten mit lauwarmem Wasser auszuspülen (Kind auf den Boden legen, den Kopf in
Richtung des betroffenen Auges drehen, mit Fingern die Lider offen halten und
dann aus etwa zehn Zentimeter Höhe das Wasser ins Auge gießen).

Auch hier gilt: Nach diesen Erstmaßnahmen soll Ihr Kind immer ärztlich untersucht werden.

Verletzungen

Aktive Kinder erleiden auch immer wieder kleinere und größere Verletzungen.
In den meisten Fällen ist eine ärztliche Konsultation nicht notwendig. Achten Sie
aber darauf, dass Ihr Kind die empfohlenen Tetanus-Impfungen erhalten hat,
denn auch kleinste Wunden können sich entzünden.

Kleinere Verletzungen

Abschürfungen, Risswunden oder Schnittverletzungen, die kaum oder gering
bluten, können selbst versorgt werden. Zunächst sollte für eine Blutstillung gesorgt werden. Am besten macht man das mit einer sterilen Kompresse, ist diese
nicht greifbar, kann auch ein sauberes Taschentuch o. Ä. verwendet werden. Zur

Wundreinigung tragen Sie am besten eine desinfizierende Salbe auf, die auch auf Reisen dabei sein sollte. Anschließend kommt ein Pflaster oder Verband auf die Wunde. Wichtig: Blutende Wunden niemals auswaschen!

Größere Verletzungen

Bei größeren Verletzungen ist wie folgt vorzugehen:

- Blutung mit einer Kompresse oder einem Tuch zu stillen versuchen – niemals mit Wasser ausspülen.
- Wunde nicht anfassen.
- Keine möglichen Fremdkörper aus der Wunde entfernen.
- Verletzte Gliedmaßen hochlagern. Auf große offene Wunden keine desinfizierenden Salben, Gels etc. auftragen.
- Schnittwunden im Gesicht nicht selbst behandeln, nur Blutung stillen.
- Passenden Verband auflegen.
- Jede größere Verletzung muss in ärztliche Begutachtung.
- Auf jeden Fall zum Arzt:
  - wenn ein roter Streifen von der Wunde ausgeht (Zeichen für drohende Blutvergiftung),
  - bei Bewusstlosigkeit,
  - bei sehr starker Blutung (evtl. ist eine Schlagader verletzt),
  - bei tiefen Wunden,
  - bei amputierten Gliedmaßen,
  - wenn Unklarheit besteht, ob innere Verletzungen vorliegen könnten,
  - bei Schock.

Verschlucken von Fremdkörpern

Kleinkinder stecken oft kleinere Gegenstände in den Mund und können diese in der Folge versehentlich verschlucken. Die meisten Fremdkörper werden auf natürlichem Weg ausgeschieden und tauchen im Stuhl wieder auf. Ein medizinisches Eingreifen ist oft nicht erforderlich.

Ursache

Betroffen sind meist Säuglinge und Kleinkinder, die beim Spielen kleinere Fremdkörper ungewollt verschlucken. Der Altersgipfel liegt im zweiten und dritten Lebensjahr. In diesem Alter sind es vor allem Münzen, die offensichtlich leicht verschluckt werden können, sowie Spielzeugteile, Murmeln und andere Kleinteile. Im späteren Schulalter handelt es sich häufig um Fremdkörper wie Nadeln, Reißnägel o. Ä., wenn der Mund als dritte Hand benutzt wird. Manchmal werden auch absichtlich größere Fremdkörper (2-Euro-Münzen oder Kugeln) bzw. auch gefährliche Fremdkörper (Rasierklingen) verschluckt. Bei Kindern mit psychopathologischem Hintergrund kann die Diagnostik und Therapie erheblich erschwert sein.

Verschlucken von Fremdkörpern (auch Ingestion genannt) ist im Kindesalter vermutlich wesentlich häufiger als angenommen, ein Großteil bleibt überhaupt unbemerkt und asymptomatisch. Die österreichische Vergiftungsinformationszentrale wird jährlich ca. 20.000-mal wegen Ingestionen kontaktiert. Die meisten der verschluckten Fremdkörper sind harmlos und werden nach unterschiedlich langer Passagedauer auf natürliche Weise wieder ausgeschieden. Auch spitze Gegenstände können den Darmtrakt durchwandern, ohne eine Verletzung zu verursachen. Mehr als die Hälfte dieser Fremdkörper werden nie mehr gefunden, d. h., sie werden im Stuhl unbemerkt ausgeschieden.

Gegenstände

Münzen mit einem Durchmesser kleiner als 2 cm (1-, 2- und 10-Centstücke) können problemlos den Magen passieren. Batterien (vor allem Knopfzellenbatterien) sind problematisch, weil es zu elektrischen Verbrennungen an der Schleimhaut kommen kann.

Weitere häufig anzutreffende Fremdkörper sind Ringe, Spielzeugteile, schlecht gekaute Nahrung und Knochen. Weiche Einschlüsse, wie zum Beispiel Saugerteile oder konzentrisch liegende Ringe, können manchmal lange Zeit unbemerkt in der Speiseröhre bleiben.

Diagnose

Berichten Sie dem Arzt den möglichst genauen Zeitpunkt des Verschluckens und die Art des Fremdkörpers (Größe, Material, Form, Oberflächenbeschaffenheit). Ein Vergleichsobjekt kann sehr hilfreich sein. Es ist immer zu beachten, dass möglicherweise mehrere Fremdkörper verschluckt wurden!

Auch die Uhrzeit der letzten Nahrungsaufnahme kann für eine eventuelle Narkose wichtig sein.

Bei der Untersuchung kann man eventuelle Verletzungen im Mund bzw. Rachen feststellen und bei der Untersuchung des Bauches Hinweise auf ein akutes Geschehen feststellen.

Die Mehrzahl der verschluckten Fremdkörper ist im Röntgen sichtbar, eine solche Aufnahme ist aber nur selten nötig. Besteht der Verdacht auf einen nicht röntgendichten Fremdkörper, kann eine Röntgendarstellung mit Kontrastmittel (Schluckat) notwendig sein. Im Ultraschall kann man Fremdkörper oft nicht darstellen. CT und MRT bleiben spezielleren Fragestellungen vorbehalten.

Behandlung

Bei der Entscheidung über das weitere Vorgehen müssen Risiko und Nutzen abgewogen werden, da die meisten Fremdkörper folgenlos bleiben. Bei spitzen oder scharfkantigen Fremdkörpern kann eine stationäre Überwachung ausreichend sein. Abführmittel sind nicht hilfreich und sollten vermieden werden. Bei ungefährlichen Fremdkörpern genügt eine ambulante Beobachtung, ein Röntgen wird erst frühestens nach sieben bis zehn Tagen empfohlen, wenn es dem Kind gut geht. Eine gründliche Stuhlkontrolle durch die Eltern ist zu empfehlen.

Ein Fremdkörper, der in der Speiseröhre steckengeblieben ist, soll rasch entfernt werden, da nach 24 Stunden die Gefahr von Entzündungsreaktionen steigt. Die sicherste Methode ist die Entfernung mittels einer Endoskopie in Narkose. Sobald der Fremdkörper die Speiseröhre verlassen hat, passiert er in der Regel den Magen-Darm-Trakt problemlos. Deshalb kann man bei Fremdkörpern im Magen unter Umständen bis zu vier Wochen abwarten. Lediglich bei sehr großen oder scharfkantigen Fremdkörpern bzw. bei verschluckten Batterien soll eine Entfernung erwägt werden.

Selten können Fremdkörper bis zum Blinddarm gelangen und dort eine Blinddarmreizung verursachen. Steckt der Fremdkörper im Enddarm, kann er auch mit einem Einlauf entfernt werden.

Warnsymptome

Warnsymptome, die rasches Handeln erfordern, sind Unruhe, Schmerzen, Erbrechen oder starker Speichelfluss.

Komplikationen

- ◆ Verletzungen durch den Fremdkörper selbst (Schleimhautverletzung).
- ◆ Verstopfung der oberen Atemwege.
- ◆ Steckenbleiben in der Speiseröhre, nicht selten aber auch im Eingang der Speiseröhre. Deshalb muss im Röntgen immer auch die untere Zahnreihe dargestellt werden. Ein Liegenbleiben im weiteren Darmtrakt ist selten.
- ◆ Bei Knopfzellen droht neben Niederstrom-Verbrennungen auch ein Austritt giftiger Stoffe (bei alten Batterien zum Beispiel Quecksilber) durch die Magensäure.

- ◆ Glassplitter verlangen eine genaue Untersuchung, um zu klären, ob eine Magenspiegelung erforderlich bzw. möglich ist.
- ◆ Unterschätzt werden die Gefahren, die von schlecht verwahrten Medikamenten und Putzmitteln ausgehen. Manchmal schlucken Kinder auch die stark alkalischen, mehrfarbigen Geschirrspülertabs; die Folge ist eine schwere Verätzung der Speiseröhre.

Fremdkörperinhalation

Ein eigenes Problem stellt die Inhalation von Fremdkörpern dar. Diese sogenannte Fremdkörperaspiration betrifft meist Kleinkinder, Jungen häufiger als Mädchen; Nüsse sind die häufigsten Fremdkörper. Bei typischer Anamnese ist die Bronchoskopie (Luftröhrenspiegelung) zur Entfernung erforderlich.

Vorbeugung

Verwahren Sie Medikamente und Putzmittel an einem kindersicheren Ort! Die Abfüllung von ätzenden oder giftigen Lösungen in Getränkeflaschen ist wegen der Verwechslungsgefahr sehr gefährlich!

Verstopfung (Obstipation) bei Kindern

Als Verstopfung oder Obstipation bezeichnet man eine funktionelle Darmstörung, bei der der Stuhl nicht vollständig oder nur verzögert abgegeben werden kann. Verstopfung ist keine Krankheit an sich, sondern ein häufig vorkommendes Symptom, das viele Ursachen haben kann.

Es gibt keine Norm, wie oft ein Kind Stuhlgang haben sollte, entscheidend ist, dass das Kind bei seiner Stuhlhäufigkeit keine Beschwerden hat. Die Stuhlentleerung kann bei Kindern durchaus sowohl dreimal am Tag als auch dreimal pro Woche erfolgen. Typische Zeichen einer Verstopfung wäre eine Stuhlfrequenz von weniger als dreimal pro Woche oder wenn der Stuhl sehr hart und schmerzhaft ist.

Bei voll gestillten Säuglingen kann die Häufigkeit des Stuhlgangs normalerweise von mehrmals pro Tag bis zu einmal in der Woche schwanken, auch noch längere Intervalle (bis maximal 14 Tage) sind möglich, die Babys haben aber üblicherweise einen weichen Stuhl. Wenn keine sonstigen Beschwerden vorliegen, ist das kein Grund zur Sorge.

Säuglinge unter sechs Monaten strengen sich normalerweise oft bei der Stuhlentleerung an, ziehen die Beine an, stöhnen und bekommen ein rotes Gesicht, weinen aber nicht. Dieses Verhalten weist vor allem lediglich darauf hin, dass eine Stuhlentleerung im Liegen schwierig sein kann. Muttermilchstuhl kann sehr flüssig sein. Solange der Stuhl gut riecht und nicht so fest ist, dass Ihr Baby ihn nur mit Mühe absetzen kann, ist mit großer Wahrscheinlichkeit alles in Ordnung.

Bei Kleinkindern und Schulkindern versteht man unter einer Verstopfung eine seltene oder schwierige Stuhlentleerung. Probleme mit dem Stuhlgang entstehen oft, wenn die Stuhlpassage als unangenehm oder schmerzhaft empfunden wird und das Kind dem Stuhldrang mit Stuhlverhalten entgegenwirkt. Harter Stuhl ohne Beschwerden ist aber noch nicht als Verstopfung anzusehen, sehr wohl kann aber ein Kind, das regelmäßig kleine Stuhlportionen entleert, eine Verstopfung haben, wenn die ausgeschiedene Stuhlmenge kleiner als die Stuhlproduktion des Darms ist. Kein Grund zur Sorge besteht, wenn die Verstopfung nicht länger als drei Tage dauert, das Kind kein Blut im Stuhl hat und beim Stuhlgang keine Schmerzen verspürt.

Ursachen

Verstopfung kann vielfältige Ursachen haben und sollte deshalb durch eine ärztliche Untersuchung abgeklärt werden. Oft liegt der Grund in einer falschen Ernährung, auch viel Trinken ist wichtig für eine gute Verdauung. Manchmal führt eine Nahrungsumstellung bei Säuglingen zeitweilig zu einer Verstopfung.

Verstopfung kann auch Folge einer schmerzhaften Darmentleerung sein, wodurch das Kind Angst vor dem Stuhlgang entwickelt und den Stuhl zurückhält. Dadurch wird der Stuhl ins kleine Becken zurückgezogen, wo er keinen Reiz mehr hervorruft und sich zu einer harten Masse eindicken kann, die dann umso größere Schmerzen verursacht bzw. die Angst noch mehr steigert. Hierdurch befindet man sich in einem wahren Teufelskreis.

In seltenen Fällen können auch Erkrankungen des Darmes eine Verstopfung bewirken, beispielsweise eine Funktionsstörung der Nerven durch angeborene Defekte wie z.B. beim Morbus Hirschsprung (Fehlen von Ganglienzellen). Angeborene Defekte sind selten die Ursache, wenn Kinder in den ersten Lebensjahren eine normale Darmentleerung hatten. Verschiedene Fehlbildungen (z.B. nach vorne verlagerter Anus oder Darmverengungen nach operativen Eingriffen oder bei Morbus Crohn) können ebenso zur Obstipation führen.

Auch andere Erkrankungen können eine Verstopfung verursachen. Dazu gehören beispielsweise ein chronischer Flüssigkeitsmangel, längere Bettlägerigkeit, eine Unterfunktion der Schilddrüse (Hypothyreose), Rückenmarkläsionen (z.B. Spina bifida) oder autonome Neuropathien (z.B. bei Diabetes mellitus).

Manche Medikamente können Verstopfung als Nebenwirkung verursachen, vor allem bestimmte Narkotika, Antidepressiva, Antikonvulsiva, Anticholinergika und Antazida.

Sehr häufig steht die Verstopfung im Zusammenhang mit dem Sauberwerden des Kleinkindes. Auch äußere Störfaktoren spielen eine Rolle. Eine Irritation der Entwicklung beim Sauberwerden wie eine Änderung in der Umgebung oder der familiären Situation können sich auswirken. Primär psychische Ursachen sind vergleichsweise selten.

Schmerzhafte oder unangenehme Erlebnisse in Zusammenhang mit der Darmentleerung, besonders bei Kindern im Alter zwischen ein und vier Jahren – wenn die Kontrolle über den Schließmuskel erlernt wird –, spielen eine Rolle. Die Kinder vermeiden weitere derartige Erlebnisse und halten den Stuhl zurück. Allgemeine Konflikte rund ums Sauberwerden, auch Machtkämpfe auf dieser Ebene, sind häufige Ursache, in denen die Kinder den Stuhl zurückhalten, wodurch sich auf Dauer eine Verstopfung ergibt. Unabhängig von der auslösenden Ursache setzt sich eine einmal entstandene Verstopfung oft von selbst weiter fort.

Symptome

Die Symptome sind vielfältig: Bauchschmerzen, meist wiederkehrend und kurz anhaltend, großer Bauch, unwillkürlicher Stuhlabgang, perianale Entzündungen, Einrisse des Schließmuskels, Entzündungen im Enddarmbereich, Schmerzen beim Stuhlgang, Blutauflagerungen auf dem Stuhl, oft großkalibriger Stuhl, meist hart. Die Stuhlfrequenz kann, muss aber nicht vermindert sein. Die Kinder verspüren einen mangelnden Drang zum Stuhlgang. Außerdem treten Bauchschmerzen auf. Es kann auch zum Einnässen kommen. Das ist vielen Kindern so unangenehm, dass sich psychische Probleme entwickeln können.

Empfohlene Untersuchungen

Organische Ursachen sollten immer ausgeschlossen werden, wobei die genaue Krankheitsgeschichte (Anamnese) und eine kinderärztliche Untersuchung meist ausreichend sind. Üblicherweise werden keine weiteren Untersuchungen empfohlen, nur bei klinischen Hinweisen und wenn sich die Symptome unter konsequenter Therapie nach sechs Monaten nicht bessern, ist eine weiterführende Diagnostik zu erwägen.

Bei Verdacht auf eine organische Ursache werden Röntgenuntersuchungen (Abdomen-Leer-Aufnahme, Kontrastmittel-Untersuchungen) empfohlen. Wenn der Verdacht auf eine Störung der Nervenversorgung besteht, wird eine Gewebeprobe des Enddarmes entnommen (Rektumschleimhaut-Biopsie) und untersucht (Neurohistologie und Azetylcholinesterase). Bei Verdacht auf Hormon- oder Elektrolytstörungen ist eine Blutabnahme notwendig (Serum-Elektrolyte, Schilddrüsenparameter, Vitamin-D-Spiegel).

Erwähnt werden sollen auch die selten notwendige Druckmessung des Enddarmes (anorektale Manometrie) und die Ultraschalluntersuchung des Bauches, die beim Krankheitsbild der Verstopfung vor allem bei Verdacht auf begleitende Fehlbildungen, besonders der Nieren und ableitenden Harnwege, notwendig ist, aber auch Aufschluss über die Weite des Enddarms geben kann.

Steht die Verstopfung im Zusammenhang mit dem Stuhlzurückhalten des Kindes, ist eine Erziehungsberatung bzw. eine kinderpsychologische Diagnostik anzuraten.

Behandlung

Wenn die Verstopfung schon länger besteht, kann der Arzt mit einem Einlauf eine Entleerung des Enddarmes und damit eine Schmerzbefreiung herbeiführen. Allerdings sollte dies nicht das erste Mittel der Wahl darstellen, sondern zunächst über die stuhlabführende Medikation versucht werden, den Stuhl zu regulieren. Keineswegs sollen Einläufe öfter gegeben werden, da damit die Problematik verschlechtert und verstärkt werden kann!

Entscheidend ist natürlich die Beseitigung der Ursachen. Ballaststoffreiche Kost mit ausreichend Flüssigkeit, ein schonendes Toilettentraining bei Kindern über zweieinhalb bis drei Jahren und die Möglichkeit einer schmerzlosen Stuhlentleerung für das Kind stehen im Vordergrund.

Wenn ein Baby Schwierigkeiten hat, Stuhl zu produzieren, kann man Milchzucker verwenden. Milchzucker fördert das Wachstum von Lactobazillus bifidus im Darm, der die Stuhlkonsistenz lockert. Lactulose ist auch in der Dauertherapie völlig unschädlich.

Bei größeren Kindern hat Feigensirup eine den Darm anregende Wirkung. Auch andere Substanzen, die den Stuhl weich machen, wie z.B. Macrogol (Movicol), können mit sehr gutem Erfolg verwendet werden. Auch dieses Präparat bindet Wasser im Darm, hat aber den Vorteil einer weitgehenden Geschmacksfreiheit. Wichtig ist es, die Therapie ausreichend lange und konsequent durchzuführen, bis das Kind sich an eine schmerzfreie Darmentleerung gewöhnt hat.

Unterstützend kann eine schmerzlindernde Salbe (z.B. Xylocain) vor der Stuhlentleerung aufgetragen werden.

Bei älteren Kindern steht die Ernährung im Vordergrund: Die Nahrung sollte vielseitig, abwechslungsreich und ballaststoffreich sein, auch viel trinken und reichliche Bewegung sind wichtig. Abführmittel (Laxanzien) sind bei Kindern so gut wie nie erforderlich. Kinder, die eine psychische Problematik entwickelt haben, sollten eine psychotherapeutische Begleittherapie erhalten. Die ballaststoffreiche Ernährung sollte man generell auch nach Symptomauflösung beibehalten.

Chirurgische Therapiemaßnahmen sind bei Ursachen wie Morbus Hirschsprung, anorektaler Fehlbildung oder Darmverengungen notwendig, aber somit die seltene Ausnahme. Sind psychische Ursachen für die Verstopfung aufgrund des Stuhlzurückhaltens im Vordergrund, bedarf es einer Erziehungsberatung und gegebenenfalls auch einer Kinderpsychotherapie.

Die Ernährung

Häufige Ursache für eine Verstopfung ist die falsche Ernährung, vor allem der Mangel an Ballaststoffen. Ballaststoffe sind pflanzliche Nahrungsbestandteile, die unverdaut in den Dickdarm gelangen. Da sie Wasser binden und aufquellen, lockern sie den Stuhl und regen die Darmtätigkeit an. Faserreiche Kost ist auch meist vitaminreicher, zucker- und fettärmer und enthält mehr pflanzliche als tierische Nahrungsmittel. Leinsamenbrot ist nicht ausreichend, da die darin enthaltenen Körner gebrannt sind, auch geschroteter Leinsamen hat keine Wirkung, weil Leinsamen nur so lange quillt, wie die Faserkapsel intakt ist.

Zu empfehlen sind mehrere Mahlzeiten über den Tag verteilt, reichlich kalorienarme Flüssigkeit, vermehrte körperliche Bewegung und Stuhltraining (regelmäßig und ohne Eile und Hektik).

Zu bevorzugen sind:
- reichlich Vollkornprodukte, Grahamweckerl, Naturreis, Vollkornteigwaren, Kartoffeln,
- eine ausreichende Flüssigkeitszufuhr (Wasser),
- viel Obst, vor allem Zwetschgen, Birnen, Äpfel, Melone, Aprikose, Feige, Dörrobst,
- viel Gemüse, Salate, Rohkost, Müsli, Nüsse.

Ungünstig sind:
- Weißbrot, Semmel, Zwieback, weißer Reis, Teigwaren, Knabbergebäck, Bananen, Pudding, Cremespeisen, Kuchen, Schokolade, Toastbrot,
- Milch- und Milchprodukte,
- Schokolade und Süßigkeiten. Gehen Sie maßvoll mit Süßigkeiten um, aber bedenken Sie, dass das plötzliche Nichterhalten von Süßigkeiten für viele Kinder wie eine Bestrafung erlebt wird. Müsliriegel, Rohkostschnitten etc. können ein guter Ersatz sein.

Verwenden Sie keine Abführmittel ohne ärztliche Verordnung!

Vorbeugung

Die Ernährung spielt im Langzeitverlauf die wichtigste Rolle zur Vorbeugung von Rückfällen. Achten Sie auf eine gesunde Ernährung mit vielen Ballaststoffen! Aber achten Sie auch darauf, dass Sie sich nicht mit Ihrem Kind hinsichtlich gesunder Ernährung in einen Machtkonflikt verstricken.

Vogelgrippe

Die Vogelgrippe (oder auch Influenza A H5N1) ist eine Viruserkrankung, die Wildvögel und Geflügel befällt. Eine Übertragung auf den Menschen ist möglich, Experten befürchten die Möglichkeit eines großflächigen Ausbruchs.

Ausgangspunkt

Die Vogelgrippe H5N1 hat sich seit Anfang 2004 in Asien ausgebreitet. Das Risiko, dass infizierte Wildvögel nach Europa ziehen oder dass das Virus über Geflügel eingeschleppt wird, ist gegeben und wurde auch schon in Einzelfällen beobachtet. Trotz diverser Eindämmungsmaßnahmen, die in Ostasien ergriffen wurden, kommt es immer wieder zu lokalen Ausbrüchen von Vogelgrippe bei Geflügel, vor allem in Thailand und Vietnam.

In einigen Fällen ist das Virus vom Geflügel auf den Menschen übertragen worden, laut WHO gab es bisher 112 Erkrankungen und 57 Todesfälle. Das Virus wurde in der Regel von den Vögeln direkt auf den Menschen übertragen, in drei Fällen auch von schwer Erkrankten auf Personen mit engem Kontakt. Es gab keine Übertragung auf weitere Personen.

Eine Infektion konnte bisher nicht mit dem Verzehr von Geflügelfleisch oder Eiern in Verbindung gebracht werden. In Einzelfällen (z.B. in Indonesien) war der Ansteckungsweg aber nicht erklärbar. Persönliche Hygiene (häufiges Händewaschen, Lüften usw.) vermindert generell die Übertragungswahrscheinlichkeit von Influenzaviren.

Die Influenza

Influenza bezeichnet die Virusgrippe, Influenza A (H5N1) ist eine Sonderform des Influenza-A-Virus, die bei Geflügel zwei Erkrankungsformen verursachen kann:

♦   Low-Pathogenic-Avian-Influenza: Die Infektion des Geflügels zeichnet sich nur durch einen milden Krankheitsverlauf (zerzauste Federn und Rückgang der Eiproduktion) aus.

♦ Highly-Pathogenic-Avian-Influenza: Nahezu 100 Prozent des erkrankten Geflügels stirbt innerhalb sehr kurzer Zeit nach der Ansteckung. Hierzu gehören die derzeit in Ostasien zirkulierenden Virusstämme.

Die Vogelgrippe ist eine seit vielen Jahren bekannte Erkrankung bei Vögeln, die weltweit verbreitet ist. Massenschlachtungen von Geflügel etc. zeigten bisher nur einen begrenzten Erfolg. Influenzaviren verändern sich ständig, deshalb ist eine jährliche Anpassung der Impfstoffe notwendig.

Die Pandemie

Ein großflächiger Ausbruch wird als Pandemie bezeichnet. Die Gefahr liegt darin, dass sich das Virus der Vogelgrippe im Verlaufe der Zeit verändert, an den Menschen adaptiert und leicht von Mensch zu Mensch übertragen wird. Zurzeit bestehen aber keine eindeutigen Hinweise darauf, dass die Vogelgrippe derartig mutiert hätte. Das Virus könnte aber durch ständige Änderungen seines Erbguts oder – schlagartig – durch den Austausch ganzer Gene mit humanen Influenzaviren die Fähigkeit erlangen, effektiver als bisher Menschen zu infizieren und vor allem effizient von Mensch zu Mensch übertragen zu werden. Im vergangenen Jahrhundert kam es 1918, 1957 und 1968 zu Influenza-Pandemien, die zu vielen Millionen Todesopfern führte. Experten befürchten, dass Ähnliches auch in naher Zukunft wieder geschehen könnte.

Die Impfung

Es gibt derzeit keinen Impfstoff gegen Influenza A (H5N1); der aktuelle Grippeimpfstoff wirkt nicht.

Die Influenzaimpfung ist jedoch zu empfehlen, insbesondere bei Aufenthalt in Regionen mit Vorkommen von Vogelgrippe, um eine herkömmliche Influenza als Ursache von Fieber und Anlass zu unnötiger Sorge weitgehend zu verhindern und vor allem um eine gleichzeitige Infektion mit menschlichen und tierischen Influenza-Viren und dadurch die Entwicklung eines neuen, potentiell pandemischen Virus zu verhindern.

Diagnose

Zunächst gibt die Vorgeschichte erste Hinweise, beispielsweise ein Aufenthalt in einer Region mit Vogelgrippe. Die körperliche Untersuchung kann weitere Zeichen zeigen. Bewiesen wird die Grippeinfektion durch spezielle Blutuntersuchungen (Polymerasekettenreaktion oder PCR).

Verlauf

Die Erkrankung beginnt etwa zwei bis fünf Tage nach der Ansteckung und verläuft ähnlich einer schweren Grippe mit hohem Fieber, Kopf- und Halsschmerzen, Husten, Gliederbeschwerden und Lungenentzündung. Etwa die Hälfte der Kranken leiden unter Durchfall, Übelkeit und Bauchschmerzen können hinzukommen. Als Komplikation tritt häufig ein Lungenversagen auf. Etwa die Hälfte der Kranken starb bisher.

Therapie

Es gibt ein Medikament, das gegen Influenzaviren wirkt (Oseltamivir – Tamiflu), das aber im Gegensatz zu einer Impfung keinen dauernden Schutz bietet. Tamiflu kann sowohl vorbeugend als auch therapeutisch nach erfolgter Infektion eingenommen werden. Bei einer therapeutischen Verwendung muss die Einnahme so früh wie möglich nach Auftritt der ersten Symptome erfolgen. Möglicherweise stehen nach Ausbruch einer Pandemie keine ausreichenden Mengen zur Verfügung. Ausreichende klinische Erfahrungen bei H5N1-Vogelgrippe-Kranken liegen noch nicht vor.

Reisen nach Asien

Reisen in betroffene Länder werden zum gegenwärtigen Zeitpunkt als unbedenklich angesehen, ein Einschleppen des Virus durch Reisende ist aber möglich. Man sollte in Epidemiegebieten direkte Tierkontakte meiden, keine Geflügelmärkte besuchen, Geflügelfleisch und Geflügelprodukte nur in gekochtem oder durchgebratenem Zustand verzehren. Ein Verzicht auf Halten von Ziervögeln bei Aufenthalt in den betroffenen Regionen ist zu empfehlen.

Zudem ist es Reisenden verboten, aus betroffenen Ländern Geflügel, Geflügelfleisch, Eier, Federn oder Ähnliches mitzubringen. Eine Mitnahme des Medikaments Oseltamivir wird nicht empfohlen.

Vorhautverengung (Phimose)

Unter Phimose versteht man eine Verengung der Penisvorhaut, die das Zurückziehen unmöglich macht. Bis zum ersten Lebensjahr ist die Verklebung der Vorhaut normal und erfüllt eine Art Schutzfunktion, danach löst sie sich meist bis etwa zum Schuleintritt von selbst. Eine Vorhautverengung liegt bei acht Prozent aller Sechsjährigen vor.

Ursachen

Eine Vorhautverengung kann angeboren sein oder durch Vernarbung entstehen, wenn zu früh versucht wurde, die Vorhaut zurückzustreifen, sie kann aber auch die Folge einer Entzündung sein.

Die Vorhaut besitzt mehrere Funktionen: Zum einen schützt sie die Eichel während der Windelphase des Säuglings und Kleinkindes vor Entzündungen, zum anderen spielt die Vorhaut im Erwachsenenalter eine wichtige Rolle für die Empfindlichkeit des Penis.

Symptome

Eine Vorhautverengung kann ein Leben lang bestehen, ohne Beschwerden zu verursachen, allerdings kann sie auch die Ursache von Harnweginfekten, Problemen beim Urinieren oder auch beim Geschlechtsverkehr sein. Vorhautverengungen, die zu einer Beeinträchtigung des Wasserlassens führen, erkennt man meist an einem abgeschwächten Harnstrahl, oft bläht sich die Vorhaut beim Wasserlassen auf wie ein Ballon.

Die Vorhautenge erschwert aber auch die Reinigung der inneren Vorhautanteile und kann Entzündungen begünstigen. Schmerzen bei der Erektion sind ebenfalls mögliche Folgen unbehandelter, bis in die Pubertät bestehender Vorhautverengungen. Auch eine besonders lange Vorhaut kann ein Hygieneproblem darstellen und zu Harnweginfekten führen. Allerdings hat eine kanadische Untersuchung mit 70.000 Säuglingen ergeben, dass 195 Kinder eine Beschneidung bekommen müssten, um einen einzigen Harnweginfekt zu vermeiden. Zur Vorbeugung eines Harnweginfektes soll nur bei Hochrisikopatienten (z.B. bei nicht korrigierbarem vesikoureteralem Reflux oder neurogener Blasenentleerungsstörung) eine Operation erfolgen.

Diagnose

Wen sich die Vorhaut nicht zurückziehen lässt oder beim Zurückziehen eine Einengung auffällt, muss von einer Verengung ausgegangen werden. Zudem können Verklebungen (Conglutinationes) zwischen der Vorhaut und der Eichel bestehen. Davon abzugrenzen ist das so genannte Frenulum breve, eine Hautfalte, die beim Zurückziehen der Vorhaut zur Verformung der Eichel führt. Bestehen nur Verklebungen zwischen dem inneren Vorhautblatt ohne Verengung, liegt keine Phimose im eigentlichen Sinne vor. Der Harnstrahl ist sehr dünn, und die Vorhaut bläht sich beim Wasserlassen ballonartig auf.

Therapie

Vorhautverklebungen ohne Verengung der Vorhaut selbst stellen bei Fehlen von Entzündungen oder Harnweginfekten keinen Grund zur Operation dar. Hier kann eine Salbenbehandlung mit einer hormonhaltigen Creme oder auch einer Kortisoncreme versucht werden. Dabei sind Erfolgsraten von bis zu 80 Prozent erzielbar. Auch bei der unkomplizierten Vorhautverengung kann ein derartiger Therapieversuch unternommen werden. Die Vorhaut soll so weit wie möglich ohne Kraftanwendung zurückgezogen werden, danach wird die Creme aufgetragen.

Kleine Verklebungen, die sich nicht lösen, können vom Kinderchirurgen unter Verwendung einer anästhesierenden Creme gelöst werden.

Die weitere Behandlung der kindlichen Vorhautverengung besteht primär oder nach erfolgloser konservativer Therapie in einer Operation. Angeborene und vor allem narbige Phimosen sollten spätestens bis zur Einschulung operiert werden. Auch bei wiederholten Entzündungen unter der Vorhaut ist ein operativer Eingriff anzuraten. Einerseits kann durch ein plastisches Operationsverfahren die Vorhaut erhalten und nur die Verengung beseitigt werden (die so genannte »Welsh-Plastik« oder die »Triple-Inzision«), andererseits kann eine komplette Beschneidung erfolgen, diese reduziert das Risiko von Harnweginfekten oder möglicherweise später sogar von Karzinomen.

Über die psychischen Auswirkungen von Teil- oder Komplettbeschneidungen bei Kindern liegen derzeit nur unzureichende Daten vor. Die Komplikationsrate der operativen Therapie liegt bei etwa 1,4 bis 3 Prozent und beinhaltet die Möglichkeit einer Nachblutung, Wundinfektion oder auch der erneuten Verengung der restlichen Vorhaut.

Kontraindikationen zur Operation sind lokale Infektionen und alle angeborenen Anomalien des Penis, vor allem ein falscher Abgang der Harnröhre (Hypospadie). Es werden fast immer Nähte verwendet, die sich selbst nach der Wundheilung auflösen, sodass eine Fadenentfernung nicht notwendig ist.

Vorbeugung

Ziehen Sie bei Neugeborenen oder Säuglingen niemals die Vorhaut gewaltsam zurück. Sie kann Risse bekommen, die vernarben und schließlich zu einer echten Vorhautverengung führen.

Die Paraphimose

Wird eine zu enge Vorhaut gewaltsam zurückgestreift, kann es zur Einklemmung der Eichel und damit zu Störungen des Blutabflusses kommen. In diesem Fall kann es zu einer Durchblutungsstörung des Penis mit bläulicher Verfärbung kommen; ein Arzt sollte umgehend konsultiert werden.

Zeitpunkt der Operation

Die Auffassungen darüber, wann eine Phimose – auch bei klinischer Symptomfreiheit – zu behandeln ist, gehen weit auseinander. Sie reichen von der routinemäßigen Zirkumzision Neugeborener über die Empfehlung der generellen Beseitigung der Phimose bis zum Schulalter bis hin zu einer abwartenden Haltung noch während der Pubertät.

Die aktuelle Tendenz zeigt aber deutlich eine abwartende Haltung, viele Kinderchirurgen empfehlen eine Operation erst zwischen dem achten und zehnten Lebensjahr, da sich viele Phimosen bis dahin noch weiten bzw. durch Ziehen an der Vorhaut seitens des Jungen selbst behoben werden. Zudem kann die Zeit genutzt werden, um zuerst eine nicht operative Behandlungsalternative durchzuführen. Manche Ärzte lehnen die Zirkumzision vor allem bei Säuglingen und Kleinkindern ab. Vor der Operation empfehlen viele Ärzte den Versuch einer drei- bis sechswöchigen Salbenbehandlung.

Andererseits kann auch eine frühe Operation Vorteile haben, um z.B. Entzündungen zu vermeiden.

Eine Beschneidung ihrer Söhne aus religiösen oder traditionellen Gründen wünschen manche Eltern unabhängig von medizinischen Gründen, auch hier sollte aber jedenfalls ein qualifizierter Arzt beigezogen werden.

Besteht kein dringender medizinscher Befund, sollte sie aus entwicklungspsychologischer Sicht nicht zwischen dem 3. und 6. Lebensjahr durchgeführt werden.

Vorhautentzündung

Unter Vorhautentzündung versteht man eine schmerzhafte Entzündung von Eichel und Vorhaut, die meist durch Bakterien hervorgerufen wird. Begünstigend für die Entstehung sind eine Vorhautverengung (Phimose) oder Manipulationen am Genitale durch die Kinder selbst. Die Vorhaut und meist auch der Penis sind gerötet, es entleert sich gelbes, eitriges Sekret. Das Wasserlassen schmerzt.

Sitzbäder mit desinfizierenden Lösungen helfen gut, eventuell wird auch mit antibiotisch wirksamen Medikamenten gespült. Äußerlich verwendet man antibiotische Salben.

Wichtig ist die Hygiene: Beim Waschen sollte Ihr Kind die Vorhaut so weit wie möglich zurückziehen und reinigen.

Bei immer wiederkehrenden Infektionen und bei Bestehen einer Vorhautverengung kann eine Beschneidung helfen. Die Vorhautentzündung heilt in der Regel problemlos ab.

Wachstumsschmerzen ➡ Knochen und Gelenke

Wanzen ➡ Tierbisse

Warzen ➡ Hauterkrankungen bei Kindern

Windeln

Die meisten Kinder tragen etwa zwei bis drei Jahre lang Windeln. Das Wickeln und die Fragen, die sich daraus ergeben, bestimmen deshalb nicht unwesentlich den Alltag von Eltern und Kind.

Was benötigt man zum Wickeln?

Ein Baby muss etwa fünf- bis sechsmal am Tag gewickelt werden. Wenn Sie Stoffwindeln verwenden, benötigen Sie also etwa 15 bis 20 waschbare Höschenwindeln und zwei bis drei Überhosen in der jeweiligen Größe. Die Verwendung eines Windelvlieses kann die Reinigung der Windel erleichtern. Bei Wegwerfwindeln benötigen Sie einen ausreichenden Vorrat in der altersentsprechenden Größe.

Zu Hause sollten Sie einen Platz haben, wo Sie Ihr Baby sicher und bequem wickeln können und wo Sie auch die nötigen Hilfsmittel griffbereit haben. Ein Wickeltisch ist eine sinnvolle Hilfe, man kann Kinder aber auch auf dem Bett oder dem Esstisch wickeln. Achten Sie auf eine weiche, saugfähige Unterlage und auf Spielzeug (z.B. ein Greifring oder eine Rassel) für Ihr Baby. Die üblichen Schaumstoffmatten sind eher kühl, werden an den Kanten leicht scharfkantig und saugen nichts auf. Wenn man Schaumstoffmatten verwenden möchte, sollte man eine Stoffwindel oder ein Handtuch unterlegen. Als Alternative sind Schaffelle erhältlich, die aber schwer zu reinigen sind.

Der Wickeltisch sollte in der Höhe so gewählt sein, dass man bequem und aufrecht stehen kann. Vorsicht mit Regalen über dem Wickeltisch: herunterfallende Sachen könnten auf das Kind fallen.

Als Wärmequelle reicht üblicherweise ein Heizkörper aus, man kann auch über dem Wickelplatz eine Wärmequelle (z.B. Rotlichtlampe) befestigen. Damit kann man sein Baby beim Wickeln auch einige Zeit nackt bei angenehmer Temperatur liegen lassen (aber immer beaufsichtigt). Die Raumtemperatur zum Wickeln sollte ca. 21 °C betragen. Angenehm ist auch eine gute Lichtquelle, die nicht zu hell oder zu dunkel sein sollte. Achten Sie darauf, dass Ihr Kind nicht geblendet wird.

Am Wickelplatz kann alles bereit liegen, was zum Wickeln benötigt wird (Hautpflegemittel, frische Windeln und Kleidung, Mülleimer, für Stoffwindeln ein eigener Behälter). Die Nähe eines Waschbeckens ist natürlich vorteilhaft.

Unfallort Wickelplatz

Unterschätzen Sie Ihr Baby nicht! Sobald es Babys aus eigener Kraft schaffen, sich vom Rücken auf den Bauch zu drehen, ist die Gefahr gegeben, dass das Baby vom Wickeltisch fällt. Man sollte sich von vornherein angewöhnen, immer eine Hand am Baby zu haben und das Kind nie alleine auf dem Tisch zu lassen.

Wann soll man wickeln?

Anfangs nässen Säuglinge sehr häufig ein, mit zunehmendem Alter werden die Abstände aber länger. Meist ist das Wickeln nach den Mahlzeiten vorteilhafter, da dann die Windeln gefüllt sind. Manche Kinder schlafen jedoch beim Trinken ein, dann empfiehlt sich eher das Wickeln vor den Mahlzeiten. Eltern und Kind werden in aller Regel schnell ihren eigenen Rhythmus finden.

Wie soll man wickeln?

Beim Windelwechsel muss die Haut gesäubert werden. Dabei werden Stuhlreste zunächst abgewischt, anhaftende Stuhlreste werden am einfachsten mit warmem Wasser, Babyöl oder entsprechenden Feuchttüchern entfernt. Auch biologische Reinigungsmittel wie z.B. Weizenkleie oder Molke sind geeignet. Feuchttücher können vor allem für unterwegs praktisch sein. Mittel, die den natürlichen Säuregehalt der Haut beeinflussen, wie zum Beispiel Seifen, sind nicht zu empfehlen.

Der Windelbereich sollte vor allem bei Mädchen immer von vorne nach hinten gereinigt werden, um ein Verschmieren von Stuhl in den Bereich der Harnröhre und Scheide zu vermeiden.

Puder ist überflüssig, da sich Klumpen bilden und die Teilchen eingeatmet werden können.

Nach dem Säubern wird der Windelbereich getrocknet, manche Babys mögen die Methode, dies mit einem Föhn zu tun. Eventuell kann man eine Pflegesalbe verwenden.

A B C D E F G H I J K L M N O P Q R S T U V W Z

Womit soll man wickeln?

Ob Sie Wegwerf- oder Stoffwindeln verwenden, hängt von Ihren Vorlieben ab: Wegwerfwindeln sind etwas teurer als Stoffwindeln und ökologisch gesehen wahrscheinlich im Nachteil gegenüber Stoffwindeln, saugen aber besser und sparen Zeit. »Ein Glaubenskrieg, der mit harten Bandagen ausgetragen wird« urteilte die Zeitschrift Öko-Test über die Diskussion um die Umweltverträglichkeit von Stoff- und Wegwerfwindeln und lässt sich auf kein eigenes Urteil ein, denn dem größeren Müllberg der Wegwerfwindel steht der hohe Waschmittel- und Wasserverbrauch bei den Stoffwindeln gegenüber. Ob Kinder dadurch, dass sie die Ausscheidungen bei Stoffwindeln deutlicher spüren, auch schneller sauber werden, ist umstritten. Das Sauberwerden hängt von vielen Umständen ab.

Welche Windelarten gibt es?

Die Höschenwindel

Die Höschenwindel ist heute sicher die verbreitetste Windel. Als Wegwerfwindel ist sie für den einmaligen Gebrauch bestimmt. Sie besteht aus einer wasserdichten Folienhülle, die eine saugfähige Zellstoffschicht enthält. Innen saugt eine Vliesauflage die Ausscheidungen auf. Elastische Bündchen schließen zur Seite zu ab. Manchmal verträgt die Babyhaut eine bestimmte Sorte nicht und reagiert mit Wundsein, dann muss man die Marke wechseln. Die Größe muss dem Kindergewicht angepasst sein.

Die Stoffwindel

Die Stoffwindel ist der Klassiker unter den Windeln. Auch bei Babys mit empfindlicher Haut kann das Wickeln mit natürlichen Materialien helfen. Das Tuch faltet man zum Dreieck, legt eine Windeleinlage ein und zieht den spitzen unteren Teil des Dreiecktuches zwischen den Beinen durch, schlägt die seitlichen Ecken um den Bauch. Darüber kommt eine Windelhose.

Da die Entscheidung für Stoffwindeln einen zeitlichen Mehraufwand bedeutet, gibt es in vielen Städten einen Windelservice, der die verschmutzten Stoffwindeln abholt und gereinigt wieder zurückbringt.

Machen Wegwerfwindeln unfruchtbar?

Nach einer Untersuchung der Universität Kiel herrscht in Wegwerfwindeln eine um ein bis zwei Grad höhere Temperatur am Hoden als in einer Stoffwindel. Wie oder ob sich dies auf die Fruchtbarkeit auswirkt, wird derzeit intensiv diskutiert, eine entscheidende Rolle dürfte dieses Phänomen aber nicht spielen. Man hört auch Befürchtungen über weitere gesundheitsschädliche Auswirkungen, wie eine Begünstigung von Asthma, Allergien, Krebs oder sogar dem plötzlichen Kindstod. Solche Annahmen entbehren aber einer gesicherten Grundlage.

Enthalten Wegwerfwindeln gesundheitsgefährdende Stoffe?

Greenpeace hatte im Frühjahr 2001 das Hormongift TBT (Tributylzin) in verschiedenen Babywindeln nachgewiesen, seither ist TBT aus der Produktion von Windeln verschwunden. Darüber hinaus enthalten Wegwerfwindeln Zellstoff, Polyacrylat, Watte, Polyethylen, Polypropylen, Klebstoffe, evtl. Gummi und Latex oder Lycra in unterschiedlichen Zusammensetzungen.

Ins Gerede gekommen ist der Superabsorber Polyacrylat. Inzwischen wurde die Unbedenklichkeit von Polyacrylat jedoch in etlichen Studien bestätigt. Alle anderen enthaltenen Stoffe sind grundsätzlich nicht gesundheitsgefährdend. In den hierzulande erhältlichen Wegwerfwindeln sind derzeit weder Duftstoffe noch optische Aufheller oder chlorgebleichter Zellstoff enthalten.

Abfallvermeidung durch Mehrwegwindeln

Der Windelmüll eines einzelnen Babys beträgt rund eine Tonne. Die große Menge von ca. 19.000 Tonnen Wegwerfwindeln wandert allein in Niederösterreich jährlich in den Müll, das sind derzeit ca. acht bis zehn Prozent des Restmülls. Auch die Erzeugung von Wegwerfwindeln (z.B. Zellstoff, Kunststofffolien oder Hydrogel etc.) erfordert viel Energie, Rohstoffe und Wasser.

Stoffwindeln verbrauchen andererseits durch die Waschmaschinenwäsche Energie und Wasser. Sie kommen aber nach derzeit verfügbarer Information wahrscheinlich etwas billiger. Bis ein Kind sauber wird, sind etwa 4.000 bis 5.000 Wickelvorgänge mit Wegwerfwindeln nötig, was ca. 1.100 Euro kostet. Die Kosten für Stoffwindeln liegen dagegen nach einem Jahr Benutzung unter jenen für Wegwerfwindeln. Sie sind aber mit einem Mehraufwand an Zeit und Arbeit verbunden.

Wie können Sie umweltfreundlich wickeln?

- ◆ Verwenden Sie Baumwoll-Windeln ungebleicht aus kontrolliert biologischem Anbau.
- ◆ Aufwändig einzeln verpackte Windeln vermeiden.
- ◆ Ein ökologisch gut verträgliches Waschmittel benutzen.
- ◆ Die Stoffwindeln bei voller Trommel mit höchstens 60 °C waschen und nicht bügeln.

- ◆ Auf den Trockner verzichten.
- ◆ Die Stoffwindeln fürs zweite Kind weiterverwenden.
- ◆ Einen Windeldienst in Anspruch nehmen.
- ◆ Verwenden Sie ungebleichte Wegwerfwindeln.

Besondere Situationen beim Wickeln

Was tun bei Windelausschlag?

Die meisten Kinder werden in der Zeit, in der sie Windeln tragen, in der einen oder anderen Form einen Windelausschlag bekommen. Die Ursachen für diese Windeldermatitis können vielfältig sein.

Wenn Stuhl und Urin länger mit der Haut Kontakt haben, so reizen diese die Haut. Je länger das Baby eine nasse Windel am Körper trägt, umso größer ist das Risiko, eine Windeldermatitis zu bekommen. Das Problem ist am größten, wenn das Baby an Durchfall leidet, da dieser meist dünnflüssige Stuhl die Haut viel aggressiver angreift, als dies bei normalem Stuhl der Fall ist. Auch einige Salben und Puder irritieren die Babyhaut und führen zu Windeldermatitis.

Ein roter Po braucht viel Luft. Daher kann man sein Baby ein paar Mal im Laufe des Tages ohne Windel sein lassen oder den Po föhnen. Darüber hinaus ist häufiges Wechseln der Windel von Vorteil; versuchen Sie es auch einmal mit einer anderen Windelmarke.

Natürlich ist es wichtig, den Po bei jedem Windelwechsel gründlich zu reinigen, am besten mit Babyöl oder mit Feuchttüchern.

Gerötete Haut behandeln Sie am besten mit Zinkpaste, die Sie als Wundschutzcreme in Drogerien kaufen können. Zink legt sich als schützender Film auf die Haut. Wenn die Rötung nicht nach ein paar Tagen verschwindet oder gar schlimmer wird, wenden Sie sich an Ihren Arzt.

Windelsoor

Windelsoor hat sehr ähnliche Symptome wie die Windeldermatitis, also ebenfalls Hautrötungen und Pusteln. Verursacht wird Soor allerdings durch einen Hefepilz (Candida albicans), der meistens aus dem Darm des Kindes auf die Haut wandert. Als Überträger kommen aber auch Erwachsene in Frage, die selbst gar keine Symptome aufweisen.

Helfen die oben angeführten Maßnahmen gegen eine Hautrötung im Windelbereich nicht, bringen Sie Ihr Kind zum Arzt, der bei Soor eine antimykotische Salbe verschreiben wird, häufig mit dem Wirkstoff Nyastin.

Breitwickeln

Bei Hüftproblemen wie zum Beispiel unreifen Hüften empfiehlt der Kinderarzt häufig das sogenannte Breitwickeln. Die natürliche Beinstellung des Säuglings im ersten Lebensjahr ist die Beuge-Spreiz-Haltung in den Hüftgelenken. In dieser Stellung können sich die nur knorpelig angelegten Hüftgelenkkörper am besten entwickeln. Die angebotenen Stoffwindeln fördern die beschriebene Beuge-Spreiz-Haltung der Beine Ihres Kindes, Wegwerfwindeln können mit speziellen Behelfen verwendet werden.

Das Sauberkeitstraining

Sauber werden ist ein wichtiger Schritt in der Entwicklung des Kindes. Es ist Zeichen einer besseren Körperkontrolle und einer größeren Selbständigkeit. Sauber werden ist ein Lernprozess, den Sie nur gemeinsam mit Ihrem Kind bewältigen können. Voraussetzung ist, dass Ihr Kind dazu bereit sein muss.

Frühestens ab 18 Monaten zeigen manche Kinder die Bereitschaft mitzumachen. Bis zu diesem Zeitpunkt erfolgt das Ausscheiden automatisch als unbewusster Reflex. Erst in der Mitte des zweiten Lebensjahres fühlt das Kind, wenn seine Blase und sein Darm voll sind.

Die meisten Kinder werden zwischen zwei und fünf Jahren sauber. Es hat keinen Sinn, diese natürliche Entwicklung zu erzwingen. Untersuchungen zufolge nässen 30 Prozent der Kinder im Alter von vier Jahren ein, zehn Prozent mit sechs Jahren und immerhin noch drei Prozent mit 12 Jahren.

Siehe auch Sauberkeitserziehung bei Enuresis und Enkopresis.

Windpocken ➡ Klassische Kinderkrankheiten

Wurmerkrankungen

Erkrankungen durch Würmer sind nicht selten, die in Österreich am häufigsten auftretenden Würmer sind Madenwürmer (Oxyuren), Bandwürmer und Spulwürmer.

Madenwürmer

Madenwürmer kommen nur beim Menschen vor. Die Madenwürmer werden durch das Verschlucken von Eiern des Wurms übertragen, die von den Würmern nachts um den After abgelegt werden. Die Übertragung erfolgt meist durch verschmutzte Finger. Meist sind Kindergarten- und Schulkinder und deren Haushaltskontakte betroffen. Wurmeier von Madenwürmern im Stuhl lassen sich nur schwer feststellen, man kann mittels Abstrich versuchen, die Eier nachzuweisen.

Die Behandlung erfolgt mit geeigneten Wurmmedikamenten wie Pyrantel-Embonat oder Mebendazol, diese Behandlung soll nach etwa drei Wochen wiederholt werden, wobei die ganze Familie behandelt werden muss. Wesentlich sind entsprechende Hygienemaßnahmen wie kurz geschnittene Fingernägel und Wäschewechsel während der Medikation. Die Toiletten müssen gut gereinigt werden. Eine Krankheitshäufung wird besonders in der kalten Jahreszeit festgestellt. Die Erkrankung kann symptomlos auftreten, meist steht ein Analjucken im Vordergrund. Vermehrter Stuhldrang ist möglich.

Bandwürmer

Bandwürmer kommen bei Rindern und Schweinen vor und gelangen durch den Verzehr von zu wenig gekochtem Fleisch zum Menschen. Der Nachweis erfolgt im Stuhl. Es können Durchfälle, Verstopfung, Bauchschmerzen und Übelkeit auftreten; oft verläuft die Infektion aber symptomlos. Behandelt wird mit entsprechenden Wurmmitteln wie Pantelmin.

Gefährlich ist der Fuchsbandwurm, dessen Eier über die Ausscheidungen des Wirtstieres z. B. auf Pilzen und Waldfrüchten angesiedelt sein können. Gelangen die Eier in den Menschen, entwickelt sich der Wurm, der dann überwiegend die Leber und die Lunge befällt. Bis es zu Symptomen kommt, können 15 Jahre vergehen, dann sind aber die Organe bereits so geschädigt, dass keine Therapie mehr möglich ist. Der beste Schutz daher: Waldfrüchte und Pilze vor dem Verzehr gründlichst waschen (auch tiefkühlen reicht nicht aus).

Spulwürmer

Spulwürmer (Ascariden) sind bis zu 50 cm lang. Über schlecht gereinigtes Gemüse gelangen die Wurmeier in den Körper, wo sie sich im Dünndarm entwickeln und über das Blut in Leber, Lunge oder Kehlkopf wandern können. Der Nachweis der Eier erfolgt im Stuhl. Die Erkrankung ist häufig symptomlos, manchmal bestehen Bauchschmerzen und Erbrechen. Die Therapie erfolgt wie bei Madenwürmern.

X-Beine ⟶ Knochen und Gelenke

Zahnerkrankungen

Karies, die Zahnfäule, entsteht durch Säuren, die den Zahnschmelz angreifen (Entkalkung) und Löcher verursachen können. Diese Säuren bilden sich vor allem dann, wenn Bakterien im Mund Zucker verarbeiten. Dabei spielt es keine Rolle, welche Art von Zucker es ist, ob Kristallzucker, Honig oder Traubenzucker. Aber auch andere Essensreste können von Bakterien verwertet werden, diese können sich an den Zähnen anheften. Zusammen mit Nahrungsresten und Speichelbestandteilen bilden sie den Zahnbelag (Plaque).

Kariöse Löcher verschwinden nicht mehr von selbst. Mit der Zeit werden sie immer größer und tiefer, sodass man sie mit der Zunge fühlen kann. Zahnschmerz entsteht zunächst nur, wenn etwas Heißes oder Kaltes, Süßes oder Saures mit ihnen in Berührung kommt. Später kann es zu dauerhaftem Schmerz, Entzündungen und auch zu Allgemeinerkrankungen kommen. Deshalb muss Karies vom Zahnarzt behandelt werden.

Vor dem ersten Zahnarztbesuch

Das Kind sollte möglichst keine Angst haben. Erzählen Sie Ihrem Kind, wie es in der Praxis eines Zahnarztes aussieht, planen Sie genügend Zeit ein und kommen Sie lieber etwas früher. Gerade kleine Kinder wollen ausreichend Zeit haben, um alles zu entdecken. Beim ersten Termin wird üblicherweise nur untersucht, die Zahnentwicklung und die Mundgesundheit des Kindes beurteilt. Falls Ihr Kind sich weigert, den Mund aufzumachen, reden Sie ihm ruhig zu, vermeiden Sie Ungeduld oder Drohungen. Schließlich soll das Kind die Praxis mit einem positiven Gefühl verlassen – dann klappt die Untersuchung beim nächsten Mal besser.

Verschweigen Sie aber mögliche Schmerzen nicht, dem Kind sollte sehr wohl auch erzählt werden, dass der Zahnarzt bohren muss, wenn er einen kranken Zahn findet.

Inzwischen bieten einige Zahnärzte auch spezielle Kinderordinationen an. Fragen Sie bei Ihrem Zahnarzt oder der Zahnärztekammer nach.

Tipps
♦ Sie können Ihrem Kind erlauben, einmal Ihnen die Zähne zu putzen.
♦ Gehen Sie mit gutem Beispiel voran – Kinder orientieren sich an den Eltern.

A B C D E F G H I J K L M N O P Q R S T U V W Z

- ◆ Täglich zweimal Zähneputzen (morgens und abends), jeweils drei Minuten.
- ◆ Zweimal im Jahr zum Zahnarzt gehen.
- ◆ Zahnbürste alle drei Monate wechseln.
- ◆ Zwischen dem fünften und siebenten Lebensjahr beginnt der Zahnwechsel, der Schmelz der neuen Zähne ist noch nicht so widerstandsfähig, deshalb ist die Pflege jetzt besonders wichtig.
- ◆ Besprechen Sie mit Ihren Kindern, wann besonders leicht Karies entstehen kann.
- ◆ Am besten schon im Babyalter ungesüßte Kost verwenden, damit das Kind sich nicht an einen süßen Geschmack gewöhnt.
- ◆ Verwenden Sie für die Flaschenernährung keine zuckerhaltigen Getränke.
- ◆ Viele Lebensmittel enthalten versteckte Zucker: Bananen, Getränke mit Fruchtfleisch, Joghurt, Müsli, Produkte mit Honig, auch Ketchup und Chips sind sehr zahnschädigend.
- ◆ Zuckerfreier Kaugummi nach den Mahlzeiten unterstützt die mechanische Reinigung der Zähne und fördert den positiv wirkenden Speichelfluss.

Zahngesundheit bei Kindern

Zahnkaries bei Kindern ist in den letzten Jahren zurückgegangen; 70 Prozent aller Kinder im Kindergartenalter haben gesunde Gebisse. Daneben gibt es aber eine kleine Gruppe von Kindern, bei denen die Zähne nicht ausreichend gepflegt werden und die massiv kariöse Zähne aufweisen. Regelmäßige und gewissenhafte Zahnpflege ist in jedem Fall Voraussetzung für ein gesundes Gebiss.

Mundhygiene für Kinder

Zahnpflege beginnt schon, bevor der erste Zahn sichtbar ist. Daher sollte man bereits während der Schwangerschaft auch an die Zahngesundheit denken.

Schwangerschaft

Die Hormonumstellung während der Schwangerschaft bewirkt, dass das Zahnfleisch stärker durchblutet wird, Bakterien können sich in dieser Zeit schneller ansiedeln (Schwangerschaftsgingivitis); vermehrtes Zahnfleischbluten und Entzündungen können die Folge sein. Zur Vorbeugung hilft intensive Mundpflege und eine entsprechende Sanierung der Zähne. Die empfohlene Menge an Fluor beträgt während der Schwangerschaft täglich etwa 1 mg Natriumfluorid.

Für die Zahnentwicklung des Kindes ist auch die Ernährung der Mutter von Bedeutung, da sich bereits ab der sechsten bis achten Schwangerschaftswoche die Zahnleisten entwickeln.

Säuglinge

Schon die ersten Milchzähne sollten regelmäßig mit einem Wattestäbchen oder einer Kinderzahnbürste mit Gumminoppen gereinigt werden. Die Milchzähne haben einen wesentlichen Einfluss auf die Entwicklung der Kiefer und die richtige Stellung der bleibenden Zähne.

Ab dem ersten Geburtstag bis zum sechsten Lebensjahr ist darüber hinaus die Gabe von Fluorid je nach Gehalt des Trinkwassers empfehlenswert, da dadurch der Kariesentstehung vorgebeugt werden kann. Zahncreme ist erst ab dem Zeitpunkt notwendig, ab dem ein Kind ausspucken kann.

Karies ist ansteckend – eine der Voraussetzungen zur Entstehung von Karies ist das Vorkommen spezieller Bakterien in der Mundhöhle (Streptococcus mutans). Seit einigen Jahren weiß man, dass diese Bakterien nicht von Geburt an im Mund vorhanden sind, sondern durch Übertragung verbreitet werden, meist durch den Speichel der Eltern.

Natürlich erfolgt die Übertragung früher oder später ohnehin, je länger Sie aber eine Ansteckung hinauszögern können, desto größer ist die Chance, das spätere Kariesrisiko gering zu halten. Versuchen Sie daher, den gemeinsamen Gebrauch von Schnullern oder Löffeln weitgehend zu vermeiden.

Nach etwa sieben bis zwölf Monaten erscheinen die ersten Zähne, die sich durch Unruhe und verstärkten Speichelfluss ankündigen können. Verfrühter Zahndurchbruch ist dabei im Regelfall genauso unbedenklich wie verspäteter.

Kleinkinder

Im Alter von zwei Jahren sollte schon zweimal am Tag geputzt werden. Kinderzähne haben einen empfindlichen Zahnschmelz, der leichter von Karies angegriffen werden kann. Wichtig ist, das Kind an eine regelmäßige Zahnpflege zu gewöhnen. Achten Sie auf Ihre Vorbildfunktion! Das Zähneputzen sollte einen bestimmten Platz im Verlauf des Tages (morgens nach dem Frühstück, abends vor dem Schlafengehen) haben. Die Kinder sollen letztlich lernen, selbst Verantwortung für ihre Zähne zu übernehmen.

Ab diesem Alter können die Kinder auch damit beginnen, selbst die Zähne zu putzen; die Eltern sollten aber nachputzen, denn erst um das sechste Lebensjahr ist ein effektives Selbstputzen zu erwarten. Der erste Zahnarztbesuch sollte etwa mit ca. zwei bis drei Jahren erfolgen.

Schulkinder

Mit Beginn der Schulzeit wird Ihr Kind sich selbst systematisch die Zähne putzen können. Besonders kariesgefährdet sind die ersten bleibenden Backenzähne wegen ihrer Rillen in den Kauflächen sowie alle Zähne während des Zahndurchbruchs. Zweimal pro Jahr ist der Besuch beim Zahnarzt empfehlenswert, um beginnende Zahnschäden rechtzeitig behandeln zu können.

Zähneputzen

Es kommt auf die richtige Putztechnik an, da eine falsche Technik sogar das Zahnfleisch oder den Zahnschmelz schädigen kann. Kleine Kinder können die Putztechnik nach Fones üben: Dabei setzen sie die Bürste senkrecht auf die Zahnreihe auf und bewegen sie kreisend.

Später ist die Technik nach Bass üblich: Zunächst werden die Kauflächen der Backenzähne kräftig gebürstet, wobei die Zahnbürste parallel zu den Zähnen geführt wird. Danach setzt man die Zahnbürste schräg am Zahnfleischsaum an, in einem Winkel von ca. 45 Grad zum Zahnhals. Ausgehend von den Schneidezähnen werden zunächst alle Zähne des Oberkiefers so behandelt, auf jeder Seite von vorne nach hinten und wieder zurück. Es werden sowohl das Zahnfleisch als auch die Zähne gebürstet. Das gleiche Verfahren wiederholt sich anschließend beim Unterkiefer.

Nach dem Gebrauch sollte die Zahnbürste gut gespült und so aufbewahrt werden, dass sie leicht trocknen kann. Auch das Ausspucken der Zahnpasta kann geübt werden. Um genau kontrollieren zu können, ob ausreichend geputzt worden ist, können Färbetabletten benutzt werden, die alles rot färben, was noch nicht sauber ist.

Zahnbürsten für Kinder haben einen dicken Griff und einen kleinen Bürstenkopf mit abgerundeten Kunststoffborsten, alte Zahnbürsten müssen regelmäßig

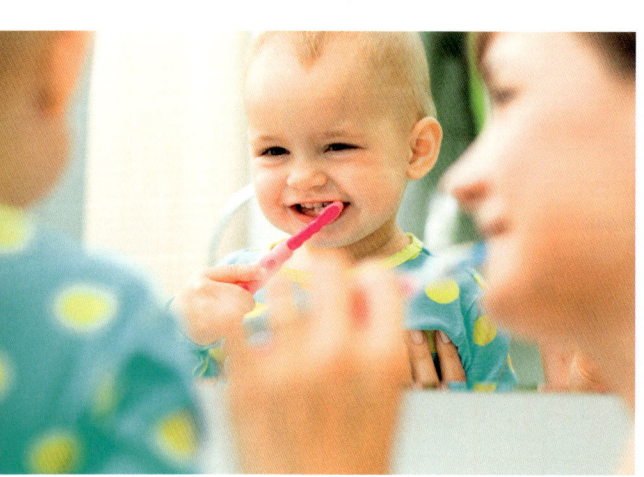

(alle drei Monate) ersetzt werden. Verwenden Sie Zahnpasta, die geschmacksneutral ist. Auch mit elektrischen Kinderzahnbürsten lassen sich sehr gute Ergebnisse erzielen, da den Kindern das Putzen damit mehr Spaß macht.

Unterstützen sie die Autonomie, indem Sie Ihr Kind möglichst selbstständig putzen lassen und nur helfen, wo es nötig ist. Vermeiden Sie Zwangsputzen mit Gewalt!

Fluoridtabletten

Kleinkinder erhalten in den ersten Lebensjahren in der Regel eine Fluorprophylaxe durch den Kinderarzt.

Ernährung

Abwechslungsreiche Vollwerternährung mit vielen Vitaminen und Mineralstoffen ist auch für eine gute Entwicklung der Kinderzähne empfehlenswert, der reichliche Verzehr zuckerhaltiger Nahrungsmittel sollte natürlich vermieden werden.

Bereits im Babyalter kann man ungesüßte Kost verwenden, damit die Kinder sich nicht an einen süßen Geschmack gewöhnen. Vermeiden Sie gezuckerte Tees oder Säfte! Manche Lebensmittel wie Bananen, Getränke mit Fruchtfleisch, Joghurt, Müsli, Produkte mit Honig, auch Ketchup und Chips enthalten versteckten Zucker.

Trotzdem sollen Kinder natürlich nicht auf Süßigkeiten verzichten müssen, achten Sie aber auf die Menge. Zuckeraustauschstoffe können grundsätzlich verwendet werden, wirken in größeren Mengen aber abführend und reduzieren nicht die Süßschwelle. Deswegen sollten sie nicht regelmäßig angeboten werden.

Durch den übermäßigen Verzehr von sauren Obstsorten kann der Zahnschmelz angegriffen werden, deshalb sollte man nach der Aufnahme von Obst und Fruchtsäften immer einige Zeit mit dem Zähneputzen warten, bis die Säure auf natürlichem Weg durch den Speichel neutralisiert wurde.

Zöliakie ➞ Durchfallerkrankungen im Kindesalter

Zungenbändchen

Ein zu kurzes Zungenbändchen kommt relativ häufig vor, die Angaben schwanken zwischen vier und zehn Prozent aller Neugeborenen. Die Zunge sieht dann herzförmig aus.

Das Zungenbändchen wird erst dann sichtbar, wenn man die Zunge zum Gaumen hin aufstellt. Es ist klein, aber von großer Bedeutung für die Beweglichkeit der Zunge; ein zu kurzes Zungenbändchen kann diese Beweglichkeit einschränken. Das betrifft das Saugen an der Brust, aber auch den Druck, mit dem die Zunge beim Saugen den Gaumen formt, und selten die Sprachentwicklung.

A B C D E F G H I J K L M N O P Q R S T U V W Z

Symptome

Die Art und Intensität der Symptome hängt von der Kürze des Bändchens ab. Der Großteil der Babys mit kurzem Zungenbändchen hat gar keine Probleme, weder beim Füttern noch beim Sprechen. Es handelt sich meist um leichte, sogenannte partielle Formen; dabei reicht ein kurzes, dünnes, häutiges Band bis zur Zungenspitze. Die vollständige Ankyloglossie, also die ausgedehnte Verwachsung mit dem Zungengrund, ist extrem selten und muss von einem Kinderchirurgen operativ korrigiert werden.

Bei sehr kurzem Zungenbändchen kann es aber zu Schwierigkeiten beim Stillen kommen, da die Babys die Brustwarze nicht ausreichend stimulieren und beim Schlucken Probleme entwickeln können. Stillende Mütter eines Säuglings mit sehr kurzem Zungenbändchen berichten über Schmerzen in den Brustwarzen oder von Schwierigkeiten beim Anlegen ihres Kindes. Die Babys können beim Stillen abrutschen, schlucken Luft und können dadurch Bauchschmerzen bekommen.

Damit ein Baby gut an der Brust saugen kann, umfasst die Zunge die Brustwarze und drückt durch eine wellenförmige Bewegung die Milch aus der Brust. Dabei muss die Zunge weit nach vorne kommen können. Bei einem sehr kurzen Zungenbändchen kann sich das Anlegen als schwierig gestalten, das Baby lässt die Brust immer wieder los. Zudem kann das Stillen für die Mutter schmerzhaft sein. Auch wunde Brustwarzen können die Folge sein, wodurch es zu einem verfrühten Abstillen kommen kann. Selten kommt es zu schlechtem Gedeihen des Kindes durch mangelhafte Milchaufnahme.

Es können aber auch manche der oben genannten Anzeichen auftreten, obwohl das Baby gesund ist und kein kurzes Zungenbändchen hat. Unter Stillberaterinnen wird das Schneiden des Zungenbändchens daher zunehmend gefordert, um für Kind und Mutter das Stillen zu erleichtern; zudem wird auf die einfache Durchführung in den ersten Lebenswochen hingewiesen.

Die Deutsche Gesellschaft für Phoniatrie und Pädaudiologie (W. Angerstein) stellt zur Sprachentwicklung bei kurzem Zungenbändchen fest: »Nach übereinstimmenden Angaben der Fachliteratur haben sowohl ein verkürztes Zungenbändchen als auch ein verkürztes Lippenbändchen kaum jemals negative Auswirkungen auf Lautbildung oder Sprachentwicklung. Nur in sehr seltenen Einzelfällen kann es zur Behinderung der Bildung von Lauten, welche mit Hilfe der Zungenspitze entstehen (z.B. d, t, n, l, s, ks, ts, Zungenspitzen-r, englisches th), kommen.«

Therapie

Es gibt keine verbindlichen Kriterien für eine Operation, so dass die Entscheidung dafür die Erfahrung des Kinderarztes und der Stillberaterin erfordert. Entscheidend sind Art und Ausmaß der Beschwerden, ein kurzes Zungenbändchen, das keine Probleme verursacht, muss nicht behandelt werden.

Bei ausgeprägten Beschwerden kann ein kurzes, dünnhäutiges Zungenbändchen vom Kinderarzt durch einen kleinen Eingriff durchtrennt werden. Es ist dazu keine Narkose erforderlich, die Kinder können nach der Durchtrennung sofort wieder saugen. Eine Besserung des Stillverhaltes tritt unmittelbar ein, wenn das Zungenbändchen die Ursache war.

Es ist aber empfehlenswert, dickere Zungenbändchen in örtlicher Betäubung von einem Kinderchirurgen durchtrennen zu lassen. In keiner Studie wurde über erwähnenswerte Komplikationen dieser Durchtrennung berichtet; eine schweizerische Studie wies darauf hin, dass 90,2 Prozent aller Mütter nach einer OP diesen Eingriff nochmals bei ihrem Kind durchführen lassen würden.

Zwangsphänomene im Kindesalter

Zwangsphänomene (Zwänge) kommen vom Kleinkindalter bis ins Jugendalter und auch bei Erwachsenen vor. Dabei besteht ein weites Spektrum von normalen, entwicklungsbedingten Ausprägungen und spielerischem Verhalten über echte zwangsneurotische Entwicklungen bis hin zu schweren Zwangsstörungen. Allen gemeinsam ist, dass durch spezielle Zwangsphänomene, also zwanghafte Handlungen, Gedanken und Rituale, versucht wird, Ängste zu bändigen. Beispiele wären Zählzwänge, Waschzwänge, Berührungszwänge oder Kontrollzwänge.

Viele Kleinkinder lieben die genaue tägliche Wiederholung eines bestimmten Einschlafrituals, manchmal zum Leidwesen der Erwachsenen. Dies gibt ihnen Sicherheit und lindert die Angst vor dem Einschlafen. Manche Kinder protestieren heftig gegen auch nur minimale Veränderungen im Ablauf. Auch immer wieder dieselben Geschichten oder Spiele sind sehr verbreitet und beliebt, wobei sich die Eltern oft etwas entnervt wundern, warum das für die Kinder nicht langweilig wird. Aber gerade diese regelmäßige sichere Wiederholung, bei der das Kind weiß, was kommt, beruhigt viele Ängste. Aber auch viele Spiele der Kinder sind so aufgebaut, dass sie Rituale enthalten, die auf spielerischer Ebene verwendet werden (beispielsweise Tempelhüpfen o. Ä.).

Diese Abläufe sind auch im Erwachsenenleben verbreitet, wo kulturell eingebettete Rituale in schwierigen Lebensabschnitten oder Lebensübergängen Halt und Sicherheit geben sollen und Ängste lindern helfen. Ein Beispiel wären die geregelten Abläufe in Zusammenhang mit dem Tod eines geliebten Menschen.

Zwänge als Ausdruck einer ernsthaften psychischen Störung werden hingegen nur mit einer Häufigkeit von 0,2 bis 0,35 Prozent angegeben. Hinsichtlich der Geschlechterverteilung ist spätestens im Jugendalter eine Gleichverteilung zwischen Jungen und Mädchen festzustellen. Der Beginn ist meist im Volksschulalter anzusiedeln, kann aber auch bereits Ende des Kindergartenalters auftreten. Häufig ist eine Vergesellschaftung mit anderen psychischen Störungen gegeben, in etwa einem Drittel der Fälle besteht eine Kombinationen mit Tic-Störungen.

Die Zwangssymptomatik kann aus Zwangsvorstellungen, Zwangsgedanken, Zwangsimpulsen oder zwanghaften Handlungen bestehen. Beispielsweise kann ein Kind die Vorstellung haben, seine Eltern könnten sterben, oder es verspürt plötzlich den Zwangsimpuls, seinem Geschwisterchen etwas anzutun, oder es beginnt zwanghaft, alles zu zählen oder sich ständig die Hände zu waschen. Bei Kindern sind häufiger Zwangshandlungen anzutreffen als Zwangsvorstellungen. Diese Phänomene drängen sich dem Kind wiederkehrend auf und werden irgendwie als fremd, nicht ganz zu ihm gehörig erlebt. Die Durchführung der Zwangshandlung führt vorübergehend zu einer Erleichterung und Angstreduzierung, muss aber ständig wiederholt werden. Werden diese Handlungen aber verhindert oder unterbrochen, so löst dies heftige Befürchtungen und Ängste aus, etwas sehr Schlimmes könnte passieren.

Bei den meisten Formen von Zwangshandlungen geht es um Kontrollieren, Überprüfen, Saubermachen, Büßen und Wiedergutmachen. Am häufigsten werden Zählzwänge, Waschzwänge, Berührungszwänge oder Kontrollzwänge beobachtet. Manche Kinder beziehen auch die Familienmitglieder in ihre Zwangshandlungen mit ein, versuchen also auch diese zu kontrollieren, indem sie ihnen Aufträge geben. In sehr schweren Fällen kann es zu stundenlangen Wiederholungen ritualisierter Handlungen kommen, die, werden sie unterbrochen, wieder von vorne begonnen werden müssen, mit entsprechender Beeinträchtigung des Familien- und Schulalltags.

Im Zentrum der Zwangsstörung steht die Angst vor den als besonders gefährlich geglaubten eigenen Aggressionen. Das entwicklungsbedingte normale magische Denken des Kleinkindes, das davon ausgeht, dass phantasierte Wünsche Wirklichkeit werden, bekommt nun in diesem Störungsbild einen bedrohlichen, gefährlichen Charakter. Das Kind hat Angst davor, dass seine aggressiven Phantasien Wirklichkeit werden, und versucht mit den Zwängen dagegen anzukämpfen. Kinder mit Zwangsstörungen bedürfen einer kinderpsychologischen und manchmal kinderpsychiatrischen Diagnostik. Bei der Vergesellschaftung mit einer Tic-Störung kann auch eine neurologische Abklärung nötig sein. Im Zuge der Diagnostik wird geklärt, ob es sich nur um ein normales entwicklungsbedingtes Phänomen handelt oder eine psychotherapeutische Behandlung bei niedergelassenen Kinderpsychotherapeuten oder in entsprechenden Institutionen notwendig ist. Die Einbeziehung der Eltern in die Erziehungsberatung stellt ein wichtiges Element dar.

Zystische Fibrose (Mukoviszidose)

Die zystische Fibrose oder Mukoviszidose ist eine angeborene Stoffwechselstörung, die zu chronischen Entzündungen der Atemwege, zu Verdauungsstörungen auf Grund einer Unterfunktion der Bauchspeicheldrüse und zu einer Beeinträchtigung auch anderer Organsysteme wie Leber, Schweißdrüsen und Fortpflanzungsorgane führen kann.

Die Häufigkeit liegt bei 1 : 2.000 bis 3.000 Neugeborenen. Ursache ist ein Defekt am Chromosom 7, wodurch es zu einer Störung des Salztransportes und somit zur Bildung zähen Schleims kommt. Die Erkrankung ist vererbbar und tritt dann auf, wenn das Kind von beiden Elternteilen je ein mutiertes Gen erbt. Dieser sogenannte autosomal-rezessive Erbgang bedeutet aber nicht, dass die Eltern erkrankt sind, da das Gen zweimal im Körper vorkommt.

Symptome

Die Symptome der Erkrankung sind unterschiedlich stark ausgeprägt. Bei Säuglingen kommt es in bis zu 10 Prozent der Fälle zum Mekonium-Ileus, einem schweren Darmverschluss.

Häufig kommt es bereits während des ersten Lebensjahres zu Symptomen wie Bronchitis oder Lungenentzündungen, die oft durch ungewöhnliche Bakterien wie Staphylokokken oder Pseudomonas verursacht werden. Die Kinder leiden häufig unter Verdauungsstörungen und Untergewicht. Bei Jungen können sich die Samenleiter mit der Folge der Sterilität verschließen.

Diagnose

In Österreich wird eine generelle Neugeborenenuntersuchung im Rahmen des PKU-Tests durchgeführt, die sehr verlässlich ist. Bei Verdacht auf zystische Fibrose wird mit einer Schweißuntersuchung die veränderte Salzkonzentration im Schweiß bestimmt, und das defekte Gen kann mittels Chromosomenanalyse nachgewiesen werden.

Therapie

Eine regelmäßige Betreuung ist zur Vorbeugung von Komplikationen notwendig, dazu gehört die Physiotherapie zur Sekretmobilisation in den Bronchien, eine Inhalationstherapie mit bronchienerweiternden Medikamenten und auch die frühzeitige und gezielte Antibiotikagabe.

Vitaminpräparate und kalorienreiche Ernährung wie auch die Gabe von Medikamenten, die Verdauungsenzyme enthalten, werden empfohlen.

Prognose

Die Lebenserwartung liegt heute bei bis zu 50 Jahren, allerdings sind die einzelnen Verläufe individuell sehr unterschiedlich. Die frühzeitige Erkennung ist von großer Bedeutung.

Beim Kinderarzt

Wenn du an einen Arzt oder eine Ärztin denkst, was fällt dir zuerst ein? Spitze Nadeln? Rosarote eklige Medizin? Vielleicht der Zahnarzt mit seinem Bohrer? Ziemlich schlimme Sachen?

Sehen wir uns mal an, was bei einer Untersuchung wirklich geschieht; die Angst vor dem Doktor ist nämlich oft viel schlimmer als dann die tatsächliche Untersuchung. Zum Kinderarzt geht man entweder weil man krank ist oder nur zu einer Kontrolle, da möchte der Arzt einfach sehen, ob du normal wächst und gesund bist.

Natürlich bist du die wichtigste Person bei einem Kinderarztbesuch, also hast du dabei Zeit, dem Arzt Fragen zu stellen, zum Beispiel, ob man nur mit Fahrradhelmen Rad fahren soll oder wie sich dein Körper verändert.

In der Ordination

Zuerst kannst du im Wartezimmer ein bisschen spielen, zeichnen oder lesen. Dann holt dich meine Sprechstundenhilfe vom Wartezimmer in den Behandlungsraum, dort wirst du von ihr zuerst gewogen und abgemessen, damit ich sehen kann, wie viel du gewachsen bist.

Anschließend komme ich und untersuche dich. Übrigens: Wenn du regelmäßig zu Untersuchungen kommst, hilft es dir, gesund zu bleiben!

Dann legst du dich auf meine Untersuchungsliege, und ich drücke auf deinem Bauch herum. Dabei kann ich feststellen, ob deine Verdauung funktioniert und ob deine Organe im Bauch in Ordnung sind. Wenn du kitzlig bist, musst du bei dieser Untersuchung wahrscheinlich lachen.

Das Stethoskop (dient zur Untersuchung der Herztöne und der Atmung)

Zuerst nehme ich mein Stethoskop (das ist ein Gerät, das so ähnlich aussieht wie ein Schlauch und manchmal ein bisschen kalt ist) und horche auf deine Herztöne und deine Lunge. Damit kann ich hören, ob dein Herz das Blut richtig pumpt und ob deine Lunge die Luft richtig ein- und ausatmet. Dabei musst du ein paar Mal tief atmen.

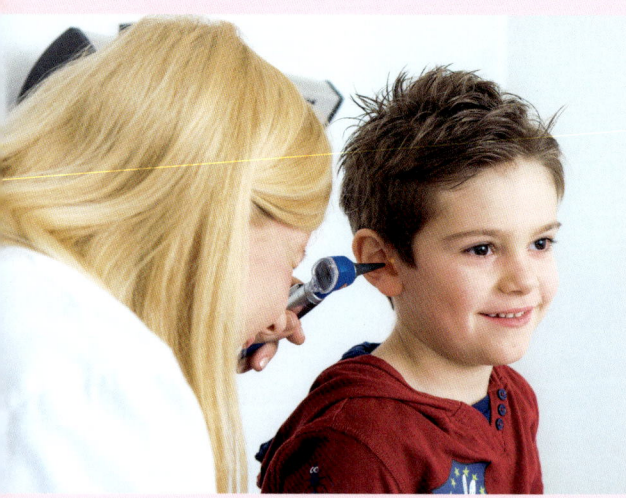

Das Otoskop (eine Lampe zur Untersuchung des Rachens)

Danach nehme ich eine sehr sonderbare Lampe, das Otoskop, und schaue dir in die Ohren und in den Mund. Damit sehe ich einen Teil des Ohres (das Trommelfell), den man für das Hören braucht. Und ich sehe in deinem Mund, ob die Zähne und die Mandeln in Ordnung sind. Dazu musst du den Mund weit aufmachen.

Ein Tipp: Am besten geht das, wenn du laut BÄÄÄHH sagst!

Das Fieberthermometer (misst die Körpertemperatur)

Oft wird Fieber gemessen, dazu verwenden wir ein Thermometer entweder in deinem Ohr oder unter der Achsel; denn wenn du erhöhte Temperatur hast, ist das ein Zeichen für eine Infektion.

Weitere Untersuchungen

Manchmal untersuche ich dann noch deine Wirbelsäule, da klopfe ich an deinem Rücken herum, oder dein Harn wird untersucht, dazu musst du auf der Toilette in einen Becher pinkeln. Aber das alles tut eigentlich gar nicht weh.

Impfungen

Wenn du zum Arzt gehst, wirst du nicht jedes Mal automatisch geimpft. Aber es gibt Impfungen, die notwendig sind, um schlimme Krankheiten zu verhindern. Da ist es schon besser, eine Spritze zu bekommen, als richtig schwer krank zu werden.

Aber die gute Nachricht ist: Wenn du schon älter bist als zwei Jahre, hast du fast alle Spritzen schon hinter dir.

Und noch ein Tipp: Wenn du Angst vor dem Stich hast, bekommst du vor der Spritze ein Vereisungsspray, dann spürst du den Stich nicht!

Der Ultraschall

Es gibt Ultraschalluntersuchungen folgender Regionen:

- die Hüften beim Säugling,
- Bauch,
- Niere,
- Weichteile,
- Schädel und Gehirn,
- Herz.

Der Allergietest

Die Diagnose einer Allergie mittels der üblichen Allergietests kann in meiner Praxis durchgeführt werden. Wir bieten sowohl die Blutabnahme als auch den klassischen Hauttest zur Diagnosestellung an.

Rinnt deine Nase jedes Mal, wenn es Frühling ist? Bekommst du weniger Luft, wenn du einer Katze nahe kommst? Vielleicht ist eine Allergie die Ursache.

Allergien sind Reaktionen auf bestimmte Dinge wie Tiere, Gräser, Staub oder manche Nahrungsmittel. Wenn man allergisch ist und mit diesen Dingen Kontakt hat, kann man einen Schnupfen bekommen, es kann auch die Haut jucken, du kannst rote Flecken bekommen, oder man kriegt rote Augen – manchmal sogar Atemnot und pfeifende Atmung, das nennt man dann Asthma.

In der Ordination kann ein einfacher Allergietest gemacht werden, der dauert nur ein paar Minuten, und dann weißt du, bei welchen Dingen du vorsichtig sein musst.

Allergie ist eine Überempfindlichkeit des Abwehrsystems auf einen Stoff, der ganz harmlos sein kann, z.B. Blütenpollen oder Tierhaare. Einen solchen Stoff nennt man Allergen.

Mit einem einfachen Hauttest kann man eine Allergieneigung feststellen, meist in Kombination mit einer Blutabnahme, um größtmögliche Sicherheit bei der Diagnose zu haben. Dabei werden kleine Tropfen einer Testflüssigkeit auf die Haut aufgetropft, ein kleiner Ritzer gemacht, und kurz danach hat man das Resultat. Allerdings muss kein strenger Zusammenhang zwischen Allergietest und Beschwerden bestehen. Ein positiver Allergietest bedeutet nicht unbedingt den Nachweis einer Allergie.

Register

Abbildungsnachweis

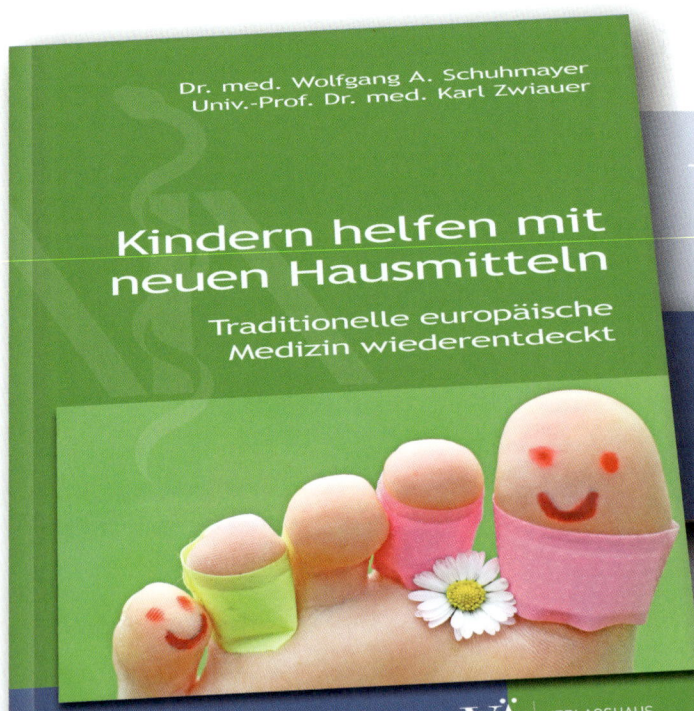

256 Seiten
Format 16,5 x 22 cm
ISBN 978-3-99052-198-4

Wolfgang A. Schuhmayer, Karl Zwiauer

Kindern helfen mit neuen Hausmitteln
Traditionelle europäische Medizin wiederentdeckt

Natürliche und pflanzliche Therapien haben aus vielerlei Gründen einen besonderen Stellenwert in der Kinderheilkunde. Dennoch erfordern auch sie eine fachkundige Anwendung, denn nur das, was keine Wirkung hat, hat auch keine Nebenwirkung. Das wird in der allgemeinen Naturmedizineuphorie gerne übersehen.

Dieser Praxisratgeber konzentriert sich auf wichtige, wissenschaftlich fundierte Maßnahmen. Ein eigener Abschnitt erklärt die Handhabung tradierter Heilmittel und Methoden. Unsere Kinder profitieren in besonderem Ausmaß von dieser „alten" Naturmedizin, und viele Probleme können gelöst werden, ehe man herkömmliche Medikamente zu Hilfe nehmen muss.

Unsere Leseempfehlung

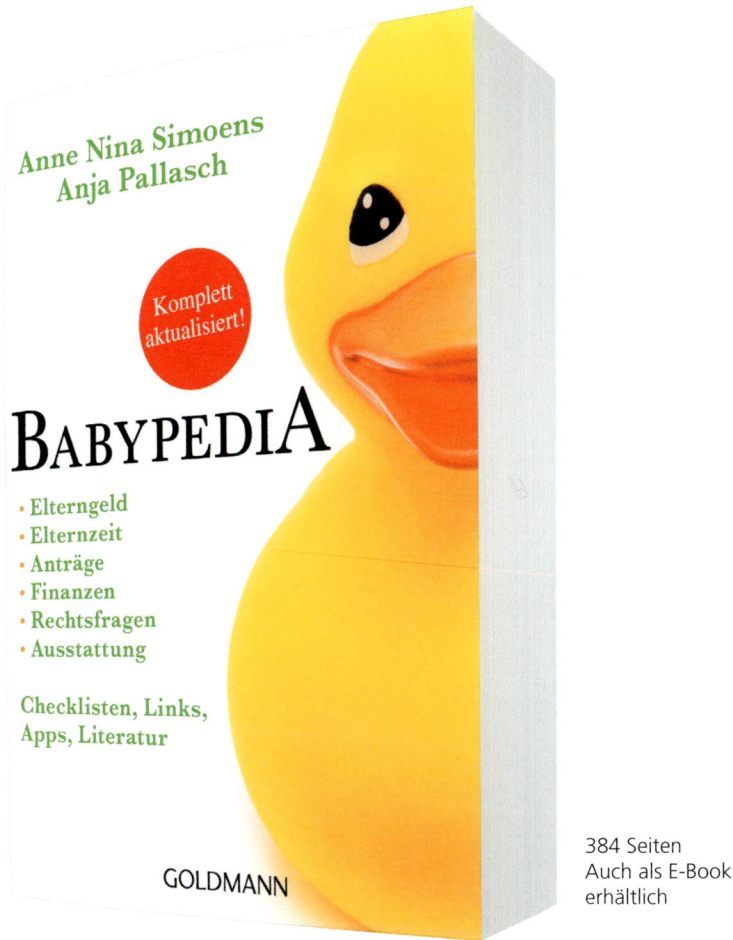

Anne Nina Simoens
Anja Pallasch

Komplett aktualisiert!

BABYPEDIA

· Elterngeld
· Elternzeit
· Anträge
· Finanzen
· Rechtsfragen
· Ausstattung

Checklisten, Links,
Apps, Literatur

GOLDMANN

384 Seiten
Auch als E-Book
erhältlich

Das erste Service-Buch mit den wichtigsten Informationen rund um Schwangerschaft und das erste Jahr mit dem Baby. Hier finden werdende und frischgebackene Eltern alles, was sie wissen müssen: Checklisten für die To-do's vor und nach der Geburt, Infos zum passenden Kinderwagen, Behördengänge aller Art (von Mutterschutz über Elternzeit bis Kindergeld), die nützlichsten Apps und Websites oder die besten Bücher – dieses einzigartige Nachschlagewerk versammelt alles, was den Alltag mit Baby leichter macht. Laufend aktualisiert, zuletzt im Juni 2019.

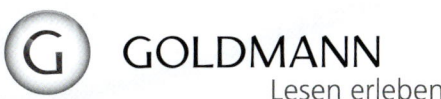

GOLDMANN
Lesen erleben

Unsere Leseempfehlung

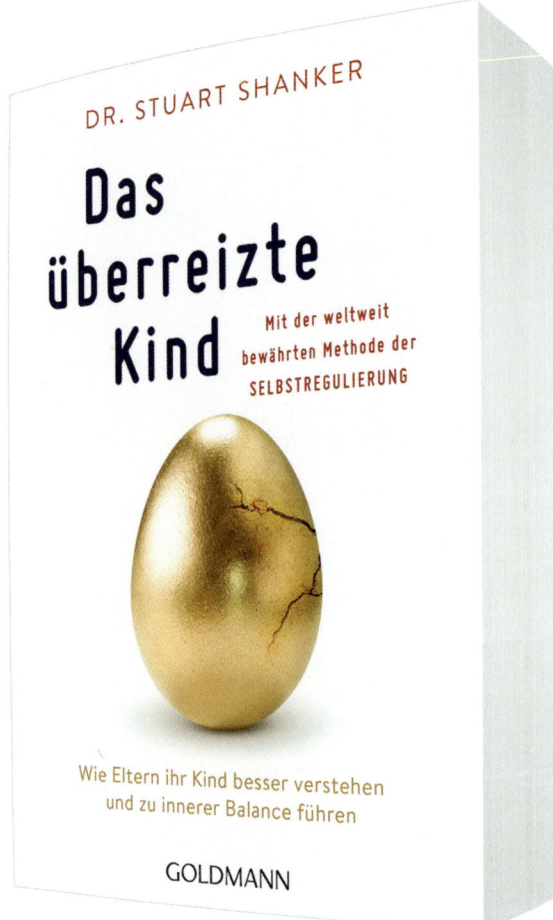

Unsere Leseempfehlung

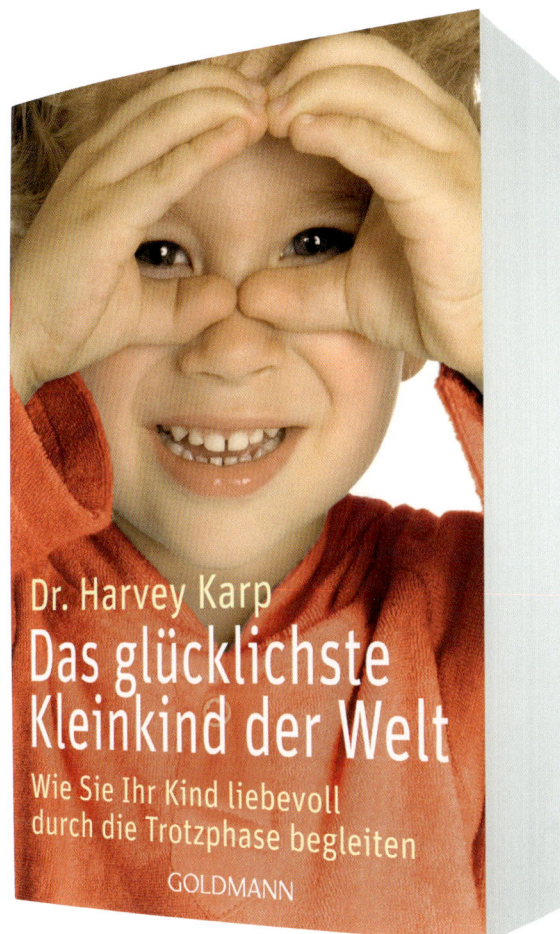

384 Seiten
Auch als E-Book
erhältlich

»Die Welt vom einzigartigen Standpunkt unserer Kinder aus betrachten …« Mit Dr. Harvey Karp können Eltern die Zeit zwischen dem ersten und vierten Lebensjahr eines Kindes genießen. Um Kleinkinder liebevoll zu erziehen, muss man ihre Art des Denkens und Begreifens verstehen lernen. Wutausbrüche, Geschrei und Trotzanfälle gehören dann bald der Vergangenheit an. Das Ergebnis: zufriedene Eltern und glückliche Kleinkinder.

Die Ergänzung zu »Das glücklichste Baby der Welt«.

www.goldmann-verlag.de
www.facebook.com/goldmannverlag

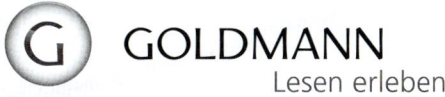

GOLDMANN
Lesen erleben

Unsere Leseempfehlung

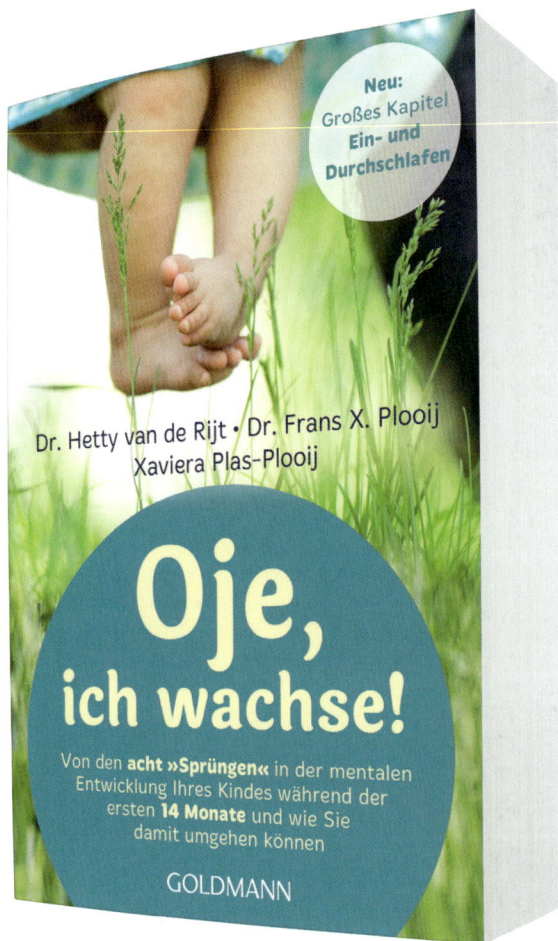
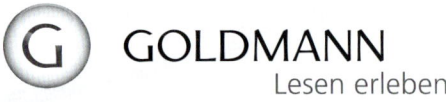